老年普腹外科

常见疾病诊疗及围手术期护理

刘刚磊　张丹　王倩蒨　李妮吉娜　主编

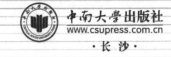

中南大学出版社
www.csupress.com.cn
·长沙·

编写委员会

前　言

　　目前中国已逐渐进入人口老龄化社会，中南大学湘雅二医院老年外科处理了较多老年普腹外科疾病，因此外科医生、内科医生、手术室及病房护理团队讨论后决定针对老年普腹外科疾病诊疗及相关护理问题进行总结、描述，涉及内容包括：老年腹外疝诊疗及围手术期护理；老年炎症性肠病诊疗及围手术期护理；老年胃肿瘤诊疗及围手术期护理；老年小肠肿瘤诊疗及围手术期护理；老年结直肠肿瘤诊疗及围手术期护理；老年肝脏肿瘤诊疗及围手术期护理；老年胰腺肿瘤诊疗及围手术期护理；老年胆道肿瘤诊疗及围手术期护理；老年胆道系统良性疾病诊疗及围手术期护理；老年肛肠疾病诊疗及围手术期护理；老年腹部相关血管疾病诊疗及围手术期护理；老年腹膜后肿瘤及围手术期护理；老年普腹外科手术患者围手术期慢性病护理。

　　本书共13章，刘刚磊、张丹、王倩蒨、李妮吉娜各负责10万字以上编写、审核，所有副主编、编委均参与了具体章节的编写、审核。

　　本书主要针对老年患者普腹外科疾病诊疗及护理问题分类别进行讲述，基本涵盖普腹外科常见问题的处理，适宜指导临床一线医生、护理团队临床工作及用于医学生临床学习。

　　在本书的编写过程中，我们虽努力完善，但仍存在疏漏之处，恳请读者批评指正。

编者

2023 年 6 月

目　录

第一章

老年腹外疝诊疗及围手术期护理

第一节　概述

机体内任何组织或器官离开其正常解剖部位，通过先天或后天形成的薄弱点、缺损或孔隙进入另一部位称为疝。因腹部空腔无骨架支撑的特点，腹部易发生疝，故而疝以腹外疝多见。腹外疝是腹腔内的组织或器官连同腹膜壁层，经腹壁薄弱点、缺损或孔隙向体表突出而形成。腹内疝是脏器或组织由筋膜裂隙进入腹腔内的间隙囊内而形成，如网膜孔疝。

一、病因

腹壁强度降低和腹腔内压力增高是腹外疝发生的两个主要诱发因素。

（1）腹壁强度降低：引起腹壁强度降低的潜在因素很多，常见的因素有：①生理性薄弱区域，如某些组织穿过腹壁的部位，如精索或子宫圆韧带穿过腹股沟管、股动静脉穿过股管、脐血管穿过脐环等处；②腹白线因发育不全也可成为腹壁的薄弱点；③手术切口愈合不良、腹壁外伤及感染，腹壁神经损伤、老年、久病、肥胖所致腹壁层次破坏、组织退化、肌肉萎缩等致腹壁承力改变。生物学研究发现，腹股沟疝患者体内腱膜中胶原蛋白代谢紊乱，其主要氨基酸成分之一的羟脯氨酸含量减少，腹直肌前鞘中的成纤维细胞增生异常，超微结构中含有不规则的微纤维，因而影响腹壁的强度。另外，遗传因素、长期吸烟等可能导致的腹壁组织代谢异常改变承力性与腹外疝的发生有关。研究发现，吸烟的直疝患者血浆中促弹性组织离解活性显著高于正常人。

（2）腹腔内压力增高：慢性咳嗽（慢性支气管炎、慢性肺气肿等慢性呼吸道疾病）、慢性便秘（结肠慢传输、直肠前凸等）、排尿困难（如包茎、良性前列腺增生、膀胱结石、膀胱肿瘤、前列腺肿瘤、尿道疾病等）、搬运重物、举重、腹水（慢性肝病、慢性肾病等）、妊娠等是引起腹内压力增高的常见原因。腹内压持续或瞬时增高是产生腹外疝的诱因。如果腹壁强度正常，正常人瞬时腹内压增高的情况就不致发生疝。

二、病理解剖

典型的腹外疝由疝环、疝囊、疝内容物和疝外被盖等组成。疝囊是壁腹膜的憩室样突出部，由疝囊颈和囊体组成。疝囊颈是疝囊比较狭窄的部分，是疝环所在的部位，也是疝突向体表的门户，又称疝门，亦即腹壁薄弱点或缺损所在。各种疝通常以疝环部位为命名依据，例如腹股沟疝、股疝、脐疝、闭孔疝、切口疝等。疝内容物是进入疝囊的腹内脏器或组织，以小肠为最多见，大网膜次之。此外，如盲肠（包括阑尾）、乙状结肠、横结肠、膀胱等均可作为疝内容物进入疝囊，但较少见。疝外被盖是指疝囊以外的各层组织。

三、临床类型

腹外疝有易复性疝、难复性疝、嵌顿性疝、绞窄性疝等类型。

（1）易复性疝：疝内容物很容易回纳入腹腔内的疝，称易复性疝。

（2）难复性疝：疝内容物不能回纳或不能完全回纳入腹腔内，但并未引起严重症状者，称难复性疝。疝内容物反复突出，致疝囊颈受反复摩擦而损伤，继发疤痕粘连反应。与疝内容物粘连或疝环疤痕缩窄弹性减低是导致疝内容物不能回纳的常见原因。这种未引起严重症状的难复性疝的内容物多数是大网膜。此外，有些病程长、腹壁缺损大的巨大疝，因内容物较多，甚至形成第二腹腔样改变，腹壁已完全丧失抵挡内容物突出的作用，也常难以回纳。另有少数病程较长的疝，因内容物不断进入疝囊时产生的下坠力量将疝囊颈上方的腹膜逐渐推向疝囊，尤其是髂窝区后腹膜与后腹壁结合处极为松弛，更易被推移，以至腹膜间位或腹膜外位脏器[如盲肠（包括阑尾）、乙状结肠或膀胱]随之下移而成为疝囊壁的一部分。这种滑动性疝也属难复性疝。与易复性疝一样，难复性疝的内容物并未导致血运障碍，也无严重的临床症状。

（3）嵌顿性疝：疝囊颈较小而腹内压突然增高时，疝内容物可强行扩张囊颈而进入疝囊，随后因疝囊颈的弹性收缩，又将内容物卡住，使其不能回纳，这种情况称为嵌顿性疝。疝发生嵌顿后，如其内容物为肠管，肠壁及其系膜可在疝囊颈处受压，先使静脉回流受阻，导致肠壁淤血和水肿，疝囊内肠壁及其系膜渐增厚，颜色由正常的淡红色逐渐转为深红色，因组织缺血、水肿继发渗出可致使囊内有淡黄色渗液积聚。于是肠管受压情况加重而更难回纳。肠管嵌顿时肠系膜内动脉的搏动可扪及，嵌顿如能及时解除，病变肠管可恢复正常。

（4）绞窄性疝：肠管嵌顿如不及时解除，肠壁及其系膜受压情况不断加重可使动脉血流减少，最后导致完全阻断，即为绞窄性疝。此时肠系膜动脉搏动消失，肠壁逐渐失去其光泽、弹性和蠕动能力，最终变黑坏死。疝囊内渗液变为淡红色或暗红色。如继发感染，疝囊内的渗液则为脓性。感染严重时，可引起疝外被盖组织的蜂窝织炎。积脓的疝囊可自行穿破或误被切开引流而发生粪瘘（肠瘘）。

嵌顿性疝和绞窄性疝实际上可以是一个病理过程的两个阶段，嵌顿不及时解除则继发绞窄，临床上很难清晰区分。肠管嵌顿或绞窄时，可导致急性机械性肠梗阻。但有时嵌顿的内容物仅为部分肠壁，系膜侧肠壁及其系膜并未进入疝囊，肠腔并未完全梗阻，这种疝称为肠壁疝或 Richter 疝。如嵌顿的小肠部位是小肠憩室，则称为憩室疝或 Littre 疝。嵌顿的内容物通常多为一段肠管，有时嵌顿肠管可包括几袢，或呈 W 形，疝囊内各嵌顿肠袢之间的肠管可隐藏在腹腔内，这种情况称为 Maydl 疝。这是一种逆行性嵌顿疝。因为逆行性嵌顿一旦发生绞窄，不仅疝囊内的肠管可坏死，腹腔内的中间肠袢也可坏死，甚至有时疝囊内的肠管尚存活，而腹腔内的肠袢已坏死，所以，在手术处理嵌顿性疝或绞窄性疝时，应特别警惕有无逆行性嵌顿，必须把腹腔内有关肠袢牵出检查，仔细判断肠管活力，以防隐匿于腹腔内的中间坏死肠袢被遗漏。如果疝内容物为阑尾，则称为 Amyand 疝。因阑尾常可并发炎症、坏死和化脓而影响修补。

第二节　腹股沟斜疝

　　腹股沟区是前外下腹壁一个三角形区域，其下界为腹股沟韧带，内界为腹直肌外侧缘，上界为髂前上棘至腹直肌外侧缘的一条水平线。腹股沟疝是指发生在腹股沟区的腹外疝。

　　疝囊经过腹壁下动脉外侧的腹股沟管深环(内环或腹环)突出，向内、向下、向前斜行经过腹股沟管，再穿出腹股沟管浅环(外环)，并可进入阴囊，称为腹股沟斜疝。

　　斜疝是最多见的腹外疝，发病率占全部腹外疝的 75% ~ 90%，或占腹股沟疝的 85% ~ 95%。

一、局部解剖

　　(1)腹外斜肌在髂前上棘与脐之间连线以下移行的腱膜，即腹外斜肌腱膜。该腱膜下缘在髂前上棘至耻骨结节之间向后、向上反折并增厚形成腹股沟韧带。韧带内侧端一小部分纤维又向后、向下转折而形成腔隙韧带，又称陷窝韧带。它填充着腹股沟韧带和耻骨梳之间的交角，其边缘呈弧形，为股环的内侧缘。腔隙韧带向外侧延续的部分附着于耻骨梳，为耻骨梳韧带。这些韧带在腹股沟疝传统的修补手术中极为重要。腹外斜肌腱膜纤维在耻骨结节上外方形成一个三角形的裂隙，即腹股沟管浅环(外环或皮下环)。腱膜深面与腹内斜肌之间有髂腹下神经及髂腹股沟神经通过，在施行疝手术时应避免其损伤。

　　(2)腹内斜肌和腹横肌。腹内斜肌在此区起自腹股沟韧带的外侧 1/2。肌纤维向内下走行，其下缘呈弓状越过精索前方、上方，在精索内后侧止于耻骨结节。腹横肌在此区起自腹股沟韧带的外侧 1/3，其下缘也呈弓状越过精索上方，在精索内后侧与腹内斜肌合而形成腹股沟镰(或称联合腱)，也止于耻骨结节。

　　(3)腹横筋膜位于腹横肌深面。其下面部分的外侧 1/2 附着于腹股沟韧带，内侧 1/2 附着于耻骨梳韧带。腹横筋膜与包裹腹横肌和腹内斜肌的筋膜在弓状下缘融合，形成弓状腱膜结构，称为腹横肌腱膜弓；腹横筋膜至腹股沟韧带向后的游离缘处加厚形成髂耻束，在腹腔镜疝修补术中特别重视腹横肌腱膜弓和髂耻束。在腹股沟中点上方 2 cm、腹壁下动脉外侧处，男性精索和女性子宫圆韧带穿过腹横筋膜而造成一个卵圆形裂隙，即腹股沟管深环(内环或腹环)。腹横筋膜由此向下包绕精索，成为精索内筋膜。深环内侧的腹横筋膜组织增厚，称为凹间韧带。在腹股沟韧带内侧 1/2 部分，腹横筋膜还覆盖着股动静脉，并在腹股沟韧带后方伴随这些血管下行至股部。

(4)腹膜外脂肪和腹膜壁层。从上述解剖层次可见，在腹股沟内侧 1/2 部分，腹壁强度较为薄弱，因为该部位在腹内斜肌和腹横肌的弓状下缘与腹股沟韧带之间有一个空隙，这就是腹外疝好发腹股沟区的重要原因。

二、腹股沟管解剖

腹股沟管位于腹前壁、腹股沟韧带内上方，大体相当于腹内斜肌和腹横肌的弓状下缘与腹股沟韧带之间的空隙。成年人腹股沟管的长度为 4~5 cm。腹股沟管的内口即深环，外口即浅环。它们一般可容纳一指尖。以内环为起点，腹股沟管的走向由外向内、由上向下、由深向浅斜行。腹股沟管的前壁有皮肤、皮下组织和腹外斜肌腱膜，但外侧 1/3 部分尚有腹内斜肌覆盖；后壁为腹横筋膜和腹膜，其内侧 1/3 部分尚有腹股沟镰；上壁为腹内斜肌和腹横肌的弓状下缘；下壁为腹股沟韧带和腔隙韧带。女性腹股沟管内有子宫圆韧带通过，男性腹股沟管内则有精索通过。

三、直疝三角

直疝三角的外侧边是腹壁下动脉，内侧边为腹直肌外侧缘，底边为腹股沟韧带。此处腹壁缺乏完整的腹肌覆盖，且腹横筋膜又比周围部分薄，故易发生疝。腹股沟直疝即在此由后向前突出，故称直疝三角。直疝三角与腹股沟深环之间有腹壁下动脉和凹间韧带。

四、发病机制

腹股沟斜疝有先天性和后天性之分。

1. 先天性解剖异常

胚胎早期，睾丸位于腹膜后第 2~3 腰椎旁，以后逐渐下降，同时在未来的腹股沟管深环处带动腹膜、腹横筋膜及各肌经腹股沟管逐渐下移，并推动皮肤而形成阴囊。随之下移的腹膜形成一鞘突，睾丸则紧贴在其后壁。鞘突下段在婴儿出生后不久成为睾丸固有鞘膜，其余部分即自行萎缩闭锁而遗留一纤维索带。如鞘突不闭锁或闭锁不完全，就成为先天性斜疝的疝囊(图 1-1)。右侧睾丸下降比左侧略晚，鞘突闭锁也较迟，故右侧腹股沟疝发生较多。

2. 后天性腹壁薄弱或缺损

任何腹外疝，都存在腹横筋膜不同程度的薄弱或缺损。此外，腹横肌和腹内斜肌发育不全对发病也起着重要作用。腹横筋膜和腹横肌的收缩可把凹间韧带牵向外上方，而在腹内斜肌深面关闭了腹股沟深环。如果腹横筋膜或腹横肌发育不全，这一保护作用就不能发挥而容易发生疝(图1-2)。已知腹肌松弛时弓状下缘与腹股沟韧带是分离的,但在腹内斜肌收缩时,弓状下缘即被拉直而向腹股沟韧带靠拢,有利于覆盖精索并加强腹股沟管前壁。因此,腹内斜肌弓状下缘发育不全或位置偏高者,易发生腹股沟疝(特别是直疝)。

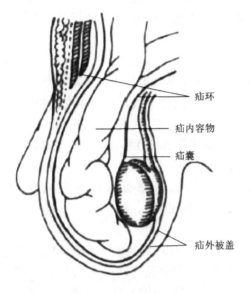

图1-1　先天性腹股沟斜疝

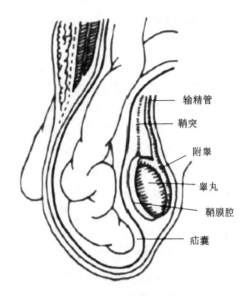

图1-2　后天性腹股沟斜疝

五、临床表现和诊断

腹股沟斜疝的基本临床表现是腹股沟区有一突出的肿块。有的患者开始时肿块较小,仅仅通过深环刚进入腹股沟管,疝环处仅有轻度坠胀感,此时诊断较为困难;一旦有明显的肿块,并穿过浅环甚至进入阴囊,诊断就较为容易。典型的腹股沟疝可依据病史、症状和体格检查明确诊断。诊断不明确或有困难时可辅以超声、MRI、CT、造影等影像学检查协助诊断,影像学中的疝囊重建技术常可对腹股沟疝获得更明确的诊断。

1. 易复性斜疝

在临床表现方面,易复性斜疝的特点是除腹股沟区有肿块和偶有胀痛外,并无其他症状。肿块常在站立、行走、咳嗽或劳动时出现,多呈带蒂柄的梨形,并可降至阴囊或大阴唇。如患者平卧休息或用手将肿块向腹腔推送,肿块可向腹腔回纳从而消失。回纳后,以手指通过阴囊皮肤伸入浅环,可感觉浅环扩大、腹壁软弱;此时如嘱患者咳嗽,指尖有冲击感。用手指紧压腹股沟管深环,让患者起立并咳嗽,斜疝疝块并不出现;移去手指,则可见疝块由外上向内下鼓出。疝内容物如为肠袢,则肿块柔软、光滑,叩之呈鼓音。回纳时常先有阻力,一旦回纳,肿块即较快消失。若内容物为大网膜,则肿块坚韧,叩之呈浊音,回纳缓慢。

2.难复性斜疝

在临床表现方面除胀痛稍重外,其主要特点是疝块不能完全回纳,但疝内容物未发生器质性病理改变。滑动性斜疝除了疝块不能完全回纳外,可有消化不良和便秘等症状。滑动性斜疝多见于右侧,左、右侧发病率之比约为1∶6。滑动性斜疝虽不多见,但滑入疝囊的盲肠或乙状结肠可能在施行疝修补手术时被误认为疝囊的一部分而被切开,应特别注意。

3.嵌顿性疝

嵌顿性疝通常为斜疝,强力劳动或排便等腹内压骤增是其主要原因。其临床上表现为疝块突然增大,并伴有明显疼痛。患者平卧或用手推送不能使疝块回纳。肿块紧张发硬,且有明显触痛。嵌顿内容物如为大网膜,局部疼痛常较轻微;如为肠袢,不但局部疼痛明显,还可伴有腹部绞痛、恶心、呕吐、停止排便排气、腹胀等机械性肠梗阻的临床表现。疝一旦嵌顿,自行回纳的机会较少。多数患者的症状逐步加重。如不及时处理,将会发展成为绞窄性疝,可因肠穿孔、腹膜炎等严重并发症而危及生命。肠壁疝(Richter疝)嵌顿时,由于局部肿块不明显,又不一定有肠梗阻临床表现,容易被忽略。

4.绞窄性疝

绞窄性疝临床症状多较严重,但在肠袢坏死穿孔处,疼痛可因疝块压力骤降而暂时有所缓解。因此,疼痛减轻而肿块仍存在者,不可简单地认为是病情好转。绞窄时间较长者,由于疝内容物发生感染,侵及周围组织,引起疝外被盖组织地急性炎症;严重者可发生脓毒症。

5.腹股沟直疝

腹股沟直疝常见于年老体弱者,主要临床表现是当患者直立时,在腹股沟内侧端、耻骨结节上外方出现一半球形肿块。直疝的疝囊颈宽大,疝内容物又直接从后向前突出,故平卧后肿块多能自行消失,无须用手推送复位。直疝很少进入阴囊,极少发生嵌顿。疝内容物常为小肠或大网膜。膀胱有时可进入疝囊,成为滑动性直疝,此时膀胱成为疝囊的一部分,手术时应予以注意。腹股沟疝的诊断一般不难,但要确定是斜疝还是直疝,有时并不容易(表1-1)。

表1-1 腹股沟斜疝和腹股沟直疝的鉴别

项目	腹股沟斜疝	腹股沟直疝
发病人群	多见于儿童及青壮年	多见于老年体弱者
突出路径	经腹股沟突出由外上向内下前斜行进入阴囊	腹股沟三角直接由后向前突出,少进入阴囊
疝外形	椭圆形、梨形,上部呈蒂柄状	半球状,基底部宽
疝回纳后压住内环	疝块不再突出	疝块仍突出
精索与疝囊的关系	精索在疝囊后方	精索在疝囊前方
疝囊颈与腹壁下动脉的关系	疝囊颈在其外侧	疝囊颈在其内
嵌顿概率	较高	较低

六、鉴别诊断

1. 睾丸鞘膜积液

鞘膜积液所呈现的肿块完全局限在阴囊内，可清楚扪及上界；用透光试验检查肿块，鞘膜积液多透光，疝块则不能透光。腹股沟斜疝时，可在肿块后方扪及实质感的睾丸；鞘膜积液时，睾丸在积液中间，故肿块各方均呈囊性而不能扪及实质感的睾丸。

2. 交通性鞘膜积液

交通性鞘膜积液所呈现的肿块的外形与睾丸鞘膜积液的相似。于每日起床后或站立活动时肿块缓慢地出现并增大；平卧或睡觉后肿块逐渐缩小。挤压肿块，其体积也可逐渐缩小。透光试验结果为阳性。

3. 精索鞘膜积液

精索鞘膜积液所呈现的肿块较小，在腹股沟管内，牵拉同侧睾丸可见肿块移动。

4. 隐睾

腹股沟管内下降不全的睾丸可被误诊为斜疝或精索鞘膜积液。隐睾肿块较小，挤压时可出现特有的胀痛感觉，如患侧阴囊内睾丸阙如，则诊断更为明确。常合并疝，注意专科检查。

5. 急性肠梗阻

肠管被嵌顿的疝可伴发急性肠梗阻，因此应避免仅满足于肠梗阻的诊断而忽略疝的存在；尤其是患者比较肥胖或疝块较小时，更易发生这类问题而导致治疗上的错误。

此外，还应注意与以下疾病鉴别：肿大的淋巴结、动（静）脉瘤、软组织肿瘤、脓肿、圆韧带囊肿、子宫内膜异位症等。

七、治疗

腹股沟疝如不及时处理，疝块可逐渐增大，终将加重腹壁的损伤而影响日常生活和工作；斜疝又常可发生嵌顿或绞窄而威胁患者的生命。因此，除少数特殊情况外，腹股沟疝一般均应尽早施行手术治疗。

1. 保守疗法

长期卧床、高龄、基础疾病多、无法耐受手术患者可采取非手术治疗法。

2. 手术治疗

腹股沟疝最有效的治疗方法是手术修补。如有慢性咳嗽、排尿困难、严重便秘、腹水等腹内压力增高情况，或合并糖尿病，手术前应先予以处理，以避免或减少术后复发。手术方法可归纳为下述三种。

1）传统的疝修补术

传统的疝修补术的基本原则是疝囊高位结扎、加强或修补腹股沟管管壁。

（1）疝囊高位结扎术：显露疝囊颈，予以高位结扎、贯穿缝扎或荷包缝合，然后切去疝囊。所谓高位，即解剖上应达内环口，术中以腹膜外脂肪为标志。而结扎偏低只是把一个较大的疝囊转变为一个较小的疝囊，达不到治疗目的。绞窄性斜疝因肠坏死而局部有严重感染，通常也采取单纯疝囊高位结扎，避免施行网片修补术时因感染常导致修补术失败；腹壁的缺损应在以后另择期手术加强之。

（2）加强或修补腹股沟管管壁：成年腹股沟疝患者都存在不同程度的腹股沟管前壁或后壁薄弱或缺损，单纯疝囊高位结扎不足以预防腹股沟疝的复发，因此疝囊高位结扎后，仍需加强或修补薄弱的腹股沟管前壁或后壁。

加强或修补腹股沟管前壁的方法以 Ferguson 法最常用。它是在精索前方将腹内斜肌下缘和腹股沟镰缝至腹股沟韧带上，目的是消灭腹内斜肌弓状下缘与腹股沟韧带之间的空隙。适用于腹横筋膜无显著缺损、腹股沟管后壁尚健全的病例。

加强或修补腹股沟管后壁的方法常用的有四种。①Bassini 法：提起精索，在其后方把腹内斜肌下缘和腹股沟镰缝至腹股沟韧带上，置精索于腹内斜肌与腹外斜肌腱膜之间。临床应用最广泛。②Halsted 法：与上一种法很相似，但要把腹外斜肌腱膜也在精索后方缝合，从而把精索移至腹壁皮下层与腹外斜肌腱膜之间。③MeVay 法：在精索后方把腹内斜肌下缘和腹股沟镰缝至耻骨梳韧带上。它适用于后壁薄弱严重病例，还可用于股疝修补。④Shouldice 法：将腹横筋膜自耻骨结节处向上切开，直至内环，然后将切开的两叶予以重叠缝合，先将外下叶缝于内上叶的深面，再将内上叶的边缘缝于髂耻束上，以再造合适的内环，发挥其括约肌作用，然后按 Bassini 法将腹内斜肌下缘和腹股沟镰缝于腹股沟韧带深面。这样既加强了内环，又修补了腹股沟管薄弱的后壁，其术后复发率低于其他方法。其适用于较大的成人腹股沟斜疝和直疝。

2）无张力疝修补术

传统的疝修补术存在缝合张力大、术后手术部位有牵扯感、疼痛等缺点。无张力疝修补术是在无张力情况下，利用人工网片进行修补，具有术后疼痛轻、恢复快、复发率低等优点。使用修补材料进行无张力疝修补是目前外科治疗的主要方法。疝修补材料分为可吸收材料、部分可吸收材料和不吸收材料等多种。修补材料的植入须严格执行无菌原则。对嵌顿疝行急诊手术不推荐使用材料；对有污染可能的手术，不推荐使用不吸收材料进行修补。

常用的无张力疝修补术有三种：①平片无张力疝修补术，是将一块适当大小的补片材料置于腹股沟管后壁。②疝环充填式无张力疝修补术，是将一个锥形网塞入已回纳疝囊的疝环中并加以固定，再将一成型补片置于精索后以加强腹股沟管后壁。③巨大补片加强内脏囊手术，又称 Stoppa 手术，是在腹股沟处置入一块较大的补片以加强腹横筋膜，通过巨大补片挡住内脏囊，后经结缔组织长入，补片与腹膜发生粘连以实现修补目的，多用于复杂疝和复发疝。人工高分子修补材料毕竟属于异物，有潜在的排异和感染的风险，故临床上应选择适应证应用。

3）经腹腔镜疝修补术

目前经腹腔镜疝修补术方法有四种。①经腹腔的腹膜前网片疝修补术（TAPP）：因入腹腔，更易发现双侧疝、复合疝和隐匿疝。对嵌顿性疝及疝内容物不易回纳的病例，也便于观察与处理。②完全腹膜外腹腔镜疝修补术（TEP）：因不进入腹膜腔，对腹腔内器官干扰较轻是其优点。③腹腔内网片植入腹腔镜疝修补术（IPOM）：在以上两种方法实施有困难时使用，暂不推荐作为腹腔镜手术的首选方法。行该方法修补时，修补材料须用具有防粘连作用的材料。④单纯疝环缝合法。前三种方法的基本原理是从后方用网片修补腹壁的缺损。经腹腔镜疝修补术具有创伤小、术后疼痛轻、恢复快、复发率低、无局部牵扯感等优点，目前临床应用越来越多。对于双侧腹股沟疝的修补，尤其是多次复发或隐匿性疝，经腹腔镜疝修补更具优势。

3. 嵌顿性疝和绞窄性疝的处理原则

嵌顿性疝具备下列情况者可先试行手法复位：①嵌顿时间在3~4 h以内，局部压痛不明显，也无腹部压痛或腹肌紧张等腹膜刺激征者。②年老体弱或伴有其他较严重疾病且估计肠袢尚未绞窄坏死者。复位方法是让患者取头低足高卧位，注射吗啡或哌替啶，以止痛和镇静，并松弛腹肌，然后托起阴囊，持续、缓慢地将疝块推向腹腔，同时用左手轻轻按摩浅环和深环以协助疝内容物回纳。此法虽有可能使早期嵌顿性斜疝复位，暂时避免了手术，但有挤破肠管、把已坏死的肠管送回腹腔或疝块虽消失而实际仍有一部分肠管未回纳等风险。因此，手法必须轻柔，切忌粗暴，复位后还需严密观察腹部情况，注意有无腹膜炎或肠梗阻的表现，如有这些表现，应尽早手术探查。由于嵌顿性疝复位后，疝并未得到根治，大部分患者迟早仍需手术修补，而手法复位本身又带有一定危险性，所以必须掌握手法复位的指征。

除上述情况外，嵌顿性疝原则上需要紧急手术治疗，以防止疝内容物坏死并解除伴发的肠梗阻。绞窄性疝原则上应立即手术治疗。

手术处理中应注意：①如嵌顿的肠袢较多，应特别警惕逆行性嵌顿的可能。因此不仅要检查疝囊内肠袢的活力，还应检查位于腹腔内的中间肠袢是否坏死。②切勿把活力可疑的肠管送回腹腔，以图侥幸。③少数嵌顿性疝或绞窄性疝，临手术时因麻醉的作用疝内容物自行回纳入腹内，以致在术中切开疝囊时无肠袢可见。遇此情况，必须仔细探查肠管，以免遗漏坏死肠袢于腹腔内。必要时可通过腹部切口或腹腔镜探查。④凡施行肠切除吻合术的患者，因手术区污染，在高位结扎疝囊后，一般不宜作网片修补，以免因感染而致修补失败。

4. 复发性腹股沟疝的处理原则

(1)真性复发疝：由于技术上的问题或患者本身的原因，在手术的部位再次发生疝。再发生的疝在解剖部位及疝类型上，与初次手术的疝相同。

(2)遗留疝：初次手术时，除了手术处理的疝外还有另外的疝，也称伴发疝，如右侧腹股沟斜疝伴发右侧腹股沟直疝等。由于伴发疝较小，临床上未发现，术中又未进行彻底的探查，其成为遗留的疝。

(3)新发疝：初次手术时，经彻底探查并排除了伴发疝，疝修补手术也是成功的。手术若干时间后再发生疝，疝的类型与初次手术的疝相同或不相同，但解剖部位不同，为新发疝。

后两种情况，又称假性复发疝。从解剖学、病因及发病时间等方面来看，上述三种情况并不完全相同，分析、处理也应有所区别。但在临床实际工作中，再次手术前有时很难确定复发疝的类型。再次手术中，由于前次手术的分离、瘢痕形成，局部解剖层次发生不同程度的改变，要区分复发疝的类型有时也不容易。

疝再次修补手术的基本要求：①由具有丰富经验的、能够做不同类型疝修补手术的医生施行。②所采用的手术步骤及修补方式只能根据每个病例术中所见来决定，而辨别其复发类型并非必要。

附：腹腔镜疝修补技术主要术式

目前临床上常用的腹腔镜疝修补术式有经腹腔腹膜前网片疝修补术（transabdominal preperitoneal hernia repair，TAPP）、完全腹膜外腹腔镜疝修补术（totally extraperitoneal hernia repair，TEP）、腹腔内网片植入腹腔镜疝修补术（intraperitoneal onlay mesh，IPOM）和经腹腹腔镜单纯内环口关闭术（ring closure technique，RCT）。

1. 经腹腔腹膜前网片疝修补术（TAPP）

该法是目前应用较多的一种腹腔镜疝修补技术术式，尤其适合于腹腔镜疝修补术的初学者。其主要步骤是经腹腔在腹股沟缺损上方约 2 cm 处横行切开腹膜，游离疝囊，潜行分离内环周围、直疝三角等，将人造网片置于腹膜前方，平铺覆盖腹股沟缺损处，包括直疝三角及股管开口，将其边缘以缝线或金属钉固定，然后缝合腹膜。前腹膜的剥离于腹内进行，遗留腹膜的粗糙面，加上有时未能充分遮盖的假体，因此，仍有可能引起腹内粘连。TAPP 安全可行，特别适用于难复性疝、复发性疝、滑动性疝和双侧疝患者及肥胖的腹外疝患者。

2. 完全腹膜外腹腔镜疝修补术（TEP）

该法被认为是一种最合理且值得推广的方法，其修补原理与 TAPP 相同，与 TAPP 的区别在于手术过程中不进入腹腔，而是在腹膜前间隙内潜行分离。因整个 TEP 过程均在腹膜外进行，减少了对腹腔的干扰，避免了损伤腹腔内脏器的风险，且假体网片不会与肠管粘连，具有较显著的优点。从发展趋势来看，TEP 的应用有超过 TAPP 之势。由于是人为的间隙，操作空间相对狭小，解剖层次不易辨别清楚，技术要求较高，操作时难度较大，故通常在熟练掌握 TAPP 的基础上采用。成人较小的腹股沟直疝、斜疝、股疝和复发疝等，在双侧疝如疝囊不是太大者，可以考虑行 TEP。

3. 腹腔内网片植入腹腔镜疝修补术（IPOM）

Fitzgibbons 于 1991 年首先在临床上应用了这一术式，主要步骤是将人造网片放入腹腔，直接贴补腹膜内表面，覆盖斜疝或者直疝的缺损，用缝线或金属针缝合固定补片，假体置于腹膜内面加强腹股沟管后壁。此方法操作过程相对简单，损伤较少，起初得到很大的响应，但是人们很快发现它的不足，主要是假体材料与腹内组织直接接触，有引起肠粘连及肠瘘等严重并发症的可能，目前该术式不再是腹腔镜疝修补技术的主要术式，其在术中所用材料方面还需改进。

第三节　股疝

股疝(femoral hemia)是指脏器或组织经股环突入股管，再经股管突出卵圆窝的疝，即疝囊通过股环、经股管向卵圆窝突出的疝。股疝发病率占腹外疝的 3%～5%。女性患股疝者比男性多，占比约为 5∶1。由于股疝具有相当高的嵌顿、绞窄和肠切除的发生率，延误治疗将增加死亡率，老年患者尤其明显，手术治疗是股疝唯一有效的方法。

一、股管解剖概要

股管有上、下两口。上口称股环，直径约 1.5 cm，有股环隔膜覆盖；其前缘为腹股沟韧带，后缘为耻骨梳韧带，内缘为腔隙韧带，外缘为股静脉。股管下口为卵圆窝。卵圆窝是股部深筋膜(阔筋膜)上的一个薄弱部分，覆有一层薄膜，称筛状板。它位于腹股沟韧带内侧端的下方，下肢大隐静脉在此处穿过筛状板进入股静脉。

二、病理解剖

在腹内压增高的情况下，对着股管上口的腹膜，被下坠的腹内脏器推向下方，经股环向股管突出而形成股疝。疝块进一步发展，即由股管下口顶出筛状板而至皮下层。疝内容物常为大网膜或小肠。由于股管几乎是垂直的，疝块在卵圆窝处向前转折时形成一个锐角，且股环本身较小，周围多为坚韧的韧带，因此股疝容易嵌顿。在腹外疝中，股疝嵌顿者最多，高达 60%。股疝一旦嵌顿，可迅速发展为绞窄性疝，应特别注意。

三、临床表现

疝块往往不大，常在腹股沟韧带下方卵圆窝处表现为一个半球形的突起。平卧时回纳内容物后，疝块有时不能完全消失，这是因为疝囊外有很多脂肪堆积。由于疝囊颈较小，咳嗽冲击感也不明显。易复性股疝的症状较轻，常不为患者所注意，发生在肥胖者身上更易被疏忽。一部分患者可在久站或咳嗽时感到患处胀痛，并有可复性肿块。

股疝如发生嵌顿，除引起局部明显疼痛外，也常伴有较明显的急性机械性肠梗阻，严重者甚至可以掩盖股疝的局部症状。若疝内容物为网膜，可致长期慢性肿块伴局部不适。

四、鉴别诊断

1. 腹股沟斜疝

腹股沟斜疝位于腹股沟韧带上内方，股疝则位于腹股沟韧带下外方，两者一般不难鉴别诊断。应注意的是，较大的股疝除疝块的一部分位于腹股沟韧带下方以外，一部分有可能在皮下伸展至腹股沟韧带上方。用手指探查腹股沟管外环(浅环)是否扩大,有助于对两者的鉴别。

2. 脂肪瘤

股疝疝囊外常有一层增厚的脂肪组织层,在疝内容物回纳后,局部肿块不一定完全消失,这种脂肪组织有被误诊为脂肪瘤的可能。两者的不同在于脂肪瘤基底不固定而活动度较大,股疝基底固定而不能被推动。

3. 肿大的淋巴结

嵌顿性股疝常被误诊为腹股沟区淋巴结炎。

4. 大隐静脉曲张

卵圆窝处结节样膨大的大隐静脉在站立或咳嗽时增大,平卧时消失,可能被误诊为易复性股疝——压迫股静脉近心端可使结节样膨大增大。下肢其他部位同时有静脉曲张对鉴别诊断有重要意义。

5. 髂腰部结核性脓肿

脊柱或骶髂关节结核所致寒性脓肿可沿腰大肌流至腹股沟区,并表现为一肿块。这一肿块可有咳嗽冲击感,且平卧时可暂时缩小,可与股疝相混淆。仔细检查可见这种脓肿多位于腹股沟的外侧部、偏髂窝处,且有波动感,多伴有全身症状。

五、治疗

股疝容易嵌顿,一旦嵌顿又可迅速发展为绞窄性疝。因此,股疝诊断确定后,应及时手术治疗。对嵌顿性或绞窄性股疝,更应紧急手术。

治疗时可采用 MeVay 法。另一方法是在处理疝囊后在腹股沟韧带下方把腹股沟韧带、腔隙韧带和耻骨肌筋膜缝合在一起,借以关闭股环。目前治疗股疝多采用无张力疝修补术或经腹腔镜疝修补术。

嵌顿性或绞窄性股疝手术时,因疝环狭小,回纳疝内容物常有一定困难。遇此情况时,可切断腹股沟韧带以扩大股环。但在疝内容物回纳后,应仔细修复被切断的韧带。

第四节 其他腹外疝

一、腹壁切口疝

切口疝是发生于腹壁手术切口处的疝,临床上比较常见,占腹外疝的第三位。腹部手术后切口获得 I 期愈合者,切口疝的发病率通常在1%以下;如切口发生感染,则其发病率可达10%;伤口裂开者,其发病率甚至可高达30%。在各种常用的腹部切口中,最常发生切口疝的是经腹直肌切口;下腹部因腹直肌后鞘不完整,发生切口疝的情况更多见。其次发生切口疝的为正中切口和旁正中切口。

(一)病因

(1)切口感染。切口感染是切口疝发生的主要原因之一。感染后切口Ⅱ期愈合，瘢痕组织多，腹壁可有不同程度的缺损，切口部位腹壁强度明显降低。据统计，一般情况下腹部手术后切口疝的发病率在1%以下，但如发生切口感染，其发病率高达10%；此外，在不同原因引起的切口疝中，由感染引起者占总数的50%。因此，预防切口感染是降低切口疝发病率的重要措施。

(2)引流物留置。留置引流物的腹部手术，多数已有感染的因素存在。如引流物选择或留置不当，可使引流不畅而加重组织损害程度或延长引流物留置时间，另有一些引流物未及时拔除，这些都将影响引流孔的良好愈合，为切口疝发生提供机会。

(3)切口选择。切口疝多见于采用纵行切口的腹部手术之后。这是因为支配腹壁肌肉的肋间神经常在做纵行切口时被切断(正中切口和旁正中切口可避免)，往往可导致切口内侧腹肌萎缩无力而诱发切口疝。此外，腹壁各肌肉(除腹直肌)、腱膜、筋膜和腹直肌鞘的纤维基本上是横向走行的(张力线也是横向的)。被纵行切口切断的这些组织在缝合时很容易顺纤维方向被缝割线割裂而出现裂口。即使当时已缝妥，在尚未完全愈合之前，它们可受腹肌收缩时横向牵引力的牵扯而发生挫裂，导致腹壁局部承力的下降。

(4)手术基本操作。粗糙而不规范的操作常是发生切口疝的原因，诸如大块结扎引起的组织坏死，止血不完善形成的血肿，缝合切口时未依次分层缝合，错将不同组织对合，强力拉拢创缘进行缝合致使创缘撕裂或血供受损，间断缝合时各缝合点间距过大，连续缝合时缝线未抽紧，缝合的创缘之间夹有其他组织等错误操作。

(5)麻醉配合和手术后护理。缝合腹部切口时要求有满意的腹肌松弛。麻醉过浅将使创缘难以拉拢，内脏不能静置于腹内从而干扰手术的进行，由此导致的被动和慌乱容易引发各种操作失误。切口缝合中不合适的和手术结束时粗暴的气管内吸痰可引起强烈的咳嗽反应，将导致缝合困难或已缝合切口的内层发生挫裂。手术后肠麻痹引起腹胀、呼吸道感染所致咳嗽和恶心呕吐时腹肌牵扯，也是发生切口疝的可能诱因。

(6)腹压因素。肠梗阻后出现大量腹水，排尿排便困难，以及术后肺部感染或慢性阻塞性肺疾病导致的咳嗽，均可使腹内压力增高、腹壁切口张力增大，导致切口内层撕裂而发生切口疝。

总之，严格的无菌技术操作、恰当的切口选择、细致和规范的技术操作、良好的麻醉配合与合理的术后处理是预防手术后切口疝发生的重要措施。

(二)临床表现

(1)腹部切口疝的主要症状是腹壁切口处逐渐膨隆，有肿块出现。肿块通常在站立或用力时更为明显，平卧休息时则缩小或消失。较大的切口疝有腹部牵拉感，伴有食欲减退、恶心、便秘、腹部隐痛等表现。多数切口疝无完整疝囊，疝内容物常可与腹膜外腹壁组织粘连而成为难复性疝，有时还伴有不完全性肠梗阻。

(2)体格检查可见切口瘢痕处肿块，小者直径数厘米，大者直径可为10~20 cm，甚至更大。有时疝内容物可达皮下。此时常可见到肠型和肠蠕动波，扪之则可听到肠管的咕噜声。肿块复位后，多数能扪到腹肌裂开所形成的疝环边缘。腹壁肋间神经损伤后腹肌薄弱所致切口疝，虽有局部膨隆，但无边缘清楚的肿块，也无明确疝环可扪及。切口疝的疝环一般比较宽大，很少发生嵌顿。

(三) 治疗

切口疝修补方法包括直接缝合、开放网片修补、经腹腔镜修补。

（1）直接缝合。疝环直径≤2 cm 的较小或筋膜结实的切口疝可直接缝合。操作时首先解剖缺损边缘，清除瘢痕组织，按照筋膜对筋膜逐层缝合；腹壁结构不清楚者，也可用10 号丝线进行腹壁全层间断缝合。

（2）开放网片修补。临床上常用的网片材料有三种：聚酯类、聚丙烯类和膨化聚四氟乙烯（e-PTFE）。聚丙烯补片为单层网状结构，是目前最常用的腹壁缺损修补材料。与其他不吸收材料相比，聚丙烯补片具有以下优点：①其刺激纤维组织增生作用明显。②其网眼结构易被纤维组织生长穿过，能够早期嵌于组织之中。③植入后其能保持较高的抗张强度。但是，聚丙烯补片由于表面较粗糙，与腹腔脏器直接接触时，可能引起腹腔粘连，甚至侵蚀肠壁导致肠瘘发生；后期的瘢痕收缩可能会造成网片扭曲，其不规则的表面可刺激并损伤周围组织，引起感染或形成皮肤窦道。e-PTFE 柔韧光滑，顺应性好，机械性能较聚丙烯网更优越，当 e-PTFE 补片与腹腔脏器直接接触时只引起轻度粘连，一般不会导致肠瘘的发生。与聚丙烯补片相比，e-PTFE 补片刺激纤维组织增生作用小，且纤维组织很难在短期内生长进入补片的微孔结构，易造成补片与周围组织嵌顿和不良。目前可吸收材料、生物材料也逐渐推广。腹壁切口疝修补根据网片放置层次分为 onlay（腹壁肌肉前放置）、inlay（腹壁缺损间放置）、sublag（腹壁肌肉后放置）和 IPOM（腹壁内紧贴腹膜放置）。

（3）腹腔镜入路。腹腔镜下，术者能清楚地观察腹腔内粘连情况，可避免盲目开腹手术所导致的脏器损伤；腹腔开放少，降低了切口感染率；腹腔镜下修补术，切口小，患者痛苦少恢复快、腹壁美观。有条件者，可选择该手术方法。但经腹腔镜切口疝修补术也有一些早期并发症，常见的是腹壁与网片之间积液。积液可能系疝囊未切除或切除过少所致，积液一般无须处理，多能逐步自行吸收，少数病例需要半年时间。

二、脐疝

脐疝是指腹腔内容物由脐部薄弱、缺损突出的腹外疝。脐位于腹壁正中部，在胚胎发育过程中，这是腹壁最晚闭合的部位。同时，脐部缺少脂肪组织，使腹壁最外层的皮肤、筋膜与腹膜直接连在一起，成为全部腹壁最薄弱的部位。腹腔内容物容易于此部位突出形成脐疝。

成人脐疝为后天性疝，较为少见，多数见于中年经产妇女。由于疝环狭小，成人脐疝发生嵌顿或绞窄者较多，故应采取手术疗法。肝硬化腹水者如伴发脐疝，有时会发生自发性或外伤性穿破。

脐疝手术修补的原则是切除疝囊，缝合疝环，必要时可重叠缝合疝环两旁的组织。手术时应注意保留脐眼，以免对患者产生心理上的影响。反复复发可行开放或腔镜下网片修补。

三、白线疝

白线疝是发生于腹壁中线（白线）的腹外疝，绝大多数发生于脐与剑突之间。腹白线是由两侧腹直肌前、后鞘合并后融合而成的，融合处两侧肌鞘纤维交错呈网状，较大的网眼即成白线上的薄弱点而容易导致疝的发生。

1. 发病因素

腹白线从剑突延伸至耻骨联合，白线在脐上薄而宽，而脐下窄而厚，甚至脐下两侧腹直肌融合，难以分清白线。腹上部白线深面是镰状韧带，故首先从白线缺损处突出的是该韧带中的脂肪组织，后者突出时又把覆盖镰状韧带的腹膜牵出而形成疝囊，给内脏（主要是大网膜）创造了突出的条件。长期从事体力劳动、创伤、妊娠、肥胖、大量腹水等均可成为白线疝发生的诱因。

2. 临床表现和诊断

早期白线疝疝块小、无症状，此时的疝块实际上是疝囊前的腹膜外脂肪，并非真正疝内容物。以后因腹膜突出时的牵扯，可能出现较明显的上腹痛，并常伴有嗳气、恶心呕吐等现象。有以上症状，同时腹白线某部分有肿块，尤其是可复位者，诊断应无困难，但实际上白线疝被漏诊或误诊为消化道疾病的并不少见。这是因为发病率低、疝块小，以致常被经验不足的医生所遗漏，所以，凡遇到有上述症状的患者，应以一根手指顺白线自剑突至脐进行仔细按摸，才有可能触及其微小有压痛的肿块或白线上缺损。对肥胖的患者更需要仔细检查。

3. 治疗

较小又无症状的白线疝无须手术，症状明显者则需手术修补。手术处理方式同腹壁切口疝。

四、腰疝

经腰三角间隙突出的疝称腰疝，腰疝有上、下之分。上腰疝突出于由第 12 肋骨和后下锯肌下缘、腹内斜肌后缘、竖脊肌前缘所形成的腰上三角（Grynfeltt-Lesshaft 三角）；下腰疝则突出于由腹外斜肌后缘、背阔肌前缘、髂嵴所形成的腰下三角（Petit 三角）。

1. 发病因素

腰疝一般发生于瘦弱、年迈或其他原因引起的腰肌薄弱或萎缩者。有时因为先天性肌肉发育不佳，也有因腰部外伤所致。

2. 临床表现和诊断

患者的主要表现是腰部有相当于上述三角区范围位置的、具有咳嗽冲击的可复性肿块或膨隆。其他主观症状一般较轻微，包括腰背痛或腰部坠胀感，偶有恶心或腹痛。腰疝的基底多较宽，嵌顿、绞窄者不多，约 10%。

3. 治疗腰疝需手术修补

疝门小者，把所属腰三角周边的肌肉拉拢缝合即可；疝门大者，不宜勉强拉拢，可行网片修补。对于症状轻微或年老、体弱有手术禁忌者，可用弹性绷带捆束腰部。

五、闭孔疝

腹腔脏器经髋骨闭孔向股三角区（由腹股沟韧带、长收肌内缘和缝匠肌内缘组成）突出的腹外疝称为闭孔疝。

1. 发病因素

（1）局部薄弱。闭孔管为闭孔疝的发生提供了潜在的通道，但并非一定发生疝，只有局部组织薄弱（如闭孔外肌破裂向尾侧移位或闭孔膜异常薄弱等），在腹内压的作用下，才有可能形成疝。其疝囊可直接通过破裂闭孔外肌突出或在闭孔外肌上方，同闭孔神经和闭孔血管一同穿出闭孔内口，亦可在闭孔外肌下方突出。

（2）盆底组织退变。组织退变导致生理性盆筋膜松弛，与盆底肌肉萎缩等有关。

（3）闭孔管宽大。闭孔疝多见于女性患者，与女性闭孔管较男性宽大、平直有关。从生理上来说，女性由于多次妊娠腹内压增加，造成女性会阴过于松弛且宽大。

（4）腹内压增高。导致腹内压增高的疾病，有慢性支气管炎、长期咳嗽、习惯性便秘等。

2. 临床表现和诊断

闭孔疝的疝块位置深，体表肿块往往不明显，故容易漏诊或误诊。患者的主要症状是闭孔神经受压引起腹股沟区、股内侧并放射到膝部的疼痛、麻木感或感觉异常（Howship-Romberg 征），屈曲、内收髋部时疼痛可减轻，疝嵌顿时则疼痛加剧如刀割样。此征是闭孔疝的特征性表现。

除 Howship-Romberg 征外，患者可因腹膜受牵扯而出现嗳气、恶心等症状。如进行阴道或肛内检查，可在阴道或直肠侧方扪到具有压痛的肿块，压迫肿块可出现或加重 Howship-Romberg 征。

闭孔疝疝环缺乏弹性，容易发生嵌顿，因易复性者多未被诊断，因此以急性肠梗阻就医者比例较高。其中还有不少因不明原因的肠梗阻而进行手术探查，至术中才确定诊断。肠管壁疝在嵌顿性闭孔疝中发生率相较其他腹外疝为多，因此有些患者并无肠梗阻表现。

3. 治疗

闭孔疝一经发现，应尽快手术。腹腔镜下经腹手术是较为理想的进路。进腹后经疝囊颈夹住疝囊体底部，将疝囊翻至腹内并切开，可显露闭孔管上口。缝合其旁闭孔内肌和闭孔筋膜即可封闭此口。如缝合时张力偏高，则宜用假体网片贴补。最后即可结扎疝囊颈并切除囊体。回纳嵌顿肠管有困难时，需切开股三角区，自下而上地将疝内容物推向腹腔。

六、半月线疝

腹直肌鞘的前、后层在腹直肌外侧缘处愈合，形成半月状、突向外侧的弧形腱性结构，即半月线。腹膜或腹腔内脏器经腹直肌外侧缘半月线突出，称为半月线疝（spigelian hernia），也称侧腹壁疝。

1. 发病因素

半月线相当于腹直肌鞘外缘的、伸展于第9肋骨和耻骨结节之间的一条弧线，也就是腹内斜肌腱膜分裂为两层分别融入腹直肌前、后鞘之处。经半月线突出的腹外疝即半月线疝。理论上它虽然可发生于此弧线的任何部分，但发生于脐水平以下者占多数，尤其是在脐与耻骨联合之间的中点水平，因腹直肌后鞘终止于此水平而形成一薄弱区。

2. 临床表现和诊断

患者的主要症状是患处疼痛和(或)有肿块出现，但因此疝常以腹壁间疝形式出现，疝囊越过横筋膜后在腹外斜肌深面伸展，因此肿块不易被察觉。此外，半月线疝疝囊前如同白线疝疝囊，突出时也常有腹膜外脂肪为其前导，扪到的肿块(通常见于较瘦弱的患者)可被误诊为脂肪瘤。鉴于以上各情况，其诊断一般较困难。由于此疝易嵌顿，往往是在嵌顿后因肠梗阻进行手术时才被发现和确诊。

3. 治疗

半月线疝发生嵌顿和绞窄的概率较高，故其一旦确诊，只要患者无手术禁忌证，就应予以手术治疗。手术时一般行横切口，按腹外斜肌腱膜纤维方向分开，识别疝囊后予以分离、切开、结扎，腹横筋膜的缺损通常用丝线横行重叠褥式缝合。腹腔镜入路网片修补亦为较好选择。

第五节 围手术期护理

一、术前护理

(一)护理评估

腹股沟疝的发病与腹腔内压增高密切相关，接诊时应询问患者有无慢性咳嗽、长期便秘、排尿困难、腹水等；有无腹壁薄弱或先天的缺损、腹部有无接受过手术、切口感染等病史。同时询问患者发病时间、发展情况、自觉症状，既往有无嵌顿或绞窄史，以评估患者对腹外疝的了解程度，以及其对患者心理和生活方式的影响。

(二)护理目标

①患者焦虑或恐惧减轻；②患者疼痛减轻或缓解；③患者能复述有关疾病、自我保健、预防癌复发等方面的知识；④患者组织灌注良好，表现为循环血容量正常，皮肤黏膜颜色、弹性正常，生命体征平稳；⑤患者卧床期间各项生活需要得到满足；⑥患者不发生并发症或并发症得到及时发现、处理。

(三)护理措施

(1)疝的护理：卧床休息2~3 d，回纳疝内容物，使局部组织松弛，减轻充血与水肿，有利于术后切口愈合。疝块较大的患者，嘱其卧床休息，减少活动，离床活动时使用医用疝带，将疝带一端的软压垫对着疝环顶住，避免腹腔内容物突出，防止疝嵌顿。经常检查疝带的松紧度，过松达不到治疗效果，过紧则会引起局部血液循环障碍。

(2)消除引起腹高压的因素：①注意保暖，预防感冒。②吸烟者于术前2周开始戒烟。③多饮水，多食蔬菜水果等粗纤维食物，保持大便通畅。④对咳嗽、便秘、排尿困难的患者必须积极治疗，症状得到控制后再行手术。

(3)病情观察：密切观察腹部情况，若患者出现明显腹痛，伴疝块突然增大，紧张发硬且触痛明显，不能回纳入腹腔，应高度警惕嵌顿疝发生的可能，须立即报告医生并配合紧急处理。

(4)备皮：严格备皮，避免因切口感染导致疝修补的失败。术前嘱患者沐浴，按规定范围备皮，对患者会阴部、阴囊皮肤仔细做好准备，既要剃净阴毛，又要防止剃破皮肤。

(5)清洁肠道：便秘者术前2~3 d使用导泻药，如番泻叶、果导片等。手术前晚导泻，清洁肠道，防止术后腹胀和便秘。

(6)排尿：术日晨，进手术室前，嘱患者排尿，以防术中误伤膀胱，必要时留置导尿管。

二、术后护理

(一)护理措施

1.体位
麻醉苏醒后，鼓励患者平卧位，次日可为半卧位。膝下垫一软枕，髋、膝关节略屈曲，以减小腹股沟切口的张力，减小腹腔内压力，从而减轻患者切口疼痛感，并防止疝修补外组织裂开。

2.活动
患者卧床时间长短依据疝的部位、大小、腹壁缺损程度及手术方式而定，一般疝修补术后3~5 d下床活动。采用无张力疝修补术的患者，卧床24 h后下床活动，但对年老体弱和发生复发性疝、绞窄性疝、巨大疝患者，卧床时间可适当延长，以免疝复发。

3.饮食
患者术后6~12 h若无恶心、呕吐等不适，进流质饮食，次日进软食或普食，如行肠切除吻合术的患者，需肠蠕动功能恢复后，才能进流质饮食，再逐渐过渡到半流食、普食。

4.预防腹压增高
术后嘱患者尽量避免咳嗽及用力排便，否则会使腹压增高，不利于切口愈合，且易导致术后疝复发。术后患者注意保暖，防止受凉而引起咳嗽；患者咳嗽时用手掌按压、保护切口处，防止切口张力增高。保持排便、排尿通畅，对便秘者嘱其避免用力排便，必要时给予通便药物。

5.并发症的预防和护理
(1)切口感染：切口感染是疝复发的主要原因之一。①遵医嘱合理应用抗菌药物。

②切口护理：疝气带压迫，预防血肿。保持切口敷料清洁和干燥，避免大小便污染；发现敷料污染或脱落，应及时更换。③病情观察：注意观察体温和脉搏的变化及切口有无红、肿、疼痛，一旦发现切口感染，应及时通知医生给予处理。

（2）阴囊肿胀：因阴囊比较松弛、位置较低，渗血、渗液易积于阴囊。为避免阴囊内积血积液和促进淋巴回流，术后可用丁字带将阴囊托起，并密切观察阴囊肿胀情况。

（3）髂腹下神经、髂腹股沟神经受损，使局部感觉障碍。

（4）精索绞窄：由于重建腹股沟内环或外环时缝合过紧，阻碍精索血液回流，引起睾丸疼痛、肿胀等。

（5）膀胱损伤：由于分离疝囊时损伤膀胱壁，出现血尿、尿外渗等。

（6）肠管损伤：缝合结扎疝囊颈时将肠壁缝入，可出现腹痛、腹胀等。

如出现上述任何一种现象，均应通知医生。

（二）健康教育

（1）生活和工作中避免引起腹压增高，及时治疗咳嗽、便秘、排尿困难等，保持排便通畅，养成定时排便习惯，讲解防止疝复发的知识。

（2）饮食宜清淡，以高维生素、高植物蛋白、低脂肪饮食为主，避免辛辣刺激食物的摄入，禁止吸烟和饮酒。

（3）保持心情舒畅，注意劳逸结合，出院后仍需适当休息，逐渐增加活动量，避免提重物，可做散步等较轻的活动及一般性工作，3个月内避免重体力劳动。若疝有复发，及时就诊。

（4）定期门诊复查，术后3个月、6个月及1年进行复查。

第二章

老年炎症性肠病诊疗及围手术期护理

炎症性肠病(inflammatory bowel disease，IBD)，是一种肠道慢性炎症性疾病，主要包括两个亚型：克罗恩病(Crohn disease，CD)和溃疡性结肠炎(ulcerative colitis，UC)，曾被认为是一种年轻人易罹患的疾病。但近年研究显示，10%~30%的IBD患者是60岁以上的老年人。老年IBD，顾名思义，指年龄≥60岁的IBD患者，包含两个群体：①年轻时确诊为IBD，疾病迁延至老年的患者。②60岁以后确诊的IBD的患者。IBD业已成为老年患者慢性腹泻的重要原因之一。老年IBD患者的生理和心理状态与青中年患者不同，且可能存在多种共病。因此，老年IBD患者的诊疗存在较多问题，诸如误诊、共病的治疗及不同药物间的相互影响等。

目前老年IBD的发病率缺乏准确的流行病学数据，这是因为其诊断存在很大困难。有报道称，10%~30%的IBD患者年龄≥60岁，总体而言，老年UC比CD常见，男性发病率比女性的高。老年IBD在世界范围内的发病率因地区而异，一般西方国家比发展中国家高。在欧洲，老年CD和老年UC的发病率分别是3/100万和3/10万~11/10万，在亚洲分别为0.4/10万~6/10万和0.01/10万~0.1/10万。

老年IBD患者症状更加隐匿。与青中年患者相比，老年CD患者消化道出血更常见，较少引起腹泻、腹痛和发热。UC更少出现腹痛和直肠出血。CD发生的部位多见于结肠并发肠瘘。UC发生的部位多见于左半结肠。老年CD和UC患者的发病部位相对固定。老年患者肠梗阻、肠穿孔和肠外表现的发生率比年轻患者低。本章将针对CD与UC进行阐述。

第一节　克罗恩病

克罗恩病于1907年首次描述，最早在1932年由Crohn、Ginzburg和Oppenheimer共同报道。克罗恩病是一种慢性非特异性肉芽肿性肠道炎症，是炎症性肠病的一种，可以发生于消化道的任何部位，好发于末端回肠和右半结肠。其特征是病变呈跳跃式分布、肠壁全层受累。我国的CD患者中累及小肠的比例为62.53%。

一、流行病学

克罗恩病散见于世界各地，北美和欧洲为高发区，其年度新发病例为 3 ~ 5 例/10 万人，欧美等国可高达 10 例/10 万人以上，且近年来有发病率增高的趋势。本病好发于年轻人，第一个发病高峰在 30 岁前，第二个发病高峰在 50 岁以后，女性略多于男性。2007 年的调查显示，我国克罗恩病发病率为 2.29 例/10 万人，主要分布在东部沿海经济发达地区。

二、病因与病理

1. 病因

CD 至今病因不明，目前仍被认为是一种在易感人群中发生的复杂的多基因与环境相互作用引发异常免疫应答的疾病。其他物种当中也发现 CD 病变，但至今尚不能构建合适的动物模型以供研究。尽管有多种学说讨论其发病的原因(包括易感基因、环境因素、肠道微生态、肠道黏膜免疫等)，但各种因素的确切致病机制还不能得到证实。

2. 病理

病变可以累及胃肠道从口腔到肛门的任何部位，呈节段性分布，可以是大范围的跳跃病变，也可以是局限于肠管某一部分，也可能是点样狭窄。

(1)内镜下活检标本：内镜下活检 CD 的病理形态特征包括斑片状或局灶性炎症细胞浸润、肉芽肿、隐窝形态不规则、溃疡、神经组织增生等。炎症细胞浸润不均一性是 CD 最常见的形态学改变，指黏膜固有层浸润的炎症细胞密度不均一，且不局限于表浅固有层；浸润的炎症细胞主要为淋巴细胞和浆细胞等慢性炎症细胞，浸润细胞密度下重上轻，以黏膜层底部和黏膜下层为重，伴或不伴中性粒细胞浸润。肉芽肿是形态学上诊断 CD 的重要条件，指 5 个以上上皮样组织细胞聚集形成的结节，一般边界不清，中央多无坏死灶或核碎片，肉芽肿可位于黏膜层与黏膜下层，以前者多见。隐窝形态不规则指隐窝扭曲变形、隐窝分支和隐窝缩短。溃疡包括阿弗他溃疡和裂隙状溃疡。阿弗他溃疡又称为口疮样溃疡，部位表浅，贴近集合淋巴小结，是 CD 早期表现；典型的裂隙状溃疡只有在手术标本中才能全面观察，内镜活检标本显示不清。CD 常伴有自主神经丛增生，内镜下活检标本常见黏膜下层神经组织增生，神经束体积增大，有时呈丛状神经瘤样增生，增生的神经束内可见神经节细胞数量增多。目前大部分学者认可非干酪样坏死性肉芽肿加上至少另外一种形态学特征可诊断 CD。

(2)肉眼观察：浆膜面螺旋状血管、"爬行脂肪"、裂隙状溃疡、鹅卵石样黏膜改变是小肠 CD 的特征性病变。克罗恩病常造成病变肠段的狭窄，狭窄近端肠管扩张，其浆膜血管随之延长，当狭窄解除肠管回缩，延长的血管也收缩呈螺旋形；小肠浆膜表面脂肪延伸包绕肠管称为"脂衣"或"爬行脂肪"，同时小肠浆膜表现为颗粒状，术中接触易出血，说明"脂衣"形成与全肠壁炎症有关；肠黏膜面病变溃疡呈不规则形，散在大面积未受侵犯的黏膜间，肉眼下可见肠壁增厚，浸透全层的溃疡沿黏膜分布呈鹅卵石样改变。

（3）组织学观察：全肠壁炎症纤维化、肉芽肿形成、窄而深的裂隙状溃疡是 CD 的三项主要病理特征。CD 的黏膜炎症不同于溃疡性结肠炎，有更少的隐窝脓肿，较少充血，杯状细胞保存完好，病变肠段炎症细胞浸润全层，早期可出现基底浆细胞增多，晚期呈现纤维化背景。肉芽肿可见于肠壁的任何部位，约 2/3 的患者会出现肉芽肿，但是手术切除标本一般是病程长、治疗后的病例，肉芽肿数少，或者仅见散在多核巨细胞，甚至不见肉芽肿，而感染性疾病也可发生显微镜下的肉芽肿，诊断时应予以鉴别。裂隙状溃疡深而狭长，边界清楚，呈现刀切状，与肠管长轴呈一定角度伸入肠壁深层。溃疡可以穿透内层环肌，甚至穿透肠壁到达邻近肠壁脂肪层形成窦道，窦道可以进一步侵犯其他器官形成瘘。

三、临床表现

CD 的临床症状很少，主诉也不多，偶有暴发性表现。因其发生部位、病变范围、起病缓急、严重程度的不同，以及是否合并并发症而呈现多样化的特点，仅依靠临床表现来诊断极具挑战性。CD 一般起病较缓慢、病史较长，有长短不等的活动期和缓解期；部分病例的病程中可伴有急性发作期，部分病例可以长期无显著症状或症状轻微而被忽略。

1. 肠道表现

腹痛是 CD 常见的症状之一，典型的腹痛可以是脐周、上腹部或右下腹部的间歇性疼痛，可以伴有腹鸣。腹痛的发生可能与肠内容物通过炎症或狭窄肠段引起局部肠痉挛有关。当存在肠梗阻时，可出现腹胀伴阵发性痉挛性腹痛，重者可出现严重的绞痛。当存在炎症并累及壁腹膜时产生持续性腹痛，腹部可以触及伴有压痛的包块时往往提示脓肿或内瘘的存在，如突发腹膜刺激征则提示有穿孔的可能。

腹泻亦是本病的常见症状，主要由病变肠段炎症渗出、蠕动增加及继发性吸收不良导致。当合并肠瘘时还可因消化及吸收不良加重腹泻。疾病早期腹泻呈间歇性，不易引起重视，后期可转为持续性。粪便多为糊状，一般无肉眼可见脓血。病变还累及远端结肠或肛管时，可有黏液脓血便及里急后重感。便血不常见，但偶有以大量出血为首发症状的患者被报道。

10%~20% 的 CD 患者会出现腹部肿块，多位于右下腹或脐周，常为肠粘连、肠壁增厚、肠系膜淋巴结肿大、内瘘或局部脓肿形成所致。如查体发现肿块固定，则提示已有肠外瘘或腹腔脓肿形成。病程较长的腹部肿块还可能穿破腹壁皮肤形成瘘管。

2. 全身表现

CD 发病时可伴有体温升高，与炎症活动及继发感染有关。炎症活动所导致的发热多为间歇性低热；继发感染常导致中重度发热或弛张热；如伴有腹腔脓肿，可出现高热及毒血症状。发热可以是部分患者的首发症状，甚至不明原因发热一段时间后才逐渐出现肠道症状。

85% 的患者出现不同程度的营养不良症状，需要外科处理的患者几乎都存在营养不良。营养不良可引起贫血、低蛋白血症等症状，会进一步导致抵抗力下降、并发症增加等其他严重后果。

3.肠外表现

约35%的CD患者会伴有肠外症状，包括皮肤病变、关节及骨骼病变、内脏病变、血液系统改变等。部分病变与CD的活动性相关，如非轴性关节炎、结节性红斑、口腔阿弗他溃疡、巩膜外层炎，另外一些肠外表现与CD活动性无关，如葡萄膜炎、轴性关节炎和原发性硬化性胆管炎（primary sclerosing cholangitis，PSC）等。少数病例因肠外症状较原发病症状的表现更加明显，而容易误诊或漏诊。

四、辅助检查

1.实验室检查

CD患者血常规检查可出现贫血、血小板升高等异常。粪便常规检查可见红细胞、白细胞，隐血试验为阳性。部分患者粪便培养可见艰难梭菌生长。血液生化提示白蛋白降低、球蛋白升高、电解质下降。降钙素原、C反应蛋白、红细胞沉降率等指标可能增高，并与病情活动程度相关。降钙素原和C反应蛋白的敏感性与特异性均较好。部分血清抗体，如抗中性粒细胞胞质抗体（anti-neutrophil cytoplasmic antibody，ANCA）、抗胰外分泌腺抗体（pancreatic antibody，PAB）、抗酿酒酵母菌抗体（anti-saccharomyces cerevisiae antibody，ASCA）等在CD患者中均可能有异常。但目前尚未发现具有理想敏感性和特异性的CD实验室诊断方法。

2.X线造影检查

X线造影检查是CD的重要检查手段之一，特别是小肠气钡双重造影，可发现早期病变。当临床出现肠梗阻时，建议使用静脉造影剂如泛影葡胺代替钡剂，以免钡剂在消化道留存。钡剂灌肠已被结肠镜检查所代替，但对肠腔狭窄无法继续进镜者仍有诊断价值。小肠钡剂造影敏感性低，已被CTE或MRE代替，但对无条件行CTE检查的单位，其则仍是小肠病变检查的重要技术。该检查对肠狭窄的动态观察可与CTE/MRE互补，必要时可两种检查方法同用。X线所见为多发性、跳跃性病变，病变处见裂隙状溃疡、鹅卵石样改变、假息肉、肠腔狭窄与僵硬，可见瘘管。CD早期在X线下表现为黏膜面粗糙，可见肠黏膜上口疮样改变。疾病进展后，典型的X线表现包括：肠黏膜存在黏膜皱襞粗乱、纵向溃疡和裂隙产生条纹状钡影、鹅卵石征、息肉、多发性狭窄或肠壁僵硬、瘘管形成等。由于肠壁增厚，可见填充钡剂的肠袢呈跳跃式。CTE和MRE是迄今评估小肠炎性病变的标准影像学检查，有条件的单位应将此检查列为CD诊断的常规检查项目。该检查可反映肠壁的炎症反应改变、病变分布的部位和范围、狭窄的存在及其可能的性质（炎性或纤维性狭窄）、肠腔外并发症，如瘘管形成、腹腔脓肿或蜂窝织炎等。活动期CD典型的CTE表现为肠壁明显增厚（>4 mm）；肠黏膜明显强化伴有肠壁分层改变，黏膜内环和浆膜外环明显强化，呈"靶征"或"双晕征"；肠系膜血管增多、扩张、扭曲，呈"木梳征"；相应系膜脂肪密度增高、模糊；肠系膜淋巴结肿大等。MRE与CTE对评估小肠炎性病变的精确性相似，前者较费时，设备和技术要求较高，但无放射线暴露之虑，推荐用于监测累及小肠患者的疾病活动度。CTE和MRE可更好地扩张小肠，尤其是近段小肠，可能更有利于高位CD病变的诊断。肛瘘行直肠磁共振检查有助于确定肛周病变的位置和范围，了解瘘管类型及其与周围组织的解剖关系。

3. 内镜检查

对累及小肠的 CD，可以使用胶囊内镜观察传统胃肠镜无法探测到的小肠病变。内镜检查主要用于疑诊 CD，但结肠镜和影像学检查为阴性，而且不耐受或不愿行小肠镜检查时。胶囊内镜检查为阴性时，倾向于排除 CD。如需要活检等进一步确诊小肠 CD，则需要行小肠镜检查。小肠镜可直视观察病变、取活检和进行内镜下治疗，主要用于小肠病变但上述检查阴性而临床高度怀疑需要进行鉴别者，或者已经确诊 CD 需要行小肠镜检查以指导治疗。小肠镜检查典型镜下所见为跳跃式节段性病变、病变肠段间存在正常黏膜，发现黏膜线性溃疡、鹅卵石样改变、肠管狭窄、瘘管存在等，均提示为 CD。目前，小肠镜、腹腔镜双镜联合亦渐被提起、重视。

4. 经腹肠道超声检查

经腹肠道超声检查可显示肠壁病变的部位和范围、肠腔狭窄、肠瘘及脓肿等。CD 主要超声表现为肠壁增厚（≥4 mm）；回声减低，正常肠壁层次结构模糊或消失；受累肠管僵硬，结肠袋消失；透壁炎症反应时可见周围脂肪层回声增强，即脂肪爬行征；肠壁血流信号较正常增多；内瘘、窦道、脓肿和肠腔狭窄；其他常见表现有炎性息肉、肠系膜淋巴结肿大等。超声造影对经腹肠道超声判断狭窄部位的炎症反应活动度有一定价值。超声检查方便、无创，患者接纳度好，对 CD 的初筛及治疗后疾病活动度的随访有价值，值得进一步研究。

五、诊断及鉴别诊断

1. 诊断

目前尚无 CD 诊断金标准，需要结合病史、临床表现、内镜所见及组织病理学、影像学和实验室检查综合分析。2010 年世界卫生组织（World Health Organization，WHO）和世界胃肠病学组织（World Gastroenterology Organisation，WGO）共同推荐的 CD 诊断要点见表 1-1。

应用 CT、MRI 检查多可以清楚显示全壁炎症而不仅局限于发现狭窄。

表 1-1 WHO 和 WGO 共同推荐的克罗恩病诊断要点

项目	临床	X 线	内镜	活检	切除标本
①非连续性或节段性改变		+	+		+
②鹅卵石样改变或纵向溃疡		+	+		+
③肠壁全层性炎症反应改变	+（包块）	+（狭窄）	+（狭窄）		+
④肉牙肿				+	+
⑤裂沟、瘘管	+	+			+
⑥肛门部病变	+			+	+

注：存在上述情况中的①②③项为可疑病例，再加上④⑤⑥中任意一项即可确诊。存在上述情况中的④，同时存在①②③中的任意两项也可诊断。

2.鉴别诊断

CD 应与阑尾炎、肠结核和结直肠肿瘤等相鉴别，尤其是肠结核和胃肠道淋巴瘤与 CD 在临床表现和内镜所见非常相似，不易鉴别，有时需要进行诊断性治疗及较长时间的评估来鉴别诊断。遗传性肠病、贝赫切特综合征等同样需重视鉴别。

UC 与 CD 鉴别诊断：根据临床表现、内镜所见和病理组织学特征不难鉴别。血清学标志物 ASCA 和 ANCA 的鉴别诊断价值在我国尚未达成共识。对患有 IBD 一时难以区分 UC 与 CD 者，即仅有结肠病变，但内镜及活检缺乏 UC 或 CD 的特征，临床可诊断为炎症性肠病类型待定(inflammatory bowel disease unclassified, IBDU)。而未定型结肠炎(indeterminate colitis, IC)是指结肠切除术后病理检查仍然无法区分 UC 和 CD 者。

六、治疗

对 CD 无确切的治愈方法，以内科治疗控制临床症状为主，总的趋势是病情会反复发作，并逐渐破坏消化道正常的结构和功能，最终不得不手术治疗。但是随着新一代药物的出现，治疗 CD 的临床经验积累，目前对 CD 的治疗效果明显提高，可较长时间维持在缓解期。

(一)活动期 CD 的治疗

1.一般治疗

必须要求患者戒烟：继续吸烟会明显降低药物疗效，增加手术率和术后复发率。CD 患者常见营养不良，注意监测患者的体脂量和 BMI，铁、钙和维生素(特别是维生素 D、维生素 B_{12})等物质的缺乏，并作相应处理。对重症患者可予营养支持治疗，首选肠内营养，不足时辅以肠外营养。

2.药物治疗方案的选择

根据疾病活动严重程度及对治疗的反应选择治疗方案。

(1)轻度活动期 CD 的治疗：治疗原则是控制或减轻症状，尽量减少治疗药物对患者造成的损伤。氨基水杨酸制剂适用于结肠型、回肠型和回结肠型，应用美沙拉嗪并需及时评估疗效。病变局限在回肠末端、回盲部或升结肠者，布地奈德疗效优于美沙拉嗪。将上述治疗无效的轻度活动期 CD 患者视为中度活动期 CD 患者，按中度活动期 CD 处理。

(2)中度活动期 CD 的治疗：激素是最常用的治疗药物。病变局限于回盲部者，为减少全身作用激素的相关不良反应，可考虑应用布地奈德，但对中度活动期 CD 患者该药的疗效不如全身作用激素。激素无效或激素依赖时加用硫嘌呤类药物或甲氨蝶呤。研究证明，这类免疫抑制剂对诱导活动期 CD 缓解与激素有协同作用，但起效慢(硫唑嘌呤用药 12~16 周后才达到最大疗效)，因此其作用主要是在激素诱导症状缓解后，继续维持撤离激素的缓解。

①硫唑嘌呤(azathioprine, AZA)和 6-巯基嘌呤(6-mercaptopurine, 6-MP)：同为硫嘌呤类药物，两药疗效相似，初始选用硫唑嘌呤或 6-巯基嘌呤，主要是用药习惯问题，我国医生使用硫唑嘌呤的经验较多。使用硫唑嘌呤出现不良反应的患者换用 6-巯基嘌呤，部分患者可以耐受。硫嘌呤类药物治疗无效或不能耐受者，可考虑换用甲氨蝶呤。

②生物制剂：抗 TNF-α 单克隆抗体用于激素和上述免疫抑制剂治疗无效或激素依赖者或不能耐受上述药物治疗者，英夫利昔单抗(infliximab, IFX)仍然是我国目前批准用于 CD 治疗的生物制剂。

③沙利度胺：已有临床研究证实，沙利度胺对儿童及成人难治性 CD 有效，可用于无条件使用抗 TNF-α 单克隆抗体者。其起始剂量建议 75 mg/d 或以上，值得注意的是，该药治疗疗效及不良反应与剂量相关。

④其他：氨基水杨酸制剂对中度活动期 CD 疗效不明确。环丙沙星和甲硝唑仅用于有合并感染者。其他免疫抑制剂、益生菌尚待进一步研究。对于有结肠远端病变者，必要时可考虑美沙拉嗪局部治疗。

(3)重度活动期 CD 的治疗：重度患者病情严重，并发症多，手术率和病死率高，应及早采取积极有效的措施处理。确定是否存在并发症，包括局部并发症如脓肿或肠梗阻，或全身并发症如机会性感染。强调通过细致检查尽早发现并作相应处理。全身作用激素口服或静脉给药，剂量相当于 $0.75 \sim 1 \text{ mg} \cdot \text{kg}^{-1} \cdot \text{d}^{-1}$ 泼尼松。对于抗 TNF-α 单克隆抗体，视情况可在激素无效时应用，亦可一开始就应用。激素或传统治疗无效者可考虑手术治疗。手术指征和手术时机的掌握应从治疗开始就与外科医生密切配合，共同商讨。综合治疗包括合并感染者给予广谱抗菌药物或环丙沙星和(或)甲硝唑；视病情给予输液、输血和输白蛋白。视营养状况和进食情况给予肠外或肠内营养支持。

(4)特殊部位 CD 的治疗：存在广泛性小肠病变(累计长度>100 cm)的活动期 CD，常导致营养不良、小肠细菌过度生长、因小肠多处狭窄而多次手术造成短肠综合征等严重且复杂的情况，因此早期即应予以积极治疗，如早期应用抗 TNF-α 单克隆抗体和(或)免疫抑制剂(硫唑嘌呤、6-巯基嘌呤、甲氨蝶呤)。营养治疗应作为重要辅助手段。轻度患者可考虑全肠内营养作为一线治疗。食管、胃十二指肠 CD 可独立存在，亦可与其他部位 CD 同时存在。其治疗原则与其他部位 CD 相仿，不同的是，加用质子泵抑制剂(proton pump inhibitor, PPI)对改善症状有效，轻度胃十二指肠 CD 可仅给予 PPI 治疗；由于该类型 CD 一般预后较差，中重度患者宜早期应用免疫抑制剂(硫唑嘌呤、6-巯基嘌呤、甲氨蝶呤)，对病情严重者早期考虑给予 IFX。

(二)药物诱导缓解后的维持治疗

应用激素或生物制剂诱导缓解的 CD 患者往往需继续长期使用药物，以维持撤离激素的临床缓解。激素依赖的 CD 是维持治疗的绝对指征。其他情况包括重度 CD 药物诱导缓解后、复发频繁 CD、临床上有被视为"病情难以控制"高危因素等，宜考虑维持治疗。激素不应用于维持缓解。用于维持缓解的药物主要如下。

(1)氨基水杨酸制剂。适用氨基水杨酸制剂诱导缓解后仍以氨基水杨酸制剂作为缓解期的维持治疗。氨基水杨酸制剂对激素诱导缓解后维持缓解的疗效不确定。

(2)硫嘌呤类药物或甲氨蝶呤。硫唑嘌呤是激素诱导缓解后用于维持缓解最常用的药物，能有效维持撤离激素的临床缓解或在维持症状缓解下减少激素用量。硫唑嘌呤不能耐受者可考虑换用 6-巯基嘌呤。硫嘌呤类药物治疗无效或不能耐受者可考虑换用甲氨蝶呤。上述免疫抑制剂维持治疗期间复发者，首先应检查服药依从性和药物剂量或浓度是否足够，以及其他影响因素。如存在，作相应处理；如排除，可改用 TNF-α 单克隆抗体诱导缓解并继以抗 TNF-α 单克隆抗体维持治疗。

（3）抗 TNF-α 单克隆抗体。使用抗 TNF-α 单克隆抗体诱导缓解后应以抗 TNF-α 单克隆抗体维持治疗。

（三）治疗药物的使用方法

（1）氨基水杨酸制剂：包括 SASP、巴柳氮、美沙拉嗪。

（2）激素：泼尼松 $0.75\sim1\ mg\cdot kg^{-1}\cdot d^{-1}$（其他类型全身作用激素的剂量按相当于上述泼尼松剂量折算），再增加剂量不会提高疗效，反而会增加不良反应。症状完全缓解时开始逐步减量，每周减 5 mg，减至 20 mg/d 时每周减 2.5 mg 至停用，快速减量会导致早期复发。注意药物相关不良反应并进行相应处理，宜同时补充钙剂和维生素 D。布地奈德为口服 3 mg/次，3 次/d，一般在 8~12 周临床缓解后改为 3 mg/次，2 次/d。延长疗程可提高疗效，但 6~9 个月后则再无维持作用。该药为局部作用激素，全身不良反应显著少于全身作用激素。

（3）硫唑嘌呤：用药剂量和疗程应足够。但该药不良反应常见，且可发生严重不良反应，应在严密监测下用药。合适目标剂量及治疗过程中的剂量调整：欧洲共识意见推荐的目标剂量为 $1.5\sim2.5\ mg\cdot kg^{-1}\cdot d^{-1}$，有研究认为中国患者剂量为 $1.0\sim1.5\ mg\cdot kg^{-1}\cdot d^{-1}$ 时亦有效。硫唑嘌呤存在量效关系，剂量不足会影响疗效，增加剂量会增加药物不良反应风险，有条件的单位建议行 6-硫鸟嘌呤核苷酸（6-thioguanine nucleotides，6-TGN）药物浓度测定指导调整剂量。硫唑嘌呤治疗过程中应根据疗效、外周血白细胞计数和 6-TGN 进行剂量调整。目前临床上比较常用的剂量调整方案是，一开始即给予目标剂量，用药过程中进行剂量调整。另有逐步增量方案，即从低剂量开始，每 4 周逐步增量，直至有效或外周血白细胞计数降至临界值或达到推荐的目标剂量。该方案判断药物疗效需时较长，但可能减少剂量依赖的不良反应。对于使用硫唑嘌呤维持撤离激素缓解有效的患者，疗程一般不少于 4 年。如继续使用，关于其获益和风险应与患者商讨，大多数研究认为使用硫唑嘌呤的获益超过发生淋巴瘤的风险。严密监测硫唑嘌呤的不良反应：不良反应以服药 3 个月内常见，又尤以 1 个月内最常见。但骨髓抑制可迟发，甚至有发生在 1 年及以上者。用药期间应全程监测，定期随诊。最初 1 个月内每周复查 1 次全血细胞，第 2~3 个月内每 2 周复查 1 次全血细胞，之后每月复查全血细胞，半年后全血细胞检查间隔时间可视情况适当延长，但不能停止；最初 3 个月每月复查肝功能，之后视情况复查。欧美的共识意见推荐在使用硫唑嘌呤前检查硫嘌呤甲基转移酶（thiopurine S-methyltransferase，TPMT）基因型，对基因突变者避免使用或在严密监测下减量使用。TPMT 基因型检查预测骨髓抑制的特异性很高，但灵敏性低（尤其是在汉族人群中），应用时须充分认识此局限性。研究显示，NUDT15 基因多态性检测对预测包括我国在内的亚洲人群发生骨髓抑制的灵敏性与特异性高，有条件的单位使用硫唑嘌呤前可行检测。

（4）甲氨蝶呤：国外推荐诱导缓解期的甲氨蝶呤剂量为 25 mg/周，肌内或皮下注射。12 周达到临床缓解后，可改为 15 mg/周，肌内或皮下注射，亦可改为口服，但疗效可能降低。疗程可持续 1 年，对更长疗程的疗效和安全性目前尚无共识。对我国人群的剂量和疗程尚无共识。注意监测药物不良反应：早期胃肠道反应常见，叶酸可减轻胃肠道反应，应常规同时使用。最初 4 周内每周、之后每月定期检查全血细胞和肝功能。妊娠为甲氨蝶呤使用禁忌证，用药期间和停药后数月内应避免妊娠。

（5）抗 TNF-α 单克隆抗体：IFX 使用方法为 5 mg/kg，静脉滴注，在第 0、2、6 周给予作为诱导缓解；随后每隔 8 周给予相同剂量行长程维持治疗。使用 IFX 前接受激素治疗时应继续原来的治疗，在取得临床完全缓解后将激素逐步减量直至停用。对原先使用免疫抑制剂无效者，没有必要继续合用免疫抑制剂；但对 IFX 治疗前未接受过免疫抑制剂治疗者，IFX 与硫唑嘌呤合用可提高撤离激素缓解率和黏膜愈合率。维持治疗期间复发者，应查找原因，包括药物谷浓度及抗药抗体浓度检测。如为浓度不足，可增加剂量或缩短给药间隔时间；如为抗体产生而未合用免疫抑制剂者，可加用免疫抑制剂，也可换用其他治疗方案。目前尚无足够资料提出何时可以停用 IFX。对 IFX 维持治疗达 1 年，维持无激素缓解伴黏膜愈合和 CRP 正常者，可考虑停用 IFX，继以免疫抑制剂维持治疗。对停用 IFX 后复发者，再次使用 IFX 可能仍然有效。

（四）外科治疗

尽管相当部分 CD 患者（80%～90%）最终难以避免手术治疗，但因术后复发率高，CD 的治疗仍以内科治疗为主。因此，内科医生应在 CD 治疗全过程中慎重评估手术的价值和风险，并与外科医生密切配合，力求在最合适的时间施行最有效的手术。MDT 讨论制度应为必需，外科治疗手术切除不能根治 CD，绝大多数患者随着手术后时间延长，无论是否使用药物，都不可避免出现复发。因此，手术的目的是缓解症状，解除肠梗阻，控制感染，消除肠瘘，改善生活质量。手术方式应当尽可能简单，能够解除临床症状即可。CD 外科治疗手术风险高，应做好充分的术前准备。对于急诊手术，要遵循损伤控制外科的原则，以最小的风险换取最大的收益。国外学者曾提出 CD 外科治疗的五条金标准：①CD 不能通过外科手段治愈，因此外科医生只能解决并发症。②外科手术治疗 CD 的关键是尽可能保证安全。③CD 患者术后会不可避免地复发和再次手术，因此要尽可能地保留肠管。④只有出现并发症的肠管才要切除。⑤在治疗狭窄型病变时，可考虑狭窄成形术或内镜下扩张术。

1. 适应证

CD 的手术适应证包括急性并发症、慢性并发症、药物治疗失败。急性并发症包括急性肠穿孔、肠梗阻、大出血，慢性并发症包括腹腔脓肿、肠内瘘或肠外瘘，肠外表现和癌变。药物治疗失败包括连续正规治疗无效的重度 CD 或药物严重不良反应。

2. 手术方式

肠道 CD 目前被认为是一种可以治疗但无法治愈的疾病。大多数肠道 CD 患者终生需要接受至少一次手术治疗，大约 30% 的患者在诊断为肠道 CD 后的 5 年内需要接受手术；在接受肠切除术的肠道 CD 患者中，约有 30% 的患者仍需再次手术。恰当的手术时机及手术方式的选择，不仅可以明显改善患者的临床症状，减少术后并发症，而且可以显著提高患者的生活质量。肠道 CD 外科治疗的首要目标是缓解症状，减少或避免手术并发症；最终目标是延缓疾病复发，维持长期甚至终身缓解。对于肠道 CD 患者，不同的手术方法带来的风险和获益各不相同，医生难以作出决定；对不同部位的肠道 CD 病变，需要高度个体化的手术治疗。

1）小肠型 CD

这是肠道 CD 的一种常见类型，有手术指征时常以切除病变肠管为原则。对局限性纤维化和狭窄的小肠型 CD，可优先使用内镜球囊扩张术（endoscopic balloon dilatation，EBD）。EBD 适用于治疗回结肠吻合口狭窄和近端回肠狭窄，特别是当狭窄长度小于 5 cm，且无脓肿、瘘管时。EBD 的短期治疗有效，但多达 2/3 的患者可能在疾病中晚期需 EBD 再次扩张治疗或行肠道手术。小肠型 CD 中以回肠、狭窄型多见，早期发现和诊断较困难，并发症以肠梗阻多见，需依靠高水平的消化内镜检查和双气囊小肠镜确诊。手术是小肠型 CD 的主要治疗手段，术前评估、术式的选择、适应证和禁忌证的掌握是小肠型 CD 狭窄治疗的关键问题，因此，应根据小肠病变的确切数量、长度、位置和特征灵活选择具体的手术方法。

小肠型 CD 主要有两种手术方式：部分小肠切除和/或狭窄成形术。传统的狭窄成形术主要包括 Heineke-Mikulicz 狭窄成形术和 Finney 狭窄成形术两种术式，前者主要用于长度 <10 cm 的狭窄，后者主要用于长度为 10~20 cm 的狭窄。虽然狭窄成形术是一种安全的替代肠切除术的手术方式，但因其不确定性及对内镜医生的技术要求较高，在炎症性肠病外科治疗中心切除病变肠管仍是手术治疗小肠型 CD 最主要的手段。小肠型 CD 手术治疗的挑战在于如何把握下面两种情况的平衡：广泛切除病变小肠以期达到疾病的长期缓解；尽可能保留肠管甚至轻度病变肠管以避免短肠综合征的发生及为可能的再次手术留有余地。中南大学湘雅二医院炎症性肠病外科治疗中心的经验是手术过程中仔细确定小肠型 CD 的数量、位置和特征，以及正常肠管的长度和分布，当小肠有多处跳跃性病变集中在某一段肠管（绝大多数 <100 cm）且具有足够长的正常小肠（>200 cm）时均予以病变区小肠整体切除术；当小肠病变广泛，正常小肠长度 <200 cm 时，广泛切除小肠可能会出现短肠综合征时，我们会在切除病变最严重的肠管后，再在术中采用狭窄成形术结合扩张术解决病变较轻的肠管，同时避免不必要的肠段切除。也可以先行简单的双腔回肠造口术旷置病变，经由药物治疗，待全身一般状况好转后，在合适的时机再行探查确定小肠的切除范围，切除的长度因人而异。在切除病变小肠时原则上切除区域肥厚的肠系膜脂肪组织，肠管切除的范围应该包含病变两端无肉眼可见病变的肠管，长度至少为 2cm 以上；在肠系膜切除距血管根部 2 cm 处做区域性切除，以实现小肠型 CD 手术治疗的高级目标（疾病终身缓解），达到长期缓解。约 90% 的小肠型 CD 患者术后复发部位在吻合口处，但没有直接证据表明肠吻合术（端对端、端对侧、侧对侧等）与术后吻合口复发有关。因此，可以根据外科医生的经验选择小肠吻合的方法。在本书中吻合方法都选择侧侧吻合方式，吻合口 >4 cm，侧侧吻合口更宽大，不易出现术后狭窄的情况。

小肠切除术是相对简单的手术，由于 CD 的病变肠管浆膜层都有明显的肉眼可见的改变，因此确定病变范围并不难。小肠切除的切缘距病变部位最少要有 2 cm，如果有多处跳跃性病变，应努力仅把有可能引起症状的最狭窄的部位切除或行短路手术。如果两段受累的肠管之间距离比较接近，将两段病变肠管连同它们之间的正常肠管整块切除可能比做 2 个吻合口更安全。手术过程中不必勉强切除系膜肿大淋巴结。病程长、病变多的患者如果全部切除将造成短肠综合征，此时建议行狭窄成形术取代切除术。手术采用处理短狭窄的 Heineke-Mikulicz 术式或处理长狭窄的 Finney 术式，对于复杂的狭窄，有时需要结合两种术式进行处理，当肠管狭窄长度超过 20 cm 时，最好采用顺蠕动侧侧吻合狭窄成形术。

2）结肠型 CD

治疗方案应根据病变累及范围与部位来制订。对于多节段结肠型 CD 患者，当病变位于 2 段或 2 段以上的结肠时，首选结肠次全切除术（subtotal colectomy，STC）和回-肠直肠吻合术；当病变累及远端直肠时，首选全结肠切除术。有研究比较了结肠段切除术和结肠次全切除术治疗结肠型 CD 病变的近期和远期疗效，结果表明两者均有效，但在术后生活质量比较上，前者优于后者。结肠型 CD 存在多节段的病变，手术并不能保证根治性的确切疗效，因此常考虑结肠次全切除或部分切除。对于严重纤维化狭窄病变，累及低位直肠至肛管部位，药物及肛门成形等治疗无效，严重影响排便功能及生活质量的患者，可考虑全结直肠切除+肠造口手术的术式，肛管无明显异常者或可以保留少许直肠的，可行全结直肠切除术+小肠储袋直肠/肛管吻合术。

3）小肠结肠型 CD

手术治疗时应结合小肠型和结肠型 CD 病变的特点，根据位置决定手术方式。小肠结肠型 CD，常累及末端回肠和回盲部、升结肠，应在确保患者术后不出现短肠综合征的前提下尽可能切除病变肠段。

4）胃十二指肠型 CD

原发性胃十二指肠型 CD 是一种相对罕见的疾病，大多数患者早期没有症状，最常见的临床表现是上腹部疼痛、恶心和呕吐等消化道症状；首选药物治疗，很少需要手术治疗。肠道 CD 累及胃十二指肠病变主要分为狭窄型、穿透型和非狭窄非穿透型三类，胃十二指肠型 CD 狭窄病变行内镜扩张术可以延缓疾病的复发和手术时机，但最终不能改变疾病的转归和避免手术。在连续内镜扩张术失败后，旁路手术（胃空肠或十二指肠空肠吻合术）或狭窄成形术为更好的治疗方法，而不是首选将狭窄段切除。最新的欧洲克罗恩病和结肠炎组织（European Crohn's and Colitis Organisation，ECCO）在《克罗恩病外科治疗共识》中提出，胃 CD 主要累及胃窦和幽门，建议行远端胃切除术+Browns 吻合术，不推荐行迷走神经切断术；对于十二指肠降部及水平部的狭窄病变，行狭窄成形术。而十二指肠切除术或胰十二指肠切除术应视为原发性胃十二指肠型 CD 的最后治疗方法。

继发性胃十二指肠型 CD 定义为小肠或结肠病变累及胃十二指肠，在术前需行胃十二指肠镜检查，根据病变判断疾病的性质和程度，术中处理原发病灶后根据有无内瘘形成及瘘口大小进行不同的处理（中南大学湘雅二医院老年外科经验）：当切除的十二指肠缺损不超过 3 cm 时，行单纯十二指肠瘘修补术一般不会发生术后十二指肠狭窄；当十二指肠缺损直径超过 3 cm 时，以正常的末端回肠带蒂肠瓣修复缺损口，防止十二指肠狭窄；若为非穿透性病变或无内瘘，行十二指肠旷置，在切除病变段的结肠后，剥离结肠（靠近十二指肠侧）的黏膜和黏膜下层，尽量保留结肠的浆膜层和肌层，使其附着在十二指肠粘连的外表面，以保护十二指肠。对于胃十二指肠型 CD 无内瘘患者，病灶清除术是治疗继发性十二指肠型 CD 的有效方法。

综上，治疗原发性、继发性胃十二指肠型 CD 具体手术方式的选择应根据胃十二指肠型 CD 病变的具体部位、性质和程度，综合术者水平和临床经验慎重考虑。

七、围手术期护理

克罗恩病患者治疗过程中合并症较多，治疗时间长、效果差，疾病难以根治，往往出现情绪低落、自卑、抑郁等情况，甚至有轻生念头，这些不良心理严重影响他们的遵医嘱行为和疾病的康复。

（一）术前护理

克罗恩病患者病程多迁延，易复发，难以根治。患者对治疗产生怀疑和不信任，以至缺乏战胜疾病的信心，特别是重症的患者，不愿与人交流，甚至产生轻生的念头。这些均会影响治疗和降低生活质量，不利于机体的康复。我们的措施如下：采用通俗易懂的语言向患者讲解克罗恩病的病因和治疗方法，反复强调遵医嘱行为的重要性。对文化水平较低、健康知识掌握不牢的患者进行个别指导，发放疾病知识手册，利用宣传栏、疾病知识小手册、PPT 等方式进行疾病知识宣教。向患者介绍一些成功的病例，消除患者的恐惧和忧虑。

（二）术后护理

外科手术治疗 CD 后，加强患者心理护理、并发症的观察及护理，重视营养支持，是患者顺利康复的保证；重视 CD 相关知识宣教，做好饮食指导和戒烟宣教，使患者注意自我保健，是减少复发和并发症的关键。

1. 吻合口瘘

吻合口瘘常发生在手术后 3~7 d。文献报道静止期手术，吻合口瘘发生率较低；急性期病变、病变范围广、全身营养状况差、合并其他疾病如糖尿病及再生障碍性贫血等患者术后易发生吻合口瘘。要严密观察患者体温，如体温下降后再次升高，及时查找原因，必要时行 B 超检查；每班评估切口疼痛及腹部体征，重视患者的主诉，区别切口疼痛和吻合口瘘后出现的腹痛，如腹痛加剧、有腹膜刺激征，要怀疑吻合口瘘的发生，及时报告医生；做好腹腔引流管的护理，记录引流液的量、性质，如进食后引流管引出食糜或切口处有食糜样肠内容物渗出可确诊。发生吻合口瘘后，需手术治疗时做好术前准备，向患者和家属讲解再次手术的原因，使患者和家属能积极配合；对保守治疗者做好禁食宣教，保持引流管通畅，切口持续用生理盐水冲洗，负压吸引时记录冲洗和引流的量，如冲洗量多于引流量，要及时查找原因。

2. 感染

感染包括切口感染和腹腔感染。术前消化道穿孔、营养不良、合并糖尿病、老年患者在术后易发生感染。注意观察体温变化，术后 3 d 内体温<38.5℃为正常的外科吸收热，如体温下降后再次升高，要及时查找原因；术后给予半卧位，保持引流管通畅；鼓励患者尽早下床活动；遵医嘱正确使用抗生素，保证药物疗效；观察切口有无跳痛、敷料有无渗出；注意腹部体征；动态观察血常规检查变化；了解大便次数及有无里急后重感。

3. 营养支持

约76%的 CD 患者会出现体重下降、营养不良，而手术后的高代谢和分解代谢使营养状况进一步恶化，营养支持成为 CD 患者平稳度过围手术期必不可少的一环。全肠外营养（TPN）理想的输液途径是深静脉置管，可降低高营养液对血管壁损伤和减少静脉穿刺给患者造成的痛苦，因此妥善固定深静脉导管，防止意外拔管至关重要。应用 TPN 时注意营养液 24 h 匀速滴入，最好用输液泵，如无输液泵，护士要经常巡视，及时调整滴速，对患者和家属做好宣教，嘱其不能自行调节滴速。适时和恰当应用肠内营养（EN）可以加速缓解肠道炎症，有效改善患者的营养状况和促进机体康复，因此胃肠道功能恢复后即可开始应用 EN。从 TPN 过渡到 EN 必须逐步进行，不能骤然停止，开始时先低浓度、缓慢输入要素膳或非要素膳，然后逐渐增加，直至 EN 能满足代谢需要。要注意观察患者有无腹胀、腹泻等不适。

4. 健康教育

在恢复期，要向患者宣教平时多食豆类、鱼类食品和水果，少食蛋类食品，少饮牛奶。戒烟宣教十分重要，应作为恢复期主要护理内容。收集有关吸烟对疾病康复、预后影响的资料，增加对患者宣教的说服力；向所有患者宣教，包括女性患者和无吸烟史患者，发挥社会支持系统的作用，特别是患者的配偶、子女，要与患者同时接受戒烟宣教。

第二节　溃疡性结肠炎

溃疡性结肠炎是一种以大肠黏膜和黏膜下层炎症为特点，病因不明的慢性疾病。其病变多位于直肠和乙状结肠，也可延伸到降结肠，甚至整个结肠。其临床表现多样化，诊断缺乏特异性，近年来发病率有不断增高的倾向，由其引起的并发症亦有所增多。

一、病因

UC 病因至今未完全明了，多数学者认为与感染、遗传、自身免疫、饮食、环境及心理等因素有关。

二、病理

UC 病理表现为结肠弥漫性、连续性的表浅炎症，好发于直肠，向近侧结肠延续，累及乙状结肠，少数波及整个结肠，一般不累及小肠。全结肠受累时，在末端回肠可有反流性表浅炎症。UC 病变深度一般限于黏膜和黏膜下层，肌层基本不受累。在少数严重病例中，炎症和坏死可延伸至环肌层或纵肌层，使肠壁变薄，自发性穿孔的危险性增高。UC 黏膜病变程度差别很大，可从正常黏膜到完全剥脱。肠黏膜细胞受炎症侵袭，肠壁充血、水肿、增生反复发作。炎症细胞浸润形成细小脓肿，脓肿间相互融合扩大形成溃疡。这些溃疡沿结肠纵轴发展，逐渐融合成大片溃疡。溃疡间黏膜增生形成假性息肉，其上皮可由不典型增生转为癌变，因此可认为 UC 是一种癌前病变。由于病变很少深达肌层，合并结肠穿孔、瘘管形成或结肠周围脓肿较少。在少数暴发型病例中，病变侵及肌层并伴发血管炎和肠壁神经丛损害，使肠壁变薄、肠腔扩张、肠运动失调而形成中毒性巨结肠。炎症反复发作可使大量肉芽组织增生、肌层挛缩、变厚，造成结肠变形、缩短、结肠袋消失及肠腔狭窄。

三、临床表现

根据病变发展的不同阶段，UC 有轻重不一的临床表现。

1. 轻型

轻型临床表现为病变部位仅累及结肠远端，症状轻，起病缓慢，腹泻轻，大便次数每日 4 次以下，大便多成形，可见少量黏液性血便，呈间歇性，可有腹痛，但程度轻，无全身症状。

2. 中型

中型临床表现为病变范围较广，症状持续半年以上；常有程度不等的腹泻、间断血便、腹痛及全身症状。结直肠病变为进行性加重，并发症有结直肠出血、狭窄性结肠梗阻、结肠穿孔、癌变等。

3. 重型

重型临床表现为病变累及结肠广泛而严重，易发生出血和中毒性结肠扩张。其受累最重部位多在横结肠，由于肠襻极度膨胀，又称为中毒性巨结肠、中毒性结肠扩张或急性中毒性肠膨胀。约 15% 的 UC 患者可并发中毒性巨结肠而危及生命。其发病急骤，有显著的腹泻，日达 6 次以上，为黏液血便和水样便，伴有发热、贫血、厌食、体重减轻等全身症状；严重者发生脱水、休克等毒血症征象。持续严重的腹痛、腹部膨隆、白细胞计数增多、低蛋白血症，提示结肠病变广泛而严重，可能已发展至中毒性巨结肠。

四、诊断

UC 通常并无特异性临床表现。重症患者长期消耗，营养不良，出现高热和中毒性巨结肠时诊断并不困难，但为时较晚。

1. 纤维结肠镜检查

大多数 UC 累及直肠和乙状结肠，通过结肠镜检查可明确诊断。镜下可见充血、水肿的黏膜，肿脆而易出血，在进展性病例中可见溃疡，周围有隆起的肉芽组织和水肿黏膜，呈息肉样改变。在慢性进展性病例中，直肠和乙状结肠腔可见明显狭窄。为明确病变范围，应做全结肠检查，同时做多处活检，以便和其他疾病相鉴别。

2. 气钡灌肠双重造影

气钡灌肠双重造影有助于确定病变范围和严重程度。造影中可见结肠袋形态消失，肠壁不规则，假息肉形成，肠腔变细、僵直。在检查前应避免做肠道清洁准备，以免结肠炎恶化。一般检查前 3 d 给予流质饮食即可。有腹痛患者禁做钡灌肠检查，应选择腹部 X 线平片或 CT 检查，观察有无中毒性巨结肠、结肠扩张及膈下游离气体。

3. 实验室检查

(1) 粪便检查：活动期以糊状黏液、脓血便为常见，镜下检查有大量的红细胞、脓细胞。其数量变化常与疾病的病情相关。涂片中常见到大量的多核巨噬细胞。溃疡性结肠炎患者大便隐血试验可为阳性。

(2) 红细胞沉降率(ESR)：溃疡性结肠炎患者在活动期时，ESR 常增高，多为轻度或中度增高，常见于较重病例。但红细胞沉降率不能反映病情的轻重。

(3) 白细胞计数：大多数患者白细胞计数正常，但在急性活动期，中型、重型患者中可有轻度增高，严重者出现中性粒细胞中毒颗粒。

(4) 血红蛋白：50%~60%的患者可有不同程度的小细胞低色素性贫血。

(5) C 反应蛋白(CRP)：正常人血浆中仅有微量 CRP，但轻度炎症也能导致肝细胞合成和分泌蛋白质异常，因此，CRP 可鉴别功能性肠病与炎症性肠病。需要手术治疗的患者 CRP 常持续升高；在病情较严重的患者，若 CRP 高时，其对治疗的反应则缓慢。

(6) 免疫学检查：一般认为免疫学指标有助于对病情活动性进行判断，但对确诊本病的意义有限。

4. 其他辅助检查

(1) 腹部平片：在临床上已很少应用腹部平片诊断溃疡性结肠炎，其最重要的价值在于诊断中毒性巨结肠。对中毒性巨结肠患者应每隔 12~24 h 做一次腹部平片检查，以监测病情变化。X 线表现为结肠横径超过 5.5 cm，轮廓可不规则，可出现"指压迹征"。

(2) 肠系膜上或肠系膜下动脉选择性血管造影：血管造影可使病变部位的细小血管显影，可为本病的诊断提供帮助。其典型表现可见肠壁动脉影像有中断、狭窄及扩张，静脉像早期则显示高度浓染，而毛细血管像显示中度浓染。

(3) CT 和 MRI 检查：以往 CT 很少用于肠道疾病的诊断，而近几年随着技术的提高，CT 可模拟内镜的影像学改变，从而用于溃疡性结肠炎的诊断。溃疡性结肠炎的表现有：①肠壁轻度增厚。②增厚的肠壁内可显示有溃疡。③增厚的结肠壁内、外层之间呈环状密度改变，似"靶征"。④可显示溃疡性结肠炎的并发症，如肠瘘、肛周脓肿。MRI 检查在诊断溃疡性结肠炎的肠腔外病变和并发症方面有一定应用价值。

5. 结肠镜检查

结肠镜检查是诊断溃疡性结肠炎最重要的手段之一，既可直接观察结肠黏膜的变化，确定病变的基本特征和范围，又能进行活检。它可以大大提高诊断溃疡性结肠炎的准确率，对本病的诊断有重要价值。大多数 UC 累及直肠和乙状结肠，通过结肠镜检查可明确诊断。镜下可见充血、水肿的黏膜，肿脆而易出血，在进展性病例中可见溃疡，周围有隆起的肉芽组织和水肿黏膜，呈息肉样改变。在慢性进展性病例中，直肠和乙状结肠腔可见明显狭窄。为明确病变范围，应做全结肠检查，同时做多处活检，以便和其他疾病相鉴别。此外，它在溃疡性结肠炎癌变监测过程中也起着十分重要的作用。病变严重并疑有结肠穿孔、中毒性结肠扩张、腹膜炎或伴有其他急腹症时，应列为结肠镜检查的禁忌。

6. 超声显像

因肠腔内气体和液体的干扰，超声显像难以得到满意的结果，但仍有学者致力于超声特别是超声内镜检查术在胃肠疾病诊断中应用价值的探索。

五、治疗

(一)内科治疗

治疗方案的选择建立在对病情进行全面评估的基础上。治疗前主要根据病情活动性的严重程度、病变累及的范围和疾病类型(复发频率、既往对治疗药物的反应、肠外表现等)制订治疗方案。治疗过程中应根据患者对治疗的反应及对药物的耐受情况随时调整治疗方案。确定治疗方案前应向患者详细解释方案的效益和风险,在与患者充分交流并获得同意后实施。

1. 轻度 UC

(1)氨基水杨酸制剂。它是治疗轻度 UC 的主要药物。它包括传统的柳氮磺吡啶(sulfasalazine,SASP)和其他不同类型的 5-氨基水杨酸(5-aminosalicylic acid,5-ASA)制剂。SASP 疗效与其他 5-ASA 制剂相似,但不良反应远较 5-ASA 制剂多见。目前尚缺乏证据显示不同类型 5-ASA 制剂的疗效有差异。每天 1 次顿服美沙拉嗪与分次服用等效。

(2)激素。对氨基水杨酸制剂治疗无效者,特别是病变较广泛者,可改用口服全身作用激素。

2. 中度 UC

(1)氨基水杨酸制剂。它仍是主要药物,用法同前。

(2)激素:足量氨基水杨酸制剂治疗后(一般 2~4 周)症状控制不佳者,尤其是病变较广泛者,应及时改用激素。按泼尼松 $0.75\sim1$ mg·kg^{-1}·d^{-1}(其他类型全身作用激素的剂量按相当于上述泼尼松剂量折算)给药。症状缓解后开始逐渐缓慢减量至停药,注意快速减量会导致早期复发。

(3)硫嘌呤类药物。它包括硫唑嘌呤(azathioprine,AZA)和 6-硫基嘌呤(6-mercaptopurine,6-MP)。其适用于激素无效或依赖者。欧美推荐硫唑嘌呤的目标剂量为 $1.5\sim2.5$ mg·kg^{-1}·d^{-1};我国相关文献数据显示,低剂量硫唑嘌呤[(1.23 ± 0.34) mg·kg^{-1}·d^{-1}]对难治性 UC 患者有较好的疗效和安全性,但证据等级较弱。另外对激素依赖的 UC 患者,低剂量(1.3 mg·kg^{-1}·d^{-1})硫唑嘌呤可有效维持疾病缓解。总体上我国相关文献证据等级不强,具体剂量范围可参考 CD 治疗部分。临床上,UC 治疗时常会将氨基水杨酸制剂与硫嘌呤类药物合用,但氨基水杨酸制剂会增加硫嘌呤类药物骨髓抑制毒性,应特别注意。

(4)沙利度胺。它适用于难治性 UC 治疗,但由于国内外均为小样本临床研究,故不作为首选治疗药物。

(5)英夫利昔单抗。当激素和上述免疫抑制剂治疗无效或激素依赖或不能耐受上述药物治疗时,可考虑 IFX 治疗。国外研究已肯定其疗效,我国 IFX Ⅲ期临床试验也肯定其对中重度 UC 的疗效,其 8 周临床应答率为 64%,黏膜愈合率为 34%。关于 IFX 的使用详见 CD 治疗部分。

(6)选择性白细胞吸附疗法。其主要机制是减低活化的粒细胞和单核细胞。我国多中心初步研究显示其治疗轻中度 UC 有一定疗效,对轻中度 UC 患者特别是合并机会性感染者可考虑应用。远段结肠炎的治疗：对病变局限在直肠或直肠乙状结肠者，强调局部用药（病变局限在直肠用栓剂，局限在直肠乙状结肠用灌肠剂），口服与局部用药联合应用疗效更佳。轻度远段结肠炎可视情况单独局部用药或口服和局部联合用药；中度远段结肠炎应口服和局部联合用药；对病变广泛者口服和局部联合用药亦可提高疗效。局部用药有美沙拉嗪栓剂 0.5~1.0 g/次，1~2 次/d；美沙拉嗪灌肠剂 1~2 g/次，1~2 次/d。激素如氢化泼尼松琥珀酸钠（禁用酒石酸制剂）每晚 100~200 mg；布地奈德泡沫剂 2 mg/次，1~2 次/d，适用于病变局限在直肠者，布地奈德的全身不良反应少。不少中药灌肠剂如锡类散亦有效，可试用。难治性（refractory proctitis）直肠炎产生原因有以下几种：①患者依从性不佳；②药物黏膜浓度不足；③局部并发症认识不足（感染等）；④诊断有误（IBS、CD、黏膜脱垂、肿瘤等）；⑤常规治疗疗效欠佳。需要全面评估患者诊断、患者用药依从性和药物充分性，必要时可考虑用全身作用激素、免疫抑制剂和（或）生物制剂治疗。

3. 重度 UC

重度 UC 患者病情重、发展快，处理不当会危及生命，应收治入院，予以积极治疗。

（1）一般治疗

①补液、补充电解质，防治水电解质、酸碱平衡紊乱，特别是注意补钾。便血多、血红蛋白过低者适当输红细胞。病情严重者暂禁食，给予胃肠外营养。②粪便和外周血检查是否合并艰难梭菌（C-diff）或巨细胞病毒（CMV）感染，粪便培养排除肠道细菌感染。如有，则进行相应处理。③注意忌用止泻剂、抗胆碱能药物、阿片类制剂、非甾体抗炎药（NSAID）等，以避免诱发结肠扩张。④对中毒症状明显者可考虑静脉使用广谱抗菌药物。

（2）静脉用糖皮质激素为首选治疗方法。甲泼尼龙 40~60 mg/d，或氢化泼尼松 300~400 mg/d，剂量加大不会增加疗效，但剂量不足会降低疗效。

（3）需要转换治疗的判断与转换治疗方案的选择。在静脉使用足量激素治疗 3 d 仍然无效时，应转换治疗方案。所谓"无效"，除观察排便频率和血便量外，宜参考全身状况、腹部体格检查、血清炎症反应指标进行判断。判断的时间点定为"约 3 d"是欧洲克罗恩病和结肠炎组织和亚太共识的推荐，宜视病情严重程度和恶化倾向，亦可适当延迟（如 7 d）。但应牢记，不恰当的拖延势必大大增加手术风险。转换治疗方案有两大选择：一是转换药物的治疗，如转换药物治疗 4~7 d 无效者，应及时转手术治疗；二是立即手术治疗。①环孢素：2~4 mg·kg^{-1}·d^{-1}静脉滴注。该药起效快，短期有效率可达 60%~80%，我国前瞻性随机对照临床研究显示 2 mg·kg^{-1}·d^{-1}和 3 mg·kg^{-1}·d^{-1}剂量下临床疗效相似。使用该药期间需定期监测血药浓度，严密监测不良反应。有效者待症状缓解，改为继续口服使用一段时间（不超过 6 个月），逐渐过渡到用硫嘌呤类药物维持治疗。研究显示，以往服用过硫嘌呤类药物者应用环孢素的短期和长期疗效显著差于未使用过硫嘌呤类药物者。②他克莫司：作用机制与环孢素类似，也属于钙调磷酸酶抑制剂。研究显示，他克莫司治疗重度 UC 的短期疗效基本与环孢素相同，其治疗的 UC 患者 44 个月的远期无结肠切除率累计为57%。③IFX：是重度 UC 患者较为有效的挽救治疗措施。有研究显示，CRP 水平增高、低血清白蛋白等是 IFX 临床应答差的预测指标。④手术治疗：在转换治疗前应与外科医生和患者密切沟通，以权衡先予以"转换"治疗或立即手术治疗的利弊，视具体情况决定。对中毒性巨结肠患者一般宜早期实施手术。

(4)血栓预防和治疗。研究显示中国 IBD 患者静脉血栓发生率为 41.45/10 万人，大量文献显示重度 UC 患者活动期时血栓形成风险增加，故建议可考虑预防性应用低分子肝素降低血栓形成风险。

(5)合并机会性感染的治疗。重度 UC 患者特别是发生激素无效时要警惕机会性感染，一旦合并 C-diff 感染和 CMV 结肠炎，应给予积极的药物治疗，治疗 C-diff 感染的药物有甲硝唑和万古霉素等。治疗 CMV 结肠炎的药物有更昔洛韦和膦甲酸钠等。

(二)缓解期的维持治疗

UC 维持治疗的目标是维持临床和内镜的无激素缓解。

1. 轻度 UC

除轻度初发病例、很少复发且复发时为轻度易于控制者外，均应接受维持治疗。

2. 中度 UC

激素不能作为维持治疗药物。维持治疗药物的选择视诱导缓解时用药情况而定。

(1)氨基水杨酸制剂：由氨基水杨酸制剂或激素诱导缓解后以氨基水杨酸制剂维持，用原诱导缓解剂量的全量或半量，如用 SASP 维持，剂量一般为 2~3 g/d，并应补充叶酸。远段结肠炎以美沙拉嗪局部用药为主(直肠炎用栓剂，每晚 1 次；直肠乙状结肠炎用灌肠剂，隔天至数天 1 次)，联合口服氨基水杨酸制剂效果更好。

(2)硫嘌呤类药物：用于激素依赖者、氨基水杨酸制剂无效或不耐受者、环孢素或他克莫司有效者。剂量与诱导缓解时相同。

(3)IFX：以 IFX 诱导缓解后继续 IFX 维持，用法参考 CD 治疗。

(4)其他：肠道益生菌和中药治疗维持缓解的作用尚待进一步研究。

3. 维持治疗的疗程

氨基水杨酸制剂维持治疗的时长为 3~5 年或长期维持。对硫嘌呤类药物和 IFX 维持治疗的疗程未达成共识，视患者具体情况而定。

(三)手术治疗

医学界对 UC 病因的认识不断深入，UC 的外科治疗方式也经历了将近一个世纪的探索和演变。UC 的特征是起源于直肠的慢性炎症，并不同程度地累及近端结肠，累及长度不一。目前，理论上认为，完全切除所有可能的病变组织可以治愈 UC。

UC 的手术方案根据急诊手术和择期手术而在策略上有所差别。急诊手术的指征包括对内科治疗无反应的急性发作及威胁生命的并发症(如中毒性巨结肠、穿孔、出血等)。手术方式有：Blowhole 结肠造口+袢式回肠造口术，结肠次全切除(subtotal colectomy，STC)+末端回肠造口术，全结直肠切除(Total proctocolectomy，TPC)+末端回肠造口术。择期手术根据病情不同而采用以下不同的术式：STC+末端回肠造口术，TPC+末端回肠造口术，TPC+回-直肠吻合(ileal-rectal anastomosis，IRA)，TPC+回肠储袋肛管吻合术(ileal pouch-anal anastomosis，IPAA)，TPC+可控性回肠造口术。其中，吻合器 J 形 IPAA 是 UC 患者的首选手术方式(图 2-1)。

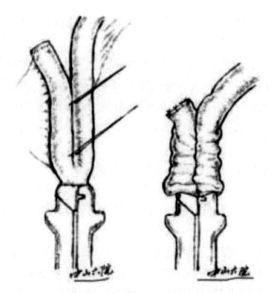

图 2-1　采用线形切割闭合器两次激发，制作"J 形储袋

1.手术指征

在大部分情况下，手术治疗对患者并发症的发生率、患者死亡率及生活质量有显著的影响。内科治疗失败(难治性 UC)仍然是 UC 最常见的手术指征。由于患者症状无法控制、生活质量差、长期药物治疗(尤其是长期糖皮质激素治疗)存在的风险或不良反应、治疗依从性差、生长发育迟缓等，患者可能在择期情况下选择手术。

目前，临床上对 UC 中单灶性扁平低度不典型增生的处理仍存在争议。其进展为高度不典型增生的发生率为 0~53%。一项涉及 20 个研究的荟萃分析研究了 508 例伴有扁平低度不典型增生的 DALM(dysplasia associated lesion or mass)病例，其癌变风险为不伴有不典型增生 UC 病例的 9 倍(OR, 9.0; 95%CI, 4.0~20.5)，发展为其他进展期病变的风险为 12 倍(OR, 11.9; 95%CI, 5.2~27.0)。Bernstein 等认为，低度不典型增生的癌变风险为 19%；在其随访的患者中，有高达 29% 的未经治疗的低度不典型增生患者发展为 DALM、高度不典型增生或者癌症。因此，他建议对这部分患者立即施行结肠切除术。而在另一项研究中，涉及了 60 例经内镜监测在扁平黏膜中发现低度不典型增生的病例，平均随访时间达 10 年，44 例(约 73%)病例在之后反复的结肠镜检查中可发现多处低度不典型增生，进展为高度不典型增生或者 DALM 者仅有 11 例(约 18%)。不同组织病理学家对低度不典型增生的诊断差异较大，导致结果和建议较为混杂。因此，在实际临床工作中，应告知患者持续内镜监测与外科治疗各自潜在的风险和获益，让患者作出选择。

2.手术方式

(1)全结肠切除+回-直肠吻合术。全结肠切除+回-直肠吻合术要求有相对正常的直肠黏膜来保障吻合口的安全。因此，严重的直肠炎性改变和直肠扩张功能明显减退是该手术的禁忌证。尽管该术式相对简单，但其长期疗效欠理想，6 年以上的失败率为 12%~15%，且术后残留直肠在理论上存在癌变的可能性，术后仍应每年行内镜监测。对于无条件行TPC+IPAA 的老年患者或有生育要求的年轻女性患者，可考虑行此术式。

（2）全结直肠切除+回肠造口术。伦敦伯明翰大学的 Brooke 医生于 1952 年首先报道了全新的并沿用至今的造口方法。自 Brooke 报道其 I 期行全结直肠切除+回肠造口术获得良好效果后，该术式便得到了普遍的认可。目前，该术式是治疗 UC 的传统标准式式，在评价其他手术方式时应以此术式作为参照。尽管早期回肠造口相关并发症较多且 TPC+IPAA 在近 30 年来已被广泛接受，但全结直肠切除+回肠造口术对那些具有储袋失败高危因素（如肛门括约肌功能减弱，既往有肛门、阴道疾病）的患者仍为首选。虽然该术式有不少并发症（如小肠梗阻，持续性腹痛，性功能障碍，膀胱功能障碍及不孕等），但其远期并发症较IPAA 少。

（3）全结直肠切除+可控性回肠造口术。20 世纪 50 年代以后，全结直肠切除+回肠造口术已成为 UC 的治愈性手术方式。但回肠造口患者需要长期佩戴收集粪便的器具，尽管90% 的患者接受佩戴粪袋，但多达 40% 的患者仍然希望能有所改进。于是，一种体内"储袋"的手术方式应运而生。1969 年，瑞典的 Nils Kock 医生发明了 Kock 储袋，并为 IPAA 的产生奠定了基础。早期的 Kock 储袋并没有设计可控性的活瓣样结构，后逐渐演变为逆行性肠套叠构建可控性活瓣，并采用尿管排出液状的储袋内容物。Kock 储袋曾经一度在临床上得到较为广泛的使用，但该手术术后并发症较多，25% 的患者可出现早期并发症（如感染与梗阻），其远期并发症发生率更是高达 50%（主要为继发于活瓣滑脱或功能失调性的大便失禁和肠梗阻等），其中有 60% 的患者需再行活瓣修复术。后来，虽亦有多种储袋固定及构建方式的探索，但在 IPAA 出现后，该术式在临床上的应用还是变少了。

然而，可控性回肠造口术仍有临床应用价值，目前用于肛门括约肌功能不良、IPAA 手术失败需再次手术者及不愿行 Brooke 回肠造口者。

（4）全结直肠切除+回肠储袋肛管吻合术。在 Kock 储袋的启发下，TPC+IPAA 应运而生。1978 年，在动物实验的基础上，Parks 成功施行了 5 例 S 形回肠储袋肛管吻合术。后来，日本的 Utsunorniya 报道了 J 形储袋。其构建方式简便、疗效优越，迅速被广大结直肠外科医生所接受。目前，回肠 J 形储袋肛管吻合术（ileal pouch-anal anastomosis, IPAA）已成为 UC 患者的首选手术方式（图 2-2）。该重建性式式恢复了消化道的连续性，保留了肛门括约肌的功能，避免手术后永久性造口的痛苦，开创了 UC 外科治疗的新时代。

目前，IPAA 是治疗 UC 的首选手术方式。该术式安全有效，并发症发生率为 19%～27%，手术死亡率仅为 0.2%～0.4%，患者术后的生活质量接近正常人。IPAA 的并发症主要为储袋相关并发症（如储袋炎）和结直肠手术的一般并发症。由于盆腔分离，所以术后不孕及性功能障碍的发生率有所升高。

①IPAA 的适应证和禁忌证。择期行 IPAA 的适应证包括药物治疗无效的顽固性 UC，激素依赖或不耐受，以及在结肠炎基础上发生黏膜不典型增生或恶变。合并严重并发症或药物治疗无效的 UC 急性发作通常需要急诊行结肠全/次全切除术，然后分期行直肠切除术及 IPAA。进展期低位直肠癌、肛门括约肌功能障碍及病理学确诊的 CD 是 TPC+IPAA 的禁忌证。此外，尽管年龄不是绝对禁忌，但肛门括约肌的静息压和收缩压通常随着年龄的增长而下降。因此，对 60 岁以上的老年病例尤其需要加以注意，慎行 IPAA。

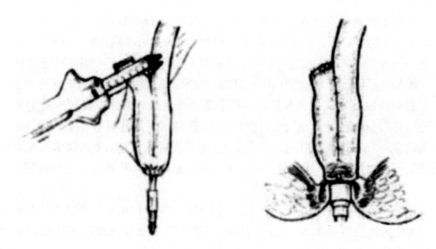

图 2-2　切除多余的 J 形储袋顶端，并作适当包埋后，经肛门置入圆形吻合器完成储袋肛管吻合

②腹腔镜在 IPAA 中的应用。近年来，腹腔镜 IPAA 手术的开展率不断提高，腹腔镜手术的优点也开始体现。多项研究显示，虽然腹腔镜 IPAA 手术时间较长，但与开腹手术相比，腹腔镜 IPAA 可缩短患者术后禁食和住院的时间，降低术后腹腔和肺部感染的发生率，降低术后并发症的总体发生率。腹腔镜 IPAA 手术指征沿用已经明确的 IPAA 手术指征即可，并可根据技术条件进行病例选择。

3.手术时机

有条件时，可择期行 IPAA。对于有下列情况者，应考虑先施行结肠全/次全切除术及回肠造口术，再分期行直肠切除术及 IPAA：可疑 CD，术后需要大剂量激素治疗，中毒性巨结肠，严重肥胖及重度营养不良患者。随着英夫利昔单抗等生物制剂的广泛应用，需要考虑术前使用生物制剂所带来的额外风险。建议对最后一次使用英夫利昔单抗距离手术时间不足 12 周的患者，应先行结肠次全切除术，以避免术后感染性并发症的发生。对 90% 以上行 IPAA 的患者，需要行临时性回肠造口术，一般于 3 个月后关闭造口。在关闭回肠造口前，应常规对储袋行造影和内镜检查，以明确储袋和吻合口的完整性。储袋手术涉及全结直肠切除、盆腔分离、储袋选择与制作等方面，ECCO 指南建议应该在病例相对集中的中心进行，有经验的医生每年应开展储袋手术的例数在 10 例以上。

六、围手术期护理

(一)术前护理

(1)心理护理。责任护士主动与患者交谈，向患者耐心解释手术的过程和必要性。鼓励患者表达自身感受和学会自我放松的方法，消除患者的顾虑和悲观情绪，增强患者的信心，使其能积极配合治疗和护理。

（2）营养支持。术前指导患者进食高营养、高维生素、易消化饮食，但应避免食用牛奶及乳制品。病情加重时，禁食者可给予全肠外营养治疗，保证碳水化合物、脂肪和氨基酸三种物质的摄入，同时注意补充微量元素。有贫血者可遵医嘱给予输血治疗。

（3）做好患者生活护理，尤其腹泻次数较多时要做好肛周的护理，以防频繁腹泻刺激局部皮肤，并注意观察有无肛瘘发生。

（4）遵医嘱给药，尤其服用肾上腺糖皮质激素阶段，不能自行停药或更改剂量。

（二）术后护理

（1）密切观察病情变化。患者手术创面较大、出血较多时，给予心电监护，密切观察患者生命体征变化，及时发现问题，告知医生，及时处理。

（2）疼痛护理。责任护士定时评估患者术后有无疼痛、疼痛的程度、性质及症状和体征，通过患者疼痛评分来确定给予相应的护理措施。术后患者因腹部伤口较大，疼痛较剧烈，一般会为患者配备 PCA 镇痛泵。术后责任护士会针对 PCA 镇痛泵的使用给患者及家属进行讲解，并操作示范，评估其掌握情况。定期巡视患者并评估疼痛程度，评估患者使用 PCA 的情况，针对使用中出现的问题进行针对性讲解。

（3）营养支持及药物治疗。术后给予患者全肠外营养支持时，因液体渗透压较高，要有计划地使用患者外周血管，避免静脉炎的发生。若患者静脉炎已发生，可沿血管方向外涂喜辽妥（多磺酸粘多糖）乳膏治疗。继续予患者应用激素治疗，给予 5% 葡萄糖注射液 100 mL+氢化可的松琥珀酸钠 100 mg 静脉滴注，输注 3 d 后改成术前口服激素量，之后将激素逐渐减量至停药，告知患者切不可随意增减药量。患者术后抵抗力下降，应注意防护。

（4）引流管护理。患者术后通常会有引流管置入，指导患者卧床休息时，将引流袋妥善固定于床边；下地活动时，应先将引流袋用安全别针固定于上衣的衣襟处；时刻保持引流管通畅，避免其受压、打折、牵拉，严防管路脱出。医护人员应密切观察引流液的颜色、性质和量。若引流管出现大量血性引流液，要警惕患者出现腹腔内部出血，应及时通知医生，并配合医生积极治疗。

（5）活动指导。患者术日需卧床休息，可床上活动，术后第一天可床边活动，但应遵循先半卧—坐起—床边站立—行走的原则，注意预防直立性低血压。活动时应有专人陪护，防止发生跌倒。

（6）并发症护理。出血，可表现为腹部剧烈疼痛及腹膜刺激征、血压下降或引流管内引出鲜血、呕血或黑便，应根据病情做好抢救准备。

（7）健康指导。①饮食：少量多餐，由流质–半流质–软食，逐渐过渡至普食。②指导患者遵医嘱定期复查。③患者术后 10~14 d 伤口拆线，若伤口出现红、肿、热、痛，及时就医。④患者 3 个月内可进行轻体力劳动，尽量不持重物。避免增加腹压，积极治疗咳嗽及便秘。⑤造口术后患者，可定期造口门诊随诊，预防造口并发症的发生。

第三节　老年 IBD 患者的癌变

因为能增加感染、恶性肿瘤、术后不良的预后和死亡风险等，老年 IBD 患者能否安全使用免疫抑制剂或生物制剂尚有争论。此外，我们还要关注老年 IBD 患者与生物制剂和免疫抑制剂使用相关的恶性肿瘤的发生。生物制剂可能刺激肿瘤生长，免疫抑制剂可能诱发恶性肿瘤，因此除非治疗的获益与可能诱导肿瘤的风险相比值得接受，否则不予考虑。IBD 患者结肠癌风险增加，尤其是长期的全结肠炎患者，这可能与持续的慢性炎症诱导的等位基因杂合性丢失、甲基化等有关。

第三章

老年胃肿瘤诊疗及围手术期护理

第一节　胃癌

胃癌是常见的恶性肿瘤，在各种恶性肿瘤死亡率中常居首位，又占消化道系统癌肿的半数以上。而老年胃癌患者约占胃癌患者总数的2/3。老年胃癌有其本身的特点，即男性发病较多，男女之比为4∶1~6∶1，临床症状隐匿，不典型，癌肿以溃疡型（Borrmann Ⅱ型）为主，约占50%，发病部位60%在胃窦及小弯侧，加之老年人反应差，就诊延迟，于是很多患者在出血、穿孔、梗阻时就诊，待确诊时绝大多数为中晚期癌。老年人又常合并有心、肺、肝、肾等重要器官疾病，营养状况和组织修复能力差，免疫功能低下，这就增加了手术治疗和术后管理的难度，较一般胃癌手术有更多的并发症和危险性。所以，要高度重视老年胃癌的诊断和治疗，以提高老年胃癌患者的治愈率、生存率。

一、病因

胃癌的病因迄今未明，与多数恶性肿瘤一样，它是环境因素与体内因素相互作用的结果。

1. 遗传因素

遗传因素在胃癌病因中的作用是肯定的。此早为学者们所重视。虽然目前尚缺乏直接的证据，但从回顾性调查的材料来看，比较胃癌患者一级近亲和健康人近亲的胃癌发病率（这两组患者的年龄与性别分布均近似），结果表明，胃癌患者近亲中的胃癌发病率比对照组家族中明显高4倍。至于A、B、O血型与胃癌的关系，有些学者认为胃癌在A型血者中稍多见。这些资料提示在胃癌的发病机制中有遗传成分的参与。

2. 环境因素

胃癌的发病率与环境因素有一定的关系。胃癌的发病率在不同的国家和种族间有较大的差异。近10多年来，胃癌发病率呈全球性下降。日本是胃癌高发国家，美国胃癌的发病率很低，在美国的第二、三代日本移民，由于生活环境的改变，胃癌的发病率也逐渐下降。我国胃癌病死率最高的青海与病死率最低的广西之间可相差7.9倍。国内研究发现，黄河上游、河西走廊及长江、闽江口等高发区均为大山岩地带，并含有高泥炭。也有人发现高纬度地区胃癌发病率高。生活在煤矿或石棉矿区的居民，其胃癌的发病率也高。有报道认为土壤中锌与铜含量的比例与胃癌的发病率高低有关。流行病学调查发现：胃癌高发区水土中的硒、镍含量及 SO 含量高于低发区，钴等元素的含量在高发区也偏高。

3. 饮食因素

由于食物直接接触胃，并在胃内停留消化，胃要经常受到食物的机械和化学的刺激，因此，饮食因素在胃癌发病中受到普遍的重视。多数学者认为饮食与胃癌发病关系密切。近 20 年来胃癌在欧美等发达国家的发病率有明显下降趋势，即使胃癌高发区的日本，其移民中胃癌的发病率也呈下降趋势。这与饮食情况的改善有关，学者认为与饮食中肉类和牛乳的增加关系密切。但在我国从事牧业的哈萨克族多以肉、乳为食，其胃癌死亡率较同地区以谷物为食的维吾尔族高 2 倍多。在动物蛋白类消费量较多的城市，胃癌死亡率却高于农村。在冰岛，胃癌发病率之所以高，有人分析这与当地居民喜食熏制食品（鲑鱼和鳟鱼）有关。此种熏制品中含有大量的多环芳烃，曾以之喂大鼠，结果可诱发恶性肿瘤。有人认为，在胃癌高发区的日本，可能与日本人进食大量盐腌的食物或进食滑石粉处理的大米有关——滑石粉中含有大量的能致癌的石棉纤维。在我国沿海地区，多吃盐或多吃盐腌鱼肉者，胃癌发病率较内陆地区吃少量者为高。另外，许多研究资料表明，蔬菜、水果具有保护胃黏膜的作用，新鲜的水果和蔬菜中含有丰富的维生素 A、维生素 C，其中维生素 C 具有阻断亚硝酸盐和二级胺合成强致癌物亚硝胺的作用，从而致使胃癌的发病率下降。至于多食碳水化合类食物是否易得胃癌的看法，并未得到证实。

4. 亚硝胺等化学物质

早在 19 世纪末，就有涂抹煤焦油于动物皮肤引起癌肿的报道。有关亚硝胺类化合物的致癌问题，已受到普遍的重视。目前已知有数十种不同结构的亚硝胺类化合物，可以引起多种动物的胃癌。自应用 N-甲基-N-硝基-N-亚硝基胍成功地诱发胃癌之后，学者提出人类胃癌可能与食物中的亚硝胺有关。虽然自然界存在的亚硝胺化合物并不多，但其前身亚硝酸盐及二级胺在自然界分布很广，同时两者可在适宜的酸度或细菌的作用下合成致癌的亚硝胺类化合物。食物中含有硝酸盐（有时为着色或防腐而加入），经细菌还原后成亚硝酸盐，可在胃内与食物中的胺类结合成亚硝胺，这可能有致癌作用。吸烟与胃癌发病是否有关争论不一，近年来多数学者认为吸烟与慢性胃炎和胃癌发病有关。

5. 幽门螺杆菌感染

自 1983 年 Warren 和 Marshall 首次从胃黏膜活检组织中分离出幽门螺杆菌以来，国内外学者对该菌从生物学特性、致病原理、流行病学、诊断和治疗等方面进行了大量研究。十几年来的研究发现，幽门螺杆菌与慢性胃炎、十二指肠溃疡及胃溃疡有密切关系，起着十分重要的作用。现已有足够的证据表明幽门螺杆菌感染与胃癌的发病也有密切关系。胃癌高发人群中，他们感染幽门螺杆菌的年龄早，且感染率高。如哥伦比亚等发展中国家和地区，幽门螺杆菌感染呈高流行，且感染年龄早，萎缩性胃炎和肠化生也重，并且胃病的发病率也高。而发达国家的幽门螺杆菌感染率低，胃癌的发病率也低。研究发现，幽门螺杆菌阳性者发生胃癌的危险是幽门螺杆菌阴性者的 2.77~6 倍；随着抗体滴度的增加，胃癌的危险也相应增加（推测幽门螺杆菌抗体滴度可能与胃炎的程度有关，慢性胃炎可导致突变继而癌变）。抗体滴度的升高与胃癌危险性的上升相一致，反映了剂量效应的关系。根据幽门螺杆菌感染是慢性胃窦炎的主要病因，以及肠上皮化生、不典型增生和萎缩性胃炎等最终都可导致癌变的研究结果，许多学者已接受了这一幽门螺杆菌感染假说，即幽门螺杆菌相关性胃炎──→萎缩性胃炎──→肠上皮化生──→不典型增生──→胃癌。

6. 慢性萎缩性胃炎

胃癌与萎缩性胃炎有密切的关系。胃癌往往同时伴随有萎缩性胃炎，其发生率为50%~90%。有人对慢性萎缩性胃炎进行追踪观察10年以上，发现萎缩性胃炎发生胃癌的情况约占10%，而浅表性胃炎或正常胃黏膜的对照组却无一例发生胃癌。比较两组生前均没有胃部疾病的日本和美国的尸检资料，萎缩性胃炎和肠腺化生在胃癌高发的日本人中发生率要比在胃癌低发的美国人中高得多，这可能是日本胃癌发病率远较美国为高的原因之一。我国胃癌高、低发区的调查材料也证明，萎缩性胃炎发病率有显著的差异，高发区远高于低发区。必须指出，正常老年人而无胃癌者萎缩性胃炎也相当常见，且有些胃癌患者也无胃炎的表现。

7. 胃溃疡

胃溃疡能否癌变，是长期以来有争论的问题，多数人认为胃溃疡可转变为癌，但问题是癌变率有多高呢？是否高于一般人群？基于纤维胃镜的广泛应用，发现癌变一般发生于溃疡的周围黏膜，这些部位的黏膜在溃疡活动时发生糜烂，在反复破坏和再生慢性刺激下发生癌变。一般认为，胃溃疡患者发生胃癌的发生率为6%。甚至有报道称胃溃疡患者的胃癌发病率并不比一般人群的预期发病率高。他们认为所谓胃溃疡癌变只是在早期胃黏膜癌的基础上继发了溃疡或糜烂，这些溃疡或糜烂可以修复，可以反复出现，其病变很像已变为恶性的良性溃疡，因此造成了以往对胃溃疡癌变估计过高。

8. 肠上皮化生

肠上皮化生指正常的胃黏膜上皮被肠型上皮所替代，其特点是有柱状上皮细胞和一杯形细胞，还能见到帕尔特细胞及亲银细胞。此种肠上皮化生，不但在结构上而且在功能上均与胃上皮不同。很多学者认为胃癌和肠化生发病的地区分布具有一致性。在美国、挪威等，近数十年胃癌发病率明显下降，其人群中肠上皮化生病例数也明显下降。肠上皮化生的发病有随年龄增长而增加的趋势。肠化生的分布和程度有自幽门至贲门和自胃小弯到胃大弯逐渐减少变轻的趋势，这种分布方式和病变程度与胃癌的分布相吻合。1965年，Lauren根据1344例手术标本的组织学特点，提出胃癌可就其发生的组织来源分为弥漫型和肠型两大类。后者多见于老年人，男性居多，预后也较好，认为高发区的胃癌，以肠型胃癌为多（此型和幽门螺杆菌感染关系密切）。多数学者支持这种分类，并认为肠上皮化生是肠型胃癌的癌前病变。但也有人认为，胃黏膜的肠上皮化生是胃黏膜的再生缺陷，与胃癌并非因果关系。同时提出：假如胃黏膜发生肠上皮化生后易发生癌变，为什么人群中小肠癌反而少见呢？目前认为肠上皮化生、萎缩性胃炎与胃癌之间存在一定的联系。临床上对肠上皮化生患者必须定期进行随访及密切观察。

9. 胃息肉

一般认为胃的息肉可分为增生息肉和息肉样腺瘤两大类，前者与胃癌的关系不大，后者有较高的癌变率。曾有报道显示，59%的息肉样腺瘤伴有癌变。但根据活检标本区分胃息肉的类型实际上是不可能的，息肉样腺瘤也常有增生性息肉的表面结构。虽然迄今尚未明确息肉的大小与恶变的关系。总的说来，多数学者认为息肉是一种癌前期病变，特别是直径大于 2 cm 的息肉、多发性息肉、广基息肉有较高的恶变率，应予以手术切除，甚至有人主张做根治手术。

10. 残胃

近年来国内外报道残胃发生癌变较多。残胃癌系指因良性疾病做胃部分切除术后在残胃发生癌变，也偶见于迷走神经切除术+幽门成形术后的胃。残胃癌一般发生在吻合口的胃侧，不向小肠扩展，这可能与小肠有比较有效的解毒屏障机制有关。胃残端癌的发病率，各家报道不一，低者不到 1%，高者超过 10%。从胃手术后到胃癌发现的时间，短者为 4 年，长者可达 40 年，一般为 10～20 年。有人认为，Billroth Ⅱ式吻合术后容易发生残胃癌，但 Billroth Ⅰ式者很少见。至于胃次全切除后发生残胃癌的原因，一般认为与十二指肠液反流，引起术后碱性反流性胃炎有关。吻合口是经常受肠液反流作用的部位，因十二指肠液，尤其是胆汁、肠道内细菌反流入胃，可引起吻合口炎症。胃黏膜受胆汁的作用，可发生萎缩性胃炎和胃酸分泌能力的下降，使胃的黏膜屏障遭到破坏，有利于致癌物质直接与胃黏膜接触而促使癌的发生。

二、病理类型

胃癌可以发生在胃内任何一部分，老年胃癌以胃窦和胃小弯为多见。有资料报道，幽门区 50%、胃体区 15%、贲门区 25% 及广泛区 10%。

1. 大体类型

1）早期胃癌

早期胃癌是指病变局限于黏膜或黏膜下层的胃癌，无论其有否淋巴转移。其肉眼可分三型。

（1）Ⅰ型为隆起型，癌块突出在 5 mm 以上，约占早期胃癌的 10%。

（2）Ⅱ型为浅表型，癌块微隆与低陷在 5mm 以内，此型最常见。有三个亚型：Ⅱa 浅表隆起型，Ⅱb 完全平坦型，Ⅱc 浅表凹陷型。

（3）Ⅲ型为凹陷型，深度超过 5 mm，约占早期胃癌的 25%。

2）进展期胃癌

进展期胃癌是指病变深度已超越黏膜下层的胃癌。

（1）肿块型：肿瘤生长缓慢，病变较局限转移较晚。大的呈草状，小的如息肉，多突入胃腔，表面常有溃疡和继发感染。此型也称 Borrmann 分型Ⅰ型，老年患者占进展期胃癌患者 10%左右。

（2）溃疡型：是进展期胃癌中最常见的，其特征是癌肿中央凹陷坏死，呈溃疡，溃疡底部不平，边缘呈不规则隆起、质硬，有时隆起呈围堤状而无周围浸润。此型又称为 Borrmann 分型Ⅱ型。Borrmann 分型Ⅱ型指溃疡边界不清，并向四周浸润。老年患者中此型胃癌最常见（约占 50%），并常以出血、穿孔、梗阻为其临床表现。

（3）浸润型（弥漫型）：此类胃癌细胞分化较差，恶性度最高，淋巴转移早。癌细胞弥漫浸润于胃壁各层，分布于胃的大部或全部，使胃腔缩窄、胃壁僵硬，呈皮革状，也称 Borrmann 分型Ⅳ型。本型占老年胃癌的 15% 左右。

2. 组织学类型

按世界卫生组织提出的分类(2000 年)，胃癌又分为腺癌(肠型和弥漫型)、乳头状腺癌、管状腺癌、黏液腺癌、印戒细胞癌、腺鳞癌、鳞状细胞癌、小细胞癌、未分化癌及其他。胃癌大部分是腺癌。

三、胃癌转移途径

(1)直接蔓延：这是胃癌扩散的主要方式之一。癌细胞侵入胃壁四周，可直接蔓延至胰、肝、大网膜、横结肠系膜、腹膜等；也可沿黏膜下淋巴网扩散，向上侵犯食管下端，向下扩展到十二指肠。

(2)淋巴转移：这是胃癌最主要的转移途径。早期胃癌(黏膜内)可达 5%。一般来讲，胃癌的淋巴转移按淋巴引流的顺序进行，少数情况下可跳跃式转移。较常见的有两处：一是通过胸导管转移至左锁骨上窝；二是通过肝圆韧带淋巴管转移至脐周。由于淋巴管之间有丰富的淋巴网，一处癌肿可波及所有各区淋巴结，临床上常将胃的淋巴结分为 16 组：①贲门右；②贲门左；③胃小弯；④胃大弯；⑤幽门上；⑥幽门下；⑦胃左动脉旁；⑧肝总动脉旁；⑨腹腔干动脉周围；⑩脾门；⑪脾动脉旁；⑫肝十二指肠韧带内；⑬胰头后；⑭肠系膜根部；⑮结肠中动脉周围；⑯腹主动脉旁。

(3)血行转移：癌细胞通过血行可转移至肝、肺、骨、肾、脑等脏器，一般多见于胃癌晚期。

(4)种植转移：癌细胞穿透胃浆膜外后，可脱落种植于腹膜及其他脏器表面，形成多数转移性结节。

(5)卵巢转移：胃癌转移至卵巢并不少见，转移瘤又名 Krukenberg 瘤。

四、临床症状

胃癌早期常无特异症状，有些仅表现为不典型的上腹不适、隐痛、反酸、恶心、纳差、贫血和类似消化性溃疡症状或慢性胃炎症状。随着肿瘤的发展，其影响胃的功能时才出现较明显的症状。

(1)胃部疼痛是胃癌最常见的症状，也是最无特异且易被忽视的症状，特别是老年人反应迟钝，甚至毫无症状。初起时仅感上腹部不适、心窝部隐痛或有膨胀、沉重感，常被认为是胃炎，而有的胃癌(胃窦部)则表现为节律性痛酷似消化性溃疡。尤其是有的患者按胃炎或消化性溃疡治疗，症状可得到暂时的缓解，因而放松警惕，贻误诊治。

(2)食欲减退、消瘦、乏力是胃癌常见而又不特异的症状。这些症状可能为胃癌首发症状。30% 左右的老年胃癌(早期胃癌)患者仅有此症状。很多患者常因食后出现饱胀、嗳气等胃部不适而自动限制饮食，以后出现厌食，进而出现体重下降、消瘦乏力。

(3)恶心、呕吐：老年胃癌发生在胃窦及胃小弯侧(约 50%)，易产生梗阻而出现恶心、呕吐，呕吐物中常有腐败臭味的隔宿饮食。此症状出现常因为肿瘤较大，病程较晚。位于贲门部的肿瘤开始可出现进食不畅，以后则出现吞咽困难及食物反流。

（4）出血、穿孔、梗阻：由于老年胃癌多以溃疡型为常见（50%），因而出血、黑便可能在早期即出现。小量出血仅有大便隐血阳性，当出血量多时可表现为呕血、黑便。有的老年人可能以往无胃部症状，仅表现为急性穿孔或上消化道大出血（癌肿破溃侵袭到血管）症状，也有的以肠梗阻症状就诊，均为晚期胃癌的首发症状。

（5）其他有少数患者以转移灶的出现为首发症状，如脐部肿块、颈部淋巴结肿大和卵巢肿物，也有的表现为腹泻、便秘及发热等，甚至有的出现肝大、腹水、重度贫血等恶病质症状。早期胃癌无明显体征，上腹部深压痛或轻度肌张力增强常是唯一值得注意的体征。放射至背部的顽固性疼痛、严重贫血、肝大、黄疸、腹水、上腹部肿块、脐周结节、左锁骨上淋巴结肿大、直肠壁周围结节或凹陷等是胃癌晚期的体征。

五、诊断

胃癌的早期诊断仍属困难问题，这是因为其早期无特征性表现。一旦出现症状，特别是在老年人中，绝大多数已是中晚期胃癌。其5年存活率仅10%左右。因此，提高早期胃癌的诊断率关键性手段是X线钡餐检查、纤维胃镜检查和胃液细胞学检查等。

1.X线钡餐检查

X线钡餐检查是诊断胃癌的常用方法，可以准确地显示病变的部位、大小、形态、胃壁受累状况，以及胃癌对胃功能的影响等。它对典型的进展期胃癌的诊断率较高。近年来开展的气钡双重对比造影、多角度拍片、黏膜纹显示等方法，可使早期胃癌的确诊率达90%。但必须具备两个条件：一是钡剂要匀细且富有黏着力和X线片要清晰，能观察胃黏膜的细微结构；二是要有丰富经验的放射科医生操作和观察。

1）进展期胃癌的X线片表现

（1）肿块型：突向胃腔的不规则充盈缺损，黏膜纹中断破坏。

（2）溃疡型：位于胃轮廓内的龛影，常大于2.5 cm，边缘不整或呈半月形，周围黏膜常有中断和局部蠕动消失现象。

（3）浸润型：胃腔缩窄而不光滑，胃壁僵硬、黏膜皱襞和蠕动（广泛）消失，呈革袋状。

2）早期胃癌的X线片表现

（1）隆起型：可显示小的充盈缺损和穿凿性影。必须注意：要在适量钡剂充盈下加压，在中等量充气的双重对比下观察病变。由于病变早期未侵及肌层，可有蠕动波通过。

（2）浅表型：呈小片状钡剂积聚，在充盈下呈微小突出；也可出现大小、形状、轮廓与分布不规则的斑点。

（3）凹陷型：病灶形态不规则，凹陷的边缘有很浅的黏膜破坏区，有时呈杆状中断，有时易和良性溃疡相混淆。

2.纤维胃镜检查

纤维胃镜检查是诊断胃癌最主要的手段。特别是目前应用的电子内镜，使早期胃癌的确诊率在95%以上，尤其是对小于0.5 cm微小癌的诊断明显提高。内镜对食管和胃的系统观察以及活检，对发现早期胃癌、提高胃癌治愈率有巨大意义。自从胃镜应用于临床诊断以来，早期胃癌的发现由初期占全部胃癌病例的 5%，已提高到目前在有些单位的 20%。

内镜检查还可根据 Borrmann 分型对胃癌进行初步的分型和分期。

（1）早期胃癌的胃镜下所见：黏膜微隆或呈息肉状，表面有糜烂、发红且凹凸不平，与正常黏膜界线不清，属隆起型。病灶部位可略低或高于周围黏膜，呈红、白色或褪色，表面似颗粒状、结节状或有糜烂和溃疡，属表浅型。凹陷型常可见：凹陷病灶区与周围有较明显的界线，黏膜中断或变细、变粗，表面有出血点或脓性渗出物。

（2）进展期胃癌胃镜下所见：病灶凸于胃腔表面呈结节或菜花样，可有溃烂、出血；也可见锯齿状边缘不整的溃疡，溃疡底部苍白、出血、糜烂，癌肿周围黏膜中断。

3.细胞学检查

内镜下活检和细胞学检查针对胃癌进行组织学诊断对临床工作意义更大。单纯活检对胃癌诊断的准确率为 79%~85%。内镜检查对突起生长的 Borrmann Ⅰ 型的病例容易做出诊断，对溃疡型病变或浸润型病变诊断困难些。若行内镜活检加上细胞学诊断，其准确率可提高为 95% 以上。内镜活检诊断的准确率与活检的数量有明显关系。一次活检诊断正确率为 70%。若做 4 块活检，诊断准确率提高到 95%。做 7 块活检，诊断准确率可达 100%。还有人报道做 8 块活检的诊断准确率为 99%。因此，在进行内镜检查诊断胃癌时，应在病变的不同部位取 7~8 块组织（特别是在病变边缘的对应部位）活检，对提高诊断的正确性有莫大帮助。若胃镜活检诊断胃癌阴性时，对大体所见可疑的病例不应轻易放松对胃癌的警惕。应重复活检，也可配合做细胞学检查，这对不易活检的病例尤为重要。收集细胞学标本最好的办法是通过胃镜用小刷子擦拭病变部位，也可用细针吸引活检进行细胞学检查。在每次活检的间隙吸引收集细胞学标本是对诊断的补救措施。

4.其他

虽然纤维胃镜、X 线钡餐和细胞学检查是诊断胃癌的主要手段，三者联合应用可使胃癌诊断率达 98%。各种原因导致其不适于作为普查筛选病例用。生物化学及免疫方法用于诊断具有操作简单、取材方便、患者痛苦少等优点，但其假阳性率高，诸如四环素试验、癌胚抗原（CEA）、糖类抗原（CA50、CA125、CA19-9 等）、组织多肽抗原（TPA）、胃蛋白酶原Ⅰ、血型抗原和甲胎蛋白（AFP）等检测，在胃癌的诊断和鉴别上有一定价值，但不能作为定性诊断。近年来，随着重组 DNA、分子杂交、聚合酶链反应（polymerase chain reaction，PCR）和核苷酸序列分析等技术的建立和应用，胃癌的基础研究已进入分子和基因水平阶段。现已发现 C-Ha-Ras 基因点突变，C-erb-1 和 C-erb-2 基因扩增，基因产物 RasP21 和 P53 蛋白等都和胃癌发生有关，但其对胃癌的诊断是否有肯定作用尚有待于进一步探讨。尽管在早期胃癌的诊断上采用上述的检查可使胃癌确诊率明显提高，但仍有 30% 左右的早期胃癌漏诊。因此，对早期老年胃癌的危险信号也要充分重视。

（1）以往无胃病史而近期出现上消化道症状，如上腹饱胀、隐痛不适、填塞和胸闷感、反酸或呃逆、恶心等。

（2）长期的溃疡患者近来出现了疼痛规律性的改变或用原药物治疗症状不缓解；良性胃手术后又出现了消化道症状；在原有胃病的基础上出现了食欲减退、消瘦等。

（3）出现各种不明原因的贫血或经常出现上消化道症状，如呕血、黑便等。

（4）家族中有胃癌病史者出现消化道症状和胃癌前期病变者，如胃酸减少或缺乏、胃溃疡、萎缩性胃炎、肠上皮化生、胃息肉等，要定期做系统的检查。

对于以上四点要充分警惕，确实做到早发现、早诊断、早治疗，以提高胃癌的治愈率。

在胃癌的鉴别诊断上，由于内镜的广泛应用，多数胃癌能得到明确的组织学诊断，但在临床上也应注意和以下疾病相鉴别，如胃溃疡、胃良性肿瘤、胃肉瘤、慢性胃炎、胰腺癌、横结肠癌等。

六、临床分期

目前常用的胃癌分期方法主要有两种（表 3-1、表 3-2）。日本分期方法最为精细，该方法根据肿瘤侵犯的精确解剖学范围尤其是淋巴结分站情况而制定。另一种胃癌分期方法由国际抗癌联盟（UICC）和美国癌症联合委员会（AJCC）联合制定。随着东西方交流的日益深入，目前两种分期方法有逐渐融合的趋势。

表 3-1　新的胃癌 TNM 分期法及定义范畴

原发肿瘤（T）	
T_X	原发肿瘤无法评估
T_0	无原发肿瘤的证据
T_{is}	原位癌：上皮内肿瘤，未侵及固有层
T_1	肿瘤侵犯固有层、黏膜肌层或黏膜下层
T_{1a}	肿瘤侵犯固有层或黏膜肌层
T_{1b}	肿瘤侵犯黏膜下层
T_2	肿瘤侵犯固有肌层
T_3	肿瘤穿透浆膜下结缔组织，而尚未侵犯脏腹膜或邻近结构
T_4	肿瘤侵犯浆膜（脏腹膜）或邻近结构
T_{4a}	肿瘤侵犯浆膜（脏腹膜）
T_{4b}	肿瘤侵犯邻近结构
区域淋巴结（N）	
N_x	区域淋巴结无法评估
N_0	区域淋巴结无转移
N_1	1~2 个区域淋巴结有转移
N_2	3~6 个区域淋巴结有转移
N_3	7 个及以上区域淋巴结有转移
N_{3a}	7~15 个区域淋巴结有转移
N_{3b}	16 个及以上区域淋巴结有转移
远处转移（M）	
M_0	无远处转移
M_1	有远处转移

表 3-2　胃癌 TNM 分期法

	N_0	N_1	N_2	N_3
T_1	ⅠA	ⅠB	ⅡA	ⅡB
T_2	ⅠB	ⅡA	ⅡB	ⅢA
T_3	ⅡA	ⅡB	ⅢA	ⅢB
T_{4a}	ⅡB	ⅢA	ⅢB	ⅢC
T_{4b}	ⅢB	ⅢB	ⅢC	ⅢC
M_1	Ⅳ	—	—	—

　　治疗前分期能够为初始治疗方案的制定提供有价值的信息。大约 50% 的患者在确诊时已经处于晚期，预后较差。能够预测临床结局较差的其他因素包括体力状态较差、存在转移以及碱性磷酸酶水平≥100 U/L。对于局部可切除的胃癌患者，其临床结局取决于疾病的手术分期。70%~80% 的患者伴有区域淋巴结受累。阳性淋巴结数目对生存有显著影响。

　　超声内镜检查术（EUS）、CT、CT 联合正电子发射断层成像（PET-CT）、MRI 及腹腔镜等诊断性检查手段使临床分期有了很大的改进。

　　CT 扫描已常规应用于胃癌患者的临床分期，对肿瘤的 T 分期的准确度为 43%~82%。CT 还有助于判明有无肝转移，对胃以外的组织器官受累如胰腺、肝脏、脾脏及淋巴结转移等也有一定的作用，对决定选择治疗方案有重要的参考价值。PET-CT 将 PET 与 CT 完美融为一体，由 PET 提供病灶详尽的功能与代谢等分子信息，而 CT 提供病灶的精确解剖定位，一次显像可获得全身各方位的断层图像，具有灵敏、准确、特异及定位精确等特点，可让人一目了然地了解全身整体状况，达到早期发现病灶和诊断疾病的目的，能为胃癌的术前分期提供充分的诊断信息。

　　超声检查针对胃癌患者行超声检查的主要目的在于判断肿瘤侵犯深度，有无淋巴结转移和远处转移。当胃内用水适度充盈的情况下，超声可将正常胃壁显示为由内向外的 5 层高-低回声相间的带状结构，它们是高回声的黏膜浅层、低回声的黏膜肌板、高回声的黏膜下层、低回声的固有肌层和高回声的浆膜面。体表超声和超声内镜检查术在临床分期中各有优劣：①体表超声。因受分辨力的影响，体表超声对早期胃癌的诊断不准确，同时在检出胃底和胃大弯病变方面也存在较大困难。但其方便易行，对发现有无淋巴结转移和远处转移有很大价值。②超声内镜检查。超声内镜，分辨力高对肿瘤侵犯深度的判断较为准确，诊断早期胃癌的准确率在 90% 以上。但在发现远处淋巴结转移和远处脏器转移方面远不及体表超声。另外，其检查操作较复杂，患者不适感明显及设备较贵等原因，使其在临床上尚未广泛应用。

　　早期胃癌表现为不规则低回声病变，使黏膜层或黏膜下层（前 3 层）增厚、中断或缺损。进展期胃癌主要表现为胃壁增厚或不规则肿块，呈低回声，低回声病变与正常胃壁分界清楚或不清楚，肿物如伴溃疡则于溃疡处可见气体声影或充填的液体回声，肿瘤向胃腔内突出或向腔外生长，胃壁蠕动减弱或消失。经腹超声可多方位扫查，对判断胃癌有无侵犯周围其他脏器如胰、肝和周围重要血管有很大帮助。同时，高分辨力超声对腹腔、腹膜后肿大淋巴结和肝转移等检出、诊断的准确性较高。特别是术中超声对检出肝内微小转移灶的优势已被广泛接受和应用，明显提高了临床分期的准确性。

腹腔镜能够发现其他影像学检查无法发现的转移灶。Sloan-Kettering 纪念癌症中心的一项临床研究对 657 例可切除的胃腺癌患者进行了为期 10 年的腹腔镜探查随访，发现有 31% 的患者出现远处转移（M_3）。腹腔镜探查的局限性在于仅能进行二维评估，对肝转移及胃周淋巴结转移的评估有限。

腹水的细胞遗传学分析能够鉴别隐匿性转移癌，从而提高分期的准确性。腹膜细胞学检查阳性是判断根治术后高复发风险的独立预测因素。

七、治疗

老年胃癌患者由于可能合并基础疾病、伴随用药及脏器功能衰退，为胃癌治疗的特殊人群，应根据其身体状况、伴随疾病、耐受性等决定其综合治疗的安排。无论根治性手术、围手术期治疗及姑息放化疗，还是给予单药、联合方案化疗或联合应用靶向药物，均需格外慎重地平衡风险及获益。

1. 手术治疗

手术治疗是治疗胃癌最主要的方法，也是唯一有可能治愈胃癌的手段。针对老年胃癌患者全身状况差，多伴有心、肺、肝、肾主要器官疾病，就诊时多为进展期（中晚期）胃癌，原则上只要患者一般状况许可，就应根据病情的轻重采用不同的手术方式。按照淋巴结清除范围的不同，可将胃癌手术方式分为 D1、D2 和 D3 三类。D 是指对胃本身癌灶的彻底切除。1、2、3 是指对淋巴结清除的范围，即清除第 1 站或第 2 站或第 3 站淋巴结。根据原发癌灶所处部位的不同（胃窦部、胃体部和胃底部），应清除相应的第 1 站、第 2 站、第 3 站淋巴结（表 3-3）。

表 3-3　各部胃癌淋巴结分级

胃癌部位	第 1 站	第 2 站	第 3 站
全胃	(1)(2)(3)(4)(5)(6)	(7)(8)(9)(10)(11)	(12)(13)(14)(15)(16)
远侧站	(3)(4)(5)(6)	(1)(7)(8)(9)	(2)(10)(11)(12)(13)(14)(15)(16)
胃体	(1)(3)(4)(5)(6)	(2)(7)(8)(9)(10)(11)	(12)(13)(14)(15)(16)
近侧站	(1)(2)(3)(4)	(5)(6)(7)(8)(9)(10)(11)	(12)(13)(14)(15)(16)

过去胃癌的标准根治切除术至少是胃大部切除、D2 淋巴结清除术。近 30 年来这种认识已发生了改变，逐渐趋于合理化。目前，胃癌手术治疗原则是早期胃癌手术范围更趋缩小，进展期胃癌仍宜扩大切除。

(1)内镜下黏膜切除或胃壁楔形切除术：适应证为直径 2 cm 以下的 c T1a、未分化型、UL0 病变。近年来，对于早期胃癌国内外均开展了胃癌内镜黏膜切除术（endoscopic mucosal resection，EMR）。此手术要求癌灶局限于黏膜内，无淋巴结转移，并能将癌组织完全消灭，切除后局部无癌组织残留。EMR 的适应证：①黏膜癌；②分化型；③隆起型（Ⅰ、Ⅱa）应小于 20 mm，Ⅱc 型直径应小于 10 mm，对未分化型也有主张行 EMR 治疗者，但直径应小于 5 mm；④无溃疡形成。也有人持审慎态度，对上述适应证和其他早期胃癌行胃局部切除或 D1 手术，如疑有淋巴结转移应行 D2 手术。

(2)D2、D3 手术：是多数老年胃癌的首选术式。应根据患者术前的各项指标和术中所见病灶的浸润深度、大体类型、淋巴结转移程度等生物学行为而选择合理的术式。虽然胃癌根治术的要求是彻底切除原发癌与周围淋巴结，但多年来的实践证明，对有些胃癌（浸润型、浆膜受侵者）患者，即使做了扩大或超扩大手术，并不能提高手术后 5 年生存率，因此合理选择术式非常关键。多数学者认为，病灶侵及黏膜下层的早期癌及浅表型早期癌，或局限型癌未侵及浆膜、胃周淋巴结无明显转移者，行 D2 手术。局限型癌已侵及浆膜或浆膜属于突出结节型，可行 D2 或 D3 手术。术中应注意无瘤操作原则，因进展期胃癌穿透浆膜者可有 90% 以上淋巴结转移，多伴癌细胞脱落，所以关腹前以温热蒸馏水灌洗腹腔后撒入氟尿嘧啶或卡铂，争取完全杀灭脱落的癌细胞。对于弥漫型胃癌，癌细胞很可能早已脱落至腹腔，无论其病灶大小，均可有广泛转移，且转移淋巴结多呈散在、质硬、小结节样，常易误认为无转移，行根治术时应慎重对待。如决定行根治术，要遵循所清除的淋巴结组数应大于已转移的淋巴结组数，病灶的切除要广泛彻底。值得注意的是，对于有些局限型癌，尽管癌灶巨大，淋巴结也呈大结节融合型转移（大的可达鸽蛋或鸡蛋大小），不应放弃，应积极争取扩大根治，有可能获长期生存。

(3)姑息性切除术或胃空肠吻合术：严格地说，姑息性切除是指有肝转移、腹膜转移或淋巴结转移及侵犯周围脏器超出手术范围或残端有癌细胞残留时进行的治疗。对于胃癌姑息性切除争论不一，有人认为姑息性切除不能延长生命，只能解决幽门梗阻、出血和疼痛等并发症，如无上述症状，应放弃手术。多数学者认为，姑息性切除术与捷径手术及单纯探查术比较，其 5 年生存率明显为高，而且在手术时对癌肿范围的估计往往大于实际。因此，只要患者条件许可，癌肿局部有可能切除时，应力争积极进行姑息性切除。有远处转移的原则上行姑息性切除，其中包括：直肠指诊触及直肠脂肪窝有肿物、锁骨上淋巴结转移、脐周肿物；胸部 X 线片、B 超、CT 证实肺、肝、卵巢有转移者；术中见腹壁有弥漫性种植转移、肝脏转移、癌肿已侵犯胰腺实质或已累及肠系膜上动脉，盆腔已有肿物种植，或腹主动脉旁已有淋巴结转移。不可能行姑息性切除时如患者有幽门梗阻，可行胃空肠吻合术。

(4)腹腔镜切除术：对于胃癌患者，它比其他开腹手术有更多重要的优势（术中出血少，术后疼痛轻，恢复快，肠道功能恢复早及患者住院时间缩短）。一项前瞻性随机研究比较 59 例远端胃癌患者行腹腔镜切除术或胃次全切除术的早期和 5 年临床结果显示，两种方式的手术死亡率分别为 3.3% 和 6.7%，5 年总生存率分别为 58.9% 和 55.7%，无病生存率分别为 57.3% 和 54.8%。以上结果显示腹腔镜切除术优于开腹手术，尽管未达显著性差异。

2. 化学治疗

手术是胃癌的首选治疗，然而即使是根治性切除术，也难以彻底消灭其亚临床病灶及癌细胞。因此，辅助性、合理的化学治疗非常重要。胃癌的化学治疗可分为以下三种情况。

（1）术前化疗：手术可能促进微小的转移癌进展，致使胃癌术后复发率极高，而术前化疗对这种情况有一定的作用。对于可切除的进展期胃癌，术前新辅助化疗可选用 S-LOX 方案或 XELOX 方案，可使得患者获益。术前化疗还可使已证实不能切除的胃癌有切除的机会。这方面效果最好的报道是 33 例极晚期的胃癌，经术前化疗后，竟然有 18 例施行了胃癌切除术。临床实践证明，术前化疗能明显提高胃癌根治术的 5 年生存率，并且不增加胃癌术后的并发症和死亡率。

围手术期 ECF 化疗方案及其改良方案：表柔比星 50 mg/m^2，静脉注射，第 1 日；顺铂 60 mg/m^2，静脉注射，第 1 日（或奥沙利铂 130 mg/m^2，静脉注射，第 1 日）；氟尿嘧啶每日 200 mg/m^2，静脉注射，24 h，第 1~21 日（或卡培他滨 625 mg/m^2，口服，每日 2 次，第 1~21 日）。每 21 日重复，术前 3 个疗程，术后 3 个疗程。

其他化疗方案如紫杉醇+卡铂，氟尿嘧啶+顺铂，多西他赛+顺铂，多西他赛+氟尿嘧啶，伊立替康+顺铂，多西他赛+奥沙利铂+卡培他滨等，应根据病变性质及老年人身体状况等合理选用。

（2）术后辅助化疗：老年胃癌患者全身状况差，尤其术后更易出现重要器官的并发症。要根据根治的范围，癌肿的类型、病期，结合患者的一般状况进行有效合理的化疗。行根治性切除术后的进展期胃癌患者，建议结合基因检测结果、病理分期情况，行 XELOX 或 S-LOX 方案化疗。如术前进行了 ECF 方案（或其改良方案），术后仍按原方案进行化疗，术前未进行 ECF 方案新辅助化疗的Ⅱ/Ⅲ期患者，可采用 ECF 方案、改良 ECF 方案、氟尿嘧啶类±铂类。如 FOL-FOX 方案：奥沙利铂 85 mg/m^2，静脉注射，第 1 日；亚叶酸钙 400 mg/m^2，静脉注射，第 1 日；氟尿嘧啶 400 mg/m^2，静脉注射，第 1 日；氟尿嘧啶每日 1200 mg/m^2，持续微量泵泵入，24 h，第 1~2 日；每 14 日重复。

（3）晚期或转移性胃癌的化疗：对晚期或转移性胃癌患者进行化疗，能够缓解症状并获得生存益处。有几种单药对晚期胃癌有确定的疗效，这些药物包括氟尿嘧啶、丝裂霉素、依托泊苷和顺铂，总有效率为 10%~20%。其他药物包括伊立替康、紫杉醇、多西他赛、口服依托泊苷、奥沙利铂、复方呋喃氟尿嘧啶（优福啶）作为单药或联合治疗在晚期胃癌中也显示出了疗效。伊立替康联合氟尿嘧啶/亚叶酸钙治疗晚期胃癌的无进展生存期不劣于顺铂联合氟尿嘧啶/亚叶酸钙，并且前者耐受性更好，因此当不能采用含铂化疗方案时，可将含伊立替康方案作为替代。但伊立替康仍推荐在一线治疗失败后使用。相对于 FAM、FAMTX（氟尿嘧啶、多柔比星、甲氨蝶呤）、ELF（依托泊苷、亚叶酸钙、氟尿嘧啶）、MCF（丝裂霉素、顺铂、氟尿嘧啶）等，ECF 方案的中位生存期和生活质量均有改善，因此 ELF、FAMTX、MCF 方案基本不再用于胃癌的化疗。一项临床试验显示，与氟尿嘧啶、亚叶酸钙和顺铂（FLP）相比，氟尿嘧啶、亚叶酸钙和奥沙利铂的联合方案存在中位无进展生存期改善的趋势，FLO 的不良反应发生率显著低于 FLP。在老年患者（65 岁以上）中，与 FLP 相比，FLO 的缓解率、至治疗失败时间和无进展生存期均显著改善，并且伴随总生存期延长（13.9 个月和 7.2 个月）。替吉奥和卡培他滨都是氟尿嘧啶的口服衍生物。韩国的 Kang 在

65 岁以上晚期胃癌患者中比较了两者作为一线治疗的疗效和不良反应，发现部分缓解率、肿瘤进展时间和总的生存期基本一致，而不良反应谱虽略有差异，但发生率都很低，提示两者都可作为老年胃癌患者的一线治疗选择。

3. 靶向治疗

表皮生长因子受体（EGFR）、血管内皮细胞生长因子受体（VEGFR）和人表皮生长因子受体-2（HER-2）的过表达与胃癌和食管癌患者较差的预后存在相关性。多项临床试验都证实了曲妥珠单抗（抗 HER-2 阳性）、贝伐珠单抗（抗 VEGFR 抗体）和西妥昔单抗（抗 EGFR 抗体）联合化疗治疗晚期胃癌和胃食管结合部腺癌的疗效和安全性。

4. 免疫治疗

目前国内外在胃癌免疫研究方面虽然已建立了多个相对特异性的胃癌单克隆抗体，但尚未发现一种能用于胃癌免疫诊断的新的标记。在治疗上现有的各种免疫疗法，只能清除直径 1 mm 以下的肿瘤，因此，免疫疗法的最好适应证是早期胃癌根治性切除术后。进展期胃癌根治性切除术后单纯免疫疗法并不合适，应给予足够的化学治疗，并同时用免疫法治疗。同时应用的免疫制剂有以下几种：①非特异性免疫调节剂如卡介苗、香菇多糖等。②细胞因子如干扰素（IFN）、白介素及其诱导的淋巴因子激活的杀伤细胞（lymphokine activated killer cell, LAK）、集落刺激因子（colony stimulating factor, CSF）、肿瘤坏死因子-α（TNF-α）等。③单克隆抗体：将单克隆抗体与抗癌药如多柔比星、丝裂毒素、蓖麻毒蛋白等联合，利用单抗导向对胃癌起到治疗作用。

5. 放射治疗

胃癌根治性切除术后局部和周围淋巴结复发率高，术后放化疗可以降低局部/区域复发率，提高生存率，特别是对于 T_3-$4N_0M_0$，或任何 T 分期，N+M 患者，手术为 D0 或 D1 术后同步放化疗，与单纯手术相比，显著提高了局部区域控制率和长期生存率；对于接受了淋巴结 D2 手术的患者，术后同步放化疗仍有可能提高局部区域控制率和长期生存率。对于 T_3-$4N_0M_0$ 或任何 T 分期，N+患者，术前放化疗是目前的研究趋势；而对于局部肿瘤较大，有可能不能切除者，术前放化疗可以缩小肿瘤，提高切除率。胃癌放疗适应证：①局部晚期胃癌根治性切除术后进行氟尿嘧啶同步放化疗（T_3-$4NM_0$，或任何 T 分期，N+Mo）。②局部晚期胃癌的术前氟尿嘧啶同步放化疗。③姑息性切除术后（切缘阳性、原发肿瘤残存或淋巴结残存）局部复发后的放疗。④肿瘤转移灶的放疗：如远处淋巴结转移、孤立肝转移的姑息放疗、肺转移姑息性治疗、脑或骨转移。胃癌放疗技术和剂量：①采用高能量 X 线，多野照射技术，避免周围重要器官的过量照射（脊髓、肾脏、肝脏和小肠等）。②原发瘤床和区域淋巴结照射剂量：DT50 Gy，1.8~2.0 Gy/次，5 周左右完成。

八、围手术期处理

一般来说，老年人身体重要器官及组织开始退化，其应激、代偿、组织修复愈合、消化能力和机体抵抗力均较差，特别是老年患者往往同时伴有不同程度慢性疾病，如高血压、肺气肿、糖尿病等，手术后并发症发生率与死亡率远较一般年轻患者为高。手术前要进行细致准备，详细了解重要器官功能，合理选择麻醉与手术方式，围手术期要及时预防处理伴发病和并发症，降低死亡率。

（1）手术前处理：心血管疾病是老年常见的伴发病。对于高血压患者要适当选择降压药，要求血压为（160~170）/（90~100）mmHg，直到手术前。对冠心病者，选用合适的抗心律失常、抗心绞痛等药物治疗，改善冠状动脉供血情况。有心力衰竭病史或近期有心力衰竭者，手术死亡率和心肌梗死再发率可高达30%，应控制心力衰竭后方可手术。呼吸系统疾病在老年人中常表现如下：慢性支气管炎、哮喘、肺气肿等阻塞性通气功能障碍，对伴发急性呼吸道和肺部感染患者在感染控制1个月后手术为宜。如患者经常伴有慢性感染，术前应适当应用抗生素，促进排痰，减少痰液，改善肺气体交换功能。对糖尿病患者血糖应控制到9 mmol/L，尿糖<2+。前列腺肥大者要酌情处理，养成卧床排尿习惯，以免术后发生尿潴留及泌尿系统感染。肾功能不全者要避免用肾毒性药物，注意水、电解质和酸碱平衡，保证尿量。慢性肝病转氨酶无明显异常，应避免用肝毒性大的药物，可在保肝治疗下手术；如肝功能明显异常或急性肝炎应在肝功能明显好转或正常后进行手术。低蛋白血症或因食物摄入不足造成营养不良者，适当应用肠内营养或完全肠内营养（TEN）；全肠外营养可纠正低蛋白和营养不良。

（2）术中、术后处理：麻醉一般选用全身麻醉，这样有利于呼吸循环的管理，能保证气体交换量，对血流动力学影响小。术中要行心电、血压、中心静脉压、尿量的监测，必要时行血气分析。对有呼吸系统疾病者，适当应用抗生素。术后应在ICU进行全面监测，维持血压平稳和呼吸通畅。帮助患者经常翻身、深呼吸及活动下肢，以防肺部感染、压疮及下肢静脉血栓。注意水、电解质和酸碱度的平衡，防止水盐过多；切口拆线可适当延迟。

九、预后

由于胃癌是常见病，对人类健康和生命威胁又大，因而对胃癌的预后判断引起广泛的关注。有许多因素影响着胃癌的预后，如病理分期、部位、组织类型、生物学行为及治疗措施等，其中最重要的是肿瘤进展的程度，包括对胃壁的侵犯深度、淋巴结有无转移及有无腹腔与远隔转移等。据统计，早期胃癌病变局限于黏膜层，可能有7%的病例出现淋巴结转移，5年生存率为91%。若早期胃癌侵犯到黏膜下者，可能有14%的病例出现淋巴结受累，5年生存率为81%。进展期胃癌侵犯到肌层者，45%的病例有淋巴结转移，5年生存率可能是36%，而浆膜受累的胃癌病例66%有淋巴结转移，5年生存率仅为4%。

年龄和性别与胃癌预后的关系：青年和老年患者的预后比中年人差；男性患者一般比女性患者的预后差。

影响胃癌预后的另一个关键的因素是治疗的情况。确诊为胃癌的患者，若未进行任何治疗，平均生存期大约是11个月。若在诊断时确定不能手术者，预后更差，84%的患者于6个月内死亡，96%的患者于1年内死亡。仅做剖腹探查的患者，由于肯定病情为晚期胃癌，加上手术死亡率，其平均生存期低于未进行任何治疗者，为4~5个月。姑息性短路手术的预后亦不好，平均生存期为4~5个月。做姑息性切除术者，平均生存期稍长，为9~14个月，行根治性切除术的患者平均生存期是28个月，5年生存期可达40%。

遗憾的是，到目前为止，胃癌患者总的5年生存率不超过20%，原因是多种多样的：

①手术切除率是最重要的因素。一般患者到医院诊断时，在最发达的地区手术率为56%～94%。其中行根治性胃切除术的概率更低，为20%～50%。②手术死亡率也影响5年生存率，根据大宗病例的报道，行根治性切除术的死亡率平均为8%（0～16%），姑息性切除术的死亡率更高些。如何改善这一困境呢？对高危人群进行普查，发现早期胃癌确诊越多，术后长期生存的比例也越大，扩大手术范围对提高5年生存率也有一定意义，但对老年患者应酌情采用。

十、预防

采用有效的筛查方法，是胃癌早期发现、早期诊断、早期治疗的关键。有以下因素者应定为高危人群，应及早或定期检查。

(1)40岁以上，男性，近期内出现消化不良者，或突然出现呕血或黑便者。

(2)拟诊为良性溃疡，缺乏胃酸者；慢性萎缩性胃炎，尤其是A型，伴有肠化及不典型增生者。

(3)胃溃疡经两个月治疗无效，X线检查显示溃疡反而增大者，应立即行胃镜检查。

(4)有长期腹胀、胃烧灼、反酸、恶心、呕吐、早饱、嗳气、呃逆、进行性消瘦等症状。

(5)有呕血和黑便症状。

(6)有胃病史。

(7)家族中有上消化道癌症患者(本人已患癌症的不作为检查对象)。

(8)经常吸烟、饮酒，经常食用霉变、腌晒食物。

(9)X线检查发现胃息肉大于2 cm者，应做胃镜检查。

(10)胃切除术后15年以上，应每年定期随访。

第二节　胃肉瘤

一、恶性淋巴瘤

胃原发性恶性淋巴瘤占胃恶性肿瘤的2%～7%，占胃肉瘤的70%～80%，占全身恶性淋巴瘤的2.4%。胃原发性恶性淋巴瘤分为霍奇金病和非霍奇金淋巴瘤两类，后者占绝大多数，多源于B淋巴细胞。该病可见于任何年龄，但以45岁左右多发，男性患者较女性偏多。病因不清，可能与幽门螺杆菌感染有关。

1.病理

恶性淋巴瘤多见于胃体中部小弯侧和后壁，始于胃黏膜相关淋巴样组织，逐渐向四周蔓延并侵犯全层。瘤体两面的黏膜或浆膜可隆起但外观完整，随着病情进展黏膜表面可形成溃疡或浸透胃壁全层导致穿孔。恶性淋巴瘤以淋巴转移为主。

2. 临床表现

无特异性，常被误诊为胃溃疡或胃癌等疾病，误诊率在 90% 以上。临床上以上腹痛最为常见，其次为恶心、呕吐、食欲减退、呕血、黑便及体重下降等。体征主要有贫血、腹部肿块、肝脾肿大、恶病质等。

3. 诊断

对恶性淋巴瘤确定诊断需满足以下条件：①无浅表淋巴结肿大。②血白细胞总数和分类正常。③胸片无纵隔淋巴结肿大。④肝、脾正常。⑤手术时除胃周有淋巴结肿大外，无肠系膜淋巴结等其他组织受累。

(1) X 线钡餐检查：确诊率在 15% 上下。其可分为肿块、溃疡和浸润三种类型，其中以肿块型最为常见，表现为多数大小不等的充盈缺损，从数毫米到数厘米，彼此可相连，也可分散存在，其间黏膜显示多发浅溃疡或深糜烂。病变多累及两个分区以上，但胃壁的柔软性改变不大，透视下观察胃腔可随着胃内气量增加而充分扩开。

(2) 内镜检查：可见肿块、溃疡、黏膜皱襞粗大及类似早期胃癌外观等改变。因胃恶性淋巴瘤源于黏膜下层，故取活检时如取材太浅、太小，常难以做出正确诊断，诊断正确率仅为 29%。对可疑患者若首次检查未能确诊，应反复多次检查。采用大口径内镜钳对肉眼可疑部位进行多点活检或行黏膜下切除活检也能提高诊断率。

(3) 超声内镜检查：EUS 法诊断胃恶性淋巴瘤的准确率为 77%~93%，在判断浸润深度方面其准确率可达 92%，在判断淋巴结转移方面准确率为 77%。EUS 对一些黏膜下小病灶诊断准确性不够。

(4) CT：表现为胃壁局部或弥漫性增厚，可达 4 cm。黏膜纹粗大，仅有轻度的对比增强，此点与浸润型胃癌呈明显对比增强有所不同。此外，胃淋巴瘤常可见肾蒂上下及腹主动脉旁淋巴结肿大。

(5) 分子生物学诊断技术：包括 Southern 印迹杂交基因重组和聚合酶链反应。这些方法敏感性较高，对少数内镜活检仍难以确诊的患者及治疗后复发的患者均有较高诊断价值。

4. 治疗

(1) 手术治疗。手术治疗的理由如下：①有根治的机会。②能准确进行临床分期。③生存率较高。④可防止放疗、化疗期间可能出现的胃出血与胃穿孔。⑤姑息性切除术也可因减瘤作用而增强后续放疗、化疗的效果。术式可据病情选择胃大部切除术或全胃切除术。

(2) 化疗。术后化疗可明显提高 5 年生存率。常用的化疗方案为 CHOP 和 CHOP - BLEO 方案。根治性切除术后应在半年内行 6 个疗程的化疗。

(3) 放疗。术后放疗仅适用于瘤灶已穿透浆膜、区域淋巴结有转移、胃内有多中心瘤灶、切缘有瘤残留、周围脏器受累及术后局部复发等情况。放疗的不良反应主要为消化道出血和穿孔。

(4) 抗幽门螺杆菌治疗。治疗后 60%~70% 的患者瘤灶消退，无效者仅占 15%~30%。消灭幽门螺杆菌后再行放疗、化疗可明显提高肿瘤完全消退率。

二、胃平滑肌肉瘤

胃平滑肌肉瘤占胃恶性肿瘤的 1%～3%，占胃肉瘤的 20%，可见于胃的任何部位。但以近侧胃为多见。

1.病理病变

胃平滑肌肉瘤位于平滑肌组织内，边界清楚，呈球形或半球形，质地坚韧，表面呈结节或分叶状。其可单发也可多发，大小从直径 1 cm 以下到 20 cm 以上不等。如肿瘤增长速度较快、瘤体生长较大，可造成瘤体内出血、坏死及囊性变，并在黏膜表面形成溃疡。按其生长方式，胃平滑肌肉瘤可分为三种类型：①胃内型，肿瘤位于黏膜下。②胃外型，肿瘤位于浆膜下。③壁间型，肿瘤位于平滑肌间。胃平滑肌肉瘤主要的转移途径为血行转移，常见的器官为肝，其次为肺。淋巴结转移不多见。

2.临床表现

胃平滑肌肉瘤较为多见的症状如下：①消化系统症状，无特征性，主要包括上腹部疼痛或不适及恶心与呕吐。②上消化道出血，很多患者以上消化道出血为第一症状就诊，有时出血量较大，需急诊手术止血。③上腹部肿块。

3.诊断

(1)X 线钡餐检查：多表现为凸向胃腔的透光影，肿瘤形态一般比较规则，为类圆形，很少显示分叶状。瘤体表面光滑、基底胃壁较柔软。可见以下三个特征性现象：①桥状皱襞，即肿瘤附近的黏膜纹部分爬上肿瘤表面，但未到其顶端时即展平消失。而胃癌的黏膜纹均在肿瘤外围断裂。②脐样溃疡，即在肿瘤的顶端可见边缘整齐的圆形充盈缺损，有时在充盈缺损的中心可见典型的脐样溃疡龛影，直径多为 0.5～1.0 cm。③吻触现象，即较大的肿瘤有时与对侧胃壁发生部分接触，在造影片上显示不规则图样环形钡影。

(2)胃镜检查：直径多大于 5 cm，边界不甚清晰，呈结节状或不规则隆起，表面糜烂，溃疡多见且较大，常伴有出血。周边黏膜可呈结节状或颗粒状浸润表现。桥状皱襞常不明显。用活检钳触之较固定，质韧且硬。

(3)影像学检查：超声检查若见直径大于 5 cm，内部回声出现点片状强回声反射，常提示为平滑肌肉瘤。CT 横断面图像可显示胃壁的厚度，可判断较大的肿瘤有无中心坏死、向腔外发展的肿瘤有无与周围组织间发生浸润转移等。平滑肌肉瘤因其坏死较多，故中央低密度现象较平滑肌瘤更为常见。可见肿瘤周围组织器官受挤压移位的表现。

4.鉴别诊断

(1)胃癌，特别是中晚期隆起型胃癌，常需与胃平滑肌肉瘤相鉴别。胃癌一般范围较大，形态不规则，呈菜花样，黏膜表面明显粗糙，凹凸不平，常有溃疡出血。胃镜活检多能确诊。

(2)胃外肿物或脏器压迫：胃外肿物压迫，其隆起形态与大小多不恒定，边界不清晰。向胃内充气后，可见明显隆起；抽出气体后，隆起则缩小或消失。表面黏膜完整，外观正常，用活检钳触之无黏膜下滚动感。超声内镜检查可清晰地显示肿物位于胃壁第五层以外。

5. 治疗

手术是主要的治疗手段。包括远端或近端胃大部切除术及全胃切除术，切缘应距肿瘤 2~3 cm 或以上。一般不主张区域淋巴结清扫。术后 5 年生存率可达 50%。胃平滑肌肉瘤对化疗不敏感，根治性切除术后患者无须辅助化疗。

除上述两种比较常见的胃肉瘤外，还有胃神经纤维肉瘤、黏液肉瘤、纤维肉瘤、血管肉瘤、恶性神经鞘瘤等。

第三节　胃良性肿瘤

老年胃良性肿瘤在临床上较少见。近年来随着胃镜检查的普及，老年胃良性肿瘤的诊断率逐年上升。根据其组织来源，胃良性肿瘤可分为两大类：来源于上皮细胞的肿瘤和来源于间叶组织的肿瘤。上皮性肿瘤占胃良性肿瘤的 50%~60%，间叶组织肿瘤占 30%~40%，其中以息肉和平滑肌瘤较为常见。

一、胃息肉

有资料显示，老年人胃息肉检出率约为 4.47%，常见的胃息肉主要包括胃增生性息肉、胃腺瘤、胃底腺息肉、胃炎性纤维样息肉等。Amnon Sonnenberg 等发现所有类型的胃息肉均呈现出明确的随年龄增长发生率上升的趋势。

（一）分类

1. 胃增生性息肉

胃增生性息肉最常见，占胃息肉的 60%~70%。增生性息肉源自腺窝上皮，体积一般较小，大多直径<2 cm，带蒂或者广基，表面光滑略呈分叶状，多发生于胃窦，可多发。

2. 胃腺瘤

胃腺瘤占胃息肉的 5%~15%。胃腺瘤源自肠上皮化生的腺上皮，外形与结肠管状腺瘤、绒毛状腺瘤类似，腺上皮常显示不同程度的不典型增生。胃腺瘤多单发、广基或带蒂，体积较大，多见于胃窦。胃腺瘤被认为是癌前病变，文献报道恶变率为 60%~75%。

3. 胃底腺息肉

国内胃底腺息肉较少见，是一种胃底、胃体灶性息肉样增生伴有不同程度胃小凹和腺体的囊性扩张和胃小凹变性，其发生机制不清，较小，大多直径<0.5 cm。

4. 炎性纤维样息肉

炎性纤维样息肉又称嗜酸细胞肉芽肿性息肉，病理组织学特征是镜下可见息肉由纤维组织、壁薄的小血管及嗜酸性粒细胞、淋巴细胞和浆细胞等慢性炎症细胞的浸润。炎性纤维样息肉少见，好发于胃窦，大多直径<2 cm，常呈广基的息肉样肿物突入胃腔。

(二)临床表现

胃息肉的常见症状为上腹部不适、隐痛、嗳气、恶心及呕吐。息肉伴有出血者以黑便最常见，不足 10% 的患者表现为呕血。胃窦部带蒂的息肉脱至幽门，可出现间歇性幽门梗阻症状。30%~50% 的胃息肉患者在发现本病前没有任何临床症状，常于胃镜检查时发现。约有 85% 的胃息肉患者伴有低酸或无酸症。

(三)诊断

胃息肉的诊断主要依靠放射影像学(X 线钡剂造影或 CT)及胃镜检查。

(四)治疗方法

息肉切除是胃息肉的主要治疗方式，常见的手术方式包括胃镜下电灼术、电凝套扎术、EMR、胃部分切除术等。胃腺瘤行手术切除后应长期随访。

二、胃平滑肌瘤

胃平滑肌瘤(leiomyoma of stomach)是非上皮良性肿瘤中最常见的肿瘤，约占胃良性肿瘤的 40%，男女发病率相当。胃平滑肌瘤是起自平滑肌组织(多起自胃壁环肌或纵肌)，少数起自黏膜肌层的良性肿瘤。它好发于胃底、胃体，小弯侧较大弯侧多见，后壁较前壁多。

(一)临床表现

胃平滑肌瘤的临床表现常与肿瘤的部位、大小、生长方式、并发症类型等有关。出血为最常见的症状，可以引起呕血或黑便。其他症状有上腹部疼痛、饱胀不适等。体检时可发现上腹部肿块，中等硬度、表面光滑、活动度可、无压痛。病程进展缓慢，早期及无并发症者常无症状，仅在胃镜检查或胃部手术时偶然发现。其主要症状体征可归纳为以下四点：①消化道出血。消化道出血为胃平滑肌瘤的突出临床表现，有文献报道其发生率可达 58%，常呈间断性小量出血，持续时间不等，偶有大出血导致休克者。其出血的发生与肿块受压或由于肿瘤供血不足导致中心部缺血坏死及表面溃疡形成等有关。②腹痛。腹痛由瘤体牵拉、压迫邻近组织或消化道蠕动不协调、功能紊乱等引起。其常呈隐痛或胀痛，部位不确切，多在消化道出血前或腹部肿块发现前出现。③腹部包块。腹部包块的触及与否与瘤体的大小及其生长部位、生长方式有关。直径>5 cm，腔外型生长者易触及。④其他症状。位于贲门附近较大的肿瘤可发生吞咽困难，位于幽门者可有幽门梗阻症状。

(二)诊断

胃平滑肌瘤的诊断除根据病史与临床表现外主要依靠影像学(包括上消化道钡餐及 CT)及胃镜检查。目前认为超声胃镜是提高早期诊断率的最有价值的手段，文献报道其符合率达 63%。上消化道钡餐检查的典型表现为突入胃腔内之肿物，多形成一个孤立的充盈缺损，呈圆形或椭圆形，边界清楚，肿瘤周围黏膜正常，胃壁柔软，蠕动可以通过肿瘤区。

并发溃疡者,于肿瘤形成的充盈缺损区,可见一深在龛影,周围光滑,无黏膜聚集现象。与一般消化性溃疡不同,浆膜下肿瘤向胃外突出时,由于肿瘤的牵拉和压迫,胃壁会产生畸形,或呈外在压迫样缺损之表现。普通胃镜可以直观腔内型肿瘤的形态及生长特点,亦可直接行组织活检以取得病理学证据,甚至可经胃镜行胃平滑肌瘤摘除术。胃镜检查可见半球形或球形隆起,表面黏膜紧张光滑,色泽与周围黏膜相同,顶部有时可出现缺血坏死性溃疡,术前确诊较困难,常需要组织学才能证实。超声胃镜能同时显示胃腔内外瘤体全貌,不仅可发现早期病变,还可了解肿瘤的大小和深度。胃平滑肌瘤主要应与胃平滑肌肉瘤、胃息肉、胃溃疡相鉴别。

(三)治疗方法

肿瘤直径<3 cm,边界清晰、质地均匀,以呈腔内型生长为主,无消化道外侵及转移征象者,可行内镜下治疗。具体术式有内镜套扎术(endoscopic ligation)、内镜黏膜下挖除术(endo scopic submucosal excavation, ESE)、内镜全层切除术(endoscopic full thickness resection, EFR)、隧道法内镜黏膜下肿物切除术(submucosal tunnel endoscopic resection, STER)等。内镜下对直径>3 cm的肿瘤很难操作,或出现严重穿孔、出血等并发症。内镜下不能有效处理时,不得不转行外科手术治疗。

第四节　围手术期护理

(一)术前护理

传统理念上,患者在手术前应服用泻药清肠,术前 12 h 内应禁止进食,6 h 内应禁止进水,护理人员应告知患者的手术过程、注意事项等,以降低患者的恐惧与焦虑心理。患者在术后可以采取自控式静脉镇痛泵进行镇痛,辅助患者进行肛门排气。快速康复外科理念下围手术期护理:主要包括强化患者心理护理,降低患者的紧张感和焦虑感,使患者能够平稳度过围手术期,减少手术并发症。在患者禁食期间需要进行液体输入限制,保持正常的术中体温。护理人员在手术前应向患者家属讲解手术过程,基于快速康复外科理念降低患者家属及患者的恐惧感,使患者能够积极应对手术。在手术前护理人员需要对患者进行营养评估,如果患者营养评估结果不符合标准,则需要对其实施为期 1 周的肠内营养支持。患者无便秘情况下不需要进行术前灌肠,在手术前 8 h,患者可以口服葡萄糖溶液 600 mL,术前 2 h 可再次服用 300 mL,这样可以保证手术过程中血容量及组织灌注稳定,降低液体输入量。

(二)术后护理

术后患者出现并发症的概率较高,通过加强护理,可以明显降低并发症发生率,甚至有些并发症可以完全避免,促进患者康复。对胃肠减压引流液及腹腔引流液密切观察,可以及时发现出血、吻合口瘘等情况——这些都是致命性的并发症。加强心理护理,可以提高患者战胜疾病的信心和勇气，调动患者最大潜能，促进患者康复。

1. 胃或腹腔内出血

术后密切观察患者生命体征的变化，包括呼吸、脉搏、血压、意识及体温的变化。注意维持胃管适当的负压，负压不宜过大，以免胃肠黏膜损伤引起出血。术后胃肠引流管会有暗红色或咖啡色液体流出，24 h 内引流量为 100~300 mL，属于正常现象。如果引流出鲜红色血液，而且引流量较多，可能存在出血情况，应予以警惕并及时通知报告医生。密切观察腹腔引流情况，注意引流液的色、量及性质。如果发现短期内引流出较多的鲜红色血液，应考虑存在腹腔内出血，及时报告医生，协助配合医生积极处理，结合生命体征情况，予以止血或输血，必要时做好手术准备。

2. 感染

术后患者完全清醒后，如果血压等生命体征稳定，让患者处于半卧位，目的是使术后腹腔内的渗血、渗液积聚在盆腔，以便于引流。将腹腔引流管妥善固定在合适的位置，同时保持引流管有合适的长度，避免患者进行翻身等活动时脱出，避免引流管扭曲；保持有效、适当的负压，以利于腹腔内积血、积液的有效引流，避免引流管被血凝块堵塞，一旦发现不通畅要及时处理；同时密切观察引流液的量、颜色及性质，出现有异味的脓性渗液，应当考虑腹腔内感染的可能性；动态观察患者的体温变化，及时通知医生并协助处理。更换引流袋等时，要严格按照无菌原则进行，以降低感染发生的概率。鼓励患者早期下床活动，进行肢体自主运动，预防肢体动静脉血栓形成，具体活动量应根据不同患者有针对性地制定。指导患者进行有效深呼吸、咳嗽及排痰，预防肺部感染及肺不张等并发症。注意外阴护理，预防泌尿系统感染。同时对患者家属进行详细的指导、告知说明，以使其能够有效配合，共同预防一些并发症。

3. 吻合口瘘或残端破裂

妥善固定胃管，保持合适的固定位置及长度，避免扭曲、堵塞或脱出，保持适度的负压。维持有效胃肠减压，胃肠减压可以有效防止胃肠内积气、积液，缓解胃肠道压力，有利于吻合口的愈合以及胃肠道功能恢复。如果发现胃管堵塞，应用注射器推注 0.9% 的氯化钠注射液冲洗。注射器抽吸时用力不宜过大，以免损伤胃肠道黏膜。注意观察引流液的颜色、量及性质，如果胃管通畅而且引流量日趋减少，表明胃肠道功能逐渐恢复。注意动态观察腹腔引流管的情况，注意观察引流液的量、颜色及性质，如果连续数日引流量不减，而且呈脓性并伴有黄绿色胆汁，带有臭味，结合患者体温升高，或同时伴有腹部疼痛，应当考虑有吻合口瘘发生的可能，必须及时告知医生，并协助处理。对发生吻合口瘘或残端破裂的患者，应当注意纠正水、电解质和酸碱平衡失调，加强营养支持，以促进愈合。对继发性感染的患者合理应用抗生素。

4. 消化道梗阻

如果患者在术后再次出现恶心、呕吐、腹部胀痛及肛门不能排气，而且症状逐渐加重，提示存在消化道出现梗阻情况。应及时向医生汇报，并根据医嘱让患者禁食，维持胃肠减压，输液预防水、电解质紊乱，加强营养支持，应用促进胃肠道动力药物，辅助腹部针灸、按摩，促进胃肠道功能恢复。加强患者心理护理，做好解释安抚工作。如果病情持续不缓解，必要时进行手术治疗。

5.倾倒综合征

对早期患者，通过指导调整饮食，少食多餐，避免过咸、过浓食物，鼓励进食低碳水化合物、高蛋白食物，多数患者通过饮食调整，症状能够缓解或消失。对晚期患者，出现症状时稍进饮食，尤其是糖类，即可缓解。饮食中增加蛋白质比例，少食多餐，即可防止倾倒综合征发生。

第四章

老年小肠肿瘤诊疗及围手术期护理

一、小肠良性肿瘤

小肠肿瘤（small intestinal tumors）临床少见，在消化道肿瘤中仅占 1%~5%，其中小肠良性肿瘤约占小肠肿瘤的 1/4。从小肠肿瘤的患者群看，男性患者较女性患者略多，年龄多集中在 50~70 岁，老年患者多见。小肠良性肿瘤（benign tumors of small intestine）好发于回肠，其次为空肠，十二指肠上最少见。

(一)老年小肠良性肿瘤的分类及其特点

老年小肠良性肿瘤通常根据组织来源分为七类，分别为小肠平滑肌瘤、小肠脂肪瘤、小肠腺瘤、小肠血管瘤、小肠纤维瘤、小肠淋巴管瘤及十二指肠腺黏液囊肿。

1. 小肠平滑肌瘤

小肠平滑肌瘤多源自小肠固有肌层，少数源自黏膜肌层，个别源自血管的肌层，为肠壁间肿瘤。肿瘤多为单发，大小不一，常为圆形或椭圆形，有时呈分叶状或结节状，肿瘤质地较韧，边界明显，切面呈淡灰红色，可见编织样纤维束。老年平滑肌瘤临床表现以消化道出血多见。

2. 小肠脂肪瘤

小肠脂肪瘤好发于回肠末端，起源于黏膜下层，肿瘤有明显的界线，为一脂肪组织肿块。小肠脂肪瘤可自黏膜下向肠管腔内膨胀性生长而压迫肠腔，也可向浆膜层生长而突出肠壁外。老年患者小肠脂肪瘤并发肠套叠发生率达 50%，故临床表现以肠梗阻多见。血管丰富的脂肪瘤易被误诊为血管瘤；出现脂肪组织坏死的脂肪瘤易被误诊为肉瘤。

3. 小肠腺瘤

小肠腺瘤起源于小肠上皮细胞。瘤体上有分化程度不同的腺泡、腺细胞，其中绒毛结节腺瘤容易癌变。腺瘤可单个或大小不等多个分布于小肠段，也可成串累及整个小肠段。老年小肠腺瘤临床表现以肠梗阻多见。

4. 小肠纤维瘤

小肠纤维瘤是较少见的一种界线清楚的小肠良性肿瘤，由致密的胶原囊及多个大小不等的成纤维细胞组成，可累及黏膜下层、肌层或浆膜层。纤维瘤有神经纤维瘤、肌纤维瘤等病理类型，老年纤维瘤临床表现以肠套叠多见。

5. 小肠错构瘤样病变

小肠错构瘤样病变在黑斑息肉病患者中最常见，有家族史，可能通过单个显性多效基因遗传。本病为伴有黏膜、皮肤色素沉着的全胃肠道多发性息肉病。小肠血管瘤属错构瘤的一种特殊类型，多源于黏膜下血管丛，亦可源于浆膜下血管。小肠血管瘤包括血管瘤和血管畸形。血管瘤为真性肿瘤，多发生于空肠，其次为回肠，十二指肠上非常少见。血管畸形是由于肠壁黏膜下层小动静脉扩张、扭曲变形、毛细血管呈簇状增生并相互沟通而形成。老年小肠错构瘤样病变临床表现以消化道出血多见。

6. 小肠淋巴管瘤

小肠淋巴管瘤是非常罕见的小肠良性肿瘤，约 12000 个人中有一人发生小肠淋巴管瘤。小肠淋巴管瘤是由于淋巴管过长或畸形而形成的一种良性肿瘤。小肠淋巴管瘤常累及空肠、回肠系膜，多为单发，极少多发。病理可见脉管壁不完整平滑肌，淋巴细胞聚集形成淋巴滤泡。老年小肠淋巴管瘤最常见的临床表现为肠梗阻，多需剖腹探查确诊。

7. 十二指肠腺黏液囊肿

十二指肠腺黏液囊肿是很少见的一种良性肿瘤，好发于中老年，肿瘤大小不一，可为多个，直径约 2 cm，囊肿位于十二指肠黏膜下，可有小孔与肠腔相通，分泌出正常的黏液。病理表现为立方体或柱状上皮细胞。

(二)临床表现

老年小肠良性肿瘤患者症状轻重不一，隐匿无规律，呈慢性过程，早期多无症状，部分患者因腹部包块、出现肠型及蠕动波就诊。随着病情进展，患者因并发肠套叠、肠梗阻、肿瘤恶变及肿瘤囊性变并感染而出现腹胀、腹痛、腹泻、呕吐、便秘、贫血、消瘦、乏力、发热。若肿瘤累及十二指肠第一段和第二段，或肝胰壶腹部，临床可出现无痛性黄疸。若肿瘤(尤其是血管瘤)表面糜烂、溃疡、坏死，患者出现呕血、黑便，严重者可并发穿孔。

(三)诊断及鉴别诊断

老年小肠良性肿瘤患者因早期多无症状或症状不典型而延误诊断。如果患者出现腹胀、腹痛、腹泻、便秘、贫血、乏力、发热、呕血、黑便等症状，常规胃肠镜检查阴性时，应警惕发生老年小肠良性肿瘤的可能。实验室检查可出现血象升高、贫血、低蛋白血症。腹部平片可显示小肠梗阻的典型征象。小肠气钡双重造影显示黏膜紊乱、充盈缺损、息肉样病变、小肠襻固定、小肠肿瘤突出，如肿瘤包绕肠管可出现环状狭窄，偶有肠内瘘形成肠短路征。通过腹部 B 超、CT 或磁共振成像可了解小肠肿瘤部位、范围、与周围组织的关系，但对胃肠道黏膜的清晰度不及钡剂造影。CT 在确定肿块性质上有一定辅助价值。选择性肠系膜上动脉造影对血管瘤、血管丰富的肿瘤诊断意义较大。小肠镜对明确诊断具有价值，但临床操作较困难。如无明显肠梗阻等相关禁忌证，胶囊内镜也是可以选择的诊断手段。小肠肿瘤的良性、恶性鉴别需通过病理检查明确。

(四)治疗

老年小肠良性肿瘤患者如果身体条件允许,首选手术治疗。手术方式可选择病变肠段及周围组织部分切除,多发者可分段切除。并发肠梗阻可作短路吻合术以解除梗阻症状。对临床诊断困难的可疑小肠肿瘤患者,需手术探查。若老年患者不能耐受手术,可针对不同并发症采取内科保守治疗。

(五)结论

老年小肠良性肿瘤患者因衰老反应迟钝,且常常有多种疾病并存,临床无症状或症状不典型,早期诊断困难。一旦诊断明确,条件允许应及早手术治疗;无法手术者,应针对并发症采取内科保守治疗。老年小肠肿瘤患者多数死于并发症。有并发症者可行急诊剖腹探查治疗。

二、小肠恶性肿瘤

小肠是消化道最重要的组成部分,约占消化道总长度的 3/4。小肠恶性肿瘤存在范围较广,发病隐匿,临床早期缺乏典型的症状和体征,以及既往缺乏有效的检查手段,往往导致该类疾病诊治的延误。小肠恶性肿瘤多见于老年人,平均发病年龄为 57 岁。小肠恶性肿瘤发病率占胃肠道恶性肿瘤的 1%~3%,多数小肠恶性肿瘤为腺癌,其余为类癌、淋巴瘤和肉瘤。小肠恶性肿瘤全球发病率低于 0.3/10 万~2.0/10 万人,男女比例约为 2:1。

(一)老年小肠恶性肿瘤的危险因素

(1)饮食和生活习惯。高脂与高蛋白饮食、腌制与熏制食品与小肠恶性肿瘤的发生相关。脂肪引起小肠恶性肿瘤,是因为其可能通过胆固醇产生胆酸,胆酸可通过产生活性氧导致 DNA 破坏。膳食纤维食品具有抗小肠恶性肿瘤的作用。小肠恶性肿瘤与水果、蔬菜等食品呈负相关。吸烟使小肠腺癌和类癌的发生危险增加,其机制可能与肠上皮细胞暴露于烟草致癌物有关。饮酒可增加小肠恶性肿瘤的危险性,其机制可能与酒精诱导 CYP2E1 产生自由基,激活酒精饮料中的致癌物有关。

(2)肥胖。有关研究显示,BMI 的增加可能增加小肠恶性肿瘤的发生风险。

(3)职业。一项欧洲多中心研究显示,部分职业包括家庭妇女、大楼管理员、农业工人、码头工人、干洗工、电焊工,可能增加小肠腺癌的危险,但原因尚不清楚。

(4)癌前疾病。家族性腺瘤性息肉病、Peutz-Jeghers 综合征、遗传性非息肉病性结直肠癌、克罗恩病、乳糜泻、溃疡、囊性纤维化等疾病与小肠恶性肿瘤呈正相关。

(5)基因改变。K-ras 基因突变、BAF 基因突变、5q 等位基因缺失、DNA 错配修复、P53 过度表达、细胞周期异常等均可能增加发生小肠恶性肿瘤的风险。

(二)病理分类及部位

小肠恶性肿瘤以腺癌多见,其次为类癌、淋巴瘤、间质瘤。有报道显示,120 例小肠恶性肿瘤中腺癌占 55.8%,非霍奇金淋巴瘤占 17.6%,恶性间质瘤占 19.1%,类癌占 4.2%,平滑肌肉瘤占 2.5%,恶性黑色素瘤占 0.8%。腺癌常发生于十二指肠;淋巴瘤主要表现为淋巴肉瘤,以 B 细胞为主型多见,好发于末端回肠;小肠间质瘤起源于小肠间叶组织,富于梭形、上皮形或多形性细胞,其发生主要与 c-kit 原癌基因获能性突变相关,表达产物 CD117 常呈阳性,以十二指肠和空肠发生率较高;小肠类癌起源于肠嗜铬细胞,可产生多种肽胺类激素,以回肠多见,其次为空肠、十二指肠及 Meckel 憩室;小肠平滑肌肉瘤主要起源于肠壁固有肌层,以镜检见大量增殖梭形细胞为特点,常发生于空肠。

(三)临床表现

老年小肠恶性肿瘤早期多无明显症状、体征,当肿瘤体积增大后会出现消化道症状。常见临床表现:①腹痛。最为常见,有文献报道称,小肠恶性肿瘤致腹痛的约占小肠疾病总数的 66.9%。老年小肠恶性肿瘤患者腹痛早期多为不规则性、程度轻重不等的隐痛,或阵发性绞痛,当出现肠套叠时,则表现为急性腹痛。②腹部肿块。由于老年小肠恶性肿瘤患者就诊时机较晚,大多数患者肿块于体表即可触及。③出血。老年小肠恶性肿瘤患者出血多为间断柏油样便或隐血检查阳性,大出血较少见。④肠梗阻。老年小肠恶性肿瘤患者发生急性肠梗阻最常见的原因为肠套叠,绝大多数肠梗阻为慢性复发型。⑤其他如肠穿孔、类癌综合征等。

(四)诊断

1.病史

老年小肠良性肿瘤患者早期多无症状或症状不典型,易延误诊断。如患者出现腹痛、黑便、腹部肿块、呕吐等消化道症状,或不明原因的营养不良、贫血、体重下降,常规胃肠镜检查为阴性时,应警惕老年小肠恶性肿瘤发生的可能。无痛性黄疸出现,应考虑十二指肠第一段和第二段小肠恶性肿瘤或肝胰壶腹部肿瘤。

2.特殊检查

(1)X 线检查。小肠 X 线钡剂造影可显示肿瘤大小、形态、位置及小肠黏膜受累、破坏情况等。该项检查经济、方便、直观,是诊断小肠肿瘤常用的影像学检查方法。小肠气钡双重造影可在短期内充盈全部小肠,管腔扩张及内腔黏膜的伸展有利于发现微小病变。但小肠 X 线钡剂造影检查对病变的诊断依赖于操作者的技术及经验,且对黏膜下及浆膜外病变诊断率较低,具有一定局限性。

(2)CT 检查。多层螺旋 CT 小肠造影检查是利用大量造影剂使小肠肠腔适度充盈后经增强扫描,将图像进行后处理。它综合了小肠 X 线钡剂造影和腹部 CT 的优点,克服了小肠不可扩张的问题,可精确判定小肠肿瘤数目,检测出早期小肠肿瘤,及时发现腹腔转移情况。有文献报道,多层螺旋 CT 小肠造影检查诊断小肠肿瘤的敏感度为 100%,特异度为 95%,可检出直径≥5 mm 的肿瘤。

（3）MRI 小肠造影。MRI 小肠造影具有无辐射、有较高的软组织分辨力、可进行多方位成像等特点，不仅可观察黏膜，还可利用肠壁和腔内造影剂产生的信号差异显示小肠形态及增厚的肠壁和梗阻性肿块，适用于肠道肿瘤引起的肠梗阻诊断。其诊断小肠肿瘤的敏感度和特异度为 95%~98%。

（4）血管造影。当小肠出血速度>0.5 mL/min 时，血管造影可通过造影剂的外漏定位病变位置，还可实施栓塞止血，为手术赢得时间，降低手术风险。但血管造影难以对病变进行定性检查，且为一种有创检查，一般不作为临床首选。

（5）正电子发射断层成像（positron emission tomography，PET）检查：以 F 标记的脱氧葡萄糖为示踪剂的 PET/CT 检查，通过标记氟脱氧葡萄糖评价肿瘤细胞的代谢活性，反映肿瘤的功能及代谢状态，对微小病灶的诊断优于小肠镜和 CT 检查，并可反映肿瘤转移情况，但检查费用较昂贵。F 标记的脱氧葡萄糖 PET/CT 检查可提高诊断率并可作为肿瘤预后及随访的指标。

（6）电子小肠镜检查。双气囊电子小肠镜（double-balloon enteroscopy，DBE）在传统推进式小肠镜基础上进行了改进，可观察到更长的肠段。DBE 通过经口或经肛门两种不同进镜途径行小肠直视检查，且可进行组织活检以及内镜治疗，是目前小肠疾病检查较理想的方法，肿瘤检出率可达 42.4%，且可发现胶囊内镜不能发现的病变。但其对肠黏膜折叠后方、肠瓣后方的观察较困难，并对黏膜下层及肠外病变的应用价值较小，配合应用 CE、血管造影等检查可提高小肠疾病诊断率。

（7）胶囊内镜检查。胶囊内镜检查具有体积小、易吞咽，患者耐受性好，无交叉感染危险及对患者生活影响小等特点。有文献对 219 例患者行胶囊内镜检查后发现 124 例小肠肿瘤，其中 85% 直接由胶囊内镜查出，认为其可用于疑似患者的筛查，缩短诊断和治疗时间。但胶囊内镜因无法控制胶囊在肠道中运动，视角有限，且无法进行病变活检，需结合肠镜方可提供临床病理证据。

（8）超声内镜。高分辨超声内镜可清晰显示肠管壁及其周围组织层次、病变性质、范围以及是否转移，尤其对十二指肠、空肠上段、回肠末端肿瘤的诊断有优势，可引导穿刺，取出部分肿瘤组织进行组织病理活检，为临床提供疾病分期参考。由于常规超声探头无法到达小肠深部，超声内镜在小肠恶性肿瘤诊断上的应用受限。

（9）术中内镜检查。如果开腹手术行肠道探查未发现明显病灶，可行术中肠镜检查。术中肠镜检查不仅可直视病灶，还可通过光线在肠腔内照射帮助寻找病灶及出血点。术中内镜检查为有创检查，适合病情不明需急诊手术者。

（10）腹腔镜检查。腹腔镜检查适用于常规小肠镜和 CT 等检查不易发现的病变，或累及小肠系膜或原发于小肠系膜及其神经血管的肿瘤，具有创伤小、可放大视野及一并完成治疗等特点，是小肠疾病诊断及治疗发展的新方向。

（五）治疗

老年小肠恶性肿瘤因部位及种类不同，选择的治疗方式也不同。小肠恶性肿瘤治疗的整体原则是能手术切除的应尽早手术治疗，能根治的应尽可能行根治术，切除范围原则上应包括肿瘤在内的上下各 10~15 cm 肠管及区域淋巴结、血管及神经。位于十二指肠的恶性肿瘤原则上应行胰十二指肠切除术；对回肠末端的肿瘤应行右半结肠根治性切除术。如果老年患者身体状况尚佳，局部条件许可即使是晚期肿瘤及远处有个别转移者，也不应轻易放弃，仍可行姑息性切除术。如果老年患者全身状态不允许，可行旁路手术，以求暂时缓解症状，但不会延长生存期。恶性肿瘤患者术后如果全身条件良好应辅以化疗，可选用氟尿嘧啶、丝裂霉素、长春新碱。达卡巴嗪（DTIC）和放线菌素 D 可用于治疗平滑肌肉瘤。恶性淋巴瘤应根据病理组织学类型选用 COPP 或 CHOP 方案，以消灭残留的瘤组织从而提高疗效；对放射治疗敏感的肿瘤患者，术后可进行放疗。恶性肿瘤因诊断较晚、疾病不易被发现，漏诊率高，常延误治疗，效果欠佳。小肠恶性肿瘤预后较差，一方面是因为小肠肿瘤不易被发现、检出时已属晚期，另一方面是小肠黏膜含有丰富的淋巴组织，早期即可发生远处转移。小肠肿瘤易于复发，复发肿瘤如果有切除可能应尽可能再次切除。文献报道称老年小肠恶性肿瘤 5 年生存率为 21%~42%，其中腺癌约为 40%，类癌为 65%，淋巴瘤为 28%，肉瘤为 24%。

分子靶向药物治疗：①小肠间质瘤的特异靶向治疗药物甲磺酸伊马替尼是一种酪氨酸激酶抑制剂，可作用于 bcr-abl 融合基因、血小板源性生长因子受体及 c-kit 原癌基因等靶点，具有直接抗肿瘤及抗血管生成作用。对已转移的小肠间质瘤，手术联合应用甲磺酸伊马替尼已成为标准方案。文献报道，手术联合甲磺酸伊马替尼治疗转移复发小肠间质瘤的切除率可为 48%~82%，并可提高患者生存率。②利妥昔单抗联合化疗是治疗 CD20 抗原阳性的 B 细胞非霍奇金淋巴瘤首选方案，临床缓解率及中位生存率均明显提高。③贝伐珠单抗（bevacizumab）是人源性抗血管内皮生长因子单克隆抗体，因其具有抗血管生成作用，单用及联合化疗治疗淋巴瘤及神经内分泌瘤有效。

（六）结论

老年小肠恶性肿瘤发现时多为中晚期，预后较差。影响预后的因素主要有年龄、肿瘤部位、病理类型、淋巴结转移及疾病分期等。小肠肿瘤疾病诊断应进一步规范化，从初步诊断到后续治疗，相关学科均起到了举足轻重的作用。因此，有机地结合相关临床各学科，建立小肠疾病诊治的相关学科群，加强各科群的整体实力，是提高小肠疾病临床诊治水平的重要保证。

三、围手术期护理

患者因患小肠肿瘤，会产生不同程度的恐慌、忧虑、消极、紧张等负性心理，对生活失去信心。此时，护士应主动与患者接触并给予同情，耐心解答他们提出的问题，向患者介绍以往成功的病例，以增强其对手术治疗的信心。对有吸烟嗜好者，劝其戒烟，减少呼吸道分泌物，防止麻醉意外发生，使患者有充分心理准备，树立信心，以最佳状态配合治疗。

1. 术前护理

术前应注意患者全身营养状况，鼓励患者进流质饮食，并给予全身支持疗法，改善身体素质，提高手术的耐受性。术前 3 d 做好肠道准备，进食清淡食物，口服抗生素、缓泻剂。术前晚给适量镇静剂，保证充足睡眠。清洁洗肠，以充分排空肠积气和粪便，有利于肠道清洁，避免充盈肠管。术前 1 d 做好局部皮肤准备，确保手术顺利进行。

2. 术后护理

保持患者呼吸道通畅。患者术后麻醉清醒前由专人护理，去枕平卧，头偏向一侧，防舌后坠。备好负压吸引器，及时清除患者呼吸道分泌物。让患者吸入氧气，密切观察患者生命体征。在肛门排气前患者应禁食；肠蠕动恢复，可进流质饮食。患者饮食要有规律，给予其高热量、高蛋白、高维生素、易消化的食物，少食刺激性及易产气的食物，观察患者进食后有无恶心、呕吐、腹胀、腹痛等情况。指导患者除治疗之外尽量少卧床，早期下床活动有利于预防肺部并发症，促进肠蠕动，防止肠粘连，促进血液循环，预防褥疮及下肢静脉血栓形成。鼓励患者做一些平时自己喜爱的活动，如听音乐、散步、看书、画画等。

第五章

老年结直肠肿瘤诊疗及围手术期护理

第一节 大肠恶性肿瘤

大肠恶性肿瘤一般指大肠癌(colorectal carcinoma)，即原发结肠、直肠的恶性肿瘤，也即结直肠癌(colorectal cancer，CRC)，它是老年人最常见的消化道恶性肿瘤。

一、流行病学

结直肠癌是一种常见的恶性肿瘤，欧美国家较中国常见。近二三十年来，随着诊疗技术的提高，诊疗理念的改进，肿瘤预防和筛查的普及，结直肠癌的发病率和病死率有下降趋势。美国的一组数据显示，结直肠癌的发病率从 1976 年的 60.5/10 万人下降至 2011 年的 40.0/10 万人，近年来以每年 4%的速度递减。2012 年中国肿瘤资料显示，男性结直肠癌的发病率为 27.24/10 万人，居第五位；女性发病率为 21.55/10 万人，居第三位。在肿瘤病死率中，结直肠癌居第五位。

我国国人结直肠癌与西方人比较有三个特点：直肠癌比结肠癌发病率高；低位直肠癌在直肠瘤中所占比例高，约占 70%，大多数直肠癌可在直肠指诊时触及；青年人(<30 岁)比例较高，约占 15%。但近几十年来，随着人民生活水平的提高及饮食结构的改变，结肠癌比例亦逐渐增多，直肠癌的发病率比较稳定，而结肠癌的发病率上升较快。

结肠癌根治性切除术后的 5 年生存率一般为 60%~80%，直肠癌为 50%~70%。TNM 分期 I 期的患者根治性切除术后的 5 年生存率可在 90%以上，而 V 期患者约为 10%。

二、病因病理

(一)病因

结直肠癌的发病原因尚不清楚，可能与下列因素有关。

1. 遗传因素

目前认为约 20% 的结直肠癌与家族性的基因相关，如 Lynch 综合征［也称为遗传性非息肉病性结直肠癌（hereditary nonpolyposis colorectal cancer，HNPCC）］、家族性腺瘤样息肉病（familial adenomatous polyposis，FAP）。Lynch 综合征是明确的具有基因遗传倾向的结肠癌，在结直肠癌中占 2%~4%。由错配修复（mismatch repair，MMR）基因的 DNA 突变所致，包括 MLH1、MSH2、MSH6 和 PMS2。它可以通过免疫组织化学方法分析 MMR 蛋白的表达，以及分析微卫星不稳定性（microsatellite instability，MSD）来明确诊断。

2. 饮食与致癌物质

奶制品与结直肠癌的发生目前还不能明确是否存在必然联系。研究认为，奶制品可以降低结肠癌的发生风险，发酵的奶制品也可能增加结直肠癌的发生风险。阿司匹林、非甾体消炎药（nonsteroidal anti-inflammatory drugs，NSAID）可能会降低结直肠癌发生风险。糖尿病和胰岛素的使用可能会增加肠癌发生风险。

3. 结、直肠的慢性炎症

炎性肠病，如溃疡性结肠炎、克罗恩病，血吸虫病，可以使肠黏膜被反复破坏和修复而发生癌变。

4. 癌前病变

结直肠腺瘤分为腺管状腺瘤、绒毛状腺瘤和混合型腺癌，它们均可能在不同的时间内演变为恶性，尤其是绒毛状腺瘤。人们已逐渐接受了结直肠癌并非在结、直肠黏膜上突然发生病变的观点，而是通过"正常黏膜—腺瘤—癌变"这样一种顺序发展的规律。

（二）病理

在手术前可以通过结肠镜、肛门镜等方式，通过活检取得病理诊断。

手术后的病理分期是疾病分期、制订辅助治疗方案、判定预后的重要依据。规范的病理报告中应该包含以下内容：原发病灶的浸润深度（T 分期），淋巴结状况（N 分期），肿瘤周围腹膜或脏器是否存在转移（M 分期）；肿瘤所在肠管的远切缘、近切缘和侧切缘；淋巴结、血管、神经浸润状况；淋巴结外是否存在癌结节；免疫组织化学法检测错配修复基因相关的蛋白表达情况。

1. 大体分型

大肠癌的大体形态随病期而不同。

1）早期结直肠癌

早期结直肠癌指癌组织局限于结直肠黏膜层及黏膜下层者，大体形态分为息肉隆起型、扁平隆起型及扁平隆起伴浅表溃疡型。这临床中不易被发现。

2）进展期结直肠癌

肿瘤侵犯肌层及其以上的分期称为进展期肠癌，如 T_2~4N_0 或 TanyN+。根据大体外观可分为三型。

（1）隆起型：肿瘤向肠腔内生长，瘤体一般较大，呈息肉状或菜花状，可表现为球形、半球形或盘状，向周围浸润少，转移较晚，预后较好。

（2）溃疡型：最常见，占直肠癌的 50% 以上。肿瘤向肠壁深层生长并向周围浸润，多为圆形或卵圆形，早期可有溃疡形成，表现为中央凹陷，边缘凸起，易发生出血、感染或穿孔，转移较早，预后较差。

（3）浸润型：又称狭窄型，肿瘤沿肠壁内浸润性生长，表现为肠壁弥漫性增厚，肠腔狭窄，转移早，浸润广，预后差。

隆起型肿瘤常见于肿瘤的早期，随着病程的进展，肿瘤体积增大，中央坏死、溃烂，形成大小、深浅不一的溃疡。右半结肠的肿瘤以隆起型及局限溃疡型为多见，而左半结肠癌则以浸润型多见，且常可导致肠管的环形狭窄。

2. 组织学分类

1）腺癌

结直肠腺癌细胞主要是柱状细胞、黏液分泌细胞和未分化细胞，将其进一步分类主要为管状腺癌和乳头状腺癌，占75%～85%，其次为黏液腺癌，占10%～20%。

（1）管状腺癌：为最为常见的组织学类型，癌细胞排列呈腺管或腺泡状排列。根据其分化程度，管状腺癌可分为高分化腺癌、中分化腺癌和低分化腺癌。

（2）乳头状腺癌：癌细胞排列组成粗细不等的乳头状结构，乳头中心为少量血管间质。

（3）黏液腺癌：由分泌黏液的癌细胞构成，癌组织内有大量黏液，恶性程度较高。

（4）印戒细胞癌：肿瘤由弥漫成片的印戒细胞构成，胞核深染，偏于胞质一侧，似戒指样，恶性程度高，预后差。

（5）未分化癌：癌细胞弥漫呈片或呈团状，不形成腺管状结构，细胞排列无规律，癌细胞较小，形态较一致，预后差。

2）腺鳞癌

腺鳞癌亦称腺棘细胞癌，肿瘤由腺癌细胞和鳞状细胞癌细胞构成。其分化多为中度至低度。腺鳞癌和鳞癌主要见于直肠下段和肛管，较少见。

结直肠癌可以1个肿瘤中出现2种或2种以上的组织类型，且分化程度并非完全一致。这是结直肠癌的组织学特征。

3. 组织学分级（Broders分级）

按癌细胞分化程度分为四级。Ⅰ级：75%以上癌细胞分化良好，属高分化癌，呈低度恶性。Ⅱ级：25%～75%的癌细胞分化良好，属中度分化癌，呈中度恶性。Ⅲ级：分化良好的癌细胞不到25%，属低分化癌，高度恶性。Ⅳ级：为未分化癌。

（三）扩散和转移

1. 直接浸润

结直肠癌可向三个方向浸润扩散，即肠壁深层、环状浸润和沿纵轴浸润。结肠癌向纵轴浸润一般局限在5～8 cm内，直肠癌沿纵轴向下浸润发生较少。多组大样本临床资料表明，直肠癌标本向远侧肠壁浸润超过2 cm的为1%～3%，下切缘无癌细胞浸润的前提下，切缘的长短与5年生存率、局部复发无明显相关，说明直肠癌向下纵向浸润的很少。这是目前保肛术的手术适应证适当放宽的病理学依据。据估计癌肿浸润肠壁一圈需1.5～2.0年。直接浸润可穿透浆膜层侵入邻近脏器如肝、肾、子宫、膀胱等，下段直肠癌由于缺乏浆膜层的屏障作用，易向四周浸润，侵入附近脏器如前列腺、精囊、阴道、输尿管等。

2. 淋巴结转移

淋巴结转移是结直肠癌的主要转移途径。

引流结肠的淋巴结分为四组：①结肠上淋巴结；②结肠旁淋巴结；③中间淋巴结；④中央淋巴结。淋巴结转移通常呈逐级扩散。

直肠癌的淋巴结转移分三个方向：①向上沿直肠上动脉、腹主动脉周围的淋巴结转移。②向侧方经直肠下动脉旁淋巴结引流到盆腔侧壁的髂内淋巴结转移。③向下沿肛管动脉、阴部内动脉旁淋巴结到达髂内淋巴结的转移。

近年研究发现，无论直肠癌肿瘤位置高低，其淋巴转移的规律如下：①肿瘤位于腹膜返折以上，其淋巴结转移方向只能向上。②肿瘤位于腹膜返折以下，其淋巴结转移方向仍是向上，可有向侧方的淋巴结转移。只有当向上的淋巴管被阻塞时，才有可能逆行向下转移。③只有肛管癌才有向上方、侧方和下方三个方向淋巴转移。

3. 血行转移

癌肿侵入静脉后沿门静脉转移至肝，也可转移至肺、骨和脑等。结直肠癌手术时有10%~20%的病例已发生肝转移。结直肠癌致结肠梗阻和手术时的挤压，易造成血行转移。

4. 种植转移

腹腔内播散，最常见的为大网膜的结节和肿瘤周围壁腹膜的散在砂粒状结节，亦可融合成团块，继而全腹腔播散。在卵巢种植生长的继发性肿瘤，称 Krukenberg 瘤，其腹腔内种植播散后产生腹水。结直肠癌如果出现血性腹水多为腹腔内播散转移。

5. 前哨淋巴结

1977 年，Cabana 用淋巴管造影证实引流原发肿瘤的第一个淋巴结是最可能发生肿瘤转移的淋巴结，称为前哨淋巴结（sentinel lymph node，SLN）。结直肠癌 SLN 的测定可采用术中或术后切除标本，30 min 内在结直肠癌标本的 4 个象限的黏膜下注射亚甲蓝，然后在肠系膜内辨认蓝色淋巴管并追踪至蓝染的 SLN。术后尚可依此行病理的免疫组织化学分析证实肿瘤转移情况。有学者认为该淋巴结对判断预后有帮助。

三、临床表现

结直肠癌早期无明显症状，肿瘤生长到一定程度，依其生长部位不同而有不同的临床表现。

（一）右半结肠癌的临床表现

（1）腹痛：有70%~80%的右半结肠癌患者有腹痛，多为隐痛。

（2）贫血：因癌灶的坏死、脱落、慢性失血引起，50%~60%的患者血红蛋白<100 g/L。

（3）腹部肿块：是右半结肠癌的常见症状。腹部肿块同时伴梗阻的病例临床并不少见。

（二）左半结肠癌的临床表现

（1）便血、黏液血便。70%以上的患者可出现便血或黏液血便。

（2）腹痛。约60%的患者出现腹痛，腹痛可为隐痛；当出现梗阻表现时，亦可表现为腹部绞痛。

（3）腹部肿块。约 40% 的患者可触及左下腹肿块。

（三）直肠癌的临床表现

1. 直肠刺激症状

便意频繁，排便习惯改变，便前有肛门下坠感，伴里急后重、排便不尽感，晚期有下腹痛。

2. 肠腔狭窄症状

癌肿侵犯致肠管狭窄，初时大便变形、变细，严重时出现肠梗阻表现。

3. 癌肿破溃感染症状

大便表面带血及黏液，甚至脓血便。

此外，癌肿侵犯前列腺、膀胱时，可出现尿频、尿痛、血尿等表现，侵犯骶前神经可出现能尾部持续性剧烈疼痛。

四、辅助检查

辅助检查应遵循由简到繁的步骤。其常用方法有以下几项。

（一）粪便隐血检查

粪便隐血检查作为大规模普查时或对高危人群结直肠癌的初筛手段，阳性者需作进一步检查。

（二）肿瘤标志物检查

对结直肠癌诊断和术后监测较有意义的肿瘤标志物是癌胚抗原（carcinoembryonic antigen，CEA）。大量统计资料表明，大肠癌患者的血清 CEA 水平与 Dukes 分期呈正相关，与大肠癌预后有一定关系，作为早期直肠癌的诊断则缺乏价值。CEA 主要用于术后监测复发，但作为对术前不伴有 CEA 升高的结直肠癌患者术后监测复发的指标仍存在争议。

（三）直肠指诊

直肠指诊是诊断直肠癌最简便而又最重要的方法，80% 的直肠癌可经直肠指诊发现。直肠指诊可以触及质地坚硬、表面不平的肿块或溃疡，或者肠壁增厚狭窄，指套血染。触及肿块时应注意肿块离肛门的距离、位置、质地、活动度，以及与前列腺、阴道、子宫及骶骨的关系。女性患者应同时行直肠、阴道指诊。直肠指诊阴性时，应作进一步检查。直肠指诊是诊断直肠癌最重要的方法。我国直肠癌中约 75% 为低位直肠癌，大多能在直肠指诊中触及。因此，凡遇患者有便血、大便习惯改变、大便变形等症状均应行直肠指诊。

（四）内镜检查

内镜检查包括直肠镜、乙状结肠镜和结肠镜检查。行内镜检查可了解肿瘤的外观和形态，同时可以提供肿瘤部位等参考信息，其重要价值在于它是目前唯一可以进行活检及病理检查的检查方法。一般主张行纤维全结肠镜检查，可避免遗漏同时性多原发癌和其他腺瘤的存在。该检查可以提供直观的检查画面。纤维结肠镜的定位诊断价值在于肿瘤距离肛门的距离，距离越远，其定位的准确性越差。如果肿瘤不大或未累及浆膜，腹腔镜下可能无法准确判定肿瘤的位置，此时可以通过术中肠镜帮助定位。直肠指诊与纤维全结肠镜检查是结直肠癌最基本的检查手段。

(五)影像学检查

1.X 线钡剂灌肠检查

X 线钡剂灌肠检查是传统的结直肠检查方法，可以提供直接而且客观的肿瘤位置信息，定位诊断准确率高，同时病变肠段的形态改变亦可协助诊断肿瘤的性质。其缺点是对于较小的肿瘤或位置很低的直肠肿瘤，诊断的准确性较差。

2.超声诊断

腹部超声诊断可以了解肝是否存在转移病灶。用腔内超声探头可探测癌肿浸润肠壁的深度及有无侵犯邻近脏器，可以探测直肠癌周围淋巴结情况，是直肠癌术前 TNM 分期的常用方法。

3.计算机体层成像

肝、肺是结直肠肿瘤常见的远处转移脏器。胸腹盆 CT 可以了解胸部、腹腔和盆腔内转移、扩散情况，局部淋巴结有无转移及有无侵犯膀胱、子宫及盆壁，是术前常用的检查方法。胸腹盆 CT 也可判断肝、腹主动脉旁淋巴结是否有转移。增强 CT 能够提高诊断准确率。

4.结肠 CT 结重建及结肠镜检查

CT 重建及虚拟结肠镜是一种新兴的结直肠检查方法。通过对充气后结肠的 CT 扫描层面进行虚拟重建，可以构建出结直肠的全貌，包括肠腔内外的视野情况。该检查能与 X 线钡剂灌肠检查一样，准确地判断肿瘤或病变肠段的位置。其优势还在于能了解肿瘤周围的浸润情况、淋巴结转移等，为手术方案的制订提供更多的信息。另外，行该项检查前需要清洁肠道，检查时只需向结肠充气，其后无须再次进行肠道准备即可接受手术。

5.磁共振成像检查

MRI 对肝等实体脏器中病变诊断的准确率高于超声和 CT，对直肠癌术后盆腔、会阴部复发的诊断较 CT 优。直肠 MRI 可以较为准确地判断肿瘤浸润层次及周围淋巴结转移状况，也是直肠癌术前 TNM 分期的常用方法。

五、诊断及鉴别诊断

(一)诊断

结直肠肿瘤的术前定性和定位检查甚为重要，明确肿瘤的性质可以帮助制订手术方式和手术范围，明确肿瘤的位置对手术切口的选择和手术野显露至关重要。

1. 定性检查

定性检查包括纤维结肠镜检查和活检、肿瘤标志物检查和 PET 扫描等。结肠镜是目前唯一可以进行活检的检查方法。血清生物标志物有 CEA、CA50、CA242 等，总体而言，其准确率不高，定性诊断不能依赖于此。

从理论上讲，PET 扫描对恶性肿瘤有较高的诊断价值，而且与 CT 扫描结合后可以明显提高诊断准确率，但在炎性疾病的鉴别诊断方面仍存在不足。

2. 定位检查

临床常用的定位检查有 X 线钡剂灌肠检查、纤维结肠镜检查等，另外结肠 CT 重建及虚拟结肠镜检查正逐渐在临床中广泛使用。

X 线钡剂灌肠检查是传统的结直肠检查方法，定位诊断准确率高。

纤维结肠镜检查的定位诊断价值在于肿瘤距离肛门的距离，距离越远，其定位的准确性越差。

如果定位困难，可以在术中开腹前和开腹后使用帮助定位。

结肠 CT 重建的定位作用类似于 X 线钡剂灌肠检查，准确、客观。

(二) 鉴别诊断

1. 炎症性肠病

本病可以出现腹泻、黏液便、脓血便、大便次数增多、腹胀、腹痛、消瘦和贫血等症状，伴有感染者尚可有发热等中毒症状，与结肠癌的症状相似。结肠镜检查及活检是有效的鉴别方法。

2. 结直肠息肉

结直肠息肉主要症状可以是便血，有些患者还可有脓血样便，与结直肠癌相似，行钡剂灌肠检查时可表现为充盈缺损，行结肠镜检查并取活组织送病理检查是有效的鉴别方法。腺瘤性息肉是癌前病变，需要积极处理。

3. 肠结核

肠结核好发部位在回肠末端、盲肠及升结肠。其常见症状有腹痛、腹泻、便秘交替出现，部分患者可有低热、贫血、消瘦、乏力、腹部肿块症状，与结肠癌症状相似。但肠结核患者全身症状更加明显，如午后低热或不规则发热、盗汗、消瘦乏力，需注意鉴别，本病在我国较常见。

4. 痔

血色鲜红，不与大便相混合，直肠癌便血常伴有黏液而出现黏液血便和直肠刺激症状。对便血患者必须常规行直肠指诊。

六、治疗

结肠、直肠在胚胎学、组织学、解剖学方面存在共同之处，没有截然的分界。发生在结肠、直肠的恶性肿瘤在病理学、肿瘤转移途径方面也存在相似之处，因此，内科、外科治疗原则大同小异，但是结肠癌和直肠癌在解剖部位、肿瘤生物学行为、基因特征等方面也确实存在诸多区别，因此在治疗方面差异较大，在某些治疗方式上宜分别叙述。

不同分期的结直肠癌，治疗选择存在较大的区别。早期结直肠癌可以通过局部切除达到较高的生存预后；进展期结直肠癌通过新辅助治疗再手术治疗模式，可以获得较好的局部控制率；远处脏器转移的Ⅴ期病例可以经过转化治疗后，仍有手术切除可能，并获得远期存活的机会。因此，准确的术前分期评估，可以选择适合的治疗模式，提高患者的生活质量和生存时间。

(一)早期结直肠癌的手术治疗

早期结直肠癌是指未累及固有肌层的黏膜上皮来源肿瘤。局限于黏膜内的肿瘤由于未累及黏膜下的淋巴网，极少出现转移情况。

现认为符合以下条件的早期结直肠癌患者可以选择局部切除：①肿瘤距肛缘10 cm以内。②肿瘤直径<3 cm。③占肠壁周径<30%。④T1期肿瘤。⑤组织学类型为高、中分化腺癌。⑥无血管淋巴管浸润或神经浸润。⑦治疗前无淋巴结肿大的影像学证据。

以下按不同手术路径分述早期结直肠癌的手术方式。

1.经消化内镜手术

(1)电切：适用于直径<5 mm的黏膜内癌，切除的组织可送病理检查。

(2)套圈切除：适用于有蒂、亚蒂或无蒂的早期结直肠癌。

(3)黏膜切除术或黏膜下剥离术：适用于表面型病变，特别是平坦、凹陷型病变。

2.经肛门入路手术

(1)经肛门切除术：可以实施全层切除原发病灶，缺点是操作困难，适用于距离肛门5 cm以内的肿瘤。大多数的低位直肠癌的局部切除手术都可以经肛门的入路来完成。传统经肛门切除术对局部解剖结构的损伤最小，但因显露、视野、操作精确度的局限性，该手术方式仅适合于远端直肠癌。

(2)经肛内镜显微外科手术：经肛门途径采用腹腔镜设备实施原发病灶的切除，适用于距肛门4~12 cm的早期直肠癌。其优点是可以全层切除肠壁，并可在切除后进行肠壁的缝合，减少术后出血、吻合口瘘等并发症。该术式提供良好的术野显露，能使手术切除更精细，伤口愈合更好。其缺点是需要置备相应的腹腔镜设备和特殊的手术器械，达到熟练操作需要一定的学习曲线。

3.经骶尾部入路

手术 Kraske 最早提出经骶尾部入路的直肠手术。麻醉后，患者俯卧位，经尾骨至肛门纵向切开骶尾部，经过盆底肌达直肠后间隙，可以将直肠纵向剖开，显露较好。外科手术操作由于经肛门手术，手术部位可达距肛缘8 cm的位置。如果需要切除骶尾骨时，手术创伤较大，且直肠皮肤瘘发生率较高。York-Mason 手术或经括约肌的手术，是在 Kraske 手术基础之上纵向切开肛门外括约肌肌群，可以完整显露末段直肠。其术野显露较经肛门入路的好，但如其名，术中需要离断肛门括约肌，术后肛门功能障碍的发生率较高。

(二)进展期结肠癌的手术治疗

1.结肠癌根治性切除术的总体原则

(1)肠管切除长度和淋巴结清扫范围：肠管切除的长度取决于系膜血管的离断范围和淋巴清扫的范围，于肿瘤两端 5~10 cm 处切断正常肠管，才能最大限度地保证肠周淋巴结的清扫，降低吻合口或局部复发率。区域淋巴结应清扫至滋养血管的根部。如果肿瘤位于 2 根滋养血管的中间，则需于根部切断 2 根滋养血管。

(2)遵循外科无瘤技术原则：优先处理滋养血管根部，尽量不接触肿瘤。对于肿瘤已经侵至浆膜的病例，首先用纱布包裹瘤体，两端通过穿透系膜的布带结扎固定于肠管。其目的在于防止瘤细胞脱落、种植腹腔，防止术者在操作过程中反复触摸瘤体，形成整个手术创面肿瘤细胞播散；或者防止反复挤压瘤体后，肿瘤细胞通过血管向近心端转移。

(3)完整系膜切除的原则：21 世纪提出的结肠完整系膜切除(complete mesocolic excision，CME)术，为一种手术原则和理念。它主张沿胚胎时期形成的自然间隙进行解剖，完整切除结肠系膜的前叶和后叶，以及其中所包含的系膜脂肪、滋养血管、淋巴结等，并且强调清扫中央区淋巴结。这样能够最大范围地切除病变肠管及其完整的系膜，提高了淋巴结获取数目。一些回顾性研究显示，患者的远期生存率得到提高。因此，目前这一手术原则成为结肠癌根治性切除术的规范。值得注意的是，欧美国家的 NCCN 指南、ESMO 指南并未明确界定淋巴结清扫的范围，只是要求淋巴结获检数目应该超过 12 枚；日本的大肠癌规范和中国的结直肠癌诊治规范中，要求对进展期的肿瘤实施中央区域淋巴结清扫的 D3 根治性切除术。

(4)其余部位结肠探查的必要性：虽然多原发性大肠癌的发生率不超过 3%，但是一旦出现漏诊、漏治，对患者而言将是一次灾难。术前全程肠镜检查、术中全大肠探查及术后定期纤维结肠镜随诊是提高多原发性大肠癌诊断和预后的关键。

(5)腹腔镜技术在结肠癌中的应用：自 Jacobs 等于 1991 年将腹腔镜技术应用于结肠手术以来，该技术在全球范围内得到了迅速的推广，而且随着腹腔镜设备和器械的不断改进，近 30 年来腹腔镜技术已经覆盖了结直肠外科所有领域。在这期间，几项多中心的临床研究显示，腹腔镜技术无论在近期疗效(创伤小，恢复快、美观)方面优于传统开腹手术；远期疗效(生存时间)不劣于开腹手术。这些研究结果的公布，以及与医生实际工作经验相结合，为推动腹腔镜技术的普及提供了坚实的理论支持。

2.右半结肠癌的手术

右半结肠癌包括盲肠癌、升结肠、结肠肝曲癌及右侧 1/2 横结肠癌，它们都应行右半结肠切除术。无法切除时可行回-横结肠侧侧吻合术，解除梗阻。右半结肠癌的切除范围包括末端回肠 10~20 cm、盲肠、升结肠、横结肠右半部和大网膜。

在剥离结肠系膜时应该沿着右结肠系膜与肾周筋膜之间的 Toldtt 间隙进行分离，以充分保证结肠系膜前后叶及其所包裹的脂肪、淋巴、血管组织的完整性。传统 D2 手术在根部结扎回结肠动脉、右结肠动脉和中结肠动脉右支。淋巴结的清扫范围包括结扎血管根部的淋巴结及其切除区域系膜的淋巴结。按照 CME 手术原则，结肠系膜的切除范围应该延伸至根部，包括升结肠系膜根部和右侧 1/2 横结肠系膜根部，连同中央淋巴结的清扫。清扫区域包括肠系膜上静脉、动脉表面的淋巴脂肪组织，并于根部结扎右结肠区域的滋养血管。

3. 横结肠癌的手术

由于横结肠肝曲癌、脾曲癌在治疗上分别采取右半结肠切除术和左半结肠切除术，因此多数情况下，横结肠癌切除术主要用于横结肠中部癌。手术切除范围包括肿瘤两端 10 cm 的肠管和相应的横结肠系膜、大网膜，根据横结肠长度的个体差异决定是否游离并切除肝曲结肠或脾曲结肠。淋巴结清扫范围应至结肠中动脉起始部。

结肠中动脉是肠系膜上动脉的分支血管，于胰腺钩突部的下缘进入横结肠系膜，位于横结肠系膜的前叶和后叶之间，部分人群中该动脉可能缺如。沿横结肠系膜前叶向系膜根部解剖，可达胰腺被膜，于此处剪开系膜前叶的腹膜组织，沿胰腺体部和尾部的下缘解剖，在转向钩突部时可以找到结肠中动脉和伴行的静脉。

4. 左半结肠癌的手术

左半结肠癌包括结肠脾曲癌、降结肠癌和乙状结肠癌。切除范围包括远端 1/3 横结肠、脾曲结肠和降结肠。淋巴结清扫范围上至结肠中动脉的左侧支，下至肠系膜下动脉的起始部。切除结肠相应的系膜。

5. 乙状结肠癌的手术

乙状结肠切除范围包括肿瘤两端 10 cm 的肠管和相应的乙状结肠系膜，淋巴结清扫范围应至肠系膜下动脉或乙状结肠动脉起始部。

(三) 进展期直肠癌的手术治疗

1. 直肠癌根治性切除术的总体原则

(1) 肠系膜下血管的解剖。直肠总长度为 12~15 cm，由肠系膜下血管供血。肠系膜下动脉于十二指肠水平段的下方从主动脉发出，并于主动脉前方下行。肠系膜下动脉根部附近的淋巴结在直肠癌手术中属于第三站淋巴结，是否有必要进行此站淋巴结的清扫，目前还没有定论。可以剔除肠系膜下血管周围的淋巴脂肪组织，并将其主干骨骼化，在其发出第一分支(左结肠血管)之后或者在直肠上动脉根部水平切断血管主干。这样既可以保留剩余结肠的血运又可以达到肿瘤根治、细化肿瘤分期的目的。

(2) 全直肠系膜切除原则。该原则中直肠及其全系膜被视为由直肠深筋膜包绕的统一整体。直肠系膜中可能存在肿瘤的散在病灶，手术中如果直肠深筋膜破损或直肠系膜切除不完全，即可能存在肿瘤细胞的残留。这是造成直肠癌术后局部复发的重要因素。全直肠系膜切除(total mesorectum excision, TME)原则有两个基本概念：第一，在游离直肠及其全系膜时，前方应该沿迪氏筋膜解剖，即直肠与阴道或精囊腺/前列腺之间的结缔组织间隙；后方应该沿直肠深筋膜与浅筋膜之间的直肠后间隙进行解剖。前方的迪氏筋膜较为致密，后方的直肠后间隙较为疏松，在进行这些筋膜的解剖时，均应采用剪刀或电刀进行锐性游离。第二，关于直肠及其系膜的远切缘，肠管的断离可在肿瘤下缘远端的 2 cm 处，而直肠系膜的断离应该在肿瘤下缘远端的 5 cm 处。

TME 原则最早由英国的 Heald 医生提出，同期英国 William 医生的研究证实中低位直肠癌远切缘 2 cm 的安全性。TME 原则的提出很快得到了广大外科医生的认可，按此原则进行中低位直肠癌的外科切除，可以提高保肛手术成功率，同时也明显降低了直肠癌术后的局部复发率。因此，该原则很快推广至全世界，并成为目前中低位直肠癌外科手术的金标准。值得注意的是，当肿瘤浸透直肠深筋膜并累及前、侧盆壁或直肠前方的器官，肿瘤为低分化或未分化癌时，无法按照 TME 原则实施手术。

(3)保留自主神经。近年来保留盆腔自主神经(pelvic autonomic nerve preservation, PANP)的直肠癌手术越来越受到广大医生和患者的重视，以前的保功能手术重点在于能否保留肛门，而今，能否保留患者的排尿功能、性功能也日益受到关注。直肠手术中容易损伤交感神经和副交感神经，并引起相应的功能障碍。交感神经源于 T~L，位于腹主动脉前方并沿其方向走行，直至腹主动脉分叉下方，继续向下走行，将其称为下腹神经丛(交感神经)，分为左右两支，主要司射精功能、阴道润滑和储尿功能。副交感神经源于 S~S，位于盆壁两侧，称为盆神经丛，主要司勃起功能和排尿功能。直肠癌根治性切除手术中无视这些神经的存在，或者扩大的根治性切除手术，或者广泛的淋巴结清扫，是造成患者术后排尿功能、性功能障碍的主要原因。结直肠外科医生应该熟悉自主神经在其走行过程中的具体解剖位置，在保证规范淋巴结清扫范围的同时，注意解剖层次和间隙。这对保留自主神经的完整性至关重要。例如，在离断肠系膜下血管时勿贴近其根部，避免损伤主动脉前方的交感神经主干，可以在剔除肠系膜下动脉根部周围的淋巴结之后，使血管骨骼化，在其第一分支(左结肠动脉)以远断离血管主干。这样既达到了系膜血管根部淋巴结清扫的目的，又可以最大限度地保留剩余结肠的血供。

(4)侧方淋巴结清扫。直肠癌的侧方淋巴结是指存在于直肠深筋膜以外的盆腔淋巴脂肪组织，超越了直肠前方的迪氏筋膜和直肠后方的直肠后间隙(即 TME 所界定的切除范围)，包括位于髂内动脉及其分支在内和以外的淋巴脂肪组织。

常规的中低位直肠癌手术是否进行侧方淋巴结清扫，目前没有统一的认识。这主要因为在提高患者存活率、降低局部复发率、提高生活质量等方面还存在异议。日本学者和国内部分学者认为侧方转移的比例不能忽视，并提出保留自主神经的扩大清扫术，其目的在于患者保留术后生理功能、提高远期存活率。但是，侧方清扫和保留自主神经之间存在必然的对立。因此欧美国家的学者认为，直肠癌的侧方淋巴结转移率较低，如果进行侧方清扫并不能降低局部复发率，更谈不上提高远期存活率，反而付出的代价是损害患者的排尿功能和性功能。侧方淋巴结转移的发生率各家报道不一，且与肿瘤类型、分化程度和 T 分期等有明显关系。因此有学者认为，如果肿瘤浸润范围已经超过直肠深筋膜，侧方的淋巴结转移病变已不再是单一的局部病灶，而是肿瘤全身病变的一部分，过分强调手术的局部治疗作用对患者的近期生活质量和远期存活没有积极意义。

目前许多单位对侧方淋巴结清扫的必要性没有取得共识，而且这方面也没有足够的循证医学证据，因此多数结直肠疾病指南中不推荐进行常规的侧方淋巴结清扫。

(5)环周切缘。环周切缘是指在直肠及肿瘤的横断面上，肿瘤浸润边缘与外周手术切缘的最短距离。传统的术后病理检测在肿瘤切缘上注重肿瘤远近肠管断端的阳性与否，而忽略了环周切缘的情况。目前多数学者认为，环周切缘 1 mm 以上才能称为阴性。环周切缘的阳性是造成术后局部复发的主要因素，而且患者的远处脏器转移和远期存活率也与之密切相关。切缘阳性患者的局部复发率明显升高，而 5 年存活率明显降低。对于 T_3/T_4 期肿瘤而言，术前放疗是降低患者切缘阳性率的有效方法。

(6)腹腔镜技术在直肠癌手术中的应用。不同于腹腔镜技术在结肠癌手术中的应用，针对直肠癌的临床研究得出的结论不一致，因此采用腹腔镜进行直肠癌外科手术的循证医学证据仍然存在争议。其中赞成的证据来自长期随访的生存期；而反对观点的证据来自近期手术标本质量的差别，这种差别能否转化成生存期差异，还需经过长时间的验证。如此状况虽然不能阻挡腹腔镜技术普及的步伐，但是开展这项技术的手术医生应该具备腔镜下TME手术的经验。经过严格培训、具有熟练腹腔镜技能的外科医生，对可切除直肠癌实施腹腔镜手术是可行的。

2.直肠癌根治性切除术的方式

(1)腹会阴联合直肠癌切除术。腹会阴联合直肠癌切除术即Miles手术，原则上适用于腹膜返折以下的直肠癌。切除范围包括乙状结肠远端、全部直肠、肠系膜下动脉及其区域淋巴结、全直肠系膜、肛提肌、坐骨直肠窝内脂肪、肛管及肛门周围直径约5 cm的皮肤、皮下组织及全部肛管括约肌，于左下腹行永久性结肠造瘘。

(2)直肠低位前切除术。直肠低位前切除术即Dixon手术或称经腹直肠癌切除术，是目前应用最多的直肠癌根治术，原则上适用于腹膜返折以上的直肠癌。大样本临床病理学研究提示，直肠癌向远端肠壁浸润的范围较结肠癌小，只有<3%的直肠癌向远端浸润超过2 cm。是否选择Dixon手术，主要取决于患者的全身情况、肿瘤分化程度、浸润转移范围及肿瘤下缘距齿状线距离。应在术前做好评估，正确判断肿瘤浸润、进展的程度并结合术中具体情况个体化对待。一般要求肿瘤距齿状线5 cm以上，远端切缘距肿瘤下缘2 cm以上，以能根治切除瘤为原则。由于吻合口位于齿状线附近，在术后的一段时期内患者会出现大便次数增多、排便控制功能较差的情况，可通过行结肠J形储袋改善排便功能。

(3)经腹直肠癌切除、近端造瘘、远端封闭手术。其也称Hartmann手术，适用于无法进行Ⅰ期吻合的直肠癌患者或一般条件较差的患者。

直肠癌侵犯子宫时，可一并切除子宫，称为后盆腔脏器清扫。直肠癌侵犯膀胱时，可行直肠和膀胱(男性)或直肠、子宫和膀胱切除(女性)，这种手术称全盆腔清扫。

(四)术后病理

术后病理是肿瘤分期、预后判断、治疗选择的依据。

术后病理报告单应该包括的项目：①肿瘤类型；②肿瘤分级；③肿瘤T分期(浸润深度是否累及腹膜或邻近器官)；④肿瘤N分期(获取的区域淋巴结总数、阳性淋巴结数目)；⑤肿瘤M分期(获取的非区域淋巴结总数、阳性淋巴结数目，或者其他脏器病灶)；⑥切缘情况(远近端切缘、侧切缘、环周切缘)；⑦是否存在不良因素(淋巴结浸润、血管浸润、神经浸润、癌结节)；⑧免疫组织化学，应该包含可以造成微卫星不稳定性相关的蛋白，如MMR相关的蛋白表达情况；⑨对于术前接受放疗、化疗的患者，还应该包含肿瘤消退程度的分级，pTNM表示术后病理的TNM分期；ypTNM表示经过术前治疗后的TNM分期。

（五）辅助治疗

1. 化疗

药物化疗是结直肠瘤综合治疗模式中重要的环节之一。在经历了临床试验验证辅助化疗的必然性、新型药物的研发和临床实践之后，术后辅助化疗已经成为进展期结直肠癌的治疗规范。

（1）术后化疗。2005 年，相继的多届美国临床肿瘤学会（ASCO）会议上，先后公布了 MOSAIC 研究、NSABFC-07 研究等临床试验的结果。这些多中心、随机对照的临床研究结果确立了奥沙利铂在结直肠癌术后常规辅助化疗中的主导地位，其优势主要体现在Ⅲ期患者接受联合化疗后的生存率提高。术后常规辅助化疗适用于Ⅲ期病例和高危的Ⅱ期病例，一般于术后 1 个月内开始化疗，为期 6 个月。目前常用的联合化疗方案是氟尿嘧啶制剂联合奥沙利铂，如 FOLFOX 系列方案、XELOX（CapeOX）方案等。单药方案主要采用不同剂型的氟尿嘧啶制剂，如氟尿嘧啶、卡培他滨等，方案有氟尿嘧啶、卡培他滨单药等。化疗方案的选择主要取决于肿瘤的临床分期、侧重于化疗的疗效还是安全性等。

（2）术前化疗。许多报道显示，在术前化疗联合放疗可使肿瘤缩小和降期，有利于提高直肠癌保肛手术成功率，降低局部复发率，且对生存期无不利影响。

（3）术中化疗。①肠腔化疗：1960 年，Rousselot 等首先使用术中肠腔内灌注氟尿嘧啶化疗作为辅助治疗。②门静脉化疗：肝是结直肠病最常见及最早发生转移的远处脏器。预防肝转移是提高患者结直肠癌术后 5 年生存率的关键。具体方法是经肠系膜上静脉分支或胃网膜右静脉插管，手术当天起连续缓慢滴入氟尿嘧啶进行门静脉化疗。③术中热灌注化疗：近年结直肠癌术中腹腔内热灌注化疗受到国内外的重视，临床研究表明它可减少患者肿瘤术后的复发及转移。

2. 放疗

术中放疗（intraoperative irradiation）可以发挥最大的肿瘤特异效应补充体外放疗的剂量不足——IORT 的生物效应是体外照射的 2～3 倍。术中放疗也有合并症，要是神经病变和输尿管狭窄，应予注意和预防。术中放疗对医院的规模、条件、设施要求较高，不利于普及；目前还缺乏足够证据开展此项工作。

进展期直肠癌的术后放射治疗可以降低局部复发率，但是术后放疗主要不良反应是皮炎、腹泻、膀胱炎和肠炎等。现在对进展期直肠癌，多倾向于术前实施放疗。

3. 新辅助治疗

针对直肠癌术前采取的一些治疗方法统称为新辅助治疗。新辅助治疗包括新辅助化疗、新辅助放疗和新辅助放化疗等。

经过二三十年的临床实践，虽然新辅助治疗对远期存活率没有显示出优势，但是其治疗的作用在于缩小肿瘤体积、降期，提高低位直肠癌的保肛率，降低术后局部复发率。对于距离肛缘 10 cm 以内的中低位、可切除直肠癌，术前实施同步的联合放疗、化疗（新辅助治疗）成为进展期直肠癌规范化治疗的模式。

目前新辅助治疗多采用总剂量 45～50 Gy 的长程放疗，分割 25 次完成；同步的化疗药物使用以氟尿嘧啶制剂为基础的单药或联合用药。

4. 其他辅助治疗

免疫治疗、导向治疗、基因治疗目前仍处于实验室和临床研究阶段，有着良好的应用前景。近年来，靶向治疗药物的诞生和应用，如表皮生长因子受体（EGFR）拮抗药（cetuximab，C225）、重组人源性抗 VEGF 单克隆抗体等为晚期或转移性结直肠癌的治疗提供了令人振奋的治疗效果。

（六）结直肠癌肝转移的治疗

肝是结直肠癌最常见的转移脏器，其根据诊断时间不同可以分为两种情况。同时性肝转移是指结直肠癌确诊前或确诊时发现的肝转移；而结直肠癌根治术后发生的肝转移称为异时性肝转移（又可分为早期异时性肝转移和晚期异时性肝转移）。许多研究表明，未经手术治疗的肝转移患者 5 年生存率为零，并且肝转移是大多数患者的死亡原因。最近研究显示，结直肠癌肝转移患者在行根治性切除手术之后的 5 年生存率可为 40%～50%。因此，患者是否适宜手术，或者是否有可能适宜手术，以及后续的转移性结直肠癌手术的选择，是处理结直肠癌肝转移的关键问题。

肝转移病灶是否适合手术切除的标准一直在演变，但主要应从以下三方面来判断：①结直肠癌原发灶能够或已经根治性切除。②根据肝解剖学基础和病灶范围，肝转移灶可 R0 切除，且可保留足够的肝功能（剩余肝体积>30%）。③全身状况允许，没有不可切除的肝外转移病变，或者仅为肺部结节性病灶，但不影响肝转移灶切除决策的患者。

随着技术的进步，肝转移灶的大小、数目、部位、分布等已不再是影响判断结直肠癌肝转移患者是否适宜手术的单一决定因素。

既往结直肠原发灶为根治性切除且不伴有原发灶复发，肝转移灶能完全切除且肝切除量<70%（无肝硬化），应予以手术切除肝转移灶，也可考虑先行新辅助治疗。

对于可切除结直肠癌肝转移，多主张采用新辅助治疗，主要基于以下几方面原因：①新辅助治疗提供了"窗口期"，观察有无新的无法切除转移灶，减少没有必要的手术。②新辅助治疗可增加 R0 手术的概率，增加术后剩余肝体积。③新辅助治疗可作为评价化疗方案敏感性的依据，指导术后化疗方案的选择。④新辅助治疗的疗效，可作为患者预后评估的一个指标。⑤新辅助治疗结合辅助化疗，可能改善接受治愈性手术患者的预后。

然而，新辅助治疗也有一定的弊端。①化疗可能会造成肝损伤：如与奥沙利铂治疗相关的肝血管性病变；与伊立替康治疗相关的非酒精性脂肪肝等。这些损害均可能增加肝切除术后的并发症。②影像学检查消失的转移灶仍应切除，但术者无法在术中对肝转移灶精确定位。③转移灶进展致使无法切除。

对于不可切除结直肠癌肝转移的综合治疗包括全身和介入化疗、分子靶向治疗及针对肝病灶的局部治疗如射频消融、无水乙醇注射、放射治疗等，治疗方案的选择应基于对患者治疗前的精确评估。

部分初诊无法切除的肝转移灶，经过系统的综合治疗后可转为适宜手术切除，其术后 5 年生存率与初始肝转移灶手术切除的患者相似。此类患者应当采取较为积极的诱导方案，应用有效的强烈化疗，并考虑联合肝动脉灌注化疗及分子靶向药物治疗。对于肝转移灶始终无法根治性切除的患者，综合治疗也可明显延长中位生存时间，控制疾病快速进展，明显改善生命质量。因此，积极的综合治疗对于适合强烈治疗的不可切除结直肠癌肝转移患者同样意义重大。

七、预后

来自美国国家癌症研究所（National Cancer Institute，NCI）SEER 网站的数据显示，结直肠癌的总体治愈率为 65.1%，其预后与分期密切相关。总体而言，如果肿瘤局限于初始的部位，而且没有发生转移，称为局限性疾病，其 5 年存活率可达 90.1%；如果肿瘤转移至初始部位附近或区域淋巴结，此时称为区域性病变，其 5 年存活率为 71.2%；如果肿瘤转移至远处器官，称为远处转移，其 5 年存活率为 13.5%。

第二节　大肠良性肿瘤

大肠良性肿瘤包括息肉、脂肪瘤、平滑肌瘤、纤维瘤、血管瘤等，其中息肉最常见，而平滑肌瘤较少见。

一、大肠息肉

大肠息肉是老年人的一种常见病症，具有各种不同组织类型特征，其病变差异较大，预后也各不相同。大肠息肉是指肉眼所见结直肠黏膜的各种局限性隆起，高出黏膜，突向肠腔，可以有蒂，也可广基无蒂，占整个肠道息肉的 80%。这种传统意义上的息肉分为腺瘤性息肉和非腺瘤性息肉两类。其中腺瘤性息肉是消化道常见的良性肿瘤，腺瘤性息肉上皮增生活跃，多伴有上皮内瘤变，它和 CRC 发病密切相关，是目前公认的 CRC 癌前病变。有研究提示，85% 以上的 CRC 是由结直肠腺瘤性息肉转变而来，历时大约 5 年以上，平均10~15 年。非腺瘤性息肉类型包括增生性息肉、错构瘤性息肉（幼年性息肉、Peutz-Jeghers息肉等）、炎症性息肉（血吸虫性息肉、炎症性假息肉等）、淋巴聚集以及其他肿瘤。一般不恶变，但如伴有上皮内瘤变则也可恶变，增生性息肉有上皮内瘤变的癌变率与管状腺瘤基本相同。息肉具体分类见表 5-1。

（一）流行病学

腺瘤（adenoma）是指无明确原因的、组织上有上皮内瘤变存在的病理学改变。结直肠腺瘤是一种常见的大肠良性肿瘤，属于癌前病变，普通人群总患病率为 30%~50%，当腺瘤体积增大、绒毛成分增多或有高级别上皮内瘤变时，癌变发生率增加。文献报道称，老年人大肠息肉恶变率明显高于中青年患者，息肉恶变率有随着年龄增长而增高的趋势。

表 5-1 结肠息肉病变分类

畸形腺窝灶 ACF	腺瘤	息肉	息肉病
普通 ACF	管状腺瘤	增生性息肉	FAP
增生性病变 ACF	绒毛状腺瘤	幼年性息肉	Gardner 综合征
腺瘤性 ACF	管状绒毛状腺瘤	炎症性息肉	Turcot 综合征
	杵状-微腺管腺瘤	淋巴性息肉	HNPCC
	锯齿状腺瘤	黏膜脱垂性息肉	Peutz-Jeghers 综合征
	广基锯齿状腺瘤	纤维性息肉	幼年性息肉病
	混合型腺瘤		Cowden 综合征
			增生性息肉病
			炎症性息肉病
			淋巴性息肉病
			Cronkhite-Canada 综合征

(二)病因和危险因素

流行病学研究提示，代谢综合征（metabolic syndrome，MS）、环境因素、遗传因素、生活方式和饮食等与结直肠腺瘤发病有关。

大量流行病学调查显示，MS 是 CRC 的危险因素。近年研究显示 MS 及其组分亦是结直肠腺瘤的危险因素。MS 是一组多种代谢异常聚集的病理状态和临床症候群，主要包括中心性肥胖、高血糖、高血压、血脂异常等四大组分。随着生活水平提高，MS 发病率明显增高。目前国内外多项研究表明，过高的体重指数（BMI）、超限的腰围、较高的空腹血糖、糖化血红蛋白、血清甘油三酯水平及高血压等 MS 组分和结直肠腺瘤的发生密切相关。

近年临床研究表明，年龄、性别也是结直肠腺瘤的高危因素。男性患结直肠腺瘤的比例明显高于女性，其患病率随年龄增长而增加，50 岁人群患病率为 30%，大于 60 岁是结直肠腺瘤的独立危险因素，大于 70 岁者可为 50%~65%。

此外，吸烟、饮酒、体力活动相对少、尿酸水平高、冠状动脉粥样硬化性心脏病、非酒精性脂肪肝等也是结直肠腺瘤的高危因素。

(三)病理特征

结直肠腺瘤从组织上可分为管状腺瘤、绒毛状腺瘤和混合型腺瘤（管状绒毛状腺瘤）。

1. 管状腺瘤

管状腺瘤呈圆形或椭圆形息肉，表面光滑或有分叶，大小不一，但大部分直径在 1 cm 以下，80% 有蒂；组织表现为多数管状腺体，未成熟细胞分布于腺体的所有水平；可有不同程度的间叶样变，有时亦有少量乳头增生。其癌变率为 1%~5%。

2. 绒毛状腺瘤

绒毛状腺瘤较管状腺瘤少见，绝大多数为单发。一般体积较大，直径大多在 1 cm 以上，大部分为广基，10%~20% 可以有蒂。表面呈暗红色，粗糙，或呈绒毛状突起或小结节状，质软易碎，触之能活动，如果触及硬结或固定，则表示有癌变可能。分布以直肠最多，其次乙状结肠。组织表现为上皮呈乳头样生长，中心为血管结缔组织间质，随上皮一起增生，可呈乳头样生长，上皮细胞间变明显。

3. 混合型腺瘤

混合型腺瘤同时具有上述两种结构的腺瘤，其癌变率介于管状腺瘤与绒毛状腺瘤之间。息肉的恶变与其大小、形态及病理类型有关，息肉体积大、基底部宽、绒毛成分多、表面糜烂出血、结节状或分叶状容易癌变。大肠癌的发生与大肠腺瘤性息肉密切相关。文献报道称，直径 1~2 cm 的腺瘤性息肉恶变率为 10% 左右，而直径≥2 cm 的腺瘤恶变率接近 50%。一般认为随着腺瘤增大，腺瘤中的绒毛状成分逐渐增多，不典型增生加重，因而绒毛状腺瘤较管状腺瘤癌变率大 10 倍以上。

(四)结直肠腺瘤(癌前病变)筛查流程

中国早期结直肠癌筛查及内镜诊治指南(2014 年，北京)建议根据危险因素对不同人群进行个体化风险分层，推荐高危患者(3~6 分)进行结肠镜检查，低危患者(0~2 分)可考虑粪隐血筛查和(或)血清标志物筛查。风险分层评分标准见表 5-2。

表 5-2　预测结直肠肿瘤风险评分

危险因素	标准	分值
年龄	50~55 岁	0
	56~75 岁	1
性别	女性	0
	男性	1
家族史	一级亲属无结直肠癌	0
	一级亲属有结直肠癌	1
吸烟	无吸烟史	0
	有吸烟史(包括戒烟)	1
体质指数	<25 kg/m²	0
	≥25 kg/m²	1
糖尿病	无	0
	有	1

初筛应针对全体目标人群，宜选择经济且简便易行的方法。推荐使用基于高危因素的问卷调查、粪隐血试验、血清肿瘤标记物之一或联合使用。初筛确立的高风险人群，进一步行全结肠镜检查，并个体化配合使用色素内镜和放大染色内镜检查，疑有病变处应予以

活检进行病理诊断。伺机性筛查不宜做年龄限制，不考虑性别差异；推荐把规范化全结肠镜检查作为伺机性筛查精查手段；对于无异常者筛查的间隔时间不应超过 10 年；对于有一级亲属阳性家族史者建议 40 岁开始筛查，以后每 5 年 1 次；对于以往有肠道低风险腺瘤史者在治疗后 5~10 年内复查肠镜，高风险腺瘤史者在治疗后 3 年内复查肠镜，如果第一次复查未见异常，以后可延长随访时间间隔为 5~10 年；对于结肠癌根治性切除术后的患者建议术后 1 年内复查肠镜，以后每 2~3 年复查肠镜。对于直肠癌根治性切除术后患者前3 年内每 3~6 个月复查 1 次肠镜，以后每 2~3 年复查 1 次肠镜；对于有子宫内膜癌及卵巢癌的患者建议自诊断之日起每 5 年进行 1 次肠镜检查；对于炎症性肠病患者在症状出现以后 8~10 年开始筛查。其旨在发现结肠腺瘤并行结肠镜下切除，降低结肠癌的发生率。

（五）临床表现

结直肠腺瘤的症状与其大小及所处部位有关，大多数患者无明显临床症状，少部分患者表现为腹痛、排便习惯改变及黏液血便等非特异性症状。

1. 便血

其可有不同程度的便血，如出血量少或腺瘤位于右半结肠时肉眼难以察觉，大便隐血试验可为阳性，即使有肉眼便血，也易误认为痔疮出血。

2. 肠道刺激症状

其表现为腹泻或排便次数增多，或排便习惯或性状改变。

3. 腹痛

其在较大息肉发生肠梗阻或肠套叠时可有腹痛发生。对于老年患者而言，大肠息肉漏诊极易引发肿瘤或癌变，严重影响其生命健康。因此老年患者出现不明原因的便血、腹痛、腹泻时应及时就医，并做相应的检查明确诊断。

（六）诊断与治疗

1. 诊断

1）粪隐血试验

粪隐血试验诊断意义有限，结果取决于病灶是否出血，并应剔除食物的影响因素，假阴性较多。目前还有免疫组化的方法监测粪隐血，但都有一定的局限性。

2）直肠指检

直肠指检可以发现距肛门约 7 cm 以内的病灶。

3）X 线钡剂灌肠检查

双重对比气钡造影可以提高对腺瘤的检出率，缺点是无法得到标本进行病理诊断。

4）内镜检查

结肠镜检查是目前公认的最可靠的结直肠腺瘤检测方法，对于检查发现的病灶均应进行活检。结合放大染色内镜可判断肿瘤有无癌变及浸润深度。但全结肠镜检查为有创性检查，被检查者舒适度较差，并有潜在的并发症风险。尽管如此，全结肠镜检查仍然是结肠腺瘤和结肠癌筛查的金标准，尤其是对有高风险的老年人群。

（1）色素内镜检查。色素内镜是指在局部喷洒染色剂进行染色，使普通内镜难以观察到的病变变得明显，并使表面凹凸，从而将病变范围及表面形态显示出来。内镜下黏膜染色技术业已证明能明显提高微小病变检出率，并能更清晰地显示所见病变的边界与表面结构，有利于内镜下初步判断病变性质。非着色性染色剂靛胭脂是目前最常用的黏膜染色剂。

（2）电子染色内镜检查及 NICE 分型。随着内镜设备的不断发展，已有了分光内镜，在没有染色剂的情况下，内镜能显示出不同的颜色。目前常用的电子染色内镜有 NBI、FICE、i-scan 和 BLI。电子染色内镜结合放大内镜可通过黏膜血管颜色深浅差别清晰显示血管走行形态，对早期黏膜病变、消化道肿瘤表面微血管形态模式及炎症性胃肠黏膜损伤等病灶的显示具有较好效果。

（3）超声肠镜检查。将结肠镜和超声检查相结合，既可直接观察结直肠息肉病变形态，又可同时进行超声扫描，获取结直肠管壁各层次的组织声像特征和邻近脏器的超声图像。其对于结直肠息肉的诊断价值在于：①鉴别黏膜下肿瘤性质。②监测息肉癌变，如腺瘤癌变时，病灶中出现片状不规则低回声区，并可出现黏膜下层等深层浸润。③有助于治疗方式的选择，对于癌肿浸润未超过黏膜下层又无淋巴结转移征象的病灶可在内镜下切除。④初步判断息肉的类型。⑤观察息肉基底部血流情况，是否有较大的血管，有利于减少和防止内镜治疗术后出血。

5）其他检查方法

如血液肿瘤指标 CEA、结肠 CT 成像、胶囊结肠镜、乙状结肠镜等检查在临床上都有一定价值。

临床工作中无论哪一种方法都可出现漏诊情况。为提高诊断率、避免漏诊，高质量的结肠镜检查非常关键。目前较公认的高质量结肠镜检查标准如下：良好的肠道准备比例应>85%、盲肠插管率>95%、退镜时间>6 min。一般情况下，50 岁以上的首次就诊的无症状平均风险人群中腺瘤检出率（adenoma detection rate，ARD）>20%，男性>25%，女性>15%。研究证明，ARD 每增加 1.0%，相应的间期癌发病率则降低 3.0%。

临床上老年大肠息肉患者，虽然有临床症状，但因冠心病、高血压、脑血管疾病等因素，不愿或不能耐受结肠镜检查。对这类患者需要全面评估，适当放宽肠镜检查的指征，尽早进行肠镜检查，以免漏诊或贻误早期发现的时机。

2. 治疗

老年人息肉以内镜下治疗为主。而内镜下治疗则要根据其生理、病理特点，顾及患者是否存在着基础疾病，特别是慢性心、肺及代谢紊乱等疾病，术前应进行评估，如血压不稳定，患者应择期手术，血压最好控制在 135/85 mmHg 以下才进行手术；指导患者进行肠道准备；并进行长期服用药物的管理；术中应进行心电监护。糖尿病患者由于术前肠道准备会引起大量体液丢失、电解质紊乱及血糖不稳定，应监测调整好血糖后再进行手术。

由于结直肠息肉与结直肠癌关系密切，早发现、早治疗结直肠息肉是结直肠癌防治的关键措施。大肠腺瘤属于癌前病变，一经发现均应及时处理。早期研究提示，结直肠腺瘤演变成 CRC 所需时间在 10 年左右，因此在腺瘤演变成 CRC 之前予以治疗，能降低 CRC 的患病率及病死率。通过切除结直肠腺瘤降低结直肠癌发病率已成为共识。

1）内镜下大体分型

根据内镜下病变大体形态可将息肉分为两类：隆起型和表浅型。表浅型病变有三种亚型：表浅隆起型（Ⅱa），表浅平坦型（Ⅱb）和表浅凹陷型（Ⅱc）。侧向发育型肿瘤（laterally spreading tumor，LST）为表浅型大肠肿瘤的一种特殊类型，其直径≥10 mm，侧向爬行性生长。

2）治疗方法

目前结直肠腺瘤的主要治疗方式是内镜下切除。内镜切除技术包括常规内镜下息肉切除术、内镜下黏膜切除术（endoscopic mucosal resection，EMR）、内镜下黏膜剥离术（endoscopic submucosal dissection，ESD）。与传统外科手术相比，内镜下切除具有创伤小、并发症少、恢复快、费用低等优点。

内镜治疗前详细评估适应证和禁忌证非常重要。我国 2014 年版指南推荐的癌前病变内镜切除适应证和禁忌证分别见表 5-3 和表 5-4。

表 5-3 结直肠癌前病变内镜切除适应证

方法	适用范围
高额电圈套法息肉切除术	5 mm 以上的隆起型病变（Ⅰ型）
内镜下黏膜切除术（EMR）	（1）直径 5~20 mm 的平坦病变 （2）直径>10 mm 的广基病变（Is）怀疑为绒毛状腺癌瘤/息肉（SSA/P） （3）可疑高级别上皮内瘤变或黏膜下轻度浸润癌的病变≤20 mm，预计 EMR 能完整切除
内镜下分片黏膜切除术（EPMR）	（1）直径为 20~30 mm 的侧向发育肿瘤（LST）-颗粒型可选用 EPMR，如为结节混合型应首先切除最大的结节（如直径≥10 mm）并整块送检 （2）尚未掌握 ESD 技术的医院，>30 mm 的 LST 也可选用 EPMR，但应关注高残留复发风险并密切随访
内镜下黏膜剥离术（ESD）	（1）符合内镜切除标准但直径>20 mm，EMR 难以整块切除的病变 ①LST-非颗粒型直径>20 mm，特别是假凹陷型 ②LST-颗粒型直径>30 mm ③腺管开口分型呈 VI 特征的病变 ④黏膜下轻度浸润癌 ⑤大的凹陷型肿瘤 ⑥大的隆起型病变怀疑癌变 （2）伴有黏膜下纤维化的黏膜病变 （3）慢性炎症（如溃疡性结肠炎）伴发的单发局部肿瘤 （4）内镜切除后局部残留的早期癌

表 5-4 结直肠癌前病变内镜切除禁忌证

禁忌分类	适用条件
禁忌证	(1)术前判断发生黏膜下深度浸润、固有肌层侵犯、淋巴结转移甚至远处转移 (2)美国麻醉医师协会(ASA)分级Ⅲ级及以上经评估无法耐受内镜手术 (3)无法行肠道准备(如肠梗阻等) (4)有其他肠镜检查禁忌证
慎行内镜切除的情况	(1)肠腔环周病变、累及多个皱襞等评估技术难度大且穿孔风险高的病变 (2)家族性大肠息肉病,遗传性非息肉病性结直肠癌(HNPCC) (3)同时并发大肠另一部位进展期癌,预计外科手术一次性切除 (4)伴其他器官肿瘤,预期寿命短 (5)肿瘤位置不利内镜治疗者
应择期切除的情况	(1)伴血液病、凝血功能障碍及服用抗凝剂的患者,凝血功能尚未纠正 (2)肠道急性炎症活动期,如活动性溃疡性结肠炎 (3)高热、衰弱、严重腹痛、低血压者 (4)肠道准备不良、患者不配合

3)治疗并发症

老年患者术后要密切观察生命体征及相关临床表现,注意术后出血及穿孔等并发症。定期内镜检查是监测术后息肉复发及癌变的有效手段。

内镜下息肉切除术虽然属于微创手术,但仍有一定的并发症发生率,以 ESD 更为常见,主要包括出血、穿孔、电凝综合征。

(1)出血:出血分为术中出血和术后出血。国外文献报道称,EMR 术中出血率为 1.8%~18%,术后出血率为 0.2%~7.2%;ESD 术后出血率为 0~3.6%。国内报道称,EMR 术中出血率为 1.0%~3.1%,术后出血率为 0.6%~3.0%;ESD 术中出血率为 0~15.6%,术后出血率为 1.4%~12.5%。术中以及大多数术后出血多为自限性,少量渗血可电凝处理,喷射性出血可使用钛夹止血,ESD 术中在黏膜下发现较小血管,可用电刀或直接电凝处理。

(2)穿孔:术中穿孔多能即刻发现,术后腹部平片发现膈下游离气体、CT 发现腹腔游离气体或查体见明显广泛腹膜刺激征等,应考虑术后穿孔。国外文献报道称,EMR 穿孔率 <1.5%,ESD 穿孔率为 0.8%~20.4%。国内文献报道称,ESD 穿孔率为 2.9%~14.5%。早期发现穿孔后如肠道准备良好、无肠内容物漏入腹腔应立即行内镜下夹闭,如创面可有效夹闭且无弥漫性腹膜炎者,可保守治疗。临床疑穿孔者在影像学检查确诊前即可开始经验性治疗,怀疑或确诊穿孔的患者需密切监护生命体征,补液、静脉滴注广谱抗生素。对于内镜修补困难或失败,持续肠内容物漏出导致腹膜炎,一般穿孔超过 4 h 而未行内镜下夹闭处理的患者,应行外科手术治疗。

(3)电凝综合征:又称息肉切除术后综合征或透壁综合征,表现为结肠镜下病变高频电切除后出现的局限性腹痛、发热、白细胞增多、腹膜炎而无明显穿孔征象,发生率为 0.003%~0.1%。

3. 术后随访

结直肠腺瘤切除术后容易复发，国外研究报道称结直肠腺瘤摘除后 3~5 年复发率为20%~50%，国内有症状人群的多中心调查研究显示 1 年复发率为 59%~46%，3 年复发率为 61.09%。因此对行结直肠腺瘤切除术后的患者，定期进行结肠镜检随访，可进一步降低CRC 的发病率。研究表明结直肠腺瘤复发和高龄、男性、腺瘤直径 ≥1 cm、多发腺瘤（>2 个）、高级别上皮内瘤变、绒毛状结构有关。国内一项研究发现，老年患者腺瘤摘除术后的复发率明显增高，因此建议适当缩短老年腺瘤摘除术患者的随访时间可能较为稳妥。

美国癌症协会将腺瘤性息肉分为低风险腺瘤（low-risk adenomas，LRAs）和高风险腺瘤（high-risk adenomas，HRAs）两类。低风险腺瘤定义：1 次结肠镜检查发现 1~2 个管状腺瘤，直径均<10 mm；高风险腺瘤定义：1 次结肠镜检查发现 3 个及以上腺瘤，或其中有1 个腺瘤直径 ≥10 mm，或有 1/3 以上绒毛结构或高级别上皮内瘤变。美国指南建议将 LRAs 结肠镜随访间隔时间定为 5~10 年，HRAs 为 3 年左右。表 5-5 是我国 2014 年版指南提出的随访间隔。

表 5-5　肠息肉/腺瘤切除术后的随访间隔

初次结肠镜检查结果	结肠镜随访间隔（年）
无息肉	3~5
直肠、乙状结肠增生性小息肉（直径<10 mm）	2~3
1~2 个直径<10 mm 的管状腺瘤	1~3
3~10 个管状腺瘤	1~2
>10 个腺瘤	1
≥1 个直径>10 mm 的管状腺瘤	1~2
≥1 个绒毛状腺瘤	1~2
腺瘤伴高级别上皮内瘤变	1~2
锯齿状病变	
直径<10 mm、无上皮内瘤变的无蒂锯齿状息肉	2~3
直径≥10 mm 或伴有上皮内瘤变的无蒂锯齿状息肉或传统的锯齿状腺瘤	1~2
锯齿状息肉病综合征	1

二、大肠平滑肌瘤

平滑肌瘤在胃肠道发病率很低，约为 1%，一般胃和小肠发病率高于结肠，其中约3.4%发生在结肠，直肠发病率相对高于结肠，约7%大肠平滑肌瘤可发生于任何年龄，但多在 40~60 岁，且年龄越大恶变可能性越大，男、女性发病率无显著差异。肿瘤组织来源于肌层，少数可来源于黏膜肌层。

(一)分型

根据平滑肌瘤在肠壁的位置、形状和生长方式,其可分为以下四型。

1.腔内型

肿瘤向肠腔内生长,呈球形或半球形肿物,有蒂或无蒂,有蒂者多为阔蒂,可因表面黏膜破溃形成浅溃疡。肿瘤直径一般不超过 5 cm。

2.腔外型

肿瘤位于浆膜下层,向肠壁外生长。

3.哑铃型(混合型)

肿瘤位于肠壁内,同时向肠腔内和肠腔外生长。

4.狭窄型(壁内型)

壁内型肌瘤一般较小,直径常在 1 cm 以下,极少有症状,不易被发现,但可环绕肠壁生长,造成肠狭窄或肠梗阻。多数平滑肌瘤瘤体直径小于 5 cm,而恶变为肉瘤者常大于5 cm。瘤体可呈分叶状,一般质坚韧,少数可因充血严重而质软。

(二)组织特点

本病在显微镜下可见分化成熟、形态比较一致的梭形平滑肌细胞束,亦可呈纵横交错的编织状或螺旋状排列,细胞核排列呈栅栏状,束间有增生的胶原纤维和结缔组织,核分裂象少见,低度恶性肉瘤与生长较快的良性肌瘤在镜下常不易区别。病程长者可有黏液变性、玻璃样变及钙化。

(三)临床症状

大肠平滑肌瘤有无症状、体征及严重程度与以下因素有关:①肿瘤大小;②肿瘤是否有溃疡;③是否发生恶变;④肿瘤的大体形态。

小肿瘤可无任何症状;肿瘤直径超过 2 cm 时,可因部分肠梗阻、完全性肠梗阻而有阵发性腹痛;肿瘤较大者可在腹部扪到肿块;有溃疡者可有肠道刺激症状,如腹泻、腹痛、大便次数增多等;亦可为突发性的下消化道出血,便血量大且无先兆症状,可发生休克;肿瘤发生恶性变者可出现明显消瘦等;肿块位于直肠者症状、体征出现较早,类似于直肠癌表现,容易早期发现。

(四)治疗

对于大肠平滑肌瘤应早期行手术切除,原则上未恶变者行肠段切除即可;如确诊为恶变者,可根据病变范围及有无转移,决定手术方式及范围的大小。

发生在肛管、直肠者,原则上应保留肛门,行局部肿瘤切除术;若肿瘤已恶变而浸润周围组织者,则应行腹会阴联合切除术。

第三节　围手术期护理

结直肠癌作为临床上常见的胃肠道恶性肿瘤之一，发病率呈逐年上升的趋势。目前手术依然是治疗该类疾病主要的方法，但是由于手术带来的创伤大，患者恢复较慢，这样不但会延长患者住院时间，还会增加治疗的费用，再加上患者长时间受疾病的折磨，产生的负性情绪较大，加上对疾病知识的缺乏，在临床上会对疾病的治疗带来一定的影响。所以，围手术期护理对手术患者的康复具有关键作用，需要足够重视。

一、术前护理

1. 心理护理

由于对癌症的恐惧和对腹腔镜手术的不了解，患者及家属往往有焦虑和恐惧心理，担心手术的可行性、安全性及根治性，并且手术费用较高，不愿行腹腔镜结直肠癌手术。医护人员应态度和蔼，耐心倾听患者的倾诉，有针对性地进行心理疏导，通过录像、交谈等方式介绍腹腔镜手术的适应证及优点，讲解手术前后的注意事项，必要时请手术成功的患者现身说法，提高患者对医护人员的信赖程度，从而消除患者焦虑、恐惧心理，减轻其思想负担，使患者在心情较稳定舒畅下接受手术。手术方式应尊重患者及家属的选择。如需行人工肛门，告知患者及家属手术方式的必要性。患者通过给予耐心的解释、心理指导，均能很好地配合手术及围术期处理。

2. 术前护理评估及控制伴发疾病

结直肠癌手术有严格的手术适应证，需要在全身麻醉下手术，手术对患者一般情况及肿瘤的浸润转移情况要求较高。入院后，护士应了解患者营养健康状况，了解患者有无心脏病、高血压病、糖尿病、肺炎及肺功能情况，有无腹部手术史及药物过敏史等，如腹腔有重大手术史一般很难行此术式。完善相关的术前检查，如血常规、血生化、凝血功能及胸部 X 线片、心电图等，进一步了解有无以上伴发病。如有严重贫血给予输红细胞纠正（HGB>90 g·L^{-1}），控制血糖血压正常或偏高［血压<160/100 mmHg（1 mmHg=0.133 kPa），血糖<8.5 mmol·mL^{-1}］；如有肺炎及肺功能不全，给予抗炎、平喘等治疗；如有心肌梗死、心律失常等严重伴发病请心内科医生协助治疗及术前评估，必要时术前行临时心脏起搏器或术中请心内科医生跟随；如有营养不良低蛋白血症，术前尽快适当补充（白蛋白>30 g/L）。另外行腹部 CT 检查排除肝脏等器官的转移，了解肿瘤局部浸润情况，如有多器官转移或单器官多处转移或局部浸润固定，则无法手术根治。

3. 胃肠道及皮肤处理

结直肠癌手术前必须进行严格的胃肠道准备，以便术中肠道能顺利在 Ⅰ 期吻合及术后胃肠道功能恢复顺利。入院至术前 2 d 进半流质饮食，如稀饭面条等，术前 2 d 开始进流质少渣饮食，如蒸鸡蛋糕及鱼汤肉汤（不吃鱼肉、猪肉等），为了减少胃肠道胀气，应禁食豆类、牛奶等易产气食物。于术前 1 d 22:00 开始禁水、禁食（强调术晨亦禁止），并于术晨再行清洁灌肠 1 次。术前皮肤准备，主要准备肛周皮肤，将肛周毛发剃除，如腹部有毛发者亦应一并剔除干净。脐部会阴部皮肤清洗干净，以免藏污纳垢，可减少腹部切口及肛门切口（如行 Miles 术）感染的机会。如术野皮肤有感染应及时告知主管医生。

二、术后护理

1. 术后生命体征的监测

术后长时间的呼吸加深、加快要注意肺部感染可能。术后 3 d 内中、低度发热，不超过 38.5 ℃，一般考虑术野的炎症吸收反应，术后术野出血亦可能持续发热，但不合并肠漏、切口及腹腔感染一般不会超过 38.5 ℃，应予鉴别。手术后血压，尤其是中老年患者有短暂的血压升高，可能与全身麻醉苏醒有关，一般予尼群地平片 10 mg 舌下含服即可，如血压过高可予硝酸甘油等降压。血压降低及脉搏加快要注意术野大出血可能，应及时予以排除或处理。

2. 术后体位及疼痛、呕吐的护理

全身麻醉手术清醒后，患者返回病房，给予去枕平卧位 8 h，如有恶心、呕吐则头偏向一侧，防止呕吐物误吸入气管而窒息，鼓励患者将痰吐出。术后护士应和患者家属一起协助患者在床上平卧翻身，以防褥疮发生；四肢可以在床上活动，并可嘱家属给予下肢按摩，以免下肢深静脉血栓形成。术后 8 h 后，患者完全清醒，可让患者取半卧位，如患者生命体征平稳，可以鼓励患者床边缓慢活动，以免下肢深静脉血栓及肺炎发生，并可以促进肠蠕动、促进肠功能恢复，防止术后粘连性肠梗阻的发生。术后次日即应要求患者逐渐加强活动，可在床边及病区内行走，应由患者家属陪同、搀扶，以患者体力为准，每天活动 4～5 次，每次 5～15 min 不等，如患者体力实在衰竭，亦可让家属用轮椅推其下床活动（Miles 术除外）。术后患者可用坐式马桶解大便。Miles 术患者早期应少取蹲位及坐位，以免会阴切口裂开等并发症发生。术后早期疼痛可予哌替啶或盐酸布桂嗪止痛，如 3～5 d 后阵发性腹胀、腹痛则为胃肠功能恢复，等排便、排气后可自行缓解，如术后早期呕吐予甲氧氯普胺止呕，术后 3 d 后应排除肠粘连性肠梗阻。

3. 术后腹部切口和引流管的护理

观察切口有无感染迹象：如术后 2～3 d 以后切口疼痛、发红、发热，则予乙醇纱布湿敷或紫外线照射；如已经化脓则给予拆除部分缝线，用 0.9% 氯化钠溶液清洗干净并通畅引流。一般无感染切口术后 9 d 左右拆线。术后患者常规留置胃肠减压管、尿管及骶前引流管等，应妥善固定各引流管，以免脱落，注意保持引流管通畅，观察引流物的颜色、性状，准确记录。骶前引流液应为淡红色或暗红色，引流量应逐渐减少，如引出鲜红色血液，每小时超过 100 mL，应考虑术野活动性出血。另外，如有粪便样物则应考虑吻合口瘘，应及时通知医生处理。注意无菌操作，以免逆行感染。术后 1～2 d 开始训练膀胱排尿功能 24～48 h，如排尿功能良好则予以拔除尿管，但如为 Miles 术式可考虑适当延长到术后 1 周拔除。术后胃肠功能恢复后，可以拔除胃管。术后 3～5 d 后如骶前引流管引流量少于 20 mL 可以拔除，如低位保肛术后或吻合口张力大或患者营养极差则应延长至 1 周后。

4.排便及肛门护理

术后早期鼓励患者多下床活动,促进胃肠功能恢复及肛门排气、排便。对于低位保肛患者,由于吻合口距离肛门很近,直肠、肛管容量减少,患者往往有不同程度的排便功能不良,表现为便频、便急、大便失禁及便秘等。肛周皮肤黏膜较薄,多次排便易引起皮肤糜烂、感染,因此,患者每次便后应用柔软的湿巾抹洗肛周,以温开水坐浴,保持肛周皮肤清洁。培养患者每天定时排便习惯。术后1周开始指导患者缩肛锻炼,尽快恢复肛门括约肌的功能,每次做20个,每日进行3~4次,此方法简单、有效。术后1周开始进行吻合口扩张,每次1~2 min,每天1次。护士要教会患者及家属扩肛方法,出院后仍需坚持扩肛3~6个月。经上述方法,患者排便功能恢复良好。对于Miles手术,注意骶尾部切口愈合情况,注意勤换药,不宜过早下蹲,如有渗出、裂开,可给予高锰酸钾溶液坐浴等;人工肛门注意清洁,及时清除大便,保持周围皮肤干燥,可给予氧化锌软膏外涂保护皮肤。

5.出院健康指导及随访

患者出院后,主要指导其注意养成良好的排便习惯,多进食蔬菜,注意饮食营养,注意劳逸结合,保持肛周(或人工肛门周围)清洁等,如有腹痛、排便困难等应及时就诊。如病理诊断为恶性肿瘤,指导患者术后回院化疗及放疗,一般术后半个月至1个月内进行第一次化疗。低位保肛手术后还应到放疗科进行局部放疗。术后定期随诊,2年内每3个月至半年复诊1次,2年后每年复诊1次,复查项目包括肛诊、腹盆腔及肝脏B超(或CT)、CEA及胸部X线片(胸部CT)等,如考虑有局部复发或远处转移还可行全身核素扫描等。

第六章

老年肝脏肿瘤诊疗及围手术期护理

第一节 原发性肝癌

一、原发性肝癌的病因学

目前认为肝炎病毒分为甲型、乙型、丙型、丁型、戊型、庚型等及输血传播病毒（TTV）。已经有大量的研究证明，与肝癌有关的肝炎病毒为乙型、丙型肝炎病毒，即 HBV 与 HCV 慢性感染是肝癌的主要危险因素。

（一）乙型肝炎病毒（HBV）与肝癌发病密切相关

HBV 与肝癌发病间的紧密联系已得到公认，国际癌症研究机构（IARC）已经确认了乙型肝炎在肝癌发病中的病因学作用。据估计，全球有 3.5 亿慢性 HBV 携带者。世界范围的乙型肝炎表面抗原（HBsAg）与肝癌关系的生态学研究发现，HBsAg 的分布与肝癌的地理分布较为一致，即亚洲、非洲为高流行区。当然在局部地区，HBsAg 的分布与肝癌的地理分布不一致，例如格陵兰 HBsAg 的流行率很高，但肝癌发病率却很低。病例研究发现，80%以上的肝癌患者都有 HBV 感染史。分子生物学研究发现，与 HBV 有关的肝细胞癌（HCC）中，绝大多数的病例可在其肿瘤细胞 DNA 中检出 HBV DNA 的整合。研究发现，慢性 HBV 感染对肝癌既是启动因素，也是促进因素。

（二）丙型肝炎病毒（HCV）与肝癌发病的关系

据估计，全球有 1.7 亿人感染 HCV。丙型肝炎在肝癌发病中的重要性首先是由日本学者提出的。IARC 的进一步研究也显示了肝癌与丙型肝炎的强烈联系。

二、诊断

1. 首发症状

原发性肝癌患者首先出现的症状多为肝区疼痛，其次为纳差、上腹肿块、腹胀、乏力、消瘦、发热、腹泻、急腹症等。也有个别患者以转移灶症状为首发症状，如肺转移出现咯血，胸膜转移出现胸痛，脑转移出现癫痫、偏瘫，骨转移出现局部疼痛，腹腔淋巴结或胰腺转移出现腰背疼痛等。肝区疼痛对本病诊断具有一定的特征性，而其他症状缺乏特征性，常易与腹部其他脏器病变相混淆而延误诊断。

2. 常见症状

(1)肝区疼痛：为最常见的症状，主要为肿物不断增长造成肝被膜张力增大所致。肿瘤侵及肝被膜或腹壁、膈肌是造成疼痛的直接原因。肝区疼痛与原发性肝癌分期有关，早期多表现为肝区隐痛或活动时痛，中晚期疼痛多为持续性胀痛、钝痛或剧痛。疼痛与肿瘤生长部位有关，右叶肿瘤多表现为右上腹或右季肋区痛，左叶肿瘤可表现为上腹偏左或剑突下疼痛。当肿瘤侵及肝被膜时，常常表现为右肩背疼痛。当肿瘤突然破裂出血时，肝区出现剧痛，迅速波及全腹，表现为急腹症症状，伴有生命体征变化。

(2)消化道症状：可出现食欲减退、腹胀、恶心、呕吐、腹泻等。其中食欲减退和腹胀较为常见。食欲减退多为增大的肝脏或肿物压迫胃肠道及患者肝功能不良所致。腹胀往往为肝功能不良伴有腹水所致。腹泻多较为顽固，每日次数可较多，为水样便或稀软便，易与慢性肠炎相混淆。大便常规检查常无脓血。

(3)发热：大多为肿瘤坏死后吸收所致的癌性热，表现为午后低热、无寒战，小部分患者可为高热伴寒战。消炎痛可暂时退热。部分患者发热为合并胆管、腹腔、呼吸道或尿路感染所致。经抗生素治疗多可控制。

(4)乏力、消瘦，全身衰竭：早期患者可无或仅有乏力，肿瘤组织大量消耗蛋白质及氨基酸，加之患者胃肠道功能失调特别是食欲减退、腹泻等，部分患者出现进行性消瘦才引起注意。当患者进入肿瘤晚期，可出现明显的乏力、进行性消瘦，直至全身衰竭出现恶病质。

(5)呕血、黑便：较为常见，多与合并肝炎后肝硬化、门静脉高压有关，也可为肿瘤侵入肝门静脉主干造成门静脉高压所致。食管、胃底静脉曲张破裂出血可引起呕血，量较大。门脉高压所致脾肿大、脾功能亢进引起血小板减少是产生出血倾向的重要原因。

(6)转移癌症状：肝癌常见的转移部位有肺、骨、淋巴结、胸膜、脑等。肿瘤转移至肺，可出现咯血；转移至胸膜可出现胸痛、血性胸水；骨转移常见部位为脊柱、肋骨和长骨，可出现局部压痛、椎体压缩或神经压迫症状；转移至脑可有神经定位症状和体征。肿瘤压迫下腔静脉的肝静脉开口时可出现 Budd-Chiari 综合征。

3. 常见体征

(1)肝大与肿块：肝大与肿块是原发性肝癌最主要、最常见的体征。肿块可以在肝脏局部，也可全肝大。肝表面常局部隆起，有大小不等的结节，质硬。当肝癌突出于右肋下或剑突下时，可见上腹局部隆起或饱满。当肿物位于膈顶部时，X 线可见膈局部隆起，运动受限或固定。少数肿物向后生长，在腰背部即可触及肿物。

（2）肝区压痛：当触及肿大的肝脏或局部性的肿块时，可有明显压痛，压痛的程度与压迫的力量成正比。右叶的压痛有时可向右肩部放射。

（3）脾肿大：常为合并肝硬化所致。部分为癌栓进入脾静脉，导致脾瘀血而肿大。

（4）腹水：多为晚期征象。当肝癌伴有肝硬化或癌肿侵犯门静脉时，可产生腹水，多为漏出液。当肿瘤侵犯肝被膜或癌结节破裂时，可出现血性腹水。肝癌组织中的肝动脉—门静脉瘘引起的门静脉高压临床表现以腹水为主。

（5）黄疸：多为晚期征象。当肝癌侵入或压迫大胆管时或肿瘤转移至肝门淋巴结而压迫胆总管或阻塞时，可出现梗阻性黄疸，黄疸常进行性加重，B 超或 CT 可见肝内胆管扩张。当肝癌合并较重的肝硬化或慢性活动性肝炎时，可出现肝细胞性黄疸。

（6）肝区血管杂音：肝区血管杂音是肝癌较特征性体征。肝癌血供丰富，癌结节表面有大量网状小血管，当粗大的动脉突然变细，可听到相应部位连续吹风样血管杂音。

（7）胸腔积液：常与腹水并存，也可为肝肿瘤侵犯膈肌，影响膈肌淋巴回流所致。

（8）Budd-Chiari 综合征：当肿物累及肝静脉时，可形成癌栓，引起肝静脉阻塞，临床上可出现肝大、腹水、下肢肿胀等，符合 Budd-Chiari 综合征。

（9）转移灶体征：肝癌肝外转移以肺、骨、淋巴结、脑、胸膜常见，转移至相应部位可出现相应体征。

4. 影像学检查

（1）肝癌的超声诊断：肝癌根据回声强弱（与肝实质回声相比）可分为如下 4 型。①弱声型：病灶回声比肝实质回声低，常见于无坏死或出血、质地相对均匀的肿瘤，提示癌组织血供丰富，一般生长旺盛。该型较常见，约占 32.1%。②等回声型：病灶回声强度与同样深度的周围肝实质回声强度相等或相似，在其周围有明显包膜或者晕带围绕，或出现邻近结构被推移或变形时，可有助于病灶的确定。该型最少见，约占 5.6%。③强回声型：其内部回声比周围实质高。从组织学上可有两种不同的病理学基础，一种是回声密度不均匀，提示肿瘤有广泛非液化性坏死或出血，或有增生的结缔组织；另一种强回声密度较均匀，是由其内弥漫性脂肪变性或窦状隙扩张所致。强回声型肝癌最常见，约占 42.7%。④混合回声型：瘤体内部为高低回声混合的不均匀区域，常见于体积较大的肝癌，可能是在同一肿瘤中出现各种组织学改变所致。此型约占 15.5%。

肝癌的特征性图像：①晕征。大于 2 cm 的肿瘤随着肿瘤的增大，周边可见无回声晕带，一般较细而规整，晕带内侧缘清晰是其特征，是发现等回声型肿块的重要指征。声晕是肿瘤周围的纤维结缔组织形成的假性包膜所致；也可能是肿块膨胀性生长，压迫外周组织形成的压缩带；或肿瘤本身结构与正常肝组织之间的声阻差所致。彩超检查显示有的晕圈内可见红、蓝彩色动、静脉血流频谱，故有的声晕可能由血管构成。声晕对于提示小肝癌的诊断有重要价值。②侧方声影。上述晕征完整时，声束抵达小肝癌球体的侧缘容易发生折射效应而构成侧方声影。③镶嵌征。在肿块内出现极细的带状分隔，把肿瘤分成地图状，有时表现为线段状，此特征反映了癌组织向外浸润性生长与纤维结缔组织增生包围反复拮抗的病理过程，多个癌结节也可形成这样的图像。镶嵌征是肝癌声像图的重要特征，转移癌则罕见此征象。④块中块征。肿块内出现回声强度不同、质地不同的似有分界的区域，反映了肝癌生长发育过程中肿块内结节不同的病理组织学表现，如含肿瘤细胞成分、脂肪、血供等不同的结构所形成的不同回声的混合体。

（2）肝癌的 CT 表现：此处从小肝癌和进展期肝癌的 CT 表现方面分别讲述。

小肝癌的 CT 表现：小肝癌在其发生过程中，血供可发生明显变化。增生结节、增生不良结节及早期分化好的肝癌以门静脉供血为主，而明确的肝癌病灶几乎均仅以肝动脉供血。其中，新生血管是肝癌多血供的基础。因此，肝脏局灶性病变血供方式的不同是 CT 诊断及鉴别诊断的基础。小的明确的肝癌表现为典型的高血供模式：在动脉期出现明显、清晰的增强，而在门静脉期对比剂迅速流出。早期分化好的肝癌、再生结节或增生不良结节均无此特征，而表现为与周围肝组织等密度或低密度。在形态学上，小肝癌直径小于3 cm，是结节状，可有假包膜。病理上 50%~60% 的病例可有假包膜。由于假包膜较薄，其CT 检出率较低。CT 上假包膜表现为环形低密度影，在延迟的增强影像上表现为高密度影。

进展期肝癌的 CT 表现：进展期肝癌主要可分为 3 种类型（巨块型、浸润型和弥漫型）。①巨块型肝癌边界清楚，常有假包膜形成。CT 可显示 70%~80% 的含有假包膜的病例，表现为病灶周围环形的低密度影，延迟期可见其增强；癌肿内部密度不均，尤其分化较好的肿瘤有不同程度的脂肪变性。②浸润型肝癌表现为不规则、边界不清的肿瘤，肿瘤突入周围组织，常侵犯血管，尤其是门静脉分支，形成门脉瘤栓。判断有无门脉瘤栓对肝癌的分期及预后至关重要。③弥漫型肝癌最为少见，表现为肝脏多发的、弥漫分布的小结节，这些结节大小和分布趋向均匀，彼此并不融合，平扫为低密度灶。

（3）肝癌的 MRI 表现：肝癌的 MRI 表现可分为三类。孤立结节/肿块的肝癌占 50%，多发结节/肿块的肝癌占 40%，而弥漫性的肝癌不到 10%。肿瘤内部有不同程度的纤维化、脂肪变、出血及坏死等使肝癌加权像的信号表现多种多样。肝癌最常见的表现是在 T_1 加权像上为略低信号，在 T_2 加权像上为略高信号，有时在 T_2 加权像上也可表现为等信号或高信号。有文献报道 T_2 加权像上表现为等信号的多为早期分化好的肝癌，而脂肪变、出血、坏死、细胞内糖原沉积或铜沉积等均可在 T_2 加权像上表现为高信号。有文献报道 T_2 加权像上信号的高低与肝硬化结节的恶性程度相关。肝癌的继发征象有门脉瘤栓或肝静脉瘤栓、腹水等，在 MRI 上均可清晰显示。

早期肝癌常在加权像上表现为等/高信号，在 T_2 加权像上表现为等信号，可能是其中蛋白含量较高所致。直径小于 1.5 cm 的小肝癌常在 T_1 加权像和 T_2 加权像上均为等信号，因此只有在动态增强的早期才能发现均匀增强的病变。肝动脉期对于显示小肝癌最为敏感，该期小肿瘤明显强化。但此征象并不特异，严重的增生不良结节也表现为明显强化。比较特异的征象是增强后 2 min 肿瘤信号快速降低，低于正常肝脏的信号，并可在晚期显示增强的假包膜。有学者报道，肝硬化的实质中出现结节内结节（nodule-in-nodule）征象提示早期肝癌，表现为结节外周低信号的铁沉积和等信号的含铁少的中心。

肝癌多血供丰富。对比剂注射早期的影像观察有助于了解肿瘤的血管结构。由于 MRI 对针剂比 CT 图像对碘剂更加敏感，所以 MRI 有助于显示肝癌，尤其是直径小于 1.5 cm 的肿瘤。Oi 等比较了多期螺旋 CT 和动态针剂增强的 MRI，结果显示早期针剂增强影像检出140 个结节，而早期螺旋 CT 发现 106 个结节。在动态增强的 MRI 检查中，肝细胞特异性对比剂的应用改善了病变的显示情况。如 Mn-DPDP 的增强程度与肝癌的组织分化程度相关，分化好的比分化差的病变强化明显，良性的再生结节也明显强化。而在运用单核吞噬细胞系统特异性对比剂 SPIO 时，肝实质的信号强度明显降低，肝癌由于缺乏 Kupffer 细胞，在 T_1 加权像上不出现信号降低，相对表现为高信号。

（4）肝癌的 DSA 表现：我国原发性肝癌多为肝细胞癌（HCC），多数有乙型肝炎病史并合并肝硬化。肝癌大多为富血管性的肿块，少数为乏血管性。中国肝癌病理协作组依据尸检大体病理表现，将肝癌分为三型。①巨块型：为有完整包膜的巨大瘤灶，或是由多个结节融合成的巨块，直径多在 5 cm 以上，占 74%。②结节型：单个小结节或是多个孤立的大小不等的结节，直径小于 3 cm 者称为小肝癌，约占 22%。③弥漫型：病灶占据全肝或某一叶，肝癌常发生门静脉及肝静脉内瘤栓，分别占 65% 和 23%。也可长入肝胆管内。

肝脏 DSA 检查可以确定肿块的形态、大小和分布，显示肝血管的解剖和供血状态，为外科切除或介入治疗提供可靠的资料。由于肝癌的供血主要来自肝动脉，故首选肝动脉 DSA。对已疑为结节小病变者可应用慢注射法肝动脉 DSA，有门静脉瘤栓者确诊需门静脉造影。

肝癌的主要 DSA 表现为：①异常的肿瘤血管和肿块染色：这是肝癌的特征性表现。肿瘤血管表现为粗细不等、排列紊乱、异常密集的形态，主要分布在肿瘤的周边。造影剂滞留在肿瘤毛细血管内和间质中，则可见肿块"染色"，密度明显高于周边的肝组织。肿瘤较大时，由于瘤体中心坏死和中央部分的血流较少，肿瘤中心"染色"程度可降低。②动脉分支的推压移位：瘤体较大时可对邻近的肝动脉及其分支造成推移，或形成"握球状"包绕。瘤体巨大时甚至造成胃十二指肠动脉、肝总动脉或腹腔动脉的推移。弥漫型肝癌则见血管僵直、间距拉大。③"血管湖"样改变：其形成与异常小血管内的造影剂充盈有关，显示为肿瘤区域内的点状、斑片状造影剂聚积、排空延迟，多见于弥漫型肝癌。④动—静脉瘘形成：主要是肝动脉—门静脉瘘，其次是肝动脉—肝静脉瘘。前者发生率很高，有学者统计高达 50%，其发生机制在于肝动脉及分支与门静脉相伴紧邻，而肿瘤导致二者沟通。DSA 可检出两种类型。一为中央型，即动脉期见门静脉主干或主枝早期显影；一为外周型，即肝动脉分支显影时见与其伴行的门静脉分支显影，出现"双轨征"。下腔静脉的早期显影提示肝动—静脉瘘形成。⑤门静脉瘤栓：依瘤栓的大小和门静脉阻塞程度出现不同的征象，如腔内局限性的充盈缺损、门静脉分支缺如、门静脉不显影等。

上述造影征象的出现随瘤体的病理分型而不同。结节型以肿瘤血管和肿瘤染色为主要表现，肿块型则还有动脉的推移，而弥漫型则多可见到"血管湖"和动—静脉瘘等征象。

5. 并发症

（1）上消化道出血：原发性肝癌多合并有肝硬化，当肝硬化或门静脉内癌栓引起门静脉高压时，常可导致曲张的食管胃底静脉破裂出血。在手术应激状态下或化疗药物作用下，门静脉高压性胃黏膜病变可表现为大面积的黏膜糜烂及溃疡出血。上消化道出血往往加重患者的肝性脑病，成为肝癌患者死亡的原因之一。上消化道出血经保守治疗可有一部分患者症状缓解，出血得到控制。

（2）肝癌破裂出血：为肿瘤迅速增大或肿瘤坏死所致，部分为外伤或挤压所致。肿瘤破裂出血，常出现肝区突发剧痛。肝被膜下破裂可出现肝脏迅速增大、肝区触痛及局部腹膜炎体征，B 超或 CT 可证实。肝脏完全破裂则出现急腹症，可引起休克，出现移动性浊音，腹穿结合 B 超、CT 可证实。肝癌破裂出血是一种危险的并发症，多数患者可在短时间内死亡。

（3）肝性脑病：常为终末期表现，多由肝硬化或肝癌多发引起门静脉高压、肝功能失代偿所致，也可因上消化道出血、感染或电解质紊乱引起肝功能失代偿所致，常反复发作。

（4）伴癌综合征：原发性肝癌患者由于肿瘤本身代谢异常而产生或分泌的激素或生物活性物质引起的一组综合征称为伴癌综合征。了解这些综合征，对于肝癌的早期发现有一定现实意义。治疗这些综合征，有利于缓解患者痛苦，延长患者生存期。当肝癌得到有效治疗后，这些综合征可恢复正常或减轻。

（5）低血糖症：原发性肝癌并发低血糖的发生率为 8%～30%。按其临床表现和组织学特征大致分为两型。A 型为生长快、分化差的原发性肝癌。病程的晚期，患者有晚期肝癌的典型临床表现，血糖呈轻中度下降，低血糖易控制。B 型见于生长缓慢、分化良好的原发性肝癌早期。患者无消瘦、全身衰竭等恶病质表现，但有严重的低血糖，而且难以控制，临床上需长期静点葡萄糖治疗。发生低血糖的机制尚未完全明确，可能包括：①葡萄糖利用率增加。如肿瘤释放一些体液性因素具有类似胰岛素样作用，或肿瘤摄取过多的葡萄糖。②肝脏葡萄糖产生率降低。如肿瘤置换大部分正常肝组织或肝癌组织葡萄糖代谢改变，并产生抑制正常肝脏代谢活性的物质。

（6）红细胞增多症：原发性肝癌伴红细胞增多症，发生率为 2%～12%，肝硬化患者出现红细胞生成素增多症被认为是发生癌变的较敏感指标。其与真性红细胞增多症的区别在于白细胞与血小板正常、骨髓仅红系增生、动脉血氧饱和度降低。红细胞增多症患者，外周血红细胞（男性高于 $6.5×10^{12}$/L，女性高于 $6.0×10^{12}$/L）、血红蛋白（男性高于 175 g/L，女性高于 160 g/L）、红细胞压积（男性超过 54%，女性超过 50%）明显高于正常人。少数肝硬化伴晚期肝癌患者红细胞数不高，但血红蛋白及红细胞压积相对增高，可能与后期血清红细胞生成素浓度增高，反馈抑制红细胞生成有关，患者预后较差。原发性肝癌产生红细胞增多症机制不明，可能的解释为：①肝癌细胞合成红细胞生成素样活性物质。②肝癌产生促红细胞生成素原增多，并释放某种酶，把促红细胞生成素转变为有生物活性的红细胞生成素。

（7）高钙血症：肝癌伴高血钙时，血钙浓度大多超过 2.75 mmol/L，表现为虚弱、乏力、口渴多尿、厌食、恶心，如血钙超过 3.8 mmol/L，可出现高血钙危象，造成昏迷或突然死亡。此高血钙与肿瘤骨转移时的高血钙不同，后者伴有高血磷，临床上有骨转移征象。高钙血症被认为是原发性肝癌伴癌综合征中最为严重的一种。高血钙产生的可能原因为：①肿瘤分泌甲状旁腺激素或甲状旁腺激素样多肽，它通过刺激成骨细胞功能，诱导骨吸收增强，使骨钙进入血流；它能使肾排泄钙减少而尿磷增加，因此出现高钙血症与低磷血症。②肿瘤和免疫炎症细胞产生的许多细胞活素具有骨吸收活性。③肿瘤可能制造过多的活性维生素 D 样物质，它们促进肠道钙的吸收而导致血钙增高。高纤维蛋白原血症可能与肝癌有异常蛋白合成有关，约 1/4 可发生在 AFP 阴性的肝癌患者中。当肿瘤被彻底切除后，纤维蛋白原可恢复正常血清水平，故可以作为肿瘤治疗彻底与否的标志。

（8）血小板增多症：血小板增多症的产生机制可能与促血小板生成素增加有关。它和原发性血小板增多症的区别在于血栓栓塞，出血不多见，无脾肿大，红细胞计数正常。

(9)高脂血症：高脂血症可能与肝癌细胞自主合成胆固醇有关。伴有高脂血症的肝癌患者，血清胆固醇水平与 AFP 水平平行，当肿瘤得到有效治疗后，血清胆固醇与 AFP 可平行下降，当肿瘤复发时，可再度升高。

(10)降钙素增高：肝癌患者血清及肿瘤中降钙素可增高，可能与肿瘤异位合成降钙素有关。当肿瘤切除后，血清降钙素可恢复至正常水平。肿瘤分化越差，血清降钙素水平越高。伴高血清降钙素水平的肝癌患者，生存期较短，预后较差。

三、治疗

(一)治疗原则

原发性肝癌采用以手术为主的综合治疗。

(二)具体治疗方法

1.手术切除

手术切除是目前治疗肝癌最有效的方法。

(1)适应证：肝功能无显著异常，肝硬化不严重，病变局限，一般情况尚好，无重要器官严重病变。

(2)禁忌证：黄疸、腹水、明显低蛋白血症和肝门静脉或肝静脉内癌栓的晚期肝癌患者。

(3)手术方式：局限于一叶，瘤体直径小于 5 cm，行超越癌边缘 2 cm 非规则的肝切除与解剖性肝切除可获得同样的治疗效果。伴有肝硬化时，应避免肝三叶的广泛切除术，尽量保存肝组织。非手术综合治疗后再行二期切除或部分切除，可以获得姑息性效果。

2.肝动脉插管局部化疗和栓塞术

目前多采用单次插管介入性治疗方法。

(1)适应证及禁忌证：癌灶巨大或弥散不能切除；或术后复发的肝癌，肝功能尚可，为最佳适应证；或作为可切除肝癌的术后辅助治疗。对不可切除的肝癌先行局部化疗及栓塞术，肿瘤缩小后再争取二期手术切除。亦可用于肝癌破裂出血的患者。严重黄疸、腹水和肝功能严重不良应视为禁忌证。

(2)插管方法：经股动脉，选择性肝动脉内置管。

(3)联合用药：顺铂($80 \ mg/m^2$)、阿霉素($50 \ mg/m^2$)、丝裂霉素($10 \ mg/m^2$)等。

(4)栓塞剂：采用碘油或明胶海绵，并可携带抗癌药物，或用载药微球作栓塞剂。

(5)局部效应：治疗后肿瘤可萎缩($50\% \sim 70\%$)。癌细胞坏死，癌灶有假包膜形成，瘤体或变为可切除，术后患者可有全身性反应，伴有低热，肝区隐痛和肝功能轻度异常，一周内均可恢复。

3.放射治疗

放射治疗适用于不宜切除、肝功能尚好的病例。有一定姑息疗效，或结合化疗提高疗效，对无转移的局限性肿瘤也有根治的可能，亦可作为转移灶的对症治疗。

4.微波、射频、冷冻及乙醇注射治疗

这些方法适用于肿瘤较小而又不宜手术切除者，在超声引导下进行，优点是安全、简便、创伤小。

5.生物学治疗

生物学治疗主要是免疫治疗。其方法很多，疗效均不确定，可作为综合治疗中的一种辅助疗法。

第二节　肝囊肿

一、单纯性肝囊肿

(一)流行病学

单纯性肝囊肿指内含浆液且不与胆管相通的囊性病变，本病多为先天发育异常，可根据囊肿数量分为单发性单纯性肝囊肿和多发性单纯性肝囊肿。其中多发性单纯性肝囊肿较单发性单纯性肝囊肿发病率更高。本病女性发病多于男性，且巨大的肝囊肿几乎均见于50岁以上的女性。

(二)病因与病理

病因不详，一般认为是由于肝内的迷走胆小管中断了与肝内胆管树的联系，最终扩张形成了囊肿。

单发性单纯性肝囊肿大小不一，差别很大，小者仅数毫米，大者直径可达20 cm，一般含液量常在500 mL以上，多者可达2000 mL。囊肿呈圆形或椭圆形，多为单房，亦有多房者；有时带蒂，有完整包膜；与肝内胆管不相交通。囊肿表面呈乳白色，部分也可呈蓝灰色，囊壁厚薄不一(0.5~5.0 mm)。组织学上将其从外向内分为3层：外层随在肝内的位置不同而异，可为腹膜或被压缩的肝组织；中层由致密结缔组织(内有血管网)、结缔组织(内有血管和胆管)及疏松结缔组织(内有强力纤维)组成；内层为单层立方上皮、柱状上皮或假复层上皮，亦可见鳞状上皮或内膜退化。囊液多为清亮的中性或碱性液体，可混有胆汁，比重为1.010~1.022，含有少量的白蛋白、黏蛋白、胆固醇、红细胞、胆红素、酪氨酸等。若合并囊内出血可呈咖啡色。多发性单纯性肝囊肿比单发性单纯性肝囊肿多见，囊肿可散布于全肝或密集于肝的一叶，以右肝多见。标本切面呈蜂窝状改变，囊肿之间的肝组织一般正常。多发性单纯性肝囊肿很少引起门静脉高压症，但可合并胆管狭窄、胆管炎，晚期可引起肝功能损害。

(三)临床表现

非寄生虫性肝囊肿生长缓慢，多数患者无症状，仅在体检时被B超、CT发现，偶尔在

施行腹部其他手术时发现。当囊肿长大到一定程度,可能有如下症状。

(1)上腹部肿物。上腹部肿物是许多患者的早期症状,约55%的患者出现上腹部肿物。

(2)压迫症状。压迫邻近脏器,如胃、十二指肠和结肠,可有食后饱胀、食欲缺乏、上腹不适或隐痛等症状。

(3)腹痛。约30%的患者出现腹痛,如有囊肿破裂或囊内出血,可出现急腹症症状;若带蒂囊肿扭转,可突发右上腹剧痛。

(4)黄疸。压迫胆管引起阻塞性黄疸者较为少见,据报道仅有5%的病例出现该症状。

(5)全身症状。若合并囊肿感染,可出现畏寒、高热、白细胞增高等类似肝脓肿的症状。体检时的阳性体征是右上腹部肿块或肝大,约40%的患者出现这类症状。若囊肿较小则无任何阳性体征。

(四)辅助检查

(1)B超。B超敏感性和特异性均较高,易于随访,有助于其与肝脓肿、肝血管瘤、肝错构瘤、寄生虫性肝囊肿、肝恶性肿瘤坏死形成的囊样病变等疾病进行鉴别,是确诊的可靠方法。

(2)腹部计算机断层扫描(CT)。CT特异且灵敏,检查时可显示边界清楚的圆形或卵圆形低密度区,其吸收系数接近于水。增强扫描后,低密度区显示更为清楚,其吸收系数增加不明显。

(3)腹部X线片。腹部X线片有一定诊断意义,但无特异性,一般不选用。

(4)磁共振成像(MRI)。MRI诊断灵敏度高于CT,可显示出1 cm大小的囊肿,并能区别囊性扩张的胆管,但与海绵状血管瘤的鉴别较为困难。

(五)诊断及鉴别诊断

(1)肝包虫病。患者多来自牧区,有羊、犬接触史,囊肿张力较大,叩之有震颤,包虫皮内试验(Casoni试验)阳性。B超检查时可见到内壁上的子囊影等。

(2)胆囊积液。多有胆囊炎病史,胆囊造影时胆囊不显影,B超或CT可见积液在肝外而非肝内。

(3)胰腺囊肿。左外叶巨大囊肿应与之鉴别。胰腺囊肿位置多较深在,常有压痛,既往有外伤或胰腺炎史,B超与CT可见囊肿与胰腺相连。

(4)先天性胆管囊状扩张症(Caroli病)。因常合并胆管炎或肝脓肿而出现发热、黄疸、右上腹痛表现,影像学可见串珠样或多囊状的肝内胆管,与胆道相通。

(六)治疗

对于小(直径≤5 cm)的肝囊肿且无症状者,通常无须治疗。但对于大的且出现压迫症状者,应给予治疗。需要注意的是,在开始治疗前务必排除其他疾病,如胆石症、胃食管反流病、消化性溃疡等。肝囊肿的治疗原则为去除囊液,充分引流,可采用以下方法。

(1)囊肿穿刺抽液术。在B超定位引导下经皮肝穿刺抽净囊液,每周抽吸1次,一般3~4次即能使囊肿明显缩小。如果每次抽液量不见减少,说明该法失败,需改用其他方法。

该法操作简单，不需剖腹，对巨大肝囊肿不能耐受手术者，或者对剖腹手术有顾虑者可采用此法。但此法失败率和复发率都较高。近年来，在抽液的同时注入无水乙醇或其他类型的硬化剂，以促使其内壁分泌细胞凝固坏死，通常较为安全，近期疗效满意。

（2）囊肿开窗术。囊肿开窗术为治疗单发性较大囊肿的首选方法。可在开腹或腹腔镜下将囊壁切除至少1/3，吸净囊液后，囊腔敞开，囊液流入腹腔由腹膜吸收。手术创伤小，术后很少复发。

（3）囊肿切除术。囊肿切除术一般用于带蒂的囊肿。对于左外叶巨大囊肿或位于肝边缘的囊肿可行肝叶或局部切除术，效果良好。开腹或腹腔镜手术同样安全。

（4）囊肿内引流术。囊液染有胆汁或囊腔与胆管相通时可行此术，常用空肠 Roux-en-Y 型吻合术。但吻合口必须够大，以免发生逆行性感染。

（5）多发性肝囊肿。一般不宜手术，仅在有一巨大囊肿，或者几处较大囊肿引起症状时才考虑做一处或几处开窗术，或者对其中的一个巨大囊肿做引流术，病变位于一叶者行肝叶切除术。严重患者宜先行较大囊肿穿刺放液，减低压力，促进肝细胞再生恢复，待肝功能正常、全身情况改善后再考虑行囊肿开窗术。但应注意对囊肿较多者，不宜一次全部开窗，以免因大量囊液流入腹腔导致腹水，造成不良后果。

（七）预后

本病发展缓慢，预后良好。手术切除囊肿者可获痊愈。但对晚期巨大肝囊肿患者，肝组织破坏较多且肝功能严重损害时，预后不良，可发生肝衰竭甚至死亡。

二、多囊肝

多发性肝囊肿又称多囊肝，有50%以上的患者同时合并多囊肾。多囊肝常累及整个肝。

（一）病因与病理

多囊肝多为先天性，为肝内胆小管发育障碍所致，多余的胆管未与远端胆管连接，也并未被吸收、退化，逐渐成为囊性扩张，形成多变肝。部分多囊肝合并多囊肾，为常染色体显性遗传疾病，以肾受累更为明显（多囊肾），且多囊肾总是发生于多囊肝之前，囊肿数量会随年龄增加而增加，20岁以下为0，60岁以上患者可占80%。虽然多囊肝囊肿数量多、体积大，但仍保留了相当数量的正常肝实质细胞，故大部分患者肝功能及肝内血液循环正常。

囊肿的肉眼和光镜检查与单发性单纯性肝囊肿相同，除肉眼所见肝囊肿外，尚有无数光镜才能发现的小囊肿及密集成簇的小胆管，称为胆管微错构瘤。

（二）临床表现

多囊肝患者多无明显症状，首先表现为消化道症状，如消化不良、食欲缺乏、恶心、右上腹痛等，但程度不重。如发生囊内出血、合并感染和带蒂扭转，可出现寒战和发热。压迫症状少见，查体多数无阳性体征。

（三）辅助检查

B超可见肝大小不等的多发暗区及囊腔，常常合并多囊肾。CT平扫可见外形光滑、边界清晰的圆形低密度灶，囊腔内容物密度均一，强化后对比更加清晰。

（四）诊断与鉴别诊断

患者多无明显临床表现；但少数巨大囊肿可导致腹痛、腹胀等不适，查体可触及肿大肝，但一般无门静脉高压、淤胆、肝功能减退等症状或体征，肝功能检查正常。B超或CT等影像学手段诊断较为容易。

本病需与多发性单纯性肝囊肿（非遗传性畸形疾病）进行鉴别，肝多发且大小相似的囊肿，合并多囊肾，且有家族病史者高度怀疑多囊肝。

（五）治疗原则

多囊肝无明显症状不行积极治疗，多囊肝行开窗术复发率高，较单纯性肝囊肿治疗效果差，开窗过多可能引起顽固性腹水及肝衰竭。必须处理时，可优先考虑B超穿刺抽取囊液注射无水酒精，在做好手术规划的情况下，有条件的患者可行肝部分切除合并肝囊肿开窗，如多囊肝合并肝衰竭，可考虑行肝移植。多囊肝治疗时要特别注意多囊肾的影响：若肾功能严重受损，此时对患者行囊肿开窗术或肝切除术则可能引起肾衰竭，一旦发生，预后极差。

三、肝包虫病

肝包虫病又名肝棘球蚴病，是由肝棘球绦虫的幼虫（棘球蚴）寄生于人体的肝脏引起的疾病，是一种古老的人畜共患性寄生虫病。肝包虫病有2种类型：一是由细粒棘球绦虫卵感染所致的单房性包虫病，临床多为此型，约占98%。二是由多房性棘球绦虫或称滤泡状棘球绦虫感染引起的滤泡型肝包虫病，较少见。

（一）流行病学

肝包虫病在牧区是一种常见病，在我国以西北、西南各省区市流行最广。然而随着交通日益发达、人口流动频繁、畜产品运输加工业及城镇屠宰业的兴起，近年城镇居民患病率显著增加。

（二）病因与病理

棘球绦虫属扁虫、棘球属。细粒棘球绦虫的终末宿主有犬、狐、豺、狼，以犬最常见，它的中间宿主是羊、猪、马、牛、骆驼和人等，以羊最多见。成虫体长约5mm，雌雄同体，生活在犬小肠内，虫卵随粪便排出，污染草场和水源后被羊吞食或粘在犬毛和羊毛上。当人与犬接触或吞食被虫卵污染的食物后，虫卵可在胃或十二指肠内孵化成六钩蚴，穿透小肠壁进入小肠系膜小静脉而达门静脉系统，约70%停留在肝，其余可随血流分布至肺、肾、脾、脑、肌肉、眼眶和脊椎等组织，发育成棘球蚴。六钩蚴在被吞食后6~12 h到达肝。病变侵犯肝右叶最多(约87.5%)，侵犯肝左叶较少(约5%)，肝左、右叶同时被侵犯者也少(约7.5%)。细粒棘球蚴在肝内先发育成小空泡，即为初期的包虫囊肿，其中不含头节。囊体逐渐长大，形成囊肿的内囊。内囊的壁可分为两层，外层亦称角质层，为白色粉皮样稍具弹性的半透明膜，由生发层细胞的分泌物组成，有保护生发层细胞、吸收营养物质等作用；内层为生发层，由一排细胞组成，实际上是棘球蚴的本体，具有显著繁殖能力，可产生育囊(生发囊)、头节和子囊，子囊又可产生孙囊。子囊系生发层向内芽生而成，内含许多头节，破裂后头节进入囊液中，形成包虫囊砂。囊砂是包虫的种子，一旦漏入腹腔可种植形成继发性包虫病。内囊的周围由宿主脏器组织形成的一层纤维性包膜称为外囊。因此，外囊并不属于包虫囊肿本身。久病患者外囊可以钙化，使之在腹部X线片上形成特征性表现。外囊与内囊紧贴但不相连，其中含血管供给营养。包虫囊内液体透明，含有微量蛋白质、无机盐类及大量头节和子囊。囊液微带碱性，pH为7.8，比重为1.008~1.015。囊肿生长缓慢，每年增大1~5 cm。

泡状棘球绦虫的生活史与细粒棘球绦虫相似。其成虫以狐为终宿主，偶尔犬也可成为终宿主。人类感染的主要来源是狐粪污染的土壤、蔬菜等，经手进入口腔，也可能因剥狐皮而直接感染。多房性棘球绦虫与细粒棘球绦虫不同，其虫卵能耐低温(-56 ℃)，在寒冷地区如阿拉斯加、阿尔卑斯山区多见。我国西北地区也有本病的报道。泡状棘球蚴主要寄生于肝，有以下特点：①病灶由大量微小囊泡构成，囊泡系生发层不断向外增殖所致，无完整角质层，不形成内囊。②似癌样浸润扩散，直接破坏肝组织，形成巨块型泡球蚴，病变组织内含有少量胶状液体，晚期在肿块中心部分可发生坏死、液化和化脓性感染。泡状棘球蚴侵入肝门静脉分支可经血行在肝内播散形成多发结节，出现肉芽肿性反应，可诱发肝硬化、胆管细胞型肝癌。

(三)临床表现

肝包虫病通常无症状(尤其对于直径<10 cm的囊肿)，全身症状较轻微且缺乏特异性，包括乏力、失眠、消瘦等。

(1)局部症状。体积较大的包虫囊肿可压迫胃肠道，产生上腹部饱胀、食欲不振、恶心和呕吐等症状；囊肿压迫胆道，可引起黄疸、胆绞痛和胆囊炎等症状；压迫膈肌，可影响呼吸；压迫门静脉，引起肝肿大和腹水；压迫下腔静脉，可产生下肢水肿。

(2)查体。单纯性包虫囊肿的早期体征不明显，发展至一定阶段可出现上腹肿块，如囊肿位于肝表面，右上腹可渐渐隆起，触诊肿块呈圆形，表面光滑，坚韧而有弹性。叩诊呈实音，可以触及波动感及震颤，即"包虫囊震颤征"。一手在右肋缘下叩击邻近腹壁浅表部的包虫囊肿，另一手在右下胸部肋间，可感受到囊液冲击感。

(四)并发症

1.感染
包虫死亡、胆汁渗入、附近炎症浸润或血行感染等，均可引起肝包虫囊肿感染。感染后体温升高，局部出现持续性钝痛及压痛，包虫囊肿迅速增大，对周围器官的压迫症状更加明显。如受外力挤压、不恰当的穿刺，易发生破裂。溃破的肝包虫囊肿很容易继发感染。感染使蚴虫死亡，使囊肿转化为脓肿，并产生肝脓肿的相应症状。

2. 穿破

（1）破入胆道：这是最常见的并发症，为 5%~10%，其中约 21% 破入胆总管，33% 破入胆囊和胆囊管，43% 破入肝内胆管。破入胆道时有胆绞痛、黄疸和荨麻疹 3 个主要症状，囊内物质又可阻塞胆道，引起急性梗阻性化脓性胆管炎或急性胰腺炎。

（2）破入腹腔：囊肿破裂时，囊液、子囊和头节溢入腹腔，引起不同程度的腹膜刺激，可突发腹痛和变应性休克，数小时内出现荨麻疹和皮肤瘙痒。重度炎症可使棘球蚴死亡，留下肉芽肿。但更常见的是存活的棘球蚴再形成新的囊肿，称为腹腔继发性棘球蚴病。如有胆汁从囊肿破裂处漏入腹腔，可引起严重的胆汁性腹膜炎。

（3）破入胸腔：位于肝上部的囊肿有向胸腔方向生长的倾向，偶可穿破膈肌而进入胸腔内。肝包虫囊肿向胸腔内破裂比肺内原发性包虫囊肿多见。向胸腔内破裂后，囊肿可与胸膜腔或支气管交通。由于包虫囊肿常侵犯右肝，右侧胸腔较常受累。破入胸腔时常伴阵发性剧烈咳嗽和刀割样疼痛，约 3% 的患者可发生休克和窒息，起初咳出血性泡沫痰，然后咳出的痰带有胆汁，80% 的患者可咳出内囊碎片。

（4）穿破腹壁：肝包虫囊肿合并感染并与腹壁粘连时溃破腹壁，形成外瘘，流出囊液及内囊。

3. 变态反应

囊内容物外漏导致的变态反应可引起荨麻疹，甚至变应性休克。

（五）辅助检查

1. 实验室检查

（1）包虫皮内试验（Casoni 试验）采用包虫囊液，去头节、高压灭菌后作为抗原，以等量渗盐水稀释液 0.2 mL 做皮内注射，形成约 0.3 cm 直径的皮丘，15 min 后观察结果。皮丘扩大或晕直径超过 2 cm 者为阳性结果。有的在注射后 6~24 h 出现阳性反应，仍有诊断价值。本病患者的阳性率为 86.2%~92.5%，泡状棘球蚴病的阳性率更高。患肺结核、黑热病或其他绦虫病的患者可有假阳性反应，特异度约为 70%。

（2）间接红细胞凝集试验阳性率为 83.3%，灵敏度与特异度均较高，罕有假阳性结果。

（3）酶联免疫吸附试验（enzyme-linked immunoadsordent assay，ELISA）阳性率为 80%，灵敏度和特异度均较高。

2. 影像学检查

（1）B 超可显示包虫不同时相的病理形态及合并症特征，具有重要诊断价值。

（2）CT 具有与 B 超相似而准确性更高的诊断价值，其灵敏度接近 100%。

（3）腹部 X 线检查可见囊壁钙化影及右膈抬高征象。

（4）放射性核素扫描可显示肝占位病变。

（六）诊断及鉴别诊断

根据牧区生活史及与犬、羊接触史，包虫囊肿压迫和浸润症状，结合 B 超或 CT 特征性表现，诊断一般不难，应与以下疾病加以鉴别。

(1)肝海绵状血管瘤。该病具有以下特点：①病程较长，肿块生长缓慢，全身影响较小。②肿块表面比较光滑，质地软或中等硬度，有分叶感，可压缩，无明显压痛。③肝功能一般无损害，血清酶活性不增高。④B超检查显示边界清晰，回声较高影。⑤CT提示有占位性病变，增强扫描可见占位区充填。

(2)肝癌患者AFP常阳性，可与本病鉴别。

(七)治疗

1.手术治疗

手术是治疗肝包虫病最有效的方法，且多认为是治疗滤泡型肝包虫病的唯一有效方法。手术原则是清除内囊，防止囊液外溢，消灭外囊残腔，防止感染。

(1)内囊摘除术：最常用的手术方法，适用于无感染的病例。手术关键在于取尽内囊，勿在囊腔内残留破碎的包虫内囊皮和碎屑，同时避免腹腔污染。可采用以下措施：①在包虫囊肿周围用湿纱布垫妥善保护，隔开周围器官，再在纱布垫上一层浸有10%甲醛溶液的纱布。②用吸引器吸净囊液。③注入10%甲醛溶液以杀灭头节(其浓度不宜过高)，5 min后吸出，如此反复2~3次，最后尽量吸净囊内液体。必须注意，若发现囊液为金黄色(正常为无色透明液体)，则可能有胆管痿存在，严禁注入大量甲醛溶液，以免严重损害胆管。

(2)肝叶切除术：肝组织遭受严重破坏并局限在一叶的大型包虫囊肿，局限的泡状棘球蚴病合并慢性脓肿者，可行肝叶切除术。但是如果病变已呈弥漫性分布或病变已侵及肝门应视为肝切除术的禁忌证。

(3)残腔的处理：单纯型囊肿在切除部分囊壁后可直接缝合，不置引流。术后积液较多而易继发感染者，可选用血运良好的大网膜置入残腔内，起充填与吸收渗液的作用。肝顶部囊肿在经胸途径摘除内囊后，如腔囊最低部位距肝底面很近，可进行闭式引流。严密缝闭肝顶部切口和膈肌，用粗管闭式引流胸腔。

(4)感染性包虫囊肿的处理：肝包虫囊肿有明显化脓感染时，摘除内囊后置双套管持续负压吸引。如引流物不多，感染不重，可在抗生素保护下，于术后1周左右拔除引流管。如感染较重，引流量多，则在引流一段时期后，行囊肿造影术以观察外囊残腔缩小情况。如残腔缩小不明显或外囊肥厚不易塌陷时，可取空肠襻与残腔最低位做Roux-en-Y型侧侧吻合。Y分叉处两肠襻保持锐角以防逆行感染，失功能空肠襻长度应不短于50 cm。

2.药物治疗

对不能手术或术后多次复发者可用药物治疗，但疗效不佳。因为多数药物不易经胃肠道吸收，囊腔内的浓度不足以杀灭寄生虫。

(1)甲苯咪唑。能直接抑制棘球蚴对葡萄糖的摄入，减少其赖以生存所必需的糖原，发挥杀虫作用。剂量是每次400~600 mg，每天3次，20~30 d为1个疗程。药物耐受良好者，无严重毒性反应。

(2)吡喹酮：对棘球蚴有明显的杀灭作用。剂量是每次25~30 mg/kg，分3次口服，共10 d。不良反应有头晕、恶心、乏力和皮疹等，一般症状较轻，停药后可自行缓解。

（八）预后

细粒棘球蚴引起肝受压及随后导致死亡少见，仅有少部分患者发生肝衰竭。国外资料显示，该病患者经有效手术治疗后，特别是在经验丰富的肝外科治疗中心，生存率接近95%，5年随访复发率低于10%。但是多房性棘球绦虫引起的肝包虫病预后较差，即使经过手术治疗，5年生存率仅50%，多数患者死于病灶扩散。

第三节　肝脓肿

一、细菌性肝脓肿

（一）流行病学

细菌性肝脓肿通常指由化脓性细菌引起的感染，故亦称化脓性肝脓肿。本病病原菌可来自胆管疾病（占16%～40%），门静脉血行感染（占8%～24%），经肝动脉血行感染报道不一，最多者为45%，直接感染者少见，隐匿感染占10%～15%。致病菌以革兰氏阴性菌最多见，其中2/3为大肠埃希菌，粪链球菌和变形杆菌次之；革兰氏阳性球菌以金黄色葡萄球菌最常见。临床常见多种细菌的混合感染。细菌性肝脓肿70%～83%发生于肝右叶，这与门静脉分支行有关，左叶者为10%～16%；左、右叶均感染者为6%～14%。脓肿多为单发且大，多发者较少且小。少数细菌性肝脓肿患者的肺、肾、脑及脾等亦可有小脓肿。尽管目前对本病的认识、诊断和治疗方法都有所改进，但病死率仍为30%～65%，其中多发性肝脓肿的病死率为50%～88%，而孤立性肝脓肿的病死率为12.5%～31%。本病多见于男性，男女比例约为2：1。但目前的许多报道指出，本病的性别差异已不明显，这可能与女性胆管疾患发生率较高，而胆源性肝脓肿在化脓性肝脓肿发生中占主导地位有关。本病可发生于任何年龄，但中年以上者约占70%。

（二）病因

肝由于接受肝动脉和门静脉双重血液供应，并通过胆管与肠道相通，发生感染的机会很多。但是在正常情况下由于肝的血液循环丰富和单核吞噬细胞系统的强大吞噬作用，可以杀伤入侵的细菌并且阻止其生长，不易形成肝脓肿。但是当各种原因导致机体抵抗力下降时，或当某些原因造成胆管梗阻时，入侵的细菌便可以在肝内重新生长引起感染，进一步发展形成脓肿。细菌性肝脓肿是一种继发性病变，病原菌可由下列途径进入肝。

（1）胆管系统。这是目前最主要的侵入途径，也是细菌性肝脓肿最常见的原因。当各种原因导致急性梗阻性化脓性胆管炎，细菌可沿胆管逆行上行至肝，形成脓肿。胆管疾病引起的肝脓肿占肝脓肿发病率的21.6%～51.5%，其中肝胆管结石并发肝脓肿更多见。胆管疾病引起的肝脓肿常为多发性，以肝左叶多见。

(2)门静脉系统。腹腔内的感染性疾病，如坏疽性阑尾炎、内痔感染、胰腺脓肿、溃疡性结肠炎及化脓性盆腔炎等均可引起门静脉属支的化脓性门静脉炎，脱落的脓毒性栓子进入肝形成肝脓肿。近年来由于抗生素的应用，这种途径的感染已大为减少。

(3)肝动脉。体内任何部位的化脓性疾患，如急性上呼吸道感染、亚急性细菌性心内膜炎、骨髓炎和痈等，病原菌由体循环经肝动脉侵入肝。当机体抵抗力低下时，细菌可在肝内繁殖形成多发性肝脓肿，多见于小儿败血症。

(4)淋巴系统。与肝相邻部位的感染如化脓性胆囊炎、膈下脓肿、肾周围脓肿、胃及十二指肠穿孔等，病原菌可经淋巴系统进入肝，亦可直接侵及肝。

(5)肝外伤后继发感染。开放性肝外伤时，细菌从创口进入肝或随异物直接从外界带入肝引发脓肿。闭合性肝外伤时，特别是中心型肝损伤患者，可在肝内形成血肿，易导致内源性细菌感染。尤其是合并肝内小胆管损伤，则感染的机会更高。

(6)医源性感染。近年来，由于临床上开展了许多肝脏手术及侵入性诊疗技术，如肝穿刺活检术、经皮肝穿刺胆管造影术（PTC）、内镜逆行胰胆管造影术（ERCP）等，操作过程中有可能将病原菌带入肝并形成肝的化脓性感染。肝脏手术时由于局部止血不彻底或术后引流不畅，形成肝内积血、积液时均可引起肝脓肿。

(7)其他。有一些原因不明的肝脓肿，如隐源性肝脓肿，可能使肝内存在隐匿性病变。当机体抵抗力减弱时，隐匿病灶"复燃"，病菌开始在肝内繁殖，导致肝的炎症和脓肿。Ranson指出，25%隐源性肝脓肿患者伴有糖尿病。

(三)临床表现

细菌性肝脓肿并无典型的临床表现，急性期常被原发性疾病的症状所掩盖，一般起病较急，全身脓毒性反应显著。

(1)寒战和高热。寒战和高热多为最早也是最常见的症状。患者在发病初期骤感寒战，继而高热，热型呈弛张型，体温在38 ℃~40 ℃，最高可达41 ℃，伴有大量出汗，脉率增快，一日数次，反复发作。

(2)肝区疼痛。由于肝增大和肝被膜急性膨胀，肝区出现持续性钝痛；出现的时间可在其他症状之前或之后，亦可与其他症状同时出现，疼痛剧烈者常提示单发性脓肿；疼痛早期为持续性钝痛，后期可呈剧烈锐痛，随呼吸加重者提示脓肿位于肝膈顶部；疼痛可向右肩部放射，左肝脓肿也可向左肩部放射。

(3)乏力、食欲缺乏、恶心和呕吐。由于伴有全身毒性反应及持续消耗，患者可出现乏力、食欲缺乏、恶心和呕吐等消化道症状。少数患者还出现腹泻、腹胀及顽固性呃逆等症状。

(4)体征。肝区压痛和肝增大最常见。右下胸部和肝区叩击痛；若脓肿移行于肝表面，则其相应部位的皮肤呈红肿，且可触及波动性肿块。右上腹肌紧张，右季肋部饱满，肋间水肿并有触痛。左肝脓肿时上述症状出现于剑突下。并发于胆管梗阻的肝脓肿患者常出现黄疸。其他原因的肝脓肿，一旦出现黄疸，表示病情严重，预后不良。少数患者可出现右侧反应性胸膜炎和胸腔积液，可查及肺底呼吸音减弱、啰音和叩诊浊音等。晚期患者可出现腹水，这可能是由门静脉炎及周围脓肿的压迫影响门静脉循环及肝受损，长期消耗导致营养性低蛋白血症引起。

(四) 诊断

(1)病史及体征。在急性肠道或胆管感染的患者中，突然发生寒战、高热、肝区疼痛、压痛和叩击痛等，应高度怀疑本病的可能，做进一步详细检查。

(2)实验室检查。白细胞计数明显升高，中性粒细胞在 90% 以上，并可出现核左移或中毒颗粒，谷丙转氨酶、碱性磷酸酶升高，其他肝功能检查也可出现异常。

(3)B 超检查。B 超检查是诊断肝脓肿最方便、简单又无痛苦的方法，可显示肝内液性暗区，区内有"絮状回声"并可显示脓肿部位、大小及距体表深度，并用以确定脓腔部位作为穿刺点和进针方向，或为手术引流提供进路。此外，还可供术后动态观察及追踪随访。能分辨肝内直径 2 cm 以上的脓肿病灶，可作为首选检查方法，其诊断阳性率可达 96%。

(4)X 线片和 CT 检查。X 线片检查可见肝阴影增大、右侧膈肌升高和活动受限、肋膈角模糊或胸腔少量积液、右下肺不张或有浸润，以及膈下有液气面等。肝脓肿在 CT 图像上均表现为密度减低区，吸收系数介于肝囊肿和肝肿瘤之间。CT 可直接显示肝脓肿的大小、范围。

(5)其他。如放射性核素肝扫描、选择性腹腔动脉造影等对肝脓肿的诊断有一定价值。但这些检查复杂、费时，因此急性期患者最好选用操作简便、安全、无创伤性的 B 超检查。

(五) 鉴别诊断

(1)阿米巴性肝脓肿。阿米巴性肝脓肿的临床症状和体征与细菌性肝脓肿有许多相似之处，但两者的治疗原则有本质上的差别，前者以抗阿米巴和穿刺抽脓为主，后者以控制感染和手术治疗为主，故在治疗前应明确诊断。阿米巴性肝脓肿常有阿米巴肠炎和脓血便的病史，发生肝脓肿后病程较长，全身情况尚可，但贫血较明显。肝显著增大，肋间水肿，局部隆起和压痛较明显。若粪便中找到阿米巴原虫或滋养体，则更有助于诊断。此外，阿米巴性肝脓肿穿刺液为"巧克力"样，可找到阿米巴滋养体。

(2)胆囊炎、胆石症。此类病有典型的右上部绞痛和反复发作的病史，疼痛放射至右肩或肩胛部，右上腹肌紧张，胆囊区压痛明显或触及增大的胆囊，X 线检查无膈肌抬高，运动正常，B 超检查有助于鉴别诊断。

(3)肝囊肿合并感染。这些患者多数在未合并感染前已明确诊断。对既往未明确诊断的患者合并感染时，需详细询问病史和仔细检查，亦能加以鉴别。

(4)膈下脓肿。往往有腹膜炎或上腹部手术后感染史，脓毒血症和局部体征较化脓性肝脓肿为轻，主要表现为胸痛，深呼吸时疼痛加重。X 线检查见膈肌抬高、僵硬、运动受限明显，或膈下出现气液平。B 超可发现膈下有液性暗区。但当肝脓肿穿破合并膈下感染时，鉴别诊断比较困难。

(5)原发性肝癌。巨块型肝癌中心区液化坏死而继发感染时易与肝脓肿相混淆。但肝癌患者的病史、发病过程及体征等均与肝脓肿不同，如能结合病史、B 超和 AFP 检测，一般不难鉴别。

（6）胰腺脓肿。有急性胰腺炎病史，除脓肿症状之外尚有胰腺功能不良的表现；肝无增大，无触痛；B超及CT等影像学检查可辅助诊断并定位。

（六）并发症

细菌性肝脓肿如得不到及时、有效的治疗，脓肿破溃后向各个脏器穿破可引起严重并发症。右肝脓肿可向膈下间隙穿破形成膈下脓肿；亦可再穿破膈肌而形成脓肿；甚至能穿破肺组织至支气管，脓液从气管排出，形成支气管胸膜瘘；如脓肿同时穿破胆管则形成支气管胆瘘。左肝脓肿可穿破入心包，发生心包积脓，严重者可发生心脏压塞。脓肿可向下穿破入腹腔引起腹膜炎。有少数病例，脓肿穿破入胃、大肠，甚至静门脉、下腔静脉等；若同时穿破门静脉或胆管，大量血液由胆管排出十二指肠，可表现为上消化道大出血。细菌性肝脓肿一旦出现并发症，病死率成倍增加。

（七）治疗

细菌性肝脓肿是一种继发疾病，如能及早重视治疗，原发病灶可起到预防的作用。即便在肝脏感染的早期，如能及时给予大剂量抗生素治疗，加强全身支持疗法，也可防止病情进展。

（1）药物治疗针对急性期，已形成而未局限的肝脓肿或多发性小脓肿，宜采用此法治疗。

即在治疗原发病灶的同时，使用大剂量有效抗生素和全身支持治疗，以控制炎症，促使脓肿吸收自愈。全身支持疗法很重要，由于本病的患者中毒症状严重，全身状况较差，故在应用大剂量抗生素的同时应积极补液，纠正水、电解质紊乱，给予维生素B、维生素C、维生素K，反复多次输入少量新鲜血液和血浆以纠正低蛋白血症，改善肝功能和输注免疫球蛋白。目前多主张有计划地联合应用抗生素，如先选用对需氧菌和厌氧菌均有效的药物，待细菌培养和药敏结果明确再选用敏感抗生素。多数患者可望治愈，部分脓肿可局限化，为进一步治疗提供良好的前提。多发性小脓肿经全身抗生素治疗不能控制时，可考虑在肝动脉或门静脉内置管滴注抗生素。

（2）B超引导下经皮穿刺抽脓或置管引流术适用于单个较大的脓肿，在B超引导下以粗针穿刺脓腔，抽吸脓液后反复注入生理盐水冲洗，直至抽出液体清亮，拔出穿刺针。亦可在反复冲洗、吸净脓液后，置入引流管，以备术后冲洗、引流之用，至脓腔直径小于1.5 cm时拔除。这种方法简便、创伤小，疗效亦满意，特别适用于年老体虚及危重患者。操作时应注意：选择脓肿距体表最近点穿刺，同时避开胆囊、胸腔或大血管；穿刺的方向对准脓腔的最大径；多发性脓肿应分别定位穿刺。但是这种方法并不能完全替代手术，因为脓液黏稠会造成引流不畅，引流管过粗易导致组织或脓腔壁出血，对多分隔脓腔引流不彻底，不能同时处理原发病灶，厚壁脓肿经抽脓或引流后脓壁不易塌陷。

（3）手术疗法。

①脓肿切开引流术：适用于脓肿较大或经非手术疗法治疗后全身中毒症状仍然较重或出现并发症者，如脓肿穿入腹腔引起腹膜炎或穿入胆管等。常用的手术途径有以下几种。a.经腹腔切开引流术：取右肋缘下斜切口，进入腹腔后，明确脓肿部位，用湿盐水垫保护

手术野四周以免脓液污染腹腔。先试穿刺抽得脓液后，沿针头方向用直血管钳插入脓腔，排出脓液，再将手指伸进脓腔，轻轻分离腔内间隔组织，用生理盐水反复冲洗脓腔。吸净后，脓腔内放置双套管负压吸引。脓腔内及引流管周围用大网膜覆盖，引流管自腹壁戳口引出。脓液送细菌培养。这种入路的优点是病灶定位准确，引流充分，可同时探查并处理原发病灶，是目前临床最常用的手术方式。b. 腹膜外脓肿切开引流术：位于肝右前叶和左外叶的肝脓肿，与前腹膜已发生紧密粘连，可采用前侧腹膜外入路引流脓液。方法是做右肋缘下斜切口或右腹直肌切口，在腹膜外间隙，用手指推开肌层直达脓肿部位。此处腹膜有明显的水肿，穿刺抽出脓液后处理方法同上。c. 后侧脓肿切开引流术：适用于肝右叶膈顶部或后侧脓肿。患者左侧卧位，左侧腰部垫一沙袋。沿右侧第12肋稍偏外侧做一切口，切除一段肋骨，在第1腰椎棘突水平的肋骨床区做一横切口，显露膈肌，有时需将膈肌切开到达肾后脂肪囊区。用手指沿肾后脂肪向上分离，显露肾上极与肝下面的腹膜后间隙直达脓肿。将穿刺针沿手指方向刺入脓腔，抽得脓液后，用长弯血管钳沿穿刺方向插入脓腔，排出脓液。用手指扩大引流口，冲洗脓液后，置入双套管或多孔乳胶管引流，切口部分缝合。

②肝叶切除术适用于：a. 病期长的慢性厚壁脓肿，切开引流后脓肿壁不塌陷，长期留有死腔，伤口经久不愈合者。b. 肝脓肿切开引流后，留有窦道长期不愈者。c. 合并某肝段胆管结石，因肝内反复感染、组织破坏、萎缩，失去正常生理功能者。d. 肝左外叶内多发脓肿致使肝组织严重破坏者。肝叶切除治疗肝脓肿应注意术中避免炎性感染扩散到术野或腹腔，特别对肝断面的处理要细致妥善，术野的引流要通畅，一旦局部感染，将导致肝断面的胆瘘等并发症。肝脓肿急诊切除肝叶，有使炎症扩散的危险，应严格掌握手术指征。

(八) 预后

本病的预后与年龄、身体素质、原发病、脓肿数目、治疗及时与合理及有无并发症等密切相关。有人报道多发性肝脓肿的病死率明显高于单发性肝脓肿，年龄超过50岁的病死率为79%，而50岁以下则为53%。手术病死率为10%~33%。全身情况较差，肝明显损害及合并严重并发症者预后较差。

二、阿米巴性肝脓肿

(一) 流行病学

阿米巴肝脓肿是肠阿米巴病最多见的主要并发症。本病常见于热带与亚热带地区，好发于20~50岁的中青年男性，男女比例约为10:1。脓肿以肝右后叶最多见，占90%以上，左叶不到10%，左、右叶并发者亦不多见。脓肿单腔者为多。国内临床资料统计，肠阿米巴病并发肝脓肿者占1.8%~20%，最高可达67%。综合国内外报道的4819例中，男性为90.1%，女性为9.9%。农村高于城市。

(二)病因

阿米巴性肝脓肿是由溶组织阿米巴原虫所引起,有的在阿米巴痢疾期间形成,有的发生于痢疾之后数周或数月。据统计,60%发生在阿米巴痢疾后4~12周,但也有在20~30年或之后发病者。溶组织阿米巴是人体唯一的致病型阿米巴,在其生活史中主要有滋养体型和虫卵型。前者为溶组织阿米巴的致病型,寄生于肠壁组织和肠腔内,通常可在急性阿米巴痢疾患者的粪便中查到,在体外自然环境中极易破坏死亡,不易引起传染;虫卵仅在肠腔内形成,可随粪便排出,对外界抵抗力较强,在潮湿、低温环境中可存活12 d,在水中可存活9~30 d,在低温条件下其寿命可为6~7周。虽然没有侵袭力,但为重要的传染源。当人吞食阿米巴虫卵污染的食物或饮水后,在小肠下段,由于碱性肠液的作用,阿米巴原虫脱卵而出并大量繁殖成为滋养体,滋养体侵犯结肠黏膜形成溃疡,常见于盲肠、升结肠等处,少数侵犯乙状结肠和直肠。寄生于结肠黏膜的阿米巴原虫,分泌溶组织酶,消化溶解肠壁上的小静脉,阿米巴滋养体侵入静脉,随门静脉血流进入肝;也可穿过肠壁直接或经淋巴管到达肝内。进入肝的阿米巴原虫大多数被肝内单核-吞噬细胞消灭;仅当侵入的原虫数目多、毒力强且机体抵抗力降低时,其存活的原虫才可繁殖,引起肝组织充血炎症,继而原虫阻塞门静脉末梢,造成肝组织局部缺血坏死;又因原虫产生溶组织酶,破坏静脉壁,溶解肝组织而形成脓肿。

(三)临床表现

本病的发展过程一般比较缓慢,急性阿米巴肝炎期较短暂,如不能及时治疗,继之为较长的慢性期。其发病可在肠阿米巴病数周至数年之后,甚至在长达30年后才出现阿米巴性肝脓肿。

1.急性肝炎期

在肠阿米巴病过程中,出现肝区疼痛、肝增大压痛明显,伴有体温升高(持续在38 ℃~39 ℃),脉速、大量出汗等症状亦可出现。此期如能及时、有效治疗,炎症可得到控制,避免脓肿形成。

2.肝脓肿期

临床表现取决于脓肿的大小、位置、病程长短及有无并发症等。但大多数患者起病比较缓慢,病程较长,此期间主要表现为发热、肝区疼痛及肝增大等。

(1)发热:大多起病缓慢,持续发热(38 ℃~39 ℃),常以弛张热或间歇热为主;慢性肝脓肿患者体温可正常或仅为低热;如继发细菌感染或其他并发症时,体温可高达40 ℃;常伴有畏寒、寒战或多汗。体温大多晨起低,在午后上升,夜间热退时有大汗淋漓;患者多有食欲缺乏、腹胀、恶心、呕吐,甚至腹泻、痢疾等症状;体重减轻、虚弱乏力、消瘦、精神不振、贫血等亦常见。

(2)肝区疼痛:常为持续性疼痛,偶有刺痛或剧烈疼痛;疼痛可随深呼吸、咳嗽及体位变化而加剧。疼痛部位因脓肿部位而异,当脓肿位于右膈顶部时,疼痛可放射至右肩胛或右腰背部;也可因压迫或炎症刺激右膈肌及右下肺而导致右下肺肺炎、胸膜炎,产生气急、咳嗽、肺底湿啰音等。如脓肿位于肝的下部,可出现上腹部疼痛症状。

（3）局部水肿和压痛：较大的脓肿可出现右下胸、上腹部膨隆，肋间饱满，局部皮肤水肿发亮，肋间隙因皮肤水肿而消失或增宽，局部压痛或叩痛明显。右上腹部可有压痛、肌紧张，有时可扪及增大的肝脏或肿块。

（4）肝增大：肝往往呈弥漫性增大，病变所在部位有明显的局限性压痛及叩击痛。右肋缘下常可扪及增大的肝，下缘钝圆有充实感，质中坚，触痛明显，且多伴有腹肌紧张。部分患者的肝有局限性波动感，少数患者可出现胸腔积液。

（5）慢性病例：慢性期疾病可迁延数月甚至 1~2 年。患者呈消瘦、贫血和营养不良性水肿甚至胸腔积液和腹水；如不继发细菌性感染，发热反应可不明显。上腹部可扪及增大、坚硬的包块。少数患者由于巨大的肝脓肿压迫胆管或肝细胞损害而出现黄疸。

（四）并发症

（1）继发细菌感染。继发细菌感染多见于慢性病例，致病菌以金黄色葡萄球菌和大肠埃希菌多见。患者表现为症状明显加重，体温上升至 40 ℃，呈弛张热，白细胞计数升高，以中性粒细胞为主，抽出的脓液为黄色或黄绿色，有臭味，光镜下可见大量脓细胞。用抗生素治疗难以奏效。

（2）脓肿穿破。巨大脓肿或表面脓肿易向邻近组织或器官穿破。向上穿破膈下间隙形成膈下脓肿；穿破膈肌形成脓胸或肺脓肿；也有穿破支气管形成肝—支气管瘘，常突然咳出大量棕色痰，伴胸痛、气促，胸部 X 线检查可无异常，脓液自气管咳出后，增大的肝可缩小；肝右叶脓肿可穿破至心包，呈化脓性心包炎表现，严重时引起心脏压塞；穿破胃时，患者可呕吐出血液及褐色物；肝右下叶脓肿可与结肠粘连并穿入结肠，表现为突然排出大量棕褐色黏稠脓液，腹痛轻，无里急后重症状，肝迅速缩小，X 线显示肝脓肿区有积气影；穿破至腹腔引起弥漫性腹膜炎。Warling 等报道 1122 例阿米巴性肝脓肿，破溃 293 例，其中穿入胸腔 29%，肺 27%，心包 15.3%，腹腔 11.9%，胃 3%，结肠 2.3%，下腔静脉 2.3%，其他 9.3%。国内资料显示，发生破溃的 276 例中，破入胸腔 37.6%，肺 27.5%，支气管 10.5%，腹腔 16.6%，其他 7.8%。

（3）阿米巴原虫血行播散。阿米巴原虫经肝静脉、下腔静脉到肺，也可经肠道至静脉或淋巴道入肺，双肺呈多发性小脓肿。在肝或肺脓肿的基础上易经血液循环至脑，形成阿米巴性脑脓肿，其病死率极高。

（五）辅助检查

1. 实验室检查

（1）血液常规检查：急性期白细胞总数为（10~20）×10⁹/L，中性粒细胞在 80% 以上，明显升高者应怀疑合并有细菌感染。慢性期白细胞升高不明显，病程长者贫血较明显，血沉可增快。

（2）肝功能检查：肝功能多数在正常范围内，偶见谷丙转氨酶、碱性磷酸酶升高，清蛋白下降。少数患者血清胆红素可升高。

（3）粪便检查：仅供参考，因为阿米巴包囊或原虫阳性率不高，仅少数患者的新鲜粪便中可找到阿米巴原虫，国内报道阳性率约为 14%。

（4）血清补体结合试验：对诊断阿米巴病有较大价值。据报道，结肠阿米巴期的阳性率为 15.5%，阿米巴肝炎期为 83%，肝脓肿期可为 92%～98%，且可发现隐匿性阿米巴肝病，治疗后即可转阴。但由于在流行区内无症状的带虫者和非阿米巴感染的患者也可为阳性，故诊断时应结合具体患者进行分析。

2. B 超检查

B 超检查对肝脓肿的诊断有肯定的价值，准确率在 90% 以上，能显示肝脓性暗区。同时 B 超定位有助于确定穿刺或手术引流部位。

3. X 线检查

由于阿米巴性肝脓肿多位于肝右叶膈面，故在 X 线透视下可见到肝阴影增大、右膈肌抬高、运动受限或横膈呈半球形隆起等征象，有时还可见胸膜反应或积液、肺底有云雾状阴影等。此外，如在 X 线片上见到脓腔内有液气面，则对诊断有重要意义。

4. CT

CT 可见脓肿部位呈低密度区，造影强化后脓肿周围呈环形密度增高带影，脓腔内可有气液平面。囊肿的密度与脓肿相似，但边缘光滑，周边无充血带；肝肿瘤的 CT 值明显高于肝脓肿。

5. 放射性核素肝扫描

放射性核素肝扫描可发现肝内有占位性病变，即放射性缺损区。但直径小于 2 cm 的脓肿或多发性小脓肿易被漏诊或误诊，因此仅对定位诊断有帮助。

6. 诊断性穿刺抽脓

这是确诊阿米巴性肝脓肿的主要证据，可在 B 超引导下进行。典型的脓液呈巧克力色或咖啡色，黏稠、无臭味。脓液中查滋养体的阳性率很低（为 3%～4%），若将脓液按每毫升加入链激酶 10 U，在 37 ℃ 条件下孵育 30 min 后检查，可提高阳性率。从脓肿壁刮下的组织中，几乎都可找到活动的阿米巴原虫。

7. 诊断性治疗

如上述检查方法未能确定诊断，可试用抗阿米巴药物治疗。如果治疗后体温下降、肿块缩小，诊断即可确立。

（六）诊断及鉴别诊断

对中年男性患有长期不规则发热、出汗、食欲缺乏、体质虚弱、贫血、肝区疼痛、肝增大并有压痛或叩击痛，特别是伴有阿米巴痢疾史时，应疑为阿米巴性肝脓肿。但缺乏痢疾史，也不能排除本病的可能性，因为 40% 阿米巴性肝脓肿患者可无阿米巴痢疾史，应结合各种检查结果进行分析。应与以下疾病相鉴别。

（1）原发性肝癌。同样有发热、右上腹痛和肝大等，但原发性肝癌常有传染性肝炎史，并且合并肝硬化占 80% 以上，肝质地较坚硬，并有结节。结合 B 超检查、放射性核素肝扫描 CT、肝动脉造影及 AFP 检查等，不难鉴别。

（2）细菌性肝脓肿。细菌性肝脓肿病程急骤，脓肿以多发性为主，且全身脓毒血症明显，一般不难鉴别。

（3）膈下脓肿。膈下脓肿常继发于腹腔继发性感染，如溃疡病穿孔、阑尾炎穿孔或腹腔手术之后。本病全身症状明显，但腹部体征轻；X线检查肝向下推移，横膈普遍抬高和活动受限，但无局限性隆起，可在膈下发现液气面；B超提示膈下液性暗区而肝内则无液性区；放射性核素肝扫描不显示肝内有缺损区；MRI检查在冠状切面上能显示位于膈下与肝间隙内有液性区，而肝内正常。

（4）胰腺脓肿。本病早期为急性胰腺炎症状。脓毒症状之外可有胰腺功能不良，如糖尿、粪便中有未分解的脂肪和未消化的肌纤维。肝增大亦甚轻，无触痛。胰腺脓肿时膨胀的胃挡在病变部前面。B超扫描无异常所见，CT可帮助定位。

（七）治疗

本病的病程长，患者的全身情况较差，常有贫血和营养不良，故应加强营养和支持疗法，给予高糖类、高蛋白、高维生素和低脂肪饮食，必要时可补充血浆及蛋白，同时给予抗生素治疗，最主要的是应用抗阿米巴药物，并辅以穿刺排脓，必要时采用外科治疗。

1. 药物治疗

（1）甲硝唑（灭滴灵）：为首选治疗药物，视病情可给予口服或静滴。该药疗效好，毒性小，疗程短，除妊娠早期均可适用，治愈率70%~100%。

（2）依米丁（吐根碱）：由于该药毒性大，目前已很少使用。对阿米巴滋养体有较强的杀灭作用，可根治肠内阿米巴慢性感染。该药毒性大，可引起心肌损害、血压下降、心律失常等。此外，还有胃肠道反应、肌无力、神经痛、吞咽和呼吸肌麻痹。故在应用期间，应每天测量血压，若发现血压下降应停药。

（3）氯喹：该药对阿米巴滋养体有杀灭作用。口服后肝内浓度高于血液200~700倍，毒性小，疗效佳，适用于阿米巴性肝炎和肝脓肿。偶有胃肠道反应、头痛和皮肤瘙痒。

2. 穿刺抽脓

经药物治疗症状无明显改善者，或脓腔大或合并细菌感染病情严重者，应在应用抗阿米巴药物的同时，进行穿刺抽脓。穿刺应在B超定位引导下和局部麻醉后进行，取距脓腔最近部位进针，严格无菌操作。每次尽量吸尽脓液，每隔3~5 d重复穿刺，穿刺术后应卧床休息。如合并细菌感染，穿刺抽脓后可于脓腔内注入抗生素。近年来也在脓腔内放置塑料管引流，收到良好疗效。患者体温正常，脓腔缩小为5~10 mL后，可停止穿刺抽脓。

3. 手术治疗

常用术式有2种。

（1）切开引流术。下列情况可考虑该术式：①经抗阿米巴药物治疗及穿刺抽脓后症状无改善者。②脓肿伴有细菌感染，经综合治疗后感染不能控制者。③脓肿穿破至胸腔或腹腔，并发脓胸或腹膜炎者。④脓肿深在或由于位置不好不宜穿刺排脓治疗者。⑤左外叶肝脓肿，抗阿米巴药物治疗不见效，穿刺易损伤腹腔脏器或污染腹腔者。在切开排脓后，脓腔内放置多孔乳胶引流管或双套管持续负压吸引。引流管一般在无脓液引出后拔除。

（2）肝叶切除术。对慢性厚壁脓肿，引流后腔壁不易塌陷者，遗留难以愈合的死腔和窦道者，可考虑做肝叶切除术。手术应与抗阿米巴药物治疗同时进行，术后继续应用抗阿米巴药物治疗。

（八）预后

根据国内报道，抗阿米巴药物治疗加穿刺抽脓，病死率为 7.1%。预后与病变的程度、脓肿大小、有无继发细菌感染或脓肿穿破及治疗方法等密切相关。本病是可以预防的，主要在于防止阿米巴痢疾的感染。只要加强粪便管理，注意卫生，对阿米巴痢疾进行彻底治疗，阿米巴性肝脓肿是可以预防的。即使进展到阿米巴肝炎期，如能早期诊断、及时彻底治疗，也可预防阿米巴肝脓肿的形成。

第四节　腔镜下肝脏手术

一、概论

在 1987 年腹腔镜胆囊切除术问世以前，世界上就已经有了腹腔镜肝脏脓肿引流术、腹腔镜肝脏活检术等报道，但作为高难度的腹腔镜肝切除术（laparoscopic hepatectomy，LH），1991 年 Reich 等才首次报道对肝脏良性病变成功施行腹腔镜局部肝脏切除术。我国首例腹腔镜肝脏切除术于 1994 年由周伟平等报道，到 2003 年初，全世界约有 460 余例腹腔镜肝脏切除术报道。某学者在 2005 年报道应用腹腔镜彭氏多功能手术解剖器（laparoscopic Peng's multifunction operative dissector，LPMOD）刮吸手术切肝法 54 例。目前，腹腔镜肝脏切除手术已从起初的局部切除向较大范围的解剖性肝叶切除发展。2002 年 Lancet 杂志报道 2 例腹腔镜活体肝移植左肝外叶供肝的切取，手术分别历时 6 h 和 7 h。2 例腹腔镜活体肝移植左肝外叶切取的成功，并顺利被用于受体移植，标志着 LH 在目的和功能上的深刻演变，即由单纯切除病变肝组织，到切取正常肝组织并且保证其功能的完好而移植于受体，这种变化可能会带动其他领域腹腔镜技术功能上的变革。

目前已开展的腹腔镜肝脏手术还有腹腔镜肝囊肿开窗引流术、腹腔镜肝脏肿瘤局部治疗术、腹腔镜肝动脉灌注泵埋置术、腹腔镜肝动脉结扎术、腹腔镜门静脉插管术、腹腔镜肝脏疾病的诊断、腹腔镜肝外伤的评估和治疗等。

（一）腹腔镜肝脏肿瘤局部治疗术

腹腔镜肝脏肿瘤局部治疗术主要适用于中晚期不能手术切除或患者不愿意接受手术切除的原发性或继发性肝癌，可以达到缓解症状、延长生存时间、提高生活质量的目的，具体方法包括腹腔镜射频消融术（laparoscopic radio frequency ablation，LRFA）、腹腔镜微波固化术、腹腔镜激光介导治疗、腹腔镜肝癌冷冻治疗，以及应用乙醇、高温生理盐水等腹腔镜下注射治疗等。腹腔镜肝脏肿瘤局部治疗术具有直观、准确、损伤小、恢复快等优点。

（二）腹腔镜肝动脉灌注泵埋置术

导管一般置于胃十二指肠动脉。其优点是局部组织化疗药物浓度高，不良反应轻，创伤比开腹埋泵小。目前临床上应用于腹腔镜探查后明确原发性肝癌不能切除或多发性转移性肝癌不能手术切除的病例。腹腔镜肝动脉灌注泵埋置常联合应用腹腔镜肝脏肿瘤局部治疗术。

(三)腹腔镜肝动脉结扎术

适用于肝动脉造影显示肝固有动脉及肝左、右动脉走向正常，无替代肝动脉和迷走肝动脉；肝动脉插管化疗效果欠佳或导管无法进入肝固有动脉；肿瘤局限于肝脏一叶，无严重肝硬化；无门静脉癌栓、严重的食管静脉曲张，无肝外转移的肝癌患者。

(四)腹腔镜门静脉插管术

在腹腔镜下离断肝圆韧带，并拉出腹腔，在肝圆韧带内找到闭塞的脐静脉，通过扩张使其相通，送入导管并固定。经药泵注入亚甲蓝，在腹腔镜下证实亚甲蓝进入肝脏后，将肝圆韧带送入腹腔并固定药泵。

(五)腹腔镜肝脏疾病的诊断

腹腔镜技术用于不明原因肝脏疾病的诊断是很有价值的。腹腔镜下可清楚地观察肝脏大小、外形、色泽、质地，以及肝脏病变的类型、程度及范围，并对可疑病变组织及肝脏组织进行一处或多处活检，同传统的超声、CT、MRI或血管造影等辅助检查相比其诊断特异性和敏感性大大提高。Vargas等进行了1794例各肝病患者的腹腔镜检查，诊断正确率达91%。腹腔镜技术可以弥补经皮肝穿刺活检定位不准确、诊断率不高的不足。

(六)腹腔镜肝外伤的评估和治疗

对生命体征平稳，但仍需探查的肝外伤患者，可以采用腹腔镜探查。对肝脏表面较小的撕裂伤，出血已停止，可不予特殊处理，吸尽积血，放置引流即可；对裂口较深、较大的肝外伤可行腹腔镜下缝合修补，但必须排除可能同时存在的空腔脏器破裂、穿孔。

国内开展LH较多的医院，无论在病例选择、手术范围、手术时间、术后恢复及术后并发症的发生率上与国外先进水平相比无显著差别。相信随着腹腔镜肝脏切除手术经验的不断积累，以及腹腔镜下切肝器械的不断改进，我国的腹腔镜肝脏外科水平必将走在世界的前沿。

二、腹腔镜肝囊肿开窗引流术

既往对有症状的肝囊肿患者可通过经皮穿刺抽吸加无水乙醇注射或行开腹肝囊肿去顶、开窗引流治疗。经皮穿刺抽吸法效果差、复发率很高；而行开腹肝囊肿去顶、开窗引流治疗虽然可以有效降低复发率，但创伤大。腹腔镜肝囊肿开窗引流术兼有两者的优点，即效果确切，创伤小。腹腔镜术中切除尽量多的囊壁并送活检，是治疗表浅、单发性肝囊肿的主要原则。对于多发性肝囊肿，不管是行开腹肝囊肿开窗引流还是行腹腔镜手术，其治疗效果都不佳，容易复发。

（一）适应证和禁忌证

1.适应证

腹腔镜肝囊肿开窗引流术的适应证应该严格掌握。

（1）单发性、大于 5 cm 有症状的囊肿。

（2）多发性、表浅、较大的有症状的囊肿。

（3）经乙醇等其他非手术治疗疗效不佳的囊肿。

（4）肿块巨大压迫肝实质，引起肝实质明显萎缩，有影响肝功能的倾向。

（5）有其他伴随腹部疾病（如胆囊结石等）需腹腔镜手术，肝脏手术指征可适当地放宽。

（6）患者的条件适合腹腔镜手术。

2.禁忌证

（1）其他原因的肝脏囊性病变。

（2）弥漫性肝囊肿。

（3）与胆管相通的交通性肝囊肿。

（4）合并出血、感染等并发症的肝囊肿。

（5）肝囊性腺瘤。

（6）小的无症状的肝囊肿。

（7）位置深或位置不佳、估计腹腔镜器械无法触及的肝囊肿。

（二）术前准备

除常规的腹腔镜术前准备外，术前 CT 可明确囊肿的大小、位置，并与其他囊性病变鉴别，如棘球蚴病、囊性腺瘤。

（三）手术步骤

（1）操作孔的布局。患者仰卧位，全身麻醉成功后，脐上 10 mm 切口，气腹针建立气腹（12~15 mmHg），置入 10 mm Trocar 及 30°镜探查腹腔、盆腔。根据病变部位，患者体位改为头高脚低，右侧或左侧 30°仰卧位。病变在右肝者，剑突下 5 mm 切口，直视下置入 5 mm Trocar 作为主操作孔；右腋前线平脐处或右锁骨中线置入 5 mm Trocar 作为副操作孔。

（2）明确囊液性质。显露拟行手术的囊肿，用穿刺针抽取囊液，以明确所抽取的液体的性状。单纯性囊肿的液体应为淡黄色的透明液体、水状；若发现囊液为血性、浑浊或有胆汁，则表示有并发症，不宜做开窗手术；若囊液黏稠，呈黏液状，则可能为肿瘤性囊肿，不能做开窗引流术。

（3）切开囊肿。选择囊肿在肝表面上最浅表的部位，切开囊壁，把吸引器头插入囊腔吸除囊液。单纯性囊肿腔内应光滑，若有赘生物或乳头样突起，应取活体组织做冷冻切片检查。千万不要把囊腔内壁表浅的血管、胆管切开，以免引起大出血或胆瘘。

（4）切除囊壁。助手用抓钳提起囊壁，术者用电刀直接切除部分囊壁，以敞开囊腔，对切除囊壁行冷冻切片或常规切片检查。对多发性囊肿可多次切开，对相连的囊肿可切开相连的囊壁。对切开的囊壁应用电凝仔细止血，并放置腹腔引流管一根。

（5）切口处理。缝合 10 mm 切口，结束手术。

（四）术后处理

（1）术后 1~3 d 抗感染、补液治疗。

（2）术后 6 h 进半流质饮食，下床活动。

（3）术后根据引流情况，拔除引流管或带管出院。

三、腹腔镜肝切除术概论

（一）腹腔镜肝切除手术方式

1. 气腹与非气腹技术

在腹腔镜手术空间的显露上，有两种技术可供选择，即气腹和非气腹。气腹技术将合适的气体（通常是 CO_2）注入腹腔以获得工作空间；非气腹技术是利用腹壁提拉装置提升腹壁以营造腹腔内手术空间。一般认为，气腹技术可能会出现气体栓塞并发症，而非气腹技术手术空间暴露略差。目前国内大多数医院以应用气腹技术为主，非气腹技术应用于手助式 LH 较多。有研究表明：选择正确的手术体位、腹内气压控制小于 12 mmHg、避免损伤大的肝静脉和持续监测生命体征及呼气末 $PaCO_2$，是预防气体栓塞的关键。在允许的条件下，将气腹与非气腹技术有机地结合起来，能对促进腹腔镜肝切除术的发展起到更好的作用。

2. 腹腔镜肝切除术术式

（1）腹腔镜肝切除术（LH），即狭义的腹腔镜肝切除术，技术难度高于手助式腹腔镜肝切除术或腹腔镜辅助的肝切除术。目前已报道在腹腔镜下能分离第一、第二和第三肝门，也能完成腹腔镜解剖性右半肝或左半肝切除术。

（2）手助式腹腔镜肝切除术：相对于开腹肝切除术，手助式腹腔镜肝切除术也是一种创伤较小的切肝方法。它是在 Hand-port、LapDisc 或 Omniport 手助装置或自制辅助装置的辅助下完成肝切除，兼有传统开腹手术与腹腔镜手术的优点，具有能用手暴露、触摸、牵拉、分离，出血容易控制，易于取出肝标本等优势。手术创伤相对腹腔镜肝切除术大，在复杂的腹腔镜肝手术中仍有一定的优势。手助式腹腔镜肝切除术可以成为扩大手术范围研究的过渡手术。其缺点是手助装置昂贵，影响视野的显露。

（3）腹腔镜辅助的肝切除术：首先在腹腔镜下分离一定的组织，如相关的肝周韧带等。然后在距病灶体表附近作一合适长度的切口，借用腹腔镜的照明，使用常规器械和腹腔镜器械完成肝脏肿瘤的切除或肝叶的切除。该术式优点是切口相对小，操作方便，不需特殊器械，手术时间短，气腹时间短，适用于浅表的局部肝脏肿瘤的切除或左肝外叶的切除。

（二）适应证

腹腔镜肝切除术的适应证必须既具备腹腔镜手术指征，又具备传统开腹肝脏切除术指征。从目前国内外开展的腹腔镜肝切除术的情况分析，腹腔镜肝切除术主要受肝脏病变部位、范围和肝功能限制。

1. 分类

腹腔镜肝切除术从病变的性质而言，主要适应证包括肝脏良性病变和恶性病变两大类。

1）良性病变

（1）肝血管瘤：①有明显症状的肝血管瘤。②与恶性肿瘤难鉴别的血管瘤。③无症状且大于 8 cm 的肝血管瘤。④随访期间明显增大的血管瘤。⑤某些特殊部位的血管瘤。

（2）与恶性肿瘤难以鉴别的局灶性结节性增生。

（3）外科引流无效或与肿瘤难鉴别，必须手术切除的肝脓肿。

（4）必须手术切除的多发性肝囊肿。

（5）肝细胞性腺瘤。

（6）能完整手术切除的肝包虫囊肿。

（7）肝内胆管结石。

（8）血流动力学稳定的、需手术切除的、局部的肝外伤。

（9）其他需肝脏切除的良性疾病。

2）恶性病变

（1）原发性肝细胞性肝癌。

（2）胆管细胞性肝癌。

（3）转移性肝癌，或需同时手术切除的原发性恶性肿瘤。

（4）其他需肝脏切除的恶性肿瘤。

由于我国肝内胆管结石发病率较高，目前肝内胆管结石由弥漫性向局限化、早期化、区域化发展，并且肝内胆管结石患者往往具有良好的肝功能储备。原发性肝细胞性肝癌虽然发病率高，但我国 80% 左右的肝细胞性肝癌伴肝硬化，并且发现时 80% 左右已属晚期，不宜手术切除。因此，区域化的肝内胆管结石病是我国开展腹腔镜解剖性肝切除术的主要适应证，也是我国 LH 的特点。

腹腔镜肝切除术治疗肝内胆管结石的技术难点和要点：肝内管道结构由于结石及炎症影响，往往发生炎症性改变，有时血管和胆管非常难鉴别，但又必须明确鉴别，因为血管离断前必须结扎，胆管必须开放，经开放的肝内胆管开口取石、生理盐水冲洗，以免残留结石。肝断面的胆管开口可以加以缝扎，以防术后胆瘘，因此必须具备良好的腹腔镜下缝扎技术。

腹腔镜肝切除术治疗恶性肿瘤的技术难点在于准确判断安全的切除范围。由于腹腔镜术中无法用手触摸肿块，因此难以准确判断安全的切除范围。近年来腹腔镜超声的应用，对判断肿瘤的切除范围有很大的帮助，它可以清楚地显示肿瘤的边界和大血管的关系，指导肝切除的范围，避免主要肝脏管道的损伤，发现术前 B 超、CT 等检查遗漏的病变；并且腹腔镜超声对于肝脏肿瘤的可切除性判断也有很大的作用。腹腔镜肝切除术治疗恶性肿瘤的近期疗效是肯定的，其远期疗效目前还缺乏大宗病例长期随访的验证。

2.病变大小和位置

进行 LH 的理想适应证是肝脏病变比较小，主要局限于左外叶，以及肝脏的前面及外周（Ⅱ～Ⅵ段）。由于肝脏第Ⅶ、Ⅷ段位于顶部，腹腔镜下显露困难，腹腔操作器械无法弯曲，达不到操作部位，要对这些部位的病变实施切除难度极大，可以通过体位的改变来显露手术视野，如左侧卧位可以较好地显露出第Ⅶ段，手用肺叶钳托起肝脏可以较好地暴露肝短静脉。国外有通过胸腔镜切除位于肝脏第Ⅶ、Ⅷ段的病变，但仅为个案报道。

腹腔镜肝切除术的适应证从病变大小和位置而言，应满足以下条件。

（1）病变位于 Couinard Ⅱ、Ⅲ、Ⅳ、Ⅴ、Ⅵ段的患者是腹腔镜肝切除术的最佳适应证，病灶位于半肝范围内。

（2）病变大小以不影响第一肝门和第二肝门的解剖为标准，良性病变最好不要超过15 cm，恶性肿瘤不超过 10 cm。

（3）患者肝功能要求在 Child-Pugh 分级 B 级以上，剩余肝脏能够满足患者的生理需要，并且其他脏器无严重器质性病变。

（4）最好无上腹部脏器疾病手术史；或者有手术史，但上腹部粘连不影响肝脏手术的解剖。

（三）禁忌证

腹腔镜肝切除术的禁忌证需结合患者的一般情况和肝功能储备，肝脏病变的性质、范围、程度、位置进行综合评估，主要的禁忌证有以下几种。

（1）病变侵犯下腔静脉或肝静脉根部。

（2）肝癌合并肝内转移、门静脉癌栓、肝门淋巴结转移或肿瘤边界不清。

（3）腹腔内粘连严重或严重肝硬化、门静脉高压症，为相对禁忌证。

（4）肝功能 Child-Pugh 分级 C 级，或有其他重要脏器功能不全。

（5）肝脏病变过大，需超过半肝切除为相对禁忌证。

（6）影响第一、第二肝门暴露和分离。

（7）心肺功能无法耐受气腹者可改用非气腹腹腔镜肝切除术。

需要指出的是，腹腔镜肝切除的部位并不是绝对的，术者可以根据自己的经验、技术特点，通过改变体位、器械辅助等方法扩大腹腔镜肝切除术的适应证。

（四）腹腔镜肝切除器械

肝脏血运丰富，术中出血难控制；腹腔镜下肝门血流阻断较为困难；没有理想的腹腔镜下切肝工具是制约腹腔镜肝切除术发展的三大因素。因此发展腹腔镜肝切除术除了要熟练掌握腹腔镜技术和传统肝脏切除术技术以外，必须要有理想的切肝工具。理想的标准应该是高效、价廉、实用、易推广。高效的腹腔镜切肝工具应该具有解剖、分离、电凝、吸引、无烟或少烟等功能特点。目前，临床常用的腹腔镜切肝工具有以下几种。

（1）超声刀（CUSA）。利用高频超声振荡使肝组织崩裂破碎，而较致密的结缔组织如血管、胆管等保留，并暴露出来。然后用电凝、血管夹夹闭或腔镜直线切割吻合器（Endo GIA™）离断。超声刀分离加血管夹夹闭管道是腹腔镜肝切除术最常用的方法，无烟、效果较好，但无解剖、分离、吸引功能，并且价格昂贵，对伴有肝硬化的切肝速度十分缓慢。我国的肝癌患者多数伴有肝硬化，即使是高功率的超声刀也难以振碎硬化的肝组织。因此，使用超声刀切肝有一定的局限性。

（2）氩气凝血器。利用氩激光的高能光束可在肝切面表层形成 3 mm 厚的焦痂而达到止血目的。但它没有解剖、分离肝内管道结构的功能，也没有吸引功能，并且价格昂贵，因此难以推广应用。

（3）高压水刀。利用高压的生理盐水通过小的喷头（直径为 2 mm 或 70 mm）产生的强大冲击力粉碎肝组织来进行分离，可保留细小管道，便于分别处理。同 CUSA 一样无解剖、分离、吸引功能，并且价格昂贵，对合并有肝硬化的肝组织分离困难，高压水喷可以产生碎屑飞溅影响视野，目前临床应用报道不多。

（4）微波凝固后切肝。微波凝固原用于肝脏肿瘤的局部治疗，之后用于开腹与腹腔镜肝脏切除。其原理是在腹腔镜引导下，先将微波天线插入拟定切线的肝组织，调节微波功率，打开开关，10~20 s 后，固化至肝组织发白冒烟，即可拨出天线，再刺入邻近肝组织且两针间距为 1~1.5 cm，待拟定切线全部固化后再分离肝脏组织。理论上微波可凝固 3 mm 以下的管道，可减少肝断面的出血、减少手术操作。其优点是固化后肝组织出血少，不需阻断肝门，手术野清楚；缺点是无解剖、分离、吸引功能，并且凝固的肝组织较厚，术后遗留过多的坏死组织，有引起继发感染的可能。此外，微波天线插入肝组织较为盲目，有刺伤深部大血管的可能。有学者研制了能与腹腔镜相配套的微波天线进行腹腔镜下固化切肝，切面出血少，能清楚地显示出较粗的血管。但目前大多数学者对微波凝固法持保留的态度。

（5）结扎速高能电刀（LigaSure™ 血管封闭系统）。LigaSure™ 血管封闭系统是目前世界上最新的止血设备，其工作原理是使血管壁的胶原融合从而使血管封闭，可以封闭 7 mm 以下的血管和组织束，无须事先分离。有研究表明其在大血管封闭或肝叶、脾切除中，有明显的优越性，术时无须做任何结扎，减少操作，节省手术时间。其缺点是无解剖、分离、吸引功能，并且价格昂贵。目前临床应用的经验较少，需更多的前瞻性研究。

在临床的实践过程中，我国腹腔镜外科手术医师在积累大量开腹肝叶切除经验的基础上，结合腹腔镜手术的特点，也自制了一些切肝器械。

（6）电动旋吸刀。有学者自制的电动旋吸刀对分离切线肝组织极为有利，分离时不但可离断切线肝组织，而且可吸出碎渣，遇到管道时可结合其他方法处理管道，尤其适用于气腹下腹腔镜肝切除。与微波刀结合使用，优点更为突出。

（7）LPMOD。LPMOD 是在彭淑教授研发的专利手术器械——彭氏多功能手术解剖器（Peng's multifunction operative dissector, PMOD）基础上进行改制而成的，它专供腹腔镜手术使用。LPMOD 集刮碎、推剥、钝切、吸引、电凝五大功能于一体，能清楚地解剖出肝内的管道结构，根据管道的粗细不同，予以电凝或钳夹处理。损伤血管机会少，对肝硬化者切肝速度不影响。LPMOD 能进行肝切除手术的各种操作，如肝周韧带的分离，肝断面肝组织的刮吸，血管的电凝和切断，烟雾、血液的吸引，因此手术中不需频繁更换手术器械，从而大大缩短了手术时间。此外，LPMOD 在价格上明显优于其他几种切肝器械。作为国内自行研制的腹腔镜切肝器械，LPMOD 显示了其不可比拟的优越性，有广阔的应用前景。

(五)腹腔镜肝脏切除辅助技术

(1)术中超声定位。术中超声定位对术中判断肝脏病灶的位置、大小、数量，肝脏血管胆管的位置、走向有较好的作用，有利于术中随时调整切除范围及手术策略。已有国外研究报道认为术中超声定位在腹腔镜恶性肿瘤切除术中有较好的指导作用。术中超声定位对腹腔镜解剖性肝脏切除手术或腹腔镜活体供肝切取手术都将会起到重要的作用。

(2)术前血管预处理。因肝脏有肝动脉和门静脉双重血供，一些手术医师在腹腔镜手术前对肝脏肿瘤血管进行预处理，减少腹腔镜手术中的出血。林建华等报道于腹腔镜手术前 1 h 数字减影下经股动脉插管入肝动脉，造影后选择至肿瘤的供血动脉，用吸收性明胶海绵行动脉栓塞。也可联合应用经 B 超引导穿刺肿瘤的供血门静脉，并加以栓塞，然后在腹腔镜下行肿瘤切除术，取得了一定的效果。

(3)腹腔镜直线切割吻合器(Endo GIA™)。可用于较粗管道的离断，如左右肝带、肝静脉等。使用时一定要严格遵循操作规则，确保 Endo GIA™ 的钉仓前缘超过血管时方可切断，否则会引起大出血。其缺点是费用昂贵、不能改变方向，必须明确具体管道后才能使用。

(六)手术操作要点

(1)操作孔的位置。操作孔的位置一般根据需要切除肝脏病变的位置而定，以便于手术操作、互不影响为原则。操作孔的合理布局非常重要，关系到手术是否能顺利完成。腹腔镜肝叶切除一般应用四孔法，病变在右肝者主操作孔取剑突下，病变在左肝者主操作孔取左锁骨中线肋缘下，副操作孔与主操作孔、腹腔镜孔保持一定距离，以免影响主刀的操作。两个副操作孔也不宜靠得太近，以免操作时互相干扰。两个副操作孔距离一般约5 cm。

(2)手术区域的暴露。手术区域的清楚暴露对整个手术过程非常重要。首先，术中患者的切口可取两者的连线。体位非常重要，正确的体位有助于肝脏的暴露，方便手术操作。一般病变位于右肝者取头高足低30°、左侧30°侧卧位；病变位于左肝者采用头高足低30°、右侧30°侧卧位。术中可以根据切除病变的部位灵活改变体位。助手在手术野的暴露中可以用纱布做成的"粽子"或使用肺叶钳、伞形拉钩等器械通过推、压、托等操作协助手术野的暴露，如处理位于肝脏脏面的病变时，助手用器械将肝脏托起，能较清楚地暴露第一肝门结构。

(3)切肝。可使用 LPMOD 切肝，肝包及表浅的肝组织(距肝脏表面 5 mm 以内)用 LPMOD 刀头的圆弧面电凝切割，有助于减少出血。对深部肝组织，应用 LPMOD 沿切线逐层刮碎、吸除肝组织后，暴露其中的血管、胆管，然后用血管夹予以结扎、离断。由于肝内的大血管、胆管较肝组织坚韧，在刮扒过程中都能完整保留。在刮扒过程中术者的手感很重要，在遇到管道结构时会有一种受阻的感觉，此时应轻轻刮吸，解剖处理其中的管道。在切肝过程中，肝切线的两侧需保持一定的张力，助手可用两把肺叶钳牵引两侧的肝包膜或轻轻推移两侧的肝组织来保持张力。

(4)大血管、胆管的处理。在刮扒肝组织的过程中遇到较大的血管、胆管，刮扒方向应改变为与管道平行，继续刮扒，刮碎管道周围的肝组织，显露 1 cm 左右长度，近端用可吸收夹或钛夹夹闭，远端用钛夹夹闭后离断。这样处理大血管可以有效减少出血，降低二氧化碳进入血管形成气体栓子的风险。

（5）创面的处理。对创面的处理主要是止血、防止胆瘘。对于细小血管的出血及创面的渗血应用 LPMOD 高功率电凝止血（功率为 120 W）。用电刀头轻轻接触肝脏创面加以电凝血，同时用 LPMOD 的吸引功能迅速吸除渗血及烟雾，保持手术视野的清晰。在腹腔镜半肝切除术中，肝中静脉分支出血的止血较为困难。在这种情况下，切不可盲目电凝，可吸尽创面渗血后，寻找出血点，用钛夹、钳夹止血，也可用纱布压迫止血。因此腹腔镜半肝切除术中切线应偏离肝正中线 1~2 cm，以避免损伤肝中静脉（在开腹半肝切除术中沿肝正中线断肝，肝中静脉或其分支破裂出血，可用 prolene 缝合线加以修补）。肝叶或肝段切除后肝断面应该用生理盐水冲洗，确认无出血和胆瘘后，可用生物蛋白胶涂布。

四、腹腔镜肝切除术应用解剖

肝脏借助于其周围的韧带固定于腹上部，左、右两侧各有三角韧带和冠状韧带，前方有镰状韧带，下方有肝胃韧带、肝十二指肠韧带，在背面则有肝脏裸区的结缔组织、下腔静脉韧带和下腔静脉将肝脏固定于腹上部膈下区。肝脏手术时，常需切断肝周的韧带，使肝脏能充分游离，必要时还需切断肝脏与下腔静脉间的结缔组织和肝短静脉，使肝脏只有主要的肝静脉与下腔静脉相连。

肝脏不同于其他器官，它处于内脏循环与体循环连接的枢纽位置上，故有接受内脏循环进入的"门"，通常称之为肝门或第一肝门；亦有肝静脉血流出的通道，外科临床上称之为第二肝门；尚有肝右下后静脉汇流至下腔静脉的部位，有时亦称之为第三肝门。

（一）第一肝门

肝的脏面较凹陷，有左纵沟（由静脉韧带裂和肝圆韧带裂组成）、右纵沟（由腔静脉沟和胆囊窝组成）和界于两者间的一条横沟，三条沟呈"H"形。肝动脉、门静脉、胆管、神经及淋巴管经肝脏面的横沟出入肝实质，肝横沟即是肝门或第一肝门，但临床上通常所指的肝门，其范围要广些，包括其两端的两个矢状位的纵沟，右边为右切迹，左边为左矢状裂，其前部为脐静脉窝，后部为静脉韧带。故肝门在外观上为一"H"形的沟，其前缘为肝方叶，后缘则为尾状叶和尾状突。在肝门处，一般左、右肝管在前，肝固有动脉左、右支居中，门静脉左、右干在后。左、右肝管的汇合点最高，紧贴横沟（距肝门横沟 2~4 mm）；肝门静脉的分叉点稍低，肝固有动脉的分叉点最低，一般相当于胆囊管与肝总管汇合处的水平，但在实际临床工作中所遇到的解剖关系比这些典型的解剖要复杂得多。

出入第一肝门的胆管、肝动脉、门静脉、淋巴管、神经等结构，被肝十二指肠韧带包绕形成肝蒂，肝蒂的右缘形成小网膜孔的前界，向上延续于肝门。肝蒂内，胆总管位于前方的右缘，胆总管的左侧有肝固有动脉及其分支，胆总管的左后侧有肝门静脉。

肝十二指肠韧带上的管道结构，在未进入第一肝门之前，解剖学上变异很多，特别是肝动脉和肝外胆管的变异，有的变异可能直接影响手术的进行。然而在手术前除了胆道造影和选择性血管造影的显示之外，又难于做到准确的估计，故只有依靠手术时对解剖学知识的熟悉和细心的解剖辨认。肝十二指肠韧带上肝动脉的解剖学变异是较多的，无论在其起源、行程互相关系上都可能有变化。肝固有动脉变异较常见：来源于肠系膜上动脉、腹主动脉、胃左动脉等的异位起始肝固有动脉为4%~5%；而肝固有动脉缺如，分别由不同来源的肝左动脉和肝右动脉入肝脏者有15%~20%。肝左动脉在肝十二指肠韧带内的行程虽比较恒定，但亦有20%以上的例子来源于胃左动脉的迷走肝左动脉，国内的资料约占18%，此时肝左动脉便在肝胃韧带上而不在肝十二指肠韧带内。肝右动脉的解剖变异更为常见，约25%的人肝右动脉是异位起始，而起源于肝固有动脉或肝总动脉的肝右动脉，在其行程和相互关系上亦可以有多种变异。异位起始的肝右动脉中，以来源于肠系膜上动脉的迷走肝右动脉占多数，为8%~12%，此时的肝右动脉行走于胰头的后方，斜行至门静脉后方，在胆总管的右后侧经胆囊三角进入肝横沟的右端，因而在肝十二指肠韧带左右缘均可以扪到肝动脉搏动。肝右动脉自肝固有动脉分出后，多是经肝总管后方进入胆囊三角走向肝门横沟右端，然而也有10%~20%行经肝总管的前方进入胆囊三角。

肝蒂内胆管的解剖学变异是常见的，有时可增加肝脏手术的困难甚至发生误伤胆管和带来严重并发症。胆囊管的解剖变异、副肝管等在肝脏外科手术时也应加以注意。

出入于第一肝门处的胆管、肝动脉、门静脉等，可以有众多的解剖学变异，有些变异在外科上非常重要，但往往在手术前不能预知，只能靠手术中的解剖与观察，其中以胆管的变异最为常见且极为重要，因为不慎误伤主要的胆管时，可发生非常严重的后果。肝动脉在肝门处的解剖变异虽然亦较常见，但手术时可借动脉搏动将其辨别，肝门区的动脉侧支交通甚丰富。门静脉的位置和分支均比较恒定，管径粗，手术中易于识别。肝动脉与肝胆管支在肝内的伴行关系密切，并且分支至胆管壁，成为胆管周围血管丛，在肝硬化、胆道梗阻、肝胆管慢性炎症等情况下，肝动脉支扩张、数目增多，胆管周围血管丛增生，常是造成手术中大量出血的原因。预防误伤肝门部结构的唯一的可靠方法是细致地判别任何一个有疑问的结构，不可轻易地切断任何尚不确定的组织。这一点，在腹腔镜肝脏手术中特别重要，因为腹腔镜手术中失去了手触摸的感觉，只能凭腹腔镜的放大作用直视下观察胆管的解剖、血管的搏动和血管结扎后肝脏的血供情况加以辨别。术中胆道造影对胆管的辨别非常重要。

(二)第二肝门

在肝的膈面腔静脉沟的上部，有肝左、中、右静脉出肝并进入下腔静脉，称第二肝门，被冠状韧带的上层覆盖。第二肝门是肝静脉血离肝汇入下腔静脉的区域，包括腔静脉窝及其上端向左扩展的横行沟。从后面观，第二肝门与第一肝门相隔很近，其间尾状叶的尾状突将下腔静脉与门静脉隔开。尾状叶的大小决定下腔静脉与门静脉间的距离。肝静脉位于肝裂内，接受不同范围的肝组织回流血液，流向第二肝门，在下腔静脉沟上缘处汇入下腔静脉，肝静脉在肝脏表面上并无明显的解剖标志。第二肝门的肝外标志线在正常情况下是沿着镰状韧带向上后方的延长线，此线正对着肝左静脉或肝左、中静脉合干后进入下腔静脉处。当手术需显露第二肝门时，按此标志线切开镰状韧带、冠状韧带及左三角韧带进行寻找即可。

在第二肝门处,除有肝右、肝中、肝左静脉或肝左、中静脉共干(国人合干者约46%)开口于邻近下腔静脉窝的上口外,有时还有左、右后上缘支肝小静脉和副肝中静脉。肝静脉的压力低、管腔大而且壁薄。肝静脉与门静脉在肝内呈插指状关系。肝右、肝中静脉的直径一般在1 cm以上,肝左静脉稍小于1 cm。肝左、中静脉共干一般长1 cm,其他各肝小静脉管径一般小于0.5 cm。下腔静脉窝是一纵沟,后面是开放的,在上端有下腔静脉韧带(Mukuki韧带)将下腔静脉与肝脏固定,肝右叶切除时,需要将下腔静脉韧带切开才能将肝右静脉显露。

1. 肝右静脉(right hepaticvein,RHV)

肝右静脉位于右叶间裂内。右叶间裂是由肝沟的右端横向右行,止于肝右缘的中份。肝右静脉一般有上后支、下后支、前支和右上缘支,有时下后支直接开口于下腔静脉,约占19%,并且管腔粗大,直径粗的有时可达到1.8 cm,故又有人称之为肝后静脉或腔旁静脉。肝右静脉的位置深,其肝外的行程短,故为肝外科手术时的难点和危险部位。Nakamura及Tsuzuki对83例肝脏的肝静脉系统进行了观察,将肝右静脉的组成分成三类:Ⅰ类为粗大的肝右静脉、细小的肝后静脉或肝背静脉,占38.6%;Ⅱ类为中等大小的RHV和中等管径的肝后或后下静脉,管腔直径可从0.5 cm至1.0 cm,占37.3%;Ⅲ类为RHV短而小,引流肝脏后段,而引流肝后下段者为一粗大的肝后或后下静脉,最粗的管径可达1.8 cm,占24.1%,此种情况下,结扎肝右静脉并不影响肝脏后下区的前脉血回流。后下静脉主要是引流右前叶和右后叶下段的血液。肝右静脉多有一主干,但主干可能很短,在肝内的分支很早。这提示在肝外解剖分离肝右静脉时可能遇到困难,而断端的处理也不能用一般的血管结扎法,应该用无创性血管钳部分钳夹下腔静脉壁后,用4-0 prolene线缝合,而在腹腔镜术中,可用血管夹结扎代替缝扎。

2. 肝中静脉

肝中静脉位于肝脏的正中裂内,接受左、右肝来的血液,肝中静脉多数情况下与肝左静脉共干后汇入下腔静脉。肝中静脉的位置不深,沿Cantlie线分离肝组织,切断一些细小的管道分支之后,便可达肝中静脉的前面。肝中静脉的属支,可以分为来自左侧及右侧的属支,左支组通常有上、下两支,有时还有中支,右支组通常有上、中、下三支。肝中静脉在进入下腔静脉之前,常与肝左静脉合干(约占60%),合干的长度约为0.95 cm,合干多开口于下腔静脉的左前壁或左侧。日本Nakamura和Tsuzuki测量肝中静脉与肝左静脉合干至下腔静脉的平均长度为(1.0±0.5)cm,此种解剖学关系在施行扩大肝右叶切除术时必须十分注意,以防因过度切除损伤肝左静脉所带来的严重后果。此外,尚有约16%的人,肝中静脉不与肝左静脉合干而直接汇入下腔静脉。

3. 肝左静脉

肝左静脉的近侧部分位于左叶间裂内,引流肝左外叶的全部和左内叶的一部分血液。肝左静脉的属支有上支、中支、下支、右支和左上缘支。上支常为肝左静脉属支中最大的一支,位于左外叶上、下段之间;中支位于左外叶上、下段之间,参与肝左静脉干的合成;下支位于左叶间裂内,门静脉左干矢状部的前面,较细,又称左叶间肝小静脉。左上缘支或称浅支,位于左外叶上缘内,汇入肝左静脉根部附近。

(三)第三肝门

肝静脉系统除了肝右、肝中、肝左(或共干)三根粗大的肝静脉开口邻近下腔静脉窝的上口外,还有肝短静脉或肝小静脉开口于下腔静脉窝内的下腔静脉,组成肝后或肝背静脉系统,主要是引流肝尾状叶和肝右后叶的一部分静脉回流,其数目和大小不等,就其管径大于 1 mm 有一定的临床意义者而言,平均约共 14 支(Nakamura & Tsuzaki),其中有较重要外科学意义者的是尾状叶静脉和肝右后静脉。肝右后静脉,数目为 1~8 支,据其汇入至肝后下腔静脉的部位,可分为上、中、下三组,其中以下组最为重要,管径常最粗,当有粗大的肝右后静脉时,肝右静脉的口径便较细,反之,若肝右后静脉较细时,则肝右静脉较粗,两者间有互相消长的关系。肝右后静脉主要是右后下静脉,该静脉引流范围主要为 Couinard M 段和 W 段下部。有时肝右后下静脉直径可达 1.8 cm,引流右肝的后下段,直接汇入下腔静脉,此时结扎肝右静脉并不影响右肝后下段血的回流。肝后下静脉是否存在和其管径的大小,可以借助术中 B 超检查来确定。在下腔静脉的左侧,有 1~2 支较粗的肝短静脉,是引流尾状叶的静脉。肝右后下静脉和尾状叶静脉出肝处,有时亦称之为"第三肝门"。

(四)肝门分级概念和临床意义

肝脏是一节段性器官,各段有其独立的血液供应和引流渠道,因而每一个功能上独立的肝段,都有它自己的"门",这便是肝门分级的基本概念,此概念是肝内不同部位病变治疗方法的基础。

根据肝胆管的分级,第一级肝门即是相当于肝横沟的左、右端,从该处胆管和血管出入至左、右半肝,在左、右侧肝脏之间并无重要的结构相沟通。第二级肝门相当于第二级肝管分支部,如右侧支分为右前或右后肝管。第三级肝门则相当于 Couinard 肝段(共 9段),是肝脏科所划分的最小的功能单位。根据此肝门分级的概念可以做到较为理想的功能性肝切除术并设计一系列的肝切除手术方法,以达到最大限度地保存功能性肝组织。

1. 左半肝肝门(左肝蒂)

将连接肝左内叶与左外叶间的肝组织桥切断,钩起肝方叶下缘,便可以显露肝门横沟的结构和腔静脉窝。在该处,门静脉左干居于横沟和腔静脉窝内,肝左动脉位于门静脉左干下方偏前方处,左肝管位于门静脉左干横部与肝方叶之间,位置较深,门静脉左干分为横部、角部、矢状部和终末部,矢状部位于腔静脉窝内。肝左动脉到左肝的分支多经门静脉左干的浅面进入肝内的相应叶和段,从肝外起源的肝左内叶动脉(肝中动脉)多经门静脉左干横部的浅面前行至矢状部内侧深入肝内。肝左动脉的分布范围限于左半肝,约 65%分布于整个左内叶及左外叶,约 21%分布于左外叶及左内叶上半,约 15%分布于外叶,其余的部分是肝右动脉或异位起始的肝中动脉分布。肝左动脉还分支至尾状叶的左段。横沟内的左肝管由坚实致密的结缔组织包绕,位于门静脉左干的上方,为肝方叶所掩盖位置,较深,左外叶肝管绝大多数是在门静脉矢状部或角部的深面通过。左肝管的位置比较恒定,平均长度为 1.3~1.7 cm,无左肝管者少见。规则型的左肝管是由左外叶上、下段胆管与左内叶胆管汇合而成,只占 38.5%,而其他的汇合上的变异较多;内叶的段肝管可能汇合至外叶的上段或下段胆管支,此时,肝左外叶切除术可能损伤内叶的胆管,造成术后的胆汁漏及感染。左肝管尚接受尾状叶的胆管，尾状叶胆管可有 1~4 支，但最常见的是 3 支，即尾状突胆管、尾状叶右段胆管、尾状叶左段胆管。尾状突胆管一般开口于右肝管系统，尾状叶左段胆管开口于左肝管系统，而尾状叶右段胆管则可以开口于左肝管或右肝管。

解剖分离左侧肝门结构是肝脏和肝内胆管手术时常采用的途径。由于肝门横沟处的结构并非终末支，所以认识一些特殊类型的解剖学变异有重大意义。最常见的肝门横沟处肝管汇合的变异：约 20% 的人，右前叶上段肝管或右后叶下段肝管汇入左肝管，此时肝左叶切除常致损伤右侧的肝管。门静脉左干的分支虽然比较恒定，但据国内的资料，约 6% 由门静脉左干起始部发出右前门静脉或其上段的分支。左侧起源的门静脉支有时很粗大，位于肝管的前方，并可合并有肝管狭窄，此时在处理上便非常困难，而肝左叶切除时容易损伤通向右侧的分支。

2. 右半肝肝门（右肝蒂）

肝门横沟的右端为右半肝肝门，由于有胆囊颈和胆囊管的掩盖，手术时显露不如左侧那样清楚，但当切断胆囊管将胆囊颈牵开之后，便可得到充分显露。在右侧肝门处，右肝管最高，位于上前方，门静脉右干位于下后方，两者之间为肝右动脉。约 78% 的人，肝右动脉离开肝门横沟之前，分成右前肝动脉支和右后肝动脉支，另外尚分出尾状叶右段支，有时亦可分出左内叶上段组支、左内叶动脉支等。约 28% 的人，肝右动脉分布至肝左内叶。门静脉右干常见的是在肝门横沟右端进入肝实质前分成右前叶门静脉支和右后叶门静脉支，此种构型约占 75%。右前门静脉支走向右前上方，右后门静脉支在肝门横沟右端深入肝内，进入肝右切迹内。约 5% 的人，右侧的前、后门静脉支直接从分叉部发出，使肝门的门静脉分支成三叉型，则无门静脉右干。

约半数的人，由右前肝管和右后肝管汇成右肝管，右肝管比较短，平均长度为 0.8~0.9 cm。另有半数的人则为变异，最常见的为右前肝管开口的变异，肝门处的三叉型肝管汇合较常见，此时则无右肝管。右前肝管是肝总管和右肝管向上的延续，在肝门处探查和分离比较容易；右后肝管自分出后，便向肝脏深入，绕过右前门静脉支的深面，进入右切迹，故在肝门处显露右后肝管甚为困难，亦不易达到目的。肝内右侧肝胆管结合方式的解剖学变化较大，如右前段或后段肝管可越过肝中裂与左侧肝管汇合，而左肝管却趋向至肝门右方与前段肝管汇合形成肝总管，在这种情况下，左肝叶切除术有损伤右侧段肝管的可能。约三分之一的人，有胆囊下肝管，行胆囊切除术时有将其损伤和发生术后胆汁漏的危险。

由于右侧肝门的位置较深，肝门内的一级管道分支行程短，解剖上变异较多，若伴有局部病理改变的影响时，手术处理上比解剖左侧肝门结构更困难。

第二、第三级肝门多位于肝实质内，一般不能在肝门横沟内显露。通常第二、第三级肝门的肝动脉、门静脉、胆管属于终末分支，包裹在一共同的纤维鞘内，关系比较恒定。

(五)肝脏解剖和肝脏手术切除术统一名称

在国际上有两种常用的肝脏解剖和肝脏外科手术名称。一组主要是在美国通用的，以 Healey 和 Schroy 提出的肝脏解剖为基础；另一种则是以 Couinard 提出的肝脏解剖为基础，主要在欧洲国家应用。两者之间的主要区别为：Healey 和 Schroy 是以肝动脉和胆管系统在肝内的分布作为解剖命名的依据，将肝脏分为两个半肝、四个区和八个段。而 Couinard 则是以门静脉作为划分解剖的依据，将肝脏分为两个半肝、四个扇区和八个段，并将八个段按顺时针方向标以罗马数字。此后，Couinard 对肝内解剖又做了进一步的研究，并在 1989 年发表了报道。由于以上两种解剖命名的依据不同，所以可能会引起使用中的混淆。为解决肝脏解剖和各类肝脏手术存在名称不统一的问题，1998 年 10 月，在瑞士波恩举行的国际肝胆胰协会（International-Hepato-Pancreato-Biliary-Association，IHPBA）学术委员会特别组建了一个命名委员会。2000 年 5 月在澳大利亚的布里斯班举行的世界肝胆胰会议上，学术委员会讨论通过了命名委员会提交的一组完整的新名称，并将新名称命名为 The Brisbane 2000 Terminology of Liver Anatomy and Resections。2000 年 10 月在武汉举行"第六届全国肝脏外科学术会议"，中华外科学分会肝脏学组部分专家一起探讨我国肝脏解剖和肝脏手术名称应与国际新命名的术语统一，以便和国际接轨。在求同存异的原则下，一致同意 IHPBA 的"肝脏解剖和肝脏手术切除术统一名称"的解释。

第五节　围手术期护理

一、护理

(一)心理护理

患者入院后，主动与患者交谈，建立良好的护患关系，使患者树立治疗信心。告知患者在炎症控制后，医生会择期手术，说明术前准备的目的，让患者懂得术前配合常识，让同样疾病术后恢复良好的患者进行现身说服教育，同时向患者家属讲明术中可能出现的问题，使患者家属有充分的思想准备。患者术后因伤口疼痛而不愿活动时，向患者说明术后活动的益处，并讲述活动的注意事项，以取得患者合作，根据患者的疑虑耐心地进行疏导，消除患者顾虑，使患者保持良好的情绪，利于疾病康复。

(二)饮食护理

(1)认真进行饮食宣教，指导患者进食优质蛋白、高维生素、高热量、低脂肪、易消化的食物，禁油腻、粗糙、辛辣饮食。

(2)戒烟、酒，同时调节饮食种类，挑选符合口味的饮食，以增加食欲。

(3)术后待胃肠功能恢复后，才逐渐恢复正常饮食；向患者家属说明饮食治疗的必要性，以保证患者家属供给患者的食物合乎要求。

(4)必要时予静脉输注蛋白、血浆等营养物质，以增强体质。

(三)严密观察病情

患者住院期间,认真观察患者病情,做好病情动态记录,如有不良变化,立即报告医生并及时处理。

(1)注意观察患者有无腹痛、寒战、发热、黄疸、恶心、呕吐、休克等现象,警惕感染性休克及败血症的发生。

(2)如体温高达 40 ℃,应按医嘱使用抗生素及退热药,予静脉输液、体表冰敷、冰盐水灌肠等降温处理。

(3)如出现感染性休克征兆,立即抗感染、抗休克,做好术前准备。

(4)手术后监测生命体征、尿量,注意各引流管引流液的性质。听患者主诉,密切观察病情变化,警惕窒息、休克、肺水肿、心功能不全、胆汁性腹膜炎、腹腔积液、褥疮等并发症发生。

(5)在患者试夹"T"管期间,仍须注意有无 Charcot 三联征或 Reynold 五联征出现。

(四)术前护理

(1)术前按医嘱使用抗生素及维生素 K。

(2)了解女患者的月经情况,尽量避免月经期手术。

(3)做好术前心理护理,使患者安心手术。

(4)术前 1 d 进行术前准备,配合常识宣教(插胃管及尿管、灌肠的配合常识),介绍有关手术的知识(如麻醉方法、体位、手术程序、术后管道引流、疼痛等知识),示教并训练有关项目(包含咳嗽、翻身、深呼吸、床上排尿等)。

(5)术晨嘱患者禁食,备皮、插胃管、尿管,测量并记录体温、脉搏、呼吸、血压,术前 30 min 按医嘱肌肉注射镇静剂。

(五)术后护理

(1)患者术后未清醒时,予去枕平卧,头侧向一旁,防止呕吐物误吸入气管,致吸入性肺炎或窒息。随时将痰吸出,保持呼吸道通畅。

(2)监测生命体征,注意有无休克征象,予双管补液、快速输血、补平衡液等,保持静脉输液通畅,补充血容量,预防低血容量性休克。适当保暖,同时防止烫伤。

(3)保持有效给氧。

(4)生命体征平稳后,根据病情调节输液速度,避免输液过快、过多而加重心肺负担;患者清醒后,予半卧位;注意有无咳粉红色泡沫痰、肺部闻及湿啰音,如有肺水肿征象,立即报告医生,并将湿化瓶内的水换成 50%～70% 乙醇。必要时,按医嘱使用强心剂、利尿剂,防止发生肺水肿、心功能不全。

(5)将各种导管妥善固定好,防止导管脱落、阻塞、扭曲、受压等异常情况发生,保持各导管通畅,观察并记录引流液的量、性质,做好各种导管的护理工作至导管拔除。

(6)观察伤口有无红、肿、热、痛及渗液,如有感染先兆,予红外线局部照射,2 次/d,按医嘱应用抗生素;保持伤口清洁、干燥,及时更换被浸湿的敷料及腹带,若有胆汁溢出,用氧化锌软膏涂抹局部皮肤；调节饮食，增加营养，预防伤口感染，促进伤口愈合。

（六）生活护理

患者因手术、病重而生活不能自理时，根据患者心理、生理需要予生活照顾。

（1）进行口腔护理及会阴护理，2 次/d，预防感染。

（2）协助翻身，指导床上活动，防止褥疮形成。

（3）黄疸患者因胆盐沉积刺激而引起皮肤瘙痒时，用温水洗净皮肤后擦止痒合剂，做好皮肤护理工作，保持皮肤清洁、干燥。

（4）鼓励并帮患者拍背，助患者咳痰，必要时予雾化吸入，避免坠积性肺炎发生。

（5）协助患者饮水、进食、排便等。

（6）在疾病恢复期，根据病情鼓励患者术后早期活动，说明活动目的及注意事项，协助患者逐渐恢复自理生活能力。

二、预防和减少瘀斑和出血

血压计袖带，每 2 h 左、右臂交换一次，袖带内可垫薄、纯软棉布。出现瘀斑时，观察皮肤、颜色、面积、软硬度等，保持局部皮肤清洁、干燥。对穿刺处引起的瘀斑，可涂抹喜疗妥药膏。用软毛牙刷或棉球清洁口腔，男性改用电动剃须刀，防止损失皮肤，穿刺后按压穿刺部位 15~20 min。

三、减轻水肿

低盐饮食，控制饮水量，抬高肢端。腹部膨隆明显时，应注意观察阴囊有无水肿，卧位时可用水囊托起阴囊，硫酸镁湿敷，站位时可使用丁字带，测量和描述阴囊大小时，应让患者处于平卧位，不能平卧的患者，测量后注明卧位。

四、预防压疮

观察皮肤有无破损、发红，持续使用气垫床，建立翻身卡，2~4 h 翻身一次，定时更换各种接触皮肤的导管及导线的位置，必要时用清洁软布包裹，高危压疮患者骨隆突处可用保护膜保护。对有压疮的患者，及时消毒、换药，敷料保护，观察创面大小、程度并记录。

五、减轻皮肤瘙痒

用中性肥皂及温水清洁皮肤，适当涂抹润肤油。剪指甲并磨平，防止皮肤抓伤。瘙痒严重者，遵医嘱予止痒药物。

六、维持管道固定、通畅管路

妥善固定，标记置管的时间、长度，定时更换固定位置和敷料，并记录更换时间。保持管道通畅，用无菌纱布包裹管道连接处。观察引流液的性质量，及时记录。清醒患者，应做好心理护理，告知患者置管的重要性，勿自行拔管，必要时用约束器具，使用约束器具前，告知患者家属并签署知情同意书。留置腹腔引流管，放腹水前、中、后监测心率、血压及患者的不适主诉。引流过程中 1~2 h 挤压腹腔引流管 1 次，保持引流通畅，及时观察引流出的腹水的性质、量、颜色。引流袋不得高过腹腔穿刺处，倒引流液时，夹闭引流管，防逆流。引流完毕，夹闭期间，用生理盐水封管，防止管腔堵塞。

七、保持人工气道固定、通畅

(一)管路固定

(1)气管插管的固定：常用固定方法有胶布固定法、绳带固定法、支架固定法。固定后，注意听诊双肺呼吸音是否一致。口腔护理 2~4 h/d，将气管导管位置从口腔的一侧移至另一侧，以免长期压迫而引起口角溃疡、糜烂。

(2)气管切开置管的固定。将两寸带，一长一短，分别系于套管的两侧，将长的一段绕过颈后，在颈部的左侧或右侧打一死结或手术结，以防脱出；松紧度要适度，以一指的空隙为宜。翻身时，最好有两人合作，保持头颈部与气管导管活动的一致，防止脱管。

(二)气囊的管理

(1)气囊的作用：使气管插管固定在相应部位，使导管与气管壁之间严密无缝，既防止呕吐物、血液或分泌物流入肺内，又避免机械通气时漏气。

(2)气囊的充盈度：气管毛细血管灌注压约 25 cmH_2O，若气囊压力大于此压力，则可致缺血性损伤或组织坏死。目前所使用的气管导管，均采用低压高容量气囊，恰当充气后，不宜造成气管黏膜损伤。一般充气不超过 8~10 mL。

(3)监测气囊压力：需定时监测气囊压力，鼻饲前一定要监测气囊压力。

(三)人工气道的温湿化

正常的上呼吸道黏膜有加温、加湿、滤过和清除呼吸道异物的功能。建立人工气道以后，呼吸道加温、加湿的功能丧失，纤毛运动功能减弱，造成分泌物排出不畅。因此，进行呼吸道温化、湿化非常重要。蒸汽加温、湿化是呼吸机的重要组成部分，它可加温、湿化空气，减少寒冷。干燥的气体刺激呼吸道黏膜，使气体进入呼吸道后温度逐渐升至体温水平。要求吸入气温度应保持在 32 ℃~37 ℃，气体相对湿度 95%~100%。加温后的气体可在呼吸机管道产生冷凝水，调整呼吸机管路，使接水瓶处于垂直状态，要经常清除，以免积水太多，返流入患者气道内，发生气道感染。湿化灌中水位应在标准线以内，过高会影响通气量,过低极易被烧干,损坏仪器。另外,应注意加热器内随时添加灭菌蒸馏水或灭菌注射用水,不得使用生理盐水和药物。

(四)合理、安全用药

肝衰竭患者的治疗药物较多,应认真阅读各种药品的使用说明,正确给药,严密监测效果及不良反应。慎用镇静安眠药,防止肝脏及脑的损害。应用胶体液体、利尿药时,注意观察患者的尿量、腹水和水肿情况。应用氨基酸组液体时,避免滴注速度过快,以免引起流涎、面色潮红及呕吐。用微量泵时,遵循"两开两关"原则,开泵时开三通,关三通时关泵,保证药物浓度输入均衡;血管活性药物,双泵换液,不能等报警才开始配液,可能在短时间内造成血压的骤然起落;微量泵,需要带泵液的速度为 $40\sim60$ 滴/min。

八、预防感染

预防呼吸机相关肺炎,防止留置尿管、中心静脉导管的感染。

相关性肺炎:指机械通气 48 h 后发生的肺炎。常见危险因素:老年高龄、应用抗菌药物和制酸剂、口咽部定植细菌下移,雾化器储水罐污染。

预防:①洗手、室内消毒等。②掌握正确的吸痰术,要"待气管如血管",彻底清除呼吸道内的分泌物。③预防医源性污染,减少呼吸机管路不必要的"拆除",呼吸机管道每周更换、消毒一次,呼吸机固定使用。④加强胃肠营养管理,防误吸。⑤开展呼吸机相关肺炎的检测、分析与反馈。

留置导尿管者感染预防与控制的主要措施:①正确固定导尿管,引流通畅,防逆流,采用连续密闭的尿液引流系统。②对留置导尿管者,不能常规使用抗菌药物进行膀胱冲洗,预防感染。③集尿袋低于膀胱水平,不接触地面。④尿道口及近端尿管消毒。

第七章

老年胰腺疾病诊疗及围手术期护理

第一节　胰腺癌

一、概述

　　胰腺癌是一种较常见的恶性肿瘤，其发生率有逐年增加的趋势。本病 40 岁以上好发，男性多见，男女之比为 1.6∶1。胰腺癌恶性程度高，不易早期发现，切除率低，预后差。癌肿 70%～80%发生于胰头部，少数为多中心癌肿。Vater 壶腹周围癌是指 Vater 壶腹部、十二指肠乳头周围及胆总管下端所发生的癌肿。胰头部的恶性肿瘤与壶腹周围恶性肿瘤在临床上有很多相似之处，故在本节中一并予以叙述。

二、病因与病理

　　胰腺癌的病因尚不十分清楚，慢性胰腺炎和糖尿病可能和胰腺癌的发生有一定关系。胰腺癌可以发生在胰腺的任何部位，胰头癌较胰体、胰尾癌约多一倍；胰体癌又较胰尾癌多见；也有少数癌弥散于整个腺体，而难于确定其部位。胰腺病常位于胰腺实质的深部，边界不清，与周围组织不可分开。胰腺癌多数起源于导管上皮，只有少数发生于腺泡。这种癌的特点为长成致密的纤维性硬癌或硬纤维癌，肿瘤硬实，浸润性强，切面常呈灰白色。胰头癌常早期侵犯胆总管。壶腹周围癌一般在发现时较胰头癌小，1～2 cm 直径，为实质，可侵入胰头组织，也可向十二指肠腔内生长，显微镜下多为分化较好的乳头状腺癌。

三、临床表现

(一)症状

1.黄疸

黄疸为梗阻性黄疸,是胰腺癌,特别是胰头癌的重要症状。约 1/3 的患者黄疸为最初症状,伴有小便深黄及陶土样大便。黄疸为进行性加重,虽可以有轻微波动,但不可能完全消退。壶腹周围癌所产生的黄疸因肿瘤的坏死脱落,较容易出现波动。约 1/4 的患者合并顽固性皮肤瘙痒,往往为进行性的。

2.腹痛

2/3~3/4 的患者会有腹痛表现,以往认为胰头癌的特点是无痛性进行性加重的黄疸,这是不完全符合实际情况的。一般表现为上腹部深在的疼痛,根据肿瘤部位的不同可偏左或偏右,开始为隐痛,多伴有胀满不适。腹痛为持续性,逐渐加重,常有后背牵涉痛。典型的胰腺疼痛是平卧时诱发上腹部疼痛或原有的腹痛加重,夜间上腹尤其是腰背部疼痛是胰腺癌特征性的表现。

3.体重减轻

在消化道肿瘤中,胰腺癌造成的体重减轻最为突出,发病后短期内即出现明显消瘦,伴有衰弱、乏力等症状。

4.消化道症状

胰腺癌常有不同程度的各种消化道症状,最常见的是消化不良和食欲不振,有时伴有恶心、呕吐。也有发生腹泻、上消化道出血者。

5.精神症状

胰腺癌患者往往有郁闷、急躁、焦虑、失去信心等情绪变化,且常自觉有身患重病感。

(二)体征

胰腺癌早期一般无明显体征,患者出现症状而就诊时,多已有显著的消瘦,巩膜及皮肤黄染,皮肤可见抓痕。胆囊肿大是胰头癌或壶腹周围癌的一个重要体征。部分患者可在上腹部摸到结节状或硬块状肿物。晚期患者出现腹水,少数患者出现锁骨上淋巴结肿大。

四、辅助检查

(一)实验室检查

(1)血、尿和粪便常规检查:可发现贫血、尿糖、尿胆红素,以及大便隐血阳性或大便中有脂肪滴。血生化检查,血清胆红素有不同程度的升高,以直接胆红素升高为主。转氨酶会有不同程度升高。碱性磷酸酶升高提示胆管梗阻。凝血酶原时间可以延长。

(2)癌胚抗原(CEA)、胰腺肿瘤胎儿抗原(POA)和用人结肠癌细胞制备的单克隆抗体的对应抗原物质 CA19-9 均可升高，但它们对胰腺癌的诊断缺乏特异性。

(二)影像学检查

1. B 超

B 超是怀疑胰腺癌患者的首选检查方法。可发现有无占位，肝内外胆管是否扩张，胆囊是否肿大，肝脏是否有转移灶。

2. CT 和 MRI

CT 和 MRI 能够提供与 B 超基本类似的信息，但能发现更小的病灶。可以了解胰腺的外形、质地和与周围组织的关系，有无胰腺外浸润，肠系膜上静脉和门静脉是否受到侵犯，腹膜后有无肿大的淋巴结等。

3. 超声内镜检查

经纤维十二指肠镜(带有 B 超探头)，在接近病变的部位进行扫描，对乳头肿瘤的诊断很有帮助。

4. 钡剂造影

上消化道低张造影可发现十二指肠曲增宽，十二指肠降部可见"反 3 字征"等。

5. 逆行胰胆管造影(ERCP)

ERCP 可发现壶腹部有无肿瘤。通过造影可发现胆管有无占位、胰管是否有扩张、狭窄、扭曲或中断。

6. 经皮肝穿刺胆管造影(PTC)

胰腺癌并发较重的黄疸时，静脉胆管造影多不显影。PTC 可显示胆总管下端梗阻的情况，同时可确定梗阻的部位及其与结石鉴别。

7. 选择性动脉造影

选择性动脉造影可了解肿物的血供情况及肿物与周围血管的关系，尤其是肠系膜上动脉是否受到侵犯。

(三)细胞学检查

可在 B 超或 CT 引导下用细针穿刺肿瘤，吸取活组织做病理检查，对疑难患者可提供有意义的证据。

五、诊断与鉴别诊断

胰腺癌早期无明显症状，患者就诊时多属晚期，因此早期诊断十分困难。对中老年突然患有糖尿病、不明原因腹泻等的患者应有所警惕。临床上出现明显黄疸等症状的患者，借助上述辅助检查等手段，进行全面检查和综合分析，不难做出诊断。在鉴别诊断方面要注意与肝炎、胆石症、慢性胰腺炎等疾病进行鉴别。还要注意鉴别恶性肿瘤的部位，是胰头癌还是壶腹周围癌，或者是胆管癌、胆囊癌等。

六、治疗

(一)手术治疗

手术治疗效果虽不满意，但仍然是胰腺癌的主要治疗方法。适应证包括：凡临床症状明显，不能排除胰腺癌，但经过各种检查仍不能确定诊断的患者，均应手术探查；诊断比较明确，患者一般情况较好，无晚期转移体征的患者应手术探查，争取施行根治术。如有锁骨上淋巴结转移、肝转移或出现腹水则放弃探查。术前应给予积极的准备，如输血、补充蛋白质、改善肝功能等。黄疸患者应用维生素 K 以改善凝血机制。有的学者主张黄疸患者，特别是重症黄疸患者术前应做胆管内引流或外引流，以降低血清胆红素水平，改善肝肾功能，从而降低术后并发症及手术死亡率。但该方法增加了再次手术的难度，并使切除率降低。胰体尾癌一般施行包括肿物切除在内的胰体尾切除术。现重点叙述胰头癌的手术方法。

1. 胰十二指肠切除术(Whipple 手术)

切除范围包括胰头部、十二指肠全部及胆囊、胆总管远侧段，然后将近侧胆总管、胰体部断端及胃体部的断端和空肠吻合，恢复胃、胆管、胰管和肠道的连续。做此手术应严格掌握如下适应证：

(1)胰腺癌的诊断已肯定。

(2)患者一般情况尚好，可以耐受这种手术。

(3)肿瘤局限于胰头，或仅侵及十二指肠，其周围的重要器官如门静脉、下腔静脉、肠系膜上动脉和静脉未受侵犯。

(4)无腹腔内组织如肝、腹主动脉周围淋巴结或腹膜、大网膜的广泛转移。

2. 全胰腺十二指肠切除术

为了提高手术治愈率及减少胰瘘这一最常见并发症的发生，有学者主张施行全胰腺十二指肠切除术，但该手术死亡率并不低于胰十二指肠切除术，5 年生存率无显著提高，且术后丧失了胰腺的全部内分泌和外分泌功能，故多数报告不主张施行这种式式。

3. 胰腺癌扩大根治术

切除范围包括全胰腺、十二指肠，还切除胰腺后方的一段门静脉甚至切除一段肠系膜上动脉、腹腔动脉及肝动脉，并清扫区域淋巴结。切除的血管用吻合或移植的方法重建。对这种手术的价值也尚难做出结论

4. 姑息性手术

晚期患者合并较严重的黄疸而又无法行根治术时，可以做胆囊空肠，或胆总管空肠吻合内引流术，以减轻黄疸及有关症状，并可经动脉插管术后行区域性灌注化疗。

5. 疼痛的对症处理

晚期胰腺癌可引起顽固而剧烈的疼痛，开腹探查时可在腹腔神经丛处注射 95%乙醇，也可应用 X 线照射的方法。

(二) 放疗和化疗

胰腺癌对于放疗和化疗均不敏感，但可以作为辅助治疗手段。

第二节　胰岛素瘤

胰岛素瘤是一种罕见肿瘤，但在胰腺内分泌瘤中却最常见，约 95% 为良性，男∶女约为 2∶1。胰岛素瘤是起源于胰岛 B 细胞的肿瘤，B 细胞分泌胰岛素，大量的胰岛素进入血流，引起以低血糖为主的一系列症状。

一、病理

胰岛素瘤 90% 以上是单发的圆形肿瘤，直径多为 1~2 cm，在胰头、胰体和胰尾三部分的发生率基本相等，但胰岛素瘤的大小及数目可以有很大变异。与其他内分泌肿瘤一样，肿瘤的大小和功能不一定呈平行关系。胰岛素瘤常有完整的包膜，呈红色或褐色，与正常胰腺组织分界较清楚。它主要由 B 细胞构成，间质一般很少，常有淀粉样变。电镜下瘤细胞内可见 B 细胞分泌颗粒。从细胞形态学上鉴别良性和恶性胰岛素瘤有一定困难，诊断恶性胰岛素瘤的最可靠指标是发现有转移灶。

二、临床表现

胰岛素瘤可发生在任何年龄，平均年龄 40 岁左右，男性较女性多见（2∶1）。常在空腹时发作，主要表现为低血糖引起的中枢神经系统和自主神经系统方面的症状。

(一) 意识障碍

意识障碍为低血糖时大脑皮质受到不同程度抑制的表现，如嗜睡、精神恍惚以至昏睡不醒，也可表现为头脑不清、反应迟钝、智力减退等。

(二) 交感神经兴奋

交感神经兴奋为低血糖引起的代偿反应，如出冷汗、面色苍白、心慌、四肢发凉、手足颤软等。

(三) 精神异常

精神异常为反复多次发作低血糖，大脑皮质受到损害的结果。

(四) 癫痫样发作

癫痫样发作为最严重的神经精神症状，发作时意识丧失、牙关紧闭、四肢抽搐、大小便失禁等。

三、诊断

该病的诊断首先要依靠医务人员，如果他们能意识到本病的可能性，及时检查血糖，则多数患者可得到早期诊断。空腹血糖一般在 2.8 mmol/L(50 mg/dL)以下。Whipple 三联征对提示本病有重要的意义。

(1)症状往往在饥饿或劳累时发作。

(2)重复测定血糖在 2.8 mmol/L(50 mg/dL)以下。

(3)口服或静脉注射葡萄糖后症状缓解。

现代的诊断手段可以提供定性和定位诊断，B 超、CT、MRI 及选择性腹腔动脉造影对胰岛素瘤的发现和定位均有帮助。经皮经肝门静脉内置管，分段采血，测定胰岛素浓度，可达到定性和定位的目的，且可发现多发性胰岛素瘤的部位，有助于术中找到和不致遗漏多发肿瘤。

四、治疗

一旦诊断明确，应及早进行手术治疗，以免引起脑细胞进一步损害。如为恶性肿瘤，延迟手术将会增加转移的机会，手术应注意：

(1)彻底检查胰腺各部分，特别注意胰腺背部、钩突部肿瘤。术中 B 超帮助瘤体定位非常有效。

(2)摘除一个肿瘤后，仍应警惕有多发肿瘤存在的可能，要避免遗漏，术中可连续测血糖以了解肿瘤组织是否切净。

(3)应以冰冻切片检查手术中摘除物是否为肿瘤组织。

(4)如病理检查证实为胰岛增生，则往往需要切除 80%以上的胰腺组织。对于微小而数量众多不能切除干净的胰岛素瘤和已有转移的恶性胰岛素瘤，可采用药物如二氮嗪、链佐霉素等，但这些药物长期应用均有一定不良反应。

第三节　胰腺囊肿

一、胰腺真性囊肿

(一)诊断

(1)症状。胰腺先天性囊肿常伴发肝肾等多发囊肿，很少见，常无明显症状。潴留性囊肿常有上腹部胀痛或钝痛，囊肿增大压迫胃肠道可出现消化道症状，还可以出现体重下降等。

（2）体征。部分患者在上腹部可扪及肿块，常为单发、圆形、界限清楚的囊性肿块，可有不同程度的压痛。

（3）实验室检查。部分潴留性囊肿患者可出现血液白细胞计数增加、血清淀粉酶升高。穿刺检查可发现囊液淀粉酶含量高。囊壁活检可以发现上皮样囊壁结构。

（4）辅助检查。B 超检查先天性囊肿，一般较小，常伴有肝肾等多发囊肿；潴留性囊肿多为沿主胰管或其分支处出现单房无回声区。CT 检查能明确肿物特性及其与周围器官的关系，了解胰腺的情况。

（二）鉴别诊断

（1）胰腺囊性疾病。如胰腺假性囊肿、胰腺囊性肿瘤，仅能通过手术切除后的病理诊断进行确诊。

（2）胰腺脓肿。胰腺脓肿可出现发热、畏寒等脓毒血症表现，上腹部可出现腹膜刺激征，血液中白细胞计数显著增加，腹平片和 CT 上有时可见气体影。

（3）胰腺癌。部分胰腺癌出现中心区坏死、液化，可出现小囊肿，影像学检查有助于鉴别诊断。

（三）治疗原则

如无禁忌证需行手术探查，明确病理诊断。对于较大的囊肿，尤其是突出于胰腺表面的囊肿应尽量予以切除。难以切除的囊肿可考虑行胰腺囊肿空肠 Roux-en-Y 吻合术。

二、胰腺假性囊肿

（一）诊断

（1）症状。病史多有急、慢性胰腺炎或胰腺外伤史。有不同程度的腹胀和腹部隐痛，常放射至右肩部；有胃肠道症状；压迫胆管可引起胆管扩张和黄疸；胰腺外分泌功能受损引起吸收不良。并发感染、消化道梗阻、破裂和出血时，可出现相应的症状。

（2）体征。可在上腹部扪及肿块，圆形或椭圆形，边界不清，较固定，不随呼吸移动，有深压痛，巨大囊肿可测出囊性感。

（3）实验室检查。在早期囊肿未成熟时部分患者可有血尿淀粉酶升高。囊壁活检无上皮细胞覆盖。囊液一般混浊，淀粉酶一般很高。

（4）辅助检查。腹平片可见胃和结肠推挤移位，胃肠钡餐造影则可见到胃、十二指肠、横结肠移位及压迹。B 超可显示分隔或不分隔的囊性肿物。CT 检查对假性囊肿影像更清晰明确，并可了解胰腺破坏的情况。必要时行逆行胰胆管造影（ERCP），观察囊肿与胰管是否相通。

(二)鉴别诊断

术前不易与其他胰腺囊性疾病(胰腺真性囊肿、胰腺囊性肿瘤)进行鉴别诊断,仅能通过手术切除后的病理诊断进行确诊。

(三)治疗原则

(1)胰腺假性囊肿形成早期(<6周),囊壁较薄或较小时,如无明显并发症,无全身中毒症状,可在 B 超或 CT 随诊下观察。

(2)急性假性囊肿,特别是在伴有感染时,以及不适于手术的慢性胰腺假性囊肿,可在 B 超和 CT 引导下行囊肿的穿刺外引流。

(3)囊肿直径超过 6 cm,且有症状的胰腺假性囊肿,特别是胰头部假性囊肿而又不适宜手术的患者,可选择内镜进行囊肿造瘘或十二指肠囊肿造瘘。

(4)手术疗法是治疗胰腺假性囊肿的主要方法,对非手术疗法无效的病例,均应在囊壁充分形成后进行手术疗法,一般在发病后 3 个月以上手术为宜。

外引流术作为急症手术用以治疗囊肿破裂、出血及感染。术后多形成胰瘘或囊肿复发而需再次行内引流术。

内引流术有囊肿胃吻合和囊肿空肠 Roux-en-Y 吻合术,吻合口应尽可能足够大,宜切除一块假性囊肿壁,而不是切开囊壁。吻合口应尽量选择在囊肿的最低点,以便重力引流。术中应注意:①先行囊肿穿刺,抽取部分囊液送淀粉酶测定。②对囊腔应做全面探查,发现坠生物应冰冻切片检查,同时切取部分囊壁做冰冻切片,确定是否为囊腺瘤和有无恶变,并排除腹膜后肿瘤或恶性肿瘤坏死后囊性变。③如发现囊内有分隔,应将其分开,变成单囊后再做引流术。

对于一些多房性胰腺假性囊肿,估计内引流术的引流效果不彻底,可选择切除,如假性囊肿位于胰腺尾部可以连同脾脏一并切除,胰头部囊肿可行胰十二指肠切除术。

三、胰腺囊腺瘤和胰腺囊腺癌

(一)诊断

(1)症状。早期多无症状,生长慢,随肿瘤生长和病情发展可能出现上腹部持续性隐痛或胀痛。位于胰头部的囊腺瘤可压迫胆总管下端,发生梗阻性黄疸。病变广泛时,胰腺组织受损范围大,部分患者出现糖尿病;压迫胃肠道可发生消化道梗阻。位于胰尾部的囊性肿瘤,可压迫脾静脉导致脾肿大、腹水、食管静脉曲张。恶性变时体重减轻,胰腺囊性癌可发生远处转移。

(2)体征。上腹部可有压痛,程度不一,多不伴有肌紧张。上腹部可扪及无压痛的肿块,稍活动,可出现腹水和脾肿大。

(3)实验室检查。穿刺囊液测定的淀粉酶一般正常,囊液涂片发现富有糖原的浆液或黏液细胞,对囊腺瘤的诊断具有较高的特异性。囊液中 CEA 等肿瘤标记物有助于鉴别诊断。

（4）辅助检查。

①B超发现病变部位的液性暗区，囊腔内为等回声或略强回声光团，并有粗细不等的分隔光带及等回声漂浮光点；囊壁厚薄不均或有乳头状突起，常提示恶性病变的可能。多数胰管不扩张，胰腺组织本身形态回声正常。

②CT和MRI可了解肿瘤的大小、部位和内部情况。进行增强扫描后出现囊壁结节提示囊性癌可能性大。

③X线检查：腹平片可见上腹部肿块影，胃肠钡餐造影可出现周围肠管、胃等脏器受压移位。囊壁出现钙化灶影提示恶变的可能。

④术中必须进行全面探查，囊肿外观无特异性，良性病变和恶性病变可以并存，多点多次取材才能避免误诊。

（二）鉴别诊断

（1）胰腺假性囊肿。胰腺假性囊肿多发生在胰腺外伤或胰腺炎后，囊壁无上皮覆盖，而由囊肿与周围脏器共同构成。B超和CT多显示单腔囊肿，呈水样密度，腔内无分隔。囊壁薄而均匀无强化，无囊壁结节。ERCP检查常发现胰管变形，大部分囊肿与胰管相通，囊液淀粉酶明显增高。

（2）乳头状囊性肿瘤。乳头状囊性肿瘤极少见，极易与黏液性囊腺瘤或囊性癌混淆。瘤体部分较黏液性囊腺瘤更多，壁厚而不规则，可见乳头伸入，囊内充斥血块和坏死组织，CT值较高，内无分隔。恶性程度低，根治术后可长期存活。

（3）胰腺导管扩张症。胰腺导管扩张症多发生于胰腺钩突部，由主胰管及其分支局限性囊状扩张所致，瘤体约3 mL大小，呈葡萄串状，囊内无分隔。ERCP的典型表现是囊腔与主胰管相通充满造影剂。

（三）治疗原则

胰腺囊腺癌对放疗、化疗不敏感，手术切除是其唯一的治疗方法，彻底切除肿瘤可获长期存活。肿瘤一般与周围组织粘连较少，切除不难。因囊腺癌的囊腔较大并且呈多房性，故不可做外引流术和内引流术，以免引发感染或贻误手术切除时机。手术中注意进行全面探查并行病理检查，如怀疑胰腺囊腺瘤应多处取材送病理检查，注意局部恶变的可能。手术方式：位于胰体尾者可行胰体尾切除，一般同时行脾切除术；位于胰头者可行胰头十二指肠切除术。除非病变范围广泛，患者不能耐受根治性手术，或肿瘤已经有转移外，一般不作单纯肿瘤切除。

第四节　慢性胰腺炎

一、概述

慢性胰腺炎是各种原因所致的胰实质和胰管的不可逆慢性炎症，其特征是反复发作的上腹部疼痛伴不同程度的胰腺内、外分泌功能减退或丧失。

长期酗酒是慢性胰腺炎最主要的病因。甲状旁腺功能亢进的高钙血症和胰管内蛋白凝聚沉淀均可形成胰腺结石，导致慢性胰腺炎；此外，高脂血症、营养不良、血管因素、遗传因素天性胰腺分离畸形及急性胰腺炎造成的胰管狭窄等均与本病的发生有关。

病理改变为不可逆改变。典型的表现是胰腺缩小，呈不规则结节样变硬。胰管狭窄伴节段性扩张，其内可有胰石或囊肿形成。显微镜可见大量纤维组织增生，腺泡细胞缺失，胞体皱缩、钙化和导管狭窄。电子显微镜下可见致密的胶原和成纤维细胞增生，并将胰岛细胞分隔。

二、临床表现

腹痛是本病最常见症状。疼痛位于上腹部剑突下或偏左，常放射到腰背部，呈束腰带状。平时为隐痛，发作时疼痛剧烈，酷似急性胰腺炎。随着急性发作的次数增加，间歇期逐渐变短，最后呈持续痛。

疼痛的发作主要是由结石或胰管上皮增生所造成的胰管阻塞，使胰液不能通畅流入十二指肠，管内压力增高所引起；在手术解除梗阻后，疼痛得到缓解。如果梗阻原因得不到解除，反复急性发作，纤维化病变逐渐加重，最后胰腺的主要管道多处出现狭窄，犹如串珠状，疼痛更难缓解。

血糖增高和出现糖尿是胰腺内分泌腺遭到破坏的表现。由于胰腺炎的反复发作，胰岛破坏严重，胰岛素分泌减少。但与急性胰腺炎不一样，糖尿病不仅不会缓解，而且日趋严重。

腹胀、不耐油腻、腹泻是胰腺外分泌减少的症状。由于胰管阻塞，腺泡被破坏，使蛋白酶、脂肪酶和淀粉酶的分泌减少，蛋白质、脂肪等吸收都受到影响，表现为大便次数增多，粪便量大、不成形、色浅、发亮带油粒，即所谓"脂肪泄"。由于吸收不良，加以进食后引起疼痛而畏食，患者逐渐消瘦，质量减轻。

少数患者出现黄疸，是因为慢性胰腺炎在胰头的纤维性病变，压迫胆总管下端，或因为同时伴有胆管疾患。如果引起慢性胰腺炎的病因是慢性酒精中毒，还可出现营养不良性肝硬化所引起的一系列症状。

三、诊断

依据典型临床表现，可做出初步诊断

(一)常规检查

粪便检查可发现脂肪滴，胰功能检查有功能不足。

(二)超声检查

B超可见胰腺局限性结节、胰管扩张、囊肿形成、胰大或纤维化。

(三)腹部 X 线

腹部 X 线平片可显示胰腺钙化或胰石影。

(四)CT

CT 扫描可见胰实质钙化，呈结节状，密度不均，胰管扩张或囊肿形成等。CT 检查的准确性远较 B 超高。

四、治疗

(一)非手术治疗

1.病因治疗
治疗胆管疾病，戒酒。

2.镇痛
可用长效抗胆碱能药物，也可用一般止痛药，要防止药物成瘾，必要时行腹腔神经丛封闭。

3.饮食疗法
少食多餐，高蛋白、高维生素、低脂饮食，按糖尿病的要求控制糖的摄入。

4.补充胰酶
消化不良，特别对脂肪泄患者，大量外源性胰酶制剂有一定治疗效果。

5.控制糖尿病
控制饮食，并采用胰岛素替代疗法。

6.营养支持
长期慢性胰腺炎多伴有营养不良。除饮食疗法外，可有计划地给予肠外和(或)肠内营养支持。

(二)手术治疗

手术治疗目的主要在于减轻疼痛，延缓疾病的进展，但不能根治。

1. 纠正原发疾病

若并存胆石症，应行手术取出胆石，去除病因。

2. 胰管引流术

(1)经十二指肠行肝胰壶腹括约肌切开术或成形术，可解除括约肌狭窄，使胰管得到引流；也可经 ERCP 行此手术。

(2)胰管空肠侧侧吻合术：全程切开胰管，取除结石，与空肠做侧侧吻合。

3. 胰腺切除术

有严重胰腺纤维化而无胰管扩张者可根据病变范围选用适宜的手术。

(1)胰体尾部切除术：适用于胰体尾部病变。

(2)胰腺次全切除术：胰远侧切除达胆总管水平，适用于严重的弥漫性胰实质病变。术后有胰岛素依赖性糖尿病的危险，但大部分患者可获得疼痛的减轻。

(3)胰头十二指肠切除术：适用于胰头肿块的患者。可解除胆管和十二指肠梗阻，保留了富有胰岛细胞的胰体尾部。

(4)保留幽门的胰头十二指肠切除术：由于保留了幽门，较前者更为优越。

(5)保留十二指肠的胰头切除术：残留胰腺与空肠施 Roux-en-Y 吻合术。

(6)全胰切除术：适用于顽固性疼痛患者。半数以上患者可解除疼痛，但术后发生糖尿病脂肪泄和体重下降，患者需终生依靠注射胰岛素及口服胰酶片的替代治疗。

第五节　急性胰腺炎

急性胰腺炎(acutepancreatitis，AP)是指胰腺及其周围组织被胰腺分泌的消化酶自身消化而引起的急性化学性炎症，临床表现以急性腹痛、发热，伴有恶心、呕吐、血尿、淀粉酶升高为特征。大多数患者病程呈自限性，20%～30%的病例临床经过凶险，总体病死率5%～10%。AP 按病情程度可分为轻症急性胰腺炎(mild acute pancreatitis，MAP)和重症急性胰腺炎(severe acute pancreatitis，SAP)。MAP 无器官功能障碍和局部并发症，保守治疗效果好。SAP 病情发展迅猛，并发症多，病死率高，短期内可引起多器官系统功能障碍，乃至衰竭而危及生命。

一、病因

(一)胆道疾病

胆道疾病在我国仍是主要的发病因素，胆石症、胆道感染、胆道蛔虫等均可引起 AP。胆道结石常是 AP 首发及反复发作的主要原因，发病机制主要为"共同通道学说"，也与 Oddi 括约肌功能不全有关，导致胆汁或十二指肠液反流入胰管，激活消化酶，损伤胰管黏膜，进而导致胰腺组织自身消化而引起胰腺炎。Lankisch 等总结过去 50 年各国关于 AP 的 20 项研究显示，胆道疾病是 AP 发病的首要原因，占 41%。

(二)高脂血症

自 Klatskin 1952 年首次报道 1 例高脂血症以来，国内外学者对其进行了大量研究，发现高脂血症胰腺炎与甘油三酯有关，而与胆固醇无关。近年来随着我国居民饮食结构发生改变，动物性食物比例上升，使高脂血症引起的 AP 数量上升，国内有些报道认为高脂血症已成为 AP 的第二位病因。目前高脂血症引起 AP 的原因尚不明确，可能由于其导致动脉粥样硬化，使内皮细胞损伤，合成或分泌前列腺素(PGI)减少，可激活血小板，释放血栓素(TXA)，使 PGI-TXA 平衡失调，胰腺发生缺血性损伤。另外高脂血症时血液黏稠度增加，有利于血栓形成；过高的乳糜微粒栓塞胰腺微血管或在胰腺中发生黄色瘤；胰腺毛细血管内高浓度的甘油三酯被脂肪酶水解，生成大量具有毒性的游离脂肪酸，引起毛细血管脂肪栓塞和内膜损伤，均可引起胰腺炎发作。随着人们生活水平的提高，高脂血症引起的 AP 患病率正逐渐增高，故在 AP 防治中应重视控制血脂水平。

(三)大量饮酒

酗酒是西方国家急、慢性胰腺炎的首要病因，在我国占次要地位。一般认为乙醇通过下列机制与酒精性胰腺炎有关：刺激胰腺分泌，增加胰腺对胆囊收缩素的敏感性，使胰液中胰酶和蛋白质含量增加，小胰管内蛋白栓形成，引起胰管阻塞，胰液排出受阻；使胰腺腺泡细胞膜的流动性和完整性发生改变，线粒体肿胀，细胞代谢障碍，细胞变性坏死；引起胆胰壶腹括约肌痉挛，导致胰管内压力升高；引起高甘油三酯血症直接毒害胰腺组织；刺激胃窦部 G 细胞分泌胃泌素，激发胰腺分泌；从胃吸收，刺激胃壁细胞分泌胃酸，继而引起十二指肠内胰泌素和促胰酶素分泌，最终导致胰腺分泌亢进。

(四)暴饮暴食

暴饮暴食使短时间内大量食糜进入十二指肠，引起乳头水肿和 Oddi 括约肌痉挛，同时刺激大量胰液和胆汁分泌，进而由于胰液和胆汁排泄不畅而引发 AP。故养成良好的进食习惯非常重要，尤其对患有胆源性疾病的患者进行饮食指导可能对预防 AP 有重要作用。

(五)其他病因

包括药物、妊娠、手术和创伤、胰腺肿瘤、特发性胰腺炎等。

(1)药物。迄今为止已经发现超过 260 种药物与胰腺炎发病有关，常用药物如氢氯噻嗪、糖皮质激素、磺胺类、华法林、拉米夫定、他汀类药物等均能导致胰腺炎，其发病机制至今仍未完全阐明，其发病率呈逐年上升趋势。

(2)手术和创伤。胃、胆道手术或 ERCP 容易引发术后胰腺炎。

(3)感染。感染是 AP 的少见病因。现已发现细菌感染(伤寒杆菌、大肠杆菌、溶血性链球菌)、病毒感染(柯萨奇病毒、HIV、泛嗜性病毒、乙肝病毒)和寄生虫感染(蛔虫、华支睾吸虫等)能引起胰腺炎。

(4)肿瘤。胰腺或十二指肠附近的良恶性肿瘤压迫导致胰管梗阻、胰腺缺血或直接浸润胰腺激活胰酶均可诱发 AP。

（5）特发性胰腺炎（idiopathic acutepancreatitis，IAP）。部分胰腺炎未能发现明确病因，临床上称为特发性胰腺炎。

二、病理生理

正常情况下，胰液中的胰蛋白酶原在十二指肠内被胆汁和肠液中的肠激酶激活后，方具有消化蛋白质的作用。如果胆汁和十二指肠液逆流入胰管，胰管内压增高，使腺泡破裂，胰液外溢，大量胰酶被激活。胰蛋白酶又能激活其他酶，如弹性蛋白酶及磷脂酶 A。弹性蛋白酶能溶解弹性组织，破坏血管壁及胰腺导管，使胰腺充血、出血和坏死。磷脂酶 A 被激活后，作用于细胞膜和线粒体膜的甘油磷脂，使其分解为溶血卵磷脂，后者可溶解、破坏胰腺细胞膜和线粒体膜的脂蛋白结构，致细胞坏死，引起胰腺和胰周组织的广泛坏死。饮酒能刺激胃酸分泌，使十二指肠呈酸性环境，刺激促胰液素分泌增多，使胰液分泌增加。乙醇还可增加 Oddi 括约肌阻力，或者使胰管被蛋白阻塞，导致胰管内压和通透性增高，胰酶外渗引起胰腺损伤。乙醇还可使自由脂肪酸增高，其毒性作用可引起胰腺腺泡细胞和末梢胰管上皮细胞损害。此外，细胞内胰蛋白酶造成细胞的自身消化也与胰腺炎发生有关，人胰腺炎标本的电镜观察发现细胞内酶原颗粒增大和较大的自身吞噬体形成。另外，脂肪酶使脂肪分解，与钙离子结合形成皂化斑，可使血钙降低。大量胰酶被吸收入血，使血淀粉酶和脂肪酶升高，并可导致肝、肾、心、脑等器官损害，引起多器官功能不全综合征（MODS）。

三、临床表现

AP 发病多较急，主要表现有腹痛、腹胀、腹膜炎体征及休克等，因病变程度不同而使临床表现复杂。

（一）腹痛

不同程度的腹痛常在饱餐或饮酒后 1~2 h 突然起病，呈持续性，程度多较重，也可因结石梗阻或 Oddi 括约肌痉挛而有阵发性加剧。腹痛位于上腹正中或偏左，有时呈带状，并放射到腰背部、左肩，患者常喜弯腰前倾，一般镇痛剂不能使疼痛缓解。腹痛原因包括胰腺肿胀、包膜张力增高、胰胆管梗阻和痉挛、腹腔化学性物质刺激和腹腔神经丛受压。

（二）恶心，呕吐

90% 以上患者在起病时有频繁恶心、呕吐，呕吐后腹痛并不减轻，病程初期呕吐为反射性，呕吐物为食物和胆汁，至晚期因胰腺炎症渗出致麻痹性肠梗阻，呕吐物可有类臭味。

（三）发热

根据胰腺炎的发病原因和是否继发感染，患者可出现不同程度的发热。若为胆源性胰腺炎，胆道感染可有寒战、高热。MAP 多为中等程度发热，体温一般不超过 38.5 ℃；SAP 体温常超过 39 ℃。早期发热是由组织损伤及代谢产物引起，后期发热常提示胰周感染、脓肿形成或其他部位如肺部感染的存在。若继发感染发生得较晚，病程中可有一个体温下降的间歇期。

（四）黄疸

胆源性胰腺炎时胆道感染、梗阻，胰头水肿造成胆总管下端梗阻，或 Oddi 括约肌痉挛水肿，都可引起梗阻性黄疸。病程长、感染严重者，可因肝功能损害而发生黄疸。

（五）休克

休克为 SAP 的全身表现，患者烦躁、出冷汗、口渴、脉搏细速、四肢厥冷、呼吸浅快、血压下降、尿少，进一步发生呼吸困难、发绀、昏迷、血压测不到、无尿等，主要原因是胰酶外渗、组织蛋白分解、多肽类物质释放使毛细血管通透性增加、腹膜及胰周组织受到刺激、大量组织液渗出至腹膜后和腹腔内，导致血容量大量减少。

（六）体征

（1）腹膜刺激征。MAP 时腹部压痛，局限于上腹或左上腹，肌紧张不明显。SAP 时有明显的腹部压痛，范围广泛可遍及全腹，腹肌紧张明显。

（2）腹胀、肠鸣音消失。腹后渗液、内脏神经刺激、腹腔内渗液导致肠麻痹，引起腹胀，随之肠鸣音消失。

（3）腹水。MAP 一般无腹水或仅有少量淡黄色腹水。SAP 腹水多见，可从淡黄色、粉红色至暗红色，颜色深浅常可反映胰腺炎症的程度，腹水内胰淀粉酶通常很高。诊断性腹腔穿刺抽出血性腹水对 SAP 有诊断价值。

（4）皮下出血征象。较少见，仅发生于严重的 SAP，在起病数日内出现，常伴有血性腹水。其发生机制为含有胰酶的血性渗液沿组织间隙到达皮下，溶解皮下脂肪，发生组织坏死、毛细血管破裂出血，表现为局部皮肤青紫色瘀斑。发生在腰部两侧的皮肤瘀斑称为 Grey-Turner 征，发生在脐周者称为 Cullen 征。

（5）腹部包块。部分患者由于胰腺水肿增大、小网膜囊积液、胰腺周围脓肿或假性胰腺囊肿形成，在上腹部可扪及边界不清有压痛的肿块。

四、辅助检查

（一）血清酶学检查

强调血清淀粉酶测定的临床意义，尿淀粉酶变化仅作参考。血清淀粉酶活性高低与病情无相关性。AP 血淀粉酶升高始于发病后 1～3 h，24 h 达到高峰，超过 500 U/dL（Somogyi 法）有诊断意义，72 h 后降至正常；尿淀粉酶升高始于发病后 24 h，可持续 3～10 d，超过 250～300 U/dL（Somogyi 法）有诊断意义。血清淀粉酶持续增高要注意病情反复、并发假性囊肿或脓肿、存在结石或肿瘤、肾功能不全、巨淀粉酶血症等。要注意鉴别其他急腹症引起的血清淀粉酶增高。血清脂肪酶活性测定具有重要临床意义，尤其当血清淀粉酶活性已经下降至正常，或其他原因引起血清淀粉酶活性增高时，血清脂肪酶活性测定有互补作用。血清脂肪酶活性与疾病严重度亦不是正相关。

(二)血清标志物

推荐使用 C 反应蛋白(CRP)，发病 72 h 后 CRP>150 mg/L 提示胰腺组织坏死。动态测定血清白细胞介素-6(IL-6)，增高提示预后不良。

(三)影像学诊断

在发病初期 24~48 h 行 B 超检查，可以初步判断腺形态变化，同时有助于判断有无胆道疾病。但受 AP 时胃肠道积气影响，B 超可能不能做出准确判断，故推荐 CT 作为诊断 AP 的标准影像学方法，必要时可行增强 CT 或动态增强 CT 检查，根据炎症程度分为 A~E 级(Balthazar 分级)。①A 级：正常胰腺。②B 级：胰腺实质改变，包括局部或弥漫性腺体增大。③C 级：胰腺实质及周围炎症改变，胰周轻度渗出。④D 级：除 C 级外胰周渗出显著，胰腺实质内或胰周单个液体积聚。⑤E 级：胰腺或胰周有 2 个或多个积液区，不同程度的胰腺坏死。

五、诊断

以上腹痛为主诉的急腹症患者均需考虑急性胰腺炎可能，并进行相关检查，常规有血淀粉酶检查和 B 超或 CT。根据临床表现，实验室检查和影像学检查诊断并不困难。

六、治疗

因生长抑素类药物和外科营养支持的发展，现在 MAP 的治疗效果普遍较好。而 SAP 病情重，临床变化多样，存在较大的个体差异，虽经国内外学界多年探索，仍属复杂而疑难的临床问题，其治疗观点近年来也多有变化。AP 的基本治疗要点如下。

(一)发病初期的处理和监护

其目的是纠正水、电解质紊乱，支持治疗，防止局部及全身并发症。内容包括血、尿常规检查，粪便隐血、血糖、肝肾功能、血脂、血清电解质测定，血气分析，心电监护，胸片，中心静脉压(IVP)测定，动态观察腹部体征和肠鸣音变化，记录 24 h 出入量。上述指标可根据患者具体病情作选择。常规禁食，对有严重腹胀、麻痹性肠梗阻者应留置胃管胃肠减压。在患者腹痛减轻或消失、腹胀减轻或消失、肠道动力恢复或部分恢复时可以考虑恢复流质饮食，开始以碳水化合物为主，逐步过渡至低脂饮食。血清淀粉酶活性不作为恢复饮食的判断指标。

(二)补液

补液量包括基础需要量和丢失液体量及继续丢失量，并根据间断复查实验室指标，调整水、电解质和酸碱平衡。

(三)镇痛

AP 诊断明确后，腹痛剧烈时可给予镇痛治疗，在严密观察病情下，可注射盐酸哌替啶（杜冷丁）。不推荐应用吗啡或胆碱能受体拮抗剂，如阿托品　654-2 等，因前者会收缩壶腹部和十二指肠乳头括约肌，后者则可能诱发或加重肠麻痹。

(四)抑制胰腺外分泌和应用胰酶抑制剂

生长抑素类药物可以有效抑制胰腺外分泌，已成为 AP 治疗的重要措施。H2 受体拮抗剂和质子泵抑制剂可通过抑制胃酸分泌间接抑制胰腺分泌，并可预防应激性溃疡。蛋白酶抑制剂主张早期、足量应用，可选用加贝酯等。

(五)血管活性物药物

由于微循环障碍在 AP 发病中起重要作用，推荐应用改善胰腺和其他器官微循环的药物，如前列腺素 E 制剂、血小板活化因子拮抗剂、丹参制剂等。

(六)抗生素应用

对非胆源性 MAP 不推荐常规使用抗生素，而对胆源性 AP 应常规使用抗生素。AP 感染的致病菌主要为革兰氏阴性菌和厌氧菌等肠道常驻菌。使用抗生素应选用抗菌谱以革兰氏阴性菌和厌氧菌为主，脂溶性强，能有效通过血胰屏障的种类。推荐甲硝唑联合喹诺酮类药物为一线用药，疗效不佳时改用其他广谱抗生素，疗程不宜超过 7~14 d，否则可能导致二重感染。要注意真菌感染的诊断，如无法用细菌感染来解释的发热等表现，应考虑真菌感染可能，可经验性应用抗真菌药，同时进行血液或体液真菌培养。

(七)营养支持

MAP 患者只需短期禁食，可仅需短期的肠外营养支持。SAP 患者常先施行全肠外营养支持，待病情趋向缓解，则过渡至肠内营养支持。肠内营养支持时需将鼻饲管放至 Treitz 带远端，输注能量密度为 4.187 J/mL 的要素营养物质，若能量不足，可辅以部分肠外营养支持。应注意观察患者反应，如能耐受则逐渐加大肠内营养支持剂量。应注意补充谷氨酰胺制剂。对于高脂血症患者，应减少脂肪类物质的补充。进行肠内营养支持时，应注意患者的腹痛、肠麻痹、腹部压痛等胰腺炎症状和体征是否加重，并定期复查电解质、血脂、血糖、总胆红素、血清白蛋白、血常规及肝肾功能等，以评价机体代谢状况，调整营养支持剂量。

（八）免疫增强剂

对于重症病例，可选择性使用胸腺肽等免疫增强制剂。

（九）预防和治疗肠道衰竭

对于 SAP 患者，应密切观察腹部体征和排便情况，监测肠鸣音变化。早期给予促肠道动力药物，包括生大黄、硫酸镁、乳果糖等；给予微生态制剂调节肠道菌群；应用谷氨酰胺制剂保护肠道黏膜。同时可应用中药外敷，如皮硝。病情允许时应尽早恢复流质饮食或实施肠内营养支持，对预防肠道衰竭具有重要意义。

（十）胆源性 AP 的内镜治疗

对于怀疑或已经证实的胆源性 AP，如果符合重症指标，和(或)存在胆管炎、黄疸、胆总管扩张，或最初判断是 MAP，但在治疗中病情恶化，应首选内镜下括约肌切开术(EST)和鼻胆管引流。

（十一）并发症的处理

并发症的处理是 AP 治疗中较困难和复杂的部分，并发症多发生于 SAP，种类多，个体差异较大。急性呼吸窘迫综合征(ARDS)是 AP 的严重并发症，治疗包括机械通气和大剂量短程应用糖皮质激素，如甲泼尼龙，必要时行气管镜下肺泡灌洗术。对急性肾衰竭主要采取支持治疗，稳定血液循环，必要时透析。低血压与高动力循环相关，治疗包括密切的血流动力学监测，静脉补液和使用血管活性药物。AP 有胰液周围积聚者，部分会发展为假性胰腺囊肿，应密切观察，部分病例可自行吸收，若假性囊肿直径>6 cm，且出现周围压迫症状，可行穿刺引流或外科手术引流。胰腺脓肿是外科手术的绝对指征。上消化道出血可应用制酸剂，如 H_2 受体拮抗剂和质子泵抑制剂。

（十二）手术治疗

手术治疗主要针对 SAP，而确定其手术时机和手术方式仍是临床疑难问题，观点不甚统一。对处于高度应激状态的 SAP 患者实施手术，创伤大，风险高，更应慎重决定。现在较多支持的观点包括：对胆源性 SAP 伴有胆道梗阻和胆管炎，但无条件行 EST 者，经积极保守治疗 72 h 病情未有好转者，出现胰周感染者，应予手术干预。

1. 手术步骤

(1)切口：上腹正中纵行切口对腹腔全面探查的灵活性较大，组织损伤小，但对暴露全部胰腺，探查腹膜后间隙和清除坏死组织较困难。两侧肋缘下切口可以良好暴露全部胰腺，有利于清理两侧腹膜后间隙的坏死组织，且网膜与腹膜缝闭后，将小肠隔离于大腹腔，对横结肠系膜以上的小网膜囊可以充分引流或置双套管冲洗，若须重复手术，肠道损伤机会亦减少。近年来，一些有经验的医师倾向于选择两侧肋缘下切口或横切口。

(2)暴露胰腺：进入腹腔后先检查腹腔渗液，包括渗液量、性状及气味，抽取渗液做常规、生化、淀粉酶、脂肪酶检查和细菌培养。之后尽可能吸尽渗液，切开胃结肠韧带即可显露胰腺。

（3）确定胰腺坏死部位及坏死范围：发病 3 d 内的手术，判断胰腺坏死部位和范围仍然是关键问题，也是当前尚未解决的问题。胰腺坏死范围一般分为局灶坏死（30%）、大片坏死（50%~75%）和次全、全部坏死（75%~100%）。亦有以切除坏死组织的湿重区别程度，即局灶坏死（切除坏死组织湿重<50 g）、大片坏死（<120 g）、次全坏死（<190 g），超过190 g，其中未检查到有活力组织者为完全坏死。

（4）胰腺坏死组织清除：用指捏法清除坏死组织，保护目测大致正常的组织。清除坏死组织无须十分彻底，对肠系膜根部的坏死组织切忌锐性解剖或试图完全清除，这样很可能会误伤肠系膜上动、静脉，发生致死性危险，明智的做法是任其自行脱落，经冲洗排出。坏死腔内应彻底止血，以免术中或术后发生大出血。清除的坏死物应称湿重并记录，以判断坏死范围，同时立即送细菌学检查，作革兰染色涂片和需氧、厌氧菌培养。标本需作病理检查，以进一步判断坏死程度。

胰腺坏死严重者往往在胰周和腹膜后间隙存留有大量渗出物，其中富含血管活性物质和毒素、脂肪坏死组织，故在清除胰内坏死组织的同时还应清除胰周和腹膜后间隙的坏死组织。探查腹膜后间隙时，对胰腺头、颈部病变，主要分离十二指肠结肠韧带，游离结肠肝曲、右侧结肠旁沟、肠系膜根部和肾周围；胰体尾部病变累及脾门、肾周围时，应游离结肠脾曲和左侧结肠旁沟、肠系膜根部。凡属病变波及范围，均应无遗漏地探查，清除坏死组织，吸尽炎性渗液，特别应注意肾周围及两侧结肠后间隙的探查和清理。

（5）局部灌洗腔形成：将胰内、胰周和腹膜后间隙的坏死组织、渗出物清理后，用大量生理盐水冲洗坏死腔，缝合胃结肠韧带，形成局部灌洗腔。

（6）引流和灌洗：单纯腺引流目前已无人采用，无论胰腺坏死组织清除后或是胰腺规则性切除术后都必须放置引流和（或）进行双套管灌洗，放置位置包括小网膜囊，腹膜后间隙或结肠旁沟。胰腺广泛坏死者还须进行"栽葱"引流。有胆囊和胆总管结石并伴有黄疸，又不允许施行胆囊切除者，应切开胆囊或胆总管取石，放置胆囊引流和胆总管 T 管引流。术后冲洗小网膜囊平均需 25 d，根据坏死范围大小而有不同，局灶性坏死平均 13 d，大片坏死平均 30 d，次全或全部胰腺坏死平均 49 d，最长 90 d。清洗液体量：局灶性坏死平均6 L/24 h，大片次全或全部坏死平均 8 L/24 h，最多可达 20 L/24 h。冲洗液体可以是等渗或稍高渗的盐水，停止灌洗的指征为吸出液培养无菌生长；组织碎片极少或未见（<7 g/24 h）；淀粉酶同工酶和胰蛋白酶检查阴性。

（7）三造口术：指胆囊造口、胃造口和空肠造口。由于急性坏死性胰腺炎伴有肠梗阻、肠麻痹，特别是十二指肠空肠曲近端胃肠液潴留，胃液、胆汁和十二指肠液淤积，且胃肠道梗阻往往持续数周甚至数月，三造口术即针对此状况。近年来由于肠外营养支持的质量不断提高，加之三造口术在病变剧烈进展期难以达到预期目的，反而增加并发症危险，故而主张选择性应用。

（8）腹壁切口处理：急性坏死性胰腺炎病理变化复杂，尚无一种手术能将本病一次性治愈。胰腺坏死清除术辅以坏死区冲洗虽然手术次数减少，但再次乃至多次手术仍难避免。胰腺早期规则性切除术结果更差，据统计，其再次手术的次数较坏死清除术更多。再次和多次坏死组织清除手术需要多次打开腹部切口，针对此，提出对腹壁切口的几种不同处理方法。①如前所述将坏死区做成灌洗腔，插入两根粗而软的双套管，持续冲洗引流，切口缝合。②用不易粘连的网眼纱布覆盖内脏，再以湿纱垫填充于腹内空间和腹壁切口，腹壁切口不缝合，或做全层栅状缝合数针固定。根据病情需要，定期更换敷料。此法可动态观察病情，及时清除不断形成的坏死组织，进行局部冲洗，避免多次切开、缝合和分离粘连。但每次更换敷料均需在全麻下进行，切口形成肉芽创面后，方可在病房内更换敷料。此法仅适用于胰腺坏死已有明显感染，胰腺脓肿形成，或有严重弥漫性腹膜炎的病例。也可胰腺坏死组织清除后，切口开放，填塞敷料，然后盖以聚乙烯薄膜，在腹壁安装尼龙拉链闭合切口。此法优点与切口开放填塞法相同，更因有拉链闭合切口，减少了经蒸发丢失的液体量。但反复全身麻醉，出血、肠瘘感染等严重并发症风险也决定了此类方法必须严格选择病例，不可轻率施行。

2. 术中要点

（1）胰腺坏死组织清除术的关键步骤是有效清除胰内、胰周和腹膜后间隙坏死组织及感染病灶，保护仍有活力的胰腺组织，尽量用手指做钝性分离，保护主要血管。肠系膜根部周围的坏死组织无须分离，切忌追求彻底清除而导致术中或术后大出血。必须彻底止血，必要时结扎局部主要供血血管，但若为肠系膜根部血管受累，只能修补，不可结扎。

（2）选择引流管质地应柔软，以避免长期使用形成肠瘘。有严重腹膜炎时腹腔应灌洗1~3 d。腹膜后间隙坏死，感染严重时应作充分而有效的引流。

（3）为不可避免地再次手术或重复手术所设计的腹部开放填塞或腹壁安装拉链术，要注意严格选择病例，不宜作为常规方式。

3. 术后处理

（1）患者需 ICU 监护治疗。

（2）应用抗生素防治感染。选择广谱、对需氧及厌氧菌均有效的药物，或联合用药。

（3）严密监测主要脏器功能，及时治疗肺、肾、心、循环及脑功能不全。若有指征及时应用呼吸机辅助呼吸，观察每小时尿量及比重，观察神志、瞳孔变化。

（4）肠外营养支持，一旦肠功能恢复，即逐渐过渡至肠内营养支持。

（5）持续双套管冲洗，严格记录出入量，测量吸出坏死组织质量，吸出液行细菌培养，以决定何时停止冲洗。

（6）发现需要再次手术的指征，主要是经过坏死组织清除及冲洗，症状一度缓解却又再度恶化，高热不退，局部引流不畅。

（7）若发现坏死腔出血，应停止冲洗，出血量不大时可采用填塞压迫止血，出血量大则应急诊手术。

（8）发现继发性肠瘘，应立刻进行腹腔充分引流。

（9）主要并发症：胰腺坏死清除术的主要并发症为胰腺坏死进展，继发严重感染，形成胰腺脓肿或感染性假性胰腺囊肿；胰腺坏死累及主要血管发生大出血，继发休克；严重感染、中毒导致脓毒血症。多因素导致 MODS：①感染。坏死性腺炎手术中胰腺坏死组织细菌培养阳性率为 62.8%。手术引流不畅或感染进展时，细菌培养阳性率增高，术中培养阳性者病死率比培养阴性者高 1 倍。感染未能控制，发生脓毒血症者则存活率很低。②出血。往往由术中企图彻底切除坏死组织或坏死、感染侵蚀血管引起。预防方法是术中对血管周围或肠系膜根部的坏死组织不必彻底清除，及时发现和处理出血。若发生大出血则病死率接近 40%。③肠瘘。包括小肠瘘和结肠，是最常见的并发症之一。约 1/10 的患者发生肠瘘。与坏死病变侵蚀，反复行胰腺坏死组织清除术，或切口开放有关。④胰瘘。坏死性胰腺炎术后约 8% 的病例发生胰瘘，经充分引流，多可自行愈合。超过半年不愈合者应手术治疗。⑤假性胰腺囊肿。多在 SAP 发病 4 周以后形成，是由纤维组织或肉芽组织囊壁包裹的胰液积聚形成。直径<6 cm 且无症状者可不处理，若发生感染或>6 cm 者，需做 B 超或 CT 引导下的介入引流，或手术行内引流或外引流。

第六节　围手术期护理

一、术前护理

胰腺肿瘤患者在术前做好相应准备，注意叮嘱患者手术前天晚上及手术当天清晨予以禁水、禁食等。手术当天护理：术前告知其目的。按患者具体情况标识手术部位，护理人员叮嘱患者更衣并给予心理干预，同时对患者进行心理开导，避免不良情绪产生；30 min 内给予药物肌内注射，将其推至手术室。

对于重症胰腺炎患者及其家属来说，手术会让他们比较容易呈紧张状态，容易产生焦虑和恐惧感。护理人员要充分与患者及其家属进行沟通，向患者及其家属进行有关重症胰腺炎的健康宣教，从而增强患者的密切配合，使患者建立对抗疾病的信心。胃肠减压和禁食护理：术前要科学指导患者禁食，尤其是避免酸性食物的摄入，通过禁食和胃肠减压，控制病情加重，预防患者呕吐，减轻患者腹胀情况。密切观察生命体征：严密观察生命体征及病情变化，特别注意有无面色苍白、肢端发冷、血压下降等休克症状，急性出血坏死性胰腺炎由于组织坏死或感染毒素的影响，极易并发休克。术前准备：做好术前的准备工作，将手术所需要的器械、麻醉剂准备完善，并让患者及其家属做好思想准备。

二、术后护理

术后将胰腺肿瘤患者送回病房给予保暖，患者待麻醉清醒可给予口腔护理，对无异常表现的患者早期可进行口服少量白开水，并渐进增加饮水量，保持充分安静休息；术后基础护理具体内容在患者术后未麻醉苏醒时仍进行常规吸氧，醒后将床位抬高，有助于患者呼吸和引流运动。根据病情术后可帮扶患者刷牙洗漱，并指导患者下床活动。建议患者形成良好的作息习惯，保证充足的睡眠时间并观察、记录患者病情情况。饮食护理：对于患者的饮食要给予清晰合理的指导，针对不同患者量身制定相应的饮食计划。将米汤等流食缓慢滴入，保证足够的每日进食量。此时患者的肠胃功能未得到完全恢复，初期患者术后应进入易消化吸收的流食，少量多餐，后期可慢慢进入半流食。患者在床上时，护理人员指导下肢屈伸、翻身、呼吸等动作。多食高蛋白易消高纤维食品如新鲜水果、蔬菜等，保持大小便通畅，避免腹胀，忌生冷、辛辣、刺激性食物。同时进行定期检查，充分了解患者的具体状况，采取积极的预防措施及时了解有无糖尿病并发症的发生。向患者家属详细告知术后注意事项，术后当日密切观察患者生命体征变化，几日后指导患者早期适量床上活动和饮食，注意观察切口、尿量及病情变化，每日清洁口腔，医嘱定时用药，让患者家属了解药物的正确的使用方法，药物的药理作用及可能出现的一些情况并告知药物名称和作用。实施术后并发症预防护理，如压疮、深静脉血栓、坠积性肺炎等，告知生活护理方法，帮助患者养成良好生活习惯。

对于重症胰腺炎的患者，术后一般送入 ICU 进行监护治疗，主要监测患者呼吸频率、血压、心率、酸碱度、体温及血氧饱和度等，一旦发生较大变化，须立即进行有效对症的处理，否则患者极易发生休克，加重病情。胃肠护理要尽量减少患者胰酶的分泌，以减少胰腺组织的自消化能力。要达到减少胰酶的分泌目的，必须要控制好患者胃肠压力，因此胃管固定非常重要。由于引流管和冲洗管比较多，因此要做好引流管和冲洗管的护理，防止管道堵塞、弯曲、挤压或折叠等，保证管道畅通。饮食及营养支持护理：要督促患者遵循饮食原则，限制饮水量，根据患者病情的好转情况，逐渐调整饮食，禁食期间静脉补充营养。

第八章

老年胆道肿瘤诊疗及围手术期护理

第一节 原发性胆囊癌

1777 年 Stoll 首先报道了尸检发现的 3 例胆囊癌。1890 年 Hochengy 成功地进行了第一例胆囊癌切除术。1894 年 Aimes 综述分析了胆囊癌的病史、临床特点及凶险预后。1932 年报道了胆囊癌经扩大切除邻近肝脏后生存 5 年的病例。国内 1941 年首次报道。近些年原发性胆囊癌(primary gallbladder carcinoma, PGC)越来越多地受到关注。胆囊恶性肿瘤多见于50 岁以上老年人。胆囊癌患者以右上腹不适、阵发性腰背部痛及向右肩放射痛、黄疸、消瘦为主要症状。

一、流行病学

(一)发病率

受多种因素的影响,目前胆囊癌尚无确切的发病率统计数字。不同国家、不同地区及不同种族之间发病率有着明显差异。

世界上发病率最高的国家为玻利维亚和墨西哥等。美国胆囊癌的发病率为 2.4/10 万人,占消化道恶性肿瘤发病率及病死率第五位,每年有 4000~6500 人死于胆囊癌。法国胆囊癌的发病率为男性 0.8/10 万人,女性 1.5/10 万人。欧美等国胆囊癌手术占同期胆管手术的 4.1%~5.6%。而同在美国,白人发病率明显高于黑人,印第安人更高。美国印第安女性的胆囊癌是最常见肿瘤的第三位。

原发性胆囊癌发病率在我国占消化道肿瘤第 5~6 位,胆管肿瘤的首位。但目前其发病率的流行病学调查仍无大宗资料。我国大部分地区呈递增趋势,尤以陕西、河南两省较高,而国外有报道近年发病率无明显变化。

(二)发病年龄和性别

胆囊癌的发病率随年龄增长而增多。我国胆囊癌的发病年龄分布在 25~87 岁，平均 57 岁，50 岁以上者占 70%~85%，发病的高峰年龄为 50~70 岁，尤以 60 岁左右居多。同国外相比，发病高发年龄与日本(50~60 岁)相近，比欧美(68~72 岁)年轻。文献报道，国外发病年龄最小者 12 岁，国内最小者 15 岁。

胆囊癌多见于女性，女性与男性发病率之比为 2.56∶1。有研究认为胆囊癌与生育次数、雌激素及口服避孕药无关，但另有研究发现胆囊癌的发病与生育次数有关。

(三)种族和地理位置分布

不同人种的胆囊癌发病率亦不相同。美籍墨西哥人及玻利维亚人发病率高。在玻利维亚的美洲人后裔中，种族是胆囊癌的一个非常危险的因素，其中 Aymara 人比非 Aymara 人的发病率高 15.9 倍。美洲印第安人也是高发种族。不同地域胆囊癌的发病情况各有不同。我国西北和东北地区的发病率比长江以南地区高，农村比城市高。智利是胆囊癌死亡率最高的国家，约占所有肿瘤死亡人数的 6.7%，胆囊癌是发病率仅次于胃癌的消化道肿瘤。该病在瑞士、捷克、墨西哥、玻利维亚发病率较高，而在尼日利亚和新西兰毛利人中极其罕见。

(四)与职业和生活习惯的关系

调查表明，与胆囊癌发病有关的职业因素包括印染工人、金属制造业工人、橡胶工业从业人员、木材制成品工人。以上职业共同的暴露因素是芳香族化合物。

国外病例对照研究表明，总热量及糖类摄入过多与胆囊癌的发生呈正相关，而纤维素及蔬菜水果能减少胆囊癌发病的危险性。还有研究表明，常吃烧烤肉食者患胆囊癌的危险性增高。

调查还显示了随肥胖指数增加，胆囊癌发病危险性增高。

二、病因

胆囊癌的病因尚未完全清楚，可能与下列因素有关。

(一)胆囊结石与胆囊癌

1.流行病学研究

原发性胆囊癌和胆囊结石患者在临床上有密切联系，40%~100%的胆囊癌患者合并胆囊结石，引起了临床医师和肿瘤研究人员的高度重视。一项国际协作机构调查表明，在校正混杂因素如年龄、性别、调查单位影响、受教育程度、饮酒和抽烟以后，胆囊癌的高危因素中最重要的是胆囊临床症状史，另外还有体重增加、高能量饮食、高糖类摄入和慢性腹泻，这些危险因素均与胆囊结石发病相关，提示胆囊结石是胆囊癌发病的主要危险因素。从胆囊结石方面分析，胆囊结石患者有 1%~3%合并胆囊癌，老年女性患者的 20 年累积发病危险率为 0.13%~1.5%。

综合流行病学资料可以看出，胆囊结石发生胆囊癌以下列情况多见：①老年人。②女性。③病程长。④结石直径大于 2 cm。⑤多发结石或充满型结石。⑥胆囊壁钙化。⑦胆囊壁增厚或萎缩。⑧合并胆囊息肉样病变。⑨Mirizzi 综合征。以上情况可视为原发性胆囊癌的高危因素，因此要积极治疗胆囊结石。

2. 临床病理学研究

流行病学调查结果使得人们认识到有必要探讨胆囊结石和胆囊癌发病关系的病理学机制。已经确认正常黏膜向癌的发展过程中，黏膜上皮的不典型增生是重要的癌前病变，在消化道肿瘤发生中占重要地位。于是，有学者从这方面着手研究。Duart 等对 162 例结石病胆囊标本的研究发现，不典型增生占 16%，原位癌占 2.7%。类似的一些研究也提示胆囊癌的发生是由单纯增生、不典型增生、原位癌到浸润癌的渐进过程，胆囊癌与黏膜上皮的不典型增生高度相关，而结石患者胆囊黏膜不典型增生发生率显著高于非结石性胆囊炎，结石慢性刺激可能是这种癌前病变的重要诱因。

3. 分子生物学等基础研究

胆囊结石所引起的黏膜不典型增生和胆囊癌组织中，有 K-ras 基因的突变和突变型 p53 基因蛋白的过表达。从正常黏膜、癌前病变到癌组织，突变型 p53 基因蛋白表达逐渐增高。对多种肿瘤基因产物和生长因子(如 ras、p21、c-myc、表皮生长因子、转化生长因子 B)表达的研究表明，不仅胆囊癌组织中有多种肿瘤相关基因和生长因子的改变，而且在结石引起的慢性胆囊炎组织中，同样也有多种值得重视的变化。但是也有观点认为炎症改变的程度与癌基因的活化并无正相关关系。

在慢性结石性胆囊炎中受损伤的细胞如果不能通过凋亡及时清除，损伤、修复反复发生，长期可引起基因突变，胆囊癌发生。在对胆囊癌的研究中发现，从单纯性增生到轻、中、重度不典型增生及原位癌、浸润癌，AgNOR 颗粒计数、面积和 DNA 倍体含量、非倍体细胞百分比均逐渐升高，说明结石引起的黏膜损害处细胞增生旺盛，有癌变的倾向。

胆囊结石患者胆汁中细菌培养阳性率明显高于无结石者，胆囊结石核心中发现细菌的基因片段，说明了胆囊结石的生成中有细菌参与，而研究发现胆囊癌组织中有细菌的基因片段，与结石中的菌谱相同。应该考虑某些细菌如厌氧菌在结石性胆囊炎向胆囊癌转化中的作用，强调胆囊结石治疗中的抗菌问题。

胆囊结石所引起的胆囊黏膜损伤与胆囊癌发生发展之间存在着极密切的关系，虽然从本质上未能直接找到胆囊结石致癌的证据，但是合理治疗胆囊结石对预防胆囊癌无疑是有价值的。

(二)胆囊腺瘤与胆囊癌

Kozuka 等根据 1605 例手术切除的胆囊标本行病理组织学检查，提出以下六点证明腺瘤是癌前病变：①组织学可见腺瘤向癌移行。②在腺癌组织中有腺瘤成分。③随着腺瘤的增大，癌发生率明显增加。④患者的发病年龄从腺瘤到腺癌有递增的趋势。⑤良性肿瘤中有 94% 的肿瘤直径小于 10 mm，而恶性肿瘤中有 88% 的肿瘤直径大于 10 mm。⑥患腺瘤或浸润癌的患者中女性居多。研究发现，腺瘤的恶变率为 28.5%，其中直径大于 1.5 cm 的占

66.6%，大于 1 cm 的占 92.9%，合并结石的占 83.3%，并发现腺肌增生症及炎性息肉癌变 1 例。研究表明胆囊腺瘤无论单发还是多发，都具有明显的癌变潜能，一般认为多发性、无蒂、直径大于 1 cm 的腺瘤和伴有结石的腺瘤及病理类型为管状腺瘤者，癌变概率更大。但是对胆囊腺瘤癌变也有不同的观点，理由是在其研究中发现胆囊腺瘤与胆囊癌的基因方面的特异改变并不相同。

(三)胆囊腺肌病与胆囊癌

胆囊腺肌病以胆囊腺体和平滑肌增生为特征，近年来的临床观察和病理学研究发现其为癌前病变，或认为其具有癌变倾向。因此，即使不伴有胆囊结石也应行胆囊切除术。

(四)异常胆胰管连接与胆囊癌

异常胆胰管连接(anomalous junction of pancreaticobiliary duct，AJPBD)是一种先天性疾病，主胰管和胆总管在十二指肠壁外汇合。由于结合部位过长及缺少括约肌而造成两个方向的反流，相应的引起多种病理改变。Babbit 于 1969 年发现 AJPBD 且胆管扩张的患者常合并胆囊癌。以后的临床研究大多证实了 AJPBD 患者中胆囊癌的发病率显著高于胆胰管正常者。AJPBD 患者胆系肿瘤高发的机制尚不清楚，近年来对 AJPBD 患者的胆管上皮的基因改变研究甚多，结果发现 AJPBD 患者胆汁胰液混合对胆管上皮细胞具有诱变性，胆囊黏膜上皮增生活跃且 K-ras 基因突变，使其遗传性改变，最终发生癌变，并且在胆管上皮细胞形态学变化之前遗传物质已经发生变化。

(五)Mirizzi 综合征与胆囊癌

Mirizzi 综合征是因胆囊管或胆囊颈部结石嵌顿或合并炎症所致梗阻性黄疸和胆管炎，胆囊结石的一种少见并发症，占整个胆囊切除术的 0.7%~1.4%。Redaelli 等对 1759 例行胆囊切除术的患者进行回顾性研究，发现了 18 例 Mirizzi 综合征，其中有 5 例(27.8%)发现胆囊癌，而所有标本中有 36 例(2%)发现胆囊癌，两者间有显著差异。18 例患者中有 12 例肿瘤相关抗原 CA19-9 上升，而 5 例合并胆囊癌者更为明显，与无 Mirizzi 综合征者有显著差异。大多数学者认为胆囊结石可以引起胆囊黏膜持续性损害，并可导致胆囊壁溃疡和纤维化，上皮细胞对致癌物质的防御能力降低，加上胆汁长期淤积有利于胆汁酸向增生性物质转化，可能是胆囊癌高发的原因，而 Mirizzi 综合征包含了上述所有的病理变化。

(六)其他

有研究证明腹泻是胆结石的危险因素，有腹泻者患胆囊癌的危险性是无腹泻者的 2 倍。手术治疗消化性溃疡与胆囊癌的发病有关，有手术史者患胆囊癌的危险性是对照组的 3 倍。而内科治疗者较对照组无明显增加。胆囊癌的发生还与家族史、伤寒杆菌、溃疡性结肠炎、接触造影剂及陶瓷样胆囊有关。胆总管囊肿行内引流术后患者有较高的胆管癌发生率。还有一些因素被认为与胆囊癌的发生有关：溃疡性结肠炎的患者，胆管肿瘤的发生率为一般人群的 10 倍，其发病机制尚不清楚，可能与胆酸代谢的异常有关；胆管梗阻感染可能使胆汁中的胆酸转化成去氧胆酸和石胆酸，后者具有致癌性；胃肠道梭形芽孢杆菌可将肠肝循环中的胆汁酸还原成化学结构上与癌物质相似的 3-甲基胆蒽，也可能是胆囊癌诱发因素之一。

三、临床表现

原发性胆囊癌早期无特异性症状和体征，常表现为患者已有的胆囊或肝脏疾病，甚至是胃病的临床特点，易被忽视，大多数以上腹疼痛、不适为主诉，继而发生黄疸、体重减轻等。西安某医院的资料显示有 34.3% 的患者查体时可触及胆囊包块，黄疸发生率为 38.8%，有 45.8% 的病例体重明显下降。以上表现往往是肝胆系统疾病所共有的，而且一旦出现常常已到胆囊癌的中晚期，故在临床上遇到这些表现时要考虑到胆囊癌的可能性，再做进一步的检查。

胆囊癌起病隐匿，无特异性表现，但并非无规律可循。按出现频率由高至低临床表现依次为腹痛、恶心呕吐、黄疸和体重减轻等。临床上可将其症状群归为五大类疾病的综合表现：①急性胆囊炎，某些病例有短暂的右上腹痛、恶心、呕吐、发热和心悸病史，提示急性胆囊炎。约 1% 因急性胆囊炎手术的病例有胆囊癌存在，此时病变常为早期，切除率高，生存期长。②慢性胆囊炎，许多原发性胆囊癌的患者症状与慢性胆囊炎类似，很难区分，要高度警惕良性病变合并胆囊癌，或良性病变发展为胆囊癌。③胆管恶性肿瘤，一些患者可有黄疸、体重减轻、全身情况差、右上腹痛等，肿瘤病变常较晚，疗效差。④胆管外恶性肿瘤征象，少数病例可有恶心、体重减轻、全身衰弱，以及内瘘形成或侵入邻近器官症状，该类肿瘤常不能切除。⑤胆管外良性病变表现，少见，如胃肠道出血或上消化道梗阻等。

(一)慢性胆囊炎症状

30%～50% 的病例有长期右上腹痛等慢性胆囊炎或胆囊结石症状，在鉴别诊断上比较困难。慢性胆囊炎或伴结石的患者，年龄在 40 岁以上，近期右上腹疼痛变为持续性或进行性加重，并有较明显的消化障碍症状者；40 岁以上无症状的胆囊结石，特别是较大的单个结石患者，近期出现右上腹持续性隐痛或钝痛；慢性胆囊炎病史较短，局部疼痛和全身情况有明显变化者；胆囊结石或慢性胆囊炎患者近期出现梗阻性黄疸或右上腹可扪及肿块者，均应高度怀疑胆囊癌的可能性，应作进一步检查以明确诊断。

(二)急性胆囊炎症状

急性胆囊炎症状占胆囊癌的 10%～16%，这类患者多系胆囊颈部肿瘤或结石嵌顿引起急性胆囊炎或胆积脓。此类患者的切除率及生存率均较高，其切除率为 70%，但术前几乎无法诊断。有些患者按急性胆囊炎行药物治疗或单纯胆囊造瘘而误诊。故对老年人突然发生的急性胆囊炎，尤其是以往无胆管系统疾病者，应特别注意胆囊癌的可能性，争取早行手术治疗。由于病情需要，必须做胆囊造瘘时，亦应仔细检查胆囊腔以排除胆囊癌。

(三)梗阻性黄疸症状

部分患者是以黄疸为主要症状而就诊，胆囊癌患者中有黄疸者占 40% 左右。黄疸的出现提示肿瘤已侵犯胆管或同时伴有胆总管结石，这两种情况在胆囊癌的切除病例中都可遇到。因此胆囊癌患者不应因单纯黄疸而放弃探查。

(四)右上腹肿块

肿瘤或结石阻塞胆囊颈部，可引起胆囊积液、积脓，使胆囊胀大，这种光滑而有弹性的包块多可切除，且预后较好。但硬而呈结节状不光滑的包块为不能根治的晚期癌肿。

(五)其他

肝大、消瘦、腹水、贫血都可能是胆囊癌的晚期征象，表明已有肝转移或胃十二指肠侵犯，可能无法手术切除。

四、诊断

(一)症状和体征

前已述及，胆囊癌临床表现缺乏特异性，其早期征象又常被胆石症及其并发症所掩盖。一般情况根据临床表现来做到早期诊断非常困难。因此，无症状早诊显得尤为重要。而要做到此点，必须对高危人群密切随访，如静止性胆囊结石、胆囊息肉、胆囊腺肌增生病等患者，必要时积极治疗以预防胆囊癌。

(二)影像学检查

(1)X线造影检查。经胆道造影，癌患者往往表现为胆不显影或显影很差，现在由于更多快速、先进的方法普及，已基本不用。血管造影诊断准确率高，但胆囊动脉显影并不常见，需要通过超选择性插管，胆囊动脉可有僵硬、增宽、不规则而且有间断现象，出现典型的肿瘤血管时可确诊，但此时大多是晚期，肿瘤不能切除。

(2)超声诊断。超声诊断是诊断本病最常用也是最敏感的检查手段，包括常规超声、内镜超声、彩色多普勒等，能检出绝大多数病变，但对性质的确定尚有局限。B超检查目前仍是应用最普遍的方法，它简便、无创、影像清晰，对微小病变识别能力强，可用于普查及随访。但对定性诊断和分期帮助不大，易受到肥胖和胃肠道气体干扰，有时有假阳性和假阴性结果。因胆囊癌的病理类型多为浸润型，常无肿块，易漏诊，故要警惕胆囊壁不规则增厚的影像特征。近年发展的超声内镜检查法(EUS)通过内镜将超声探头直接送入胃十二指肠检查胆，不受肥胖及胃肠道气体等因素干扰，对病灶的观察更细微。其分辨率高，成像更清晰，可显示胆囊壁的三层结构，能弥补常规超声的不足，对微小病变确诊和良恶性鉴别诊断价值高，但设备较昂贵，而且作为侵入性检查，有并发症发生。彩色多普勒检查可显示肿瘤内部血供根据病变中血流状况区别胆囊良、恶性病变，敏感度和特异性较高。超声血管造影应用也有报告，通过导管常规注入二氧化碳微泡，在胆囊癌和其他良性病变中有不同的增强表现，可以区分增厚型的胆囊癌与胆囊炎，亦可鉴别假性息肉、良性息肉与息肉样癌。

（3）计算机断层扫描（CT）诊断。CT 在发现胆囊的小隆起样病变方面不如 B 超敏感，但在定性方面优于 B 超。CT 检查不受部肋骨、皮下脂肪和胃肠道气体的影响，而且能用造影剂增强对比及薄层扫描，是主要诊断方法之一。其早期诊断要点有：胆囊壁局限或整体增厚多超过 0.5 cm，不规则，厚薄不一，增强扫描有明显强化；胆囊腔内有软组织块，基底多较宽，增强扫描有强化，密度较肝实质低而较胆汁高；合并慢性胆囊炎和胆囊结石时有相应征象。厚壁型胆囊癌需与慢性胆囊炎鉴别，后者多为均匀性增厚；腔内肿块型需与胆囊息肉和腺瘤等鉴别，后者基底部多较窄。CT 越来越普遍用于临床，对胆囊癌总体确诊率高于 B 超，结合增强扫描或动态扫描适用于定性诊断、病变与周围脏器关系的确定，利于手术方案制订。但对早期诊断仍无法取代 B 超。

（4）磁共振成像（MRI）诊断。胆囊癌的 MRI 表现与 CT 相似，可有厚壁型、腔内肿块型、弥漫型等。MRI 价值和 CT 相仿，但费用更昂贵。磁共振胰胆管成像（MRCP），是根据胆汁含有大量水分且有较长的 T_2 弛豫时间，利用 MR 的重 T_2 加权技术效果突出长 T_2 组织信号，使含有水分的胆管、胰管结构显影，产生水造影结果。胆汁和胰液作为天然的对比剂，使得磁共振成像在胆管胰管检查中具有独特的优势。胆囊癌表现为胆囊壁的不规则破损、僵硬，或胆囊腔内软组织肿块。MRCP 在胆胰管梗阻时有很高价值，但对无胆管梗阻的早期胆囊癌效果仍不如超声检查。

（5）经皮肝穿刺胆管造影（PTC）。应用 PTC 在肝外胆管梗阻时操作容易，诊断价值高，对早期诊断帮助不大，对早期诊断的价值在于如果需要细胞学检查时可用来取胆汁。

（6）内镜逆行胆胰管造影（ERCP）。对胆囊癌常规影像学诊断意义不大，仅有一半左右的病例可显示胆囊，早期诊断价值不高，适用于鉴别肝总管或胆总管的占位病变或采集胆汁行细胞学检查。

（三）细胞学检查

术前行细胞学检查的途径有 ERCP 收集胆汁、B 超引导下经皮肝胆囊穿刺抽取胆汁或肿块穿刺抽吸组织细胞活检，通常患者到较晚期诊断相对容易，故细胞学检查应用较少。但早期诊断确有困难时可采用，脱落细胞检查有癌细胞可达到定性目的。

（四）肿瘤标志物检测

迄今为止未发现对胆囊癌有特异性的肿瘤标志物，故肿瘤标志物检测只能作为诊断参考，要结合临床具体分析。对胆囊癌诊断肿瘤标志物检查可包括血清和胆汁两方面。恶性肿瘤的常用标志如广谱肿瘤标志物 DR-70 可见于 20 多种肿瘤患者血液中，大部分阳性率 90% 以上，对肝胆肿瘤的敏感性较高。肿瘤相关糖链抗原（CA19-9）和癌胚抗原（CEA）在胆囊癌病例有一定的阳性率，升高程度与病期相关，对诊断有一定帮助，在术前良、恶性病变鉴别困难时可采用。检测胆汁内的肿瘤标志物较血液中更为敏感，联合检测能显著提高术前确诊率，提示术前可应用一些手段采集胆汁做胆囊癌的检测。近年来有报道通过血清中的游离 DNA 检测，可发现某些肿瘤基因的异常改变，已经在临床用于其他肿瘤。通过现代分子生物学发展，深入研究开发适用于临床的新指标是研究的方向。

（五）早期诊断的时间和意义

术前若能确诊原发性胆囊癌最为理想，据此可制订合理的手术方案，避免盲目的 LC，因为胆囊癌早期 LC 术后种植转移病例时有报告。

术前怀疑而不能确诊的原发性胆囊癌，术中应对切除标本仔细地观察，必要时结合术中冰冻病理检查，条件许可时可应用免疫组化等方法检查一些肿瘤相关基因的突变表达，对发现胆囊癌、及时调整手术方式有很大帮助。

五、治疗

（一）外科治疗

多年来，人们对胆囊癌临床病理分期与预后关系的认识逐渐加深，影像学检查的日益普及使得胆囊癌术前诊断率有所提高，原发性胆囊癌的外科治疗模式有了一定的发展和变革。

1. 外科治疗原则

胆囊癌的手术治疗方式主要取决于患者的临床病理分期。经典的观念认为，对于 Nevin Ⅰ、Ⅱ期的病例，单纯胆囊切除术已足够，对 Nevin Ⅲ期病例应采用根治性手术，范围包括胆囊切除术和距胆囊 2 cm 的肝脏楔形切除术，肝十二指肠韧带内淋巴结清扫术，而对于 Nevin Ⅳ、Ⅴ期的晚期病例，手术治疗已无价值。过去胆囊癌的诊断多为进行其他胆管良性病变手术时意外发现，随着人们对胆囊癌的重视程度提高，术前确诊的胆囊癌病例逐渐增多，加上近年对胆囊癌转移方式的研究深入，许多学者对胆囊癌的经典手术原则提出了新的看法，基本包括两方面：①对于 Nevin Ⅰ、Ⅱ期的病例应做根治性胆切除术。②对于 Nevin Ⅳ、Ⅴ期的病例应行扩大切除术。这些观点均包括了肝脏外科的有关问题，尚存有一定争论，以下分别叙述。

2. 早期胆囊癌的根治性手术

（1）早期胆囊癌手术方式评价：早期胆囊癌是指 Nevin Ⅰ、Ⅱ期或 TNM 分期 0、Ⅰ期，对此类患者以往认为仅行胆囊切除术可达治疗目的。近年研究表明，由于胆囊壁淋巴管丰富，胆囊癌可有极早的淋巴转移，并且早期发生肝脏转移也不少见，因而尽管是早期病例，亦有根治性切除的必要。许多学者的实践证明，对 Nevin Ⅰ、Ⅱ期病例行根治性胆囊切除术的长期生存率显著优于单纯胆囊切除术，故强调包括肝脏楔形切除在内的胆囊癌根治手术的重要性。目前基本认可的看法是，术前确诊为胆囊癌者应该做根治性的手术，因良性病变行胆囊切除术后病检意外发现胆囊癌者，如为 Nevin Ⅰ 期不必再次手术，如为 Nevin Ⅱ期应当再次手术清扫区域淋巴结并楔形切除部分肝脏。

（2）手术方法：应用全身麻醉。体位可根据切口不同选取仰卧位或右侧抬高的斜卧位，手术步骤如下。

开腹：可依手术医生习惯，取右上腹长直切口，自剑突起至脐下 2~4 cm，亦可采用右侧肋缘下斜切口，利于暴露，切除肝组织更为方便。

探查：探查腹膜及腹腔内脏器，包括胆囊淋巴引流区域的淋巴结有无转移，以决定手术范围。

显露手术野：以肋缘牵开器将右侧肋弓尽量向前上方拉开，用湿纱布垫将胃及小肠向腹腔左侧和下方推开，暴露肝门和肝下区域。

游离十二指肠和胰头：剪开十二指肠外侧腹膜，适当游离十二指肠降段及胰头，以便于清除十二指肠后胆总管周围淋巴结。

显露肝门：在十二指肠上缘切开肝十二指肠韧带的前腹膜，依次分离出肝固有动脉、胆总管、门静脉主干，分别用橡皮片将其牵开以利于清除肝十二指肠韧带内淋巴组织。

清除肝门淋巴结：向上方逐步地解剖分离肝动脉、胆总管、门静脉以外的淋巴、神经、纤维、脂肪组织，直至肝横沟部。

游离胆囊：切断胆囊管并将断端送冰冻病理切片检查。沿肝总管向上分离胆囊三角处的淋巴、脂肪组织，妥善结扎、切断胆囊动脉。至此，需要保存的肝十二指肠韧带的重要结构便与需要切除的组织完全分开。

切除胆囊及部分肝：楔形切除肝中部的肝组织连同在位的胆囊。在预计切除线上用电凝器烙上印记，以肝门止血带分别控制肝动脉及门静脉，沿切开线切开肝包膜，钝性分离肝实质，所遇肝内管道均经钳夹后切断，将肝组织、胆囊连同肝十二指肠韧带上的淋巴组织一同整块切除。肝切除也可用微波刀凝固组织止血而不必阻断肝门。

处理创面：缝扎肝断面上的出血处，经仔细检查，不再有漏胆或出血，肝断面可对端合抄缝闭，或用就近大网膜覆盖缝合固定。

放置引流：肝断面处及右肝下间隙放置硅橡胶管引流，腹壁上另做戳口引出体外。

3. 中晚期胆囊癌的扩大切除术

（1）中晚期胆囊癌手术方式的评价：因为中晚期的概念范围较大，临床常用的 Nevin 分期和 TNM 分期中包括的情况在不同病例中也有很大差别，故对此类患者不能一概而论。如有些位于肝床面的胆囊癌很早发生了肝脏浸润转移，而此时尚无淋巴结转移，这种患者按临床病理分期已属晚期，但经过根治性胆囊切除术可能取得良好效果。由于胆囊的淋巴引流途径很广，更为常见的是一些病例无肝转移，但淋巴结转移已达第三站，这时虽然分期比前面例子早，但治疗效果却明显要差。通常所谓的扩大切除术基本是指在清扫肝十二指肠韧带淋巴结、胰十二指肠后上淋巴结、腹腔动脉周围淋巴结和腹主动脉下腔静脉淋巴结的同时，做肝中叶、扩大的右半肝或肝三叶切除，仅做右半肝切除是不合适的，因为胆囊的位置在左右叶之间，胆囊癌常见的转移包括肝左内叶的直接浸润和血行转移。目前有人加做邻近的浸润转移脏器的切除，甚至加做胰头十二指肠切除术。这些手术创伤大、并发症多、死亡率高，尽管在某些病例中取得较好疗效，但还是应该谨慎选择。

（2）扩大切除术的方法：麻醉选用全身麻醉，体位取右侧抬高的斜卧位。手术步骤以扩大的右半肝切除并淋巴结清扫为例做简要介绍。

切口：采取右侧肋缘下长的斜切口，或双侧肋缘下的"人"形切口。

显露：开腹后保护切口，用肋缘牵开器拉开一侧或双侧的肋弓，使肝门结构及肝十二指肠切带、胰头周围得以良好暴露。

探查：探查腹腔，包括腹膜和肝、胆、胰、脾及胆囊引流区域的淋巴结有无转移，必要时取活组织行冰冻病理切片检查，如果转移范围过广，需同时做肝叶切除和胰头十二指肠切除时应权衡患者的全身状况和病变的关系，慎重进行。

肝门部清扫：决定行淋巴结清扫和肝叶切除后，在十二指肠上缘切开肝十二指肠韧带的前腹膜，分离出胆总管、肝固有动脉、门静脉主干。由此向上清除周围淋巴、神经、纤维和脂肪组织直至肝脏横沟处。

清除胰头后上淋巴结：切开十二指肠外侧腹膜，将十二指肠及胰头适度游离，紧靠胆总管下端切断胆总管，两端予以结扎。暴露胰头十二指肠周围淋巴结，清除胰头后、上的淋巴及其他软组织。

清除腹腔动脉系统淋巴结：沿胃小弯动脉弓外切断小网膜向上翻起，贴近肝固有动脉向左分离肝总动脉至腹腔动脉，清除周围淋巴等软组织。

处理肝门部胆管和血管：将切断游离的近侧胆总管向上翻开，在肝横沟处分离出部分左肝管，距肝实质 1 cm 切断，近端预备胆肠吻合，远端结扎。在根部切断，结扎肝右动脉及门静脉右支。

游离肝右叶：锐性分离肝右叶的冠状韧带和右三角韧带，分开肝脏与右侧肾上腺的粘连将肝右叶向左侧翻转，暴露下腔静脉前外侧面。

切除肝右叶：在镰状韧带右侧拟切除的肝脏表面用电凝划一切线至下腔静脉右侧，切开肝包膜，分离肝实质内的管道系统分别结扎。尤其要注意肝静脉系统应妥善结扎或缝扎，在进入下腔静脉之前分别切断结扎肝中静脉、肝右静脉及汇入下腔静脉的若干肝短静脉。切除肝脏时可行肝门阻断，方法如上文所述。

整块去除标本：至此切除的肝脏与下腔静脉分离，将肝右叶、部分左内叶、胆囊、胆总管及肝十二指肠韧带内的软组织整块去除。

检查肝脏创面：将保留的肝左叶切面的胆管完全结扎并彻底止血。肝脏切除后的创面暂时用蒸馏水纱垫填塞。

胆管空肠吻合：保留第 1 根空肠血管，距 Treitz 带约 20 cm 切断空肠，远端缝合关闭按照胆管空肠 Roux-en-Y 吻合术的方法处理空肠，将空肠远侧由横结肠前提起，行左肝管空肠端侧吻合，再行空肠近端与远端的端侧吻合，一般旷置肠袢约 50 cm。间断缝合关闭空肠系膜与横结肠系膜间隙。

处理肝脏创面：取出创面填塞的纱垫，检查创面无渗血及漏胆后，用大网膜覆盖肝左叶的断面。

引流：在右侧膈下及肝脏断面处放置双套管引流，由腹壁另做戳口引出。

不需做扩大的肝右叶切除，而行肝中叶切除者按照相应的肝脏切除范围做肝切除的操作，其余步骤相同；有必要做胰头十二指肠切除术的病变可按 Whipple 方式进行操作。

4. 无法切除的胆囊癌肝转移的外科治疗

胆囊癌肝转移方式多样，有些情况下无法行切除手术，多见于：①肝内转移灶广泛。②转移灶过大或侵犯肝门。③肝转移合并其他脏器广泛转移。④全身状况较差，不能耐受肝切除手术。⑤合并肝硬化等。

不能切除的原发性肝癌和其他肝转移癌的治疗方法同样适用于胆囊癌肝转移，主要有经股动脉穿刺插管肝动脉化疗栓塞、经皮 B 超引导下无水酒精注射等。全身化疗毒性反应大、疗效差，无太大价值。有时手术中发现不能切除的胆囊癌肝转移时，可采用动脉插管和(或)肝动脉选择结扎，也可联合应用门静脉插管化疗，放入皮下埋置式化疗泵。术中病灶微波固化、冷冻治疗等亦可考虑。对于合并肝门或远端胆管侵犯所致的各种梗阻性黄疸，应积极采取多种方式引流术以减轻痛苦，提高生存质量。

(二)非手术治疗

(1)放射治疗。为防止和减少局部复发，可将放疗作为胆囊癌手术的辅助治疗。有学者对胆囊癌进行了总剂量为 30 Gy 的术前放疗，结果发现接受术前放疗组的手术切除率高于对照组，且不会增加组织的脆性和术中出血量。但由于在手术前难以对胆囊癌的肿瘤大小和所累及的范围做出较为准确的诊断，因此，放疗的剂量难以控制。而术中放疗对肿瘤的大小及其所累及的范围可做出正确的判断，具有定位准确、减少或避免正常组织器官受放射损伤的优点。西安某医院的经验是，术中一次性给予肿瘤区域 20 Gy 的放射剂量，时间 10~15 min，可改善患者的预后。临床上应用最多的是术后放射治疗，手术中明确肿瘤的部位和大小，并以金属夹对术后放疗的区域做出标记，一般在术后 4~5 周开始，外照射 4~5 周，总剂量 40~50 Gy。综合各术后放疗结果报道，接受术后放疗的患者中位生存期均高于对照组，尤其是对于 Nevin Ⅲ、Ⅳ期或非根治性切除的病例，相对疗效更为明显。近年亦有报道通过 PTCD 的腔内照射与体外照射联合应用具有一定的效果。

(2)化学治疗。胆囊癌的化疗仍缺少系统的研究和确实有效的化疗方案，已经使用的化疗方案效果并不理想。我们对正常胆囊和胆囊癌标本的 P-糖蛋白含量进行了测定，发现胆囊自身为 P-糖蛋白的富积器官，所以需要合理选用化疗药物，常用的是氟尿嘧啶、阿霉素、铂和丝裂霉素等。

目前胆囊癌多采用 FAM 方案(5-FU 1.0 g，ADM 40 mg，MMC 20 mg)和 FMP 方案(5-FU 1 g，MMC 10 mg，卡铂 500 mg)。国外一项应用 FAM 方案的多中心临床随机研究表明，对丧失手术机会的胆囊癌患者，化疗后可使肿瘤体积明显缩小，生存期延长，甚至有少部分病例得到完全缓解。选择性动脉插管灌注化疗药物可减少全身毒性反应，我们一般在手术中从胃网膜右动脉置管入肝动脉，经皮下埋藏灌注药泵，于切口愈合后，选用 FMP 方案，根据病情间隔 4 周重复使用。此外，通过门静脉注入硬化油(加入化疗药物)，使其微粒充分进入肝窦后可起到局部化疗和暂时性阻断肿瘤扩散途径的作用。临床应用取得了一定效果，为无法切除的胆囊癌伴有肝转移的患者提供了可行的治疗途径。腹腔内灌注顺铂和 5-FU 对预防和治疗胆囊癌的腹腔种植转移有一定的疗效。

(3)其他治疗。近年来的研究发现，K-ras、cerbB-2、c-myc、p53、p15、p16 和 nm23 基因与胆囊癌的发生、发展和转归有密切关系，但如何将其应用于临床治疗仍在积极的探索中，免疫治疗和应用各种生物反应调节剂如干扰素、白细胞介素等，常与放射治疗和化学治疗联合应用以改善其疗效。此外，温热疗法亦尚处于探索阶段。

在目前胆囊癌疗效较差的情况下，积极探索各种综合治疗的措施是合理的，有望减轻患者的症状和改善预后。

六、围手术期护理

临床上对于胆囊恶性肿瘤主要以手术治疗为主，但由于患者年龄较高，术后并发症（如胆管炎、切口感染、肺内感染及胆漏等）发生率增多，可延长住院时间，严重影响患者生活质量。减少或减轻胆囊癌患者术后感染性并发症，是临床护理的重要任务，对疾病预防具有重要意义，尤其是老年患者身体素质下降、行动受限等，对胆囊癌术后感染性护理的需求更高。

（一）术前护理

由于胆囊癌为恶性肿瘤，术前患者会对疾病表现出恐惧、焦虑、绝望等不良心理。护理人员应加强与患者的沟通和交流，了解患者内心所需，详细介绍手术治疗主要步骤，告知患者具体注意事项。鼓励患者勇敢面对，消除其恐惧、忧虑等不良情绪，使患者树立战胜疾病的信心和勇气，促使患者以最佳心理状态配合治疗。增强治疗依从性。术前详细核对患者基本资料。记录患者各项检查结果，包括大小便、血常规、生化、CT、心电图等。做好术前常规准备工作，监测患者生命体征有无异常。鼓励患者饮食，以高热量、高蛋白为主，并食用富含维生素的食物。术前 1 d，要求患者饮食清淡，术前晚给予灌肠做好肠道准备，同时给予镇静药物帮助其入睡，消除患者紧张情绪。术前使用广谱抗生素避免术后感染发生。

（二）术后护理

详细记录患者术后各项生命体征。让患者保持去枕平卧位，头偏向一侧，以防患者出现呕吐而误吸，6 h 后，帮助其变成半卧位。复查血气，确保体内酸碱度及水电解质平衡。注意伤口有无出血及渗出，敷料是否干燥，定时更换切口敷料。查看患者引流管是否固定，引流管是否保持畅通。观察并记录引流液的量、颜色等，注意有无血性液体流出。指导患者在病床上适度活动下肢，预防长期卧床导致的深静脉血栓出现。患者手术后会因手术切口疼痛出现焦虑不安、恐惧等情绪，护理人员要对患者进行适当心理疏导，从而有效降低不良心理情况的发生，提高手术治疗的效果。鼓励患者进食优质蛋白，促进伤口愈合，避免食用脂质、产气食物。

● 第二节　胆管癌

胆管分为肝内胆管和肝外胆管，通常所谓的胆管癌是指肝外胆管的恶性肿瘤，本节主要讨论肝外胆管癌的有关内容。

1889 年 Musser 首先报告了 18 例原发性肝外胆管癌，之后不少学者对此病的临床和病理特点进行了详细的描述。

一、流行病学

(一)发病率

以往曾认为胆管癌是一种少见的恶性肿瘤，但从近年来各国胆管癌的病例报告看，尽管缺乏具体的数字，其发病率仍显示有增高的趋势，这种情况也可能与对此病的认识提高及影像学诊断技术的进步有关。早在 20 世纪 50 年代，国外收集的 129571 例尸检资料中显示胆管癌的发现率为 0.012%～0.458%，平均为 0.12%。胆管癌在全部恶性肿瘤死亡者中占 2.88%～4.65%。我国的尸检资料表明肝外胆管癌占 0.07%～0.3%。目前西欧国家胆管癌的发病率约为 2/10 万人。我国上海市统计 1988—1992 年胆囊癌和胆管癌的发病率为男性 3.2/10 万人，女性 5.6/10 万人；1993 年和 1994 年男性分别为 3.5/10 万人和 3.9/10 万人，女性分别为 6.1/10 万人和 7.1/10 万人，呈明显上升趋势。

(二)发病年龄和性别

我国胆管癌的发病年龄分布在 20～89 岁，平均 59 岁，发病的高峰年龄为 50～60 岁。胆管癌男性多于女性，男性与女性发病率之比为(1.5～3)∶1。

(三)种族和地理位置分布

胆管癌具有一定的种族及地理分布差异，如美国发病率为 1.0/10 万人，西欧为 2/10 万人，以色列为 7.3/10 万，日本为 5.5/10 万人。而同在美国，印第安人为 6.5/10 万人。在泰国，肝吸虫病高发区的胆管癌发病率高达 54/10 万人。

在我国以华南和东南沿海地区发病率为高。

二、病因

胆管癌的发病原因尚未明了，据研究可能与下列因素有关

(一)胆管结石与胆管癌

(1)流行病学研究。约 1/3 的胆管癌患者合并胆管结石，而胆管结石患者的 5%～10% 将会发生胆管癌。流行病学研究提示胆管结石是胆管癌的高危因素，肝胆管结石合并胆管癌的发病率为 0.36%～10%。

(2)病理学研究。病理形态学、组织化学和免疫组织化学等研究已发现，结石处的胆管壁有间变的存在和异型增生等恶变的趋势，胆管壁上皮细胞 DNA 含量增加，增生细胞核抗原表达增高。胆管在结石和长期慢性炎症刺激的基础上可以发生胆管上皮增生、化生，进一步发展成为癌。

在肝内胆管结石基础上发生胆管癌尤其应该引起注意，因为肝内胆管结石起病隐匿，临床表现不明显，诊断明确后医生和患者大多首选非手术治疗，致使结石长期刺激胆管

壁，引起胆管反复感染、胆管狭窄和胆汁淤积，从而诱发胆管黏膜上皮的不典型增生，最终导致癌变。

(二)胆总管囊状扩张与胆管癌

先天性胆管囊肿具有癌变倾向。由于本病大多合并有胰胆管汇合异常，胰液反流入胆管，胆汁内磷脂酰胆碱被磷脂酶氧化为脱脂酸磷脂酰胆碱，后者被吸收造成胆管上皮损害。在胰液的作用下，胆管出现慢性炎症、增生及肠上皮化生，导致癌变。囊肿内结石形成、细菌感染也是导致癌发生的主要原因。有报告 2.8%~28% 的患者可发生癌变，成年患者的癌变率远高于婴幼儿。过去认为行胆肠内引流术除了反流性胆管炎外无严重并发症，但近年来报告接受胆肠内引流术的患者发生胆管癌者逐渐增多。行囊肿小肠内引流术后，含有肠激肽的小肠液进入胆管内，使胰液中的蛋白水解酶激活，加速胆管壁的恶变过程。有调查表明，接受胆肠内引流术后发生的胆管癌与胆管炎关系密切。因此，对接受胆肠内引流术并有反复胆管炎发作的患者，要严密观察以发现术后远期出现的胆管癌。

(三)原发性硬化性胆管炎与胆管癌

原发性硬化性胆管炎组织学特点是胆管壁的大量纤维组织增生，与硬化型的胆管癌常难区别。一般认为原发性硬化性胆管炎是胆管癌的癌前病变。在因原发性硬化性胆管炎而死亡的患者尸解和行肝移植手术的病例中，分别有 40% 和 9%~36% 被证实为胆管癌。1991 年，Rosen 对 Mayo 医院 70 例诊断为原发性硬化性胆管炎的患者追踪随访 30 个月，其中 15 例死亡，12 例尸检发现 5 例合并有胆管癌，发生率占尸检者的 42%。

(四)慢性溃疡性结肠炎胆管癌

有 8% 的胆管癌患者有慢性溃疡性结肠炎。慢性溃疡性结肠炎患者胆管癌的发生率为 0.4%~1.4%，其危险性远远高于一般人群。慢性溃疡性结肠炎患者发生胆管癌的平均年龄为 40~50 岁，比一般的胆管癌患者发病时间提早 10~20 年。

(五)胆管寄生虫病与胆管癌

华支睾吸虫病是日本、朝鲜、韩国和中国等远东地区常见的胆管寄生虫病，泰国东北地区多见由麝猫后睾吸虫(Opisthorchisviverrni)所引起的胆管寄生虫病。吸虫可长期寄生在肝内、外胆管，临床病理学上可见因虫体梗阻胆管导致的胆汁淤积和胆管及其周围组织之慢性炎症。有报道此种病变持续日久可并发胆汁性肝硬化或肝内、外胆管癌，因而认为华支睾吸虫具有作为胆管细胞癌启动因子作用的可能性。

(六)其他

过去认为，丙型肝炎病毒(HCV)是肝细胞病毒，病毒复制及其引起的细胞损伤局限于肝脏，但近来研究发现，HCV 可以在肝外组织如肾、胰腺、心肌、胆管上皮细胞等存在或复制，并可能通过免疫反应引起肝外组织损伤。HCV 感染可致胆管损伤，表现为胆管上皮细胞肿胀、形成空泡、假复层化以及基膜断裂，并伴有淋巴细胞、浆细胞和中性粒细胞的浸润。目前认为 HCV 的致癌机制是通过其蛋白产物间接影响细胞增生分化或激活癌基因、灭活抑癌基因而致癌，其中 HCV C 蛋白在致癌中起重要作用。C 蛋白可作为一种基因调节蛋白，与癌基因调节细胞生长分化的一种或多种因子相互作用，使正常细胞生长失去控制形成肿瘤。

有报告结、直肠切除术后，慢性伤寒带菌者均与胆管癌的发病有关。有的放射性核素可诱发胆管癌，另外一些化学致癌剂如石棉、亚硝酸胺等，一些药物如异烟肼、甲基多巴胺、避孕药等，都可能和胆管癌的发病相关。

三、病理

(一)大体病理特征

根据肿瘤的大体形态可将胆管癌分为乳头状型、硬化型、结节型和弥漫浸润型四种类型。胆管癌一般较少形成肿块，而多为管壁浸润、增厚、管腔闭塞；病变组织易向周围组织浸润，常侵犯神经和肝脏；患者常并发肝内和胆管感染而致死。

（1）乳头状癌。大体形态呈乳头状的灰白色或粉红色易碎组织，常为管内多发病灶，向表面生长，形成大小不等的乳头状结构，排列整齐，癌细胞间可有正常组织。好发于下段胆管，易引起胆管的不完全阻塞。此型肿瘤主要沿胆管黏膜向上浸润，一般不向胆管周围组织、血管、神经淋巴间隙及肝组织浸润，手术切除成功率高，预后良好。

（2）硬化型癌。表现为灰白色的环状硬结，常沿胆管黏膜下层浸润，使胆管壁增厚、大量纤维组织增生，并向管外浸润形成纤维性硬块；伴部分胆管完全闭塞，病变胆管伴溃疡、慢性炎症，以及不典型增生存在。好发于肝门部胆管，是肝门部胆管癌中最常见的类型。硬化型癌细胞分化良好，常散布于大量的纤维结缔组织中，容易与硬化性胆管炎、胆管壁慢性炎症所致的瘢痕化、纤维组织增生相混淆，有时甚至在手术中冷冻病理切片检查亦难以做出正确诊断。硬化型癌有明显的沿胆管壁向上浸润、向胆管周围组织和肝实质侵犯的倾向，故根治性手术切除时常需切除肝叶。尽管如此，手术切缘还经常残留癌组织，达不到真正的根治性切除，预后较差。

（3）结节型癌。肿块形成一个突向胆管远方的结节，结节基底部和胆管壁相连续，其胆管内表面常不规则。瘤体一般较小，基底宽、表面不规则。此型肿瘤常沿胆管黏膜浸润，向胆管周围组织和血管浸润程度较硬化型轻，手术切除成功率较高，预后较好。

（4）弥漫浸润型癌。较少见，约占胆管癌的 7%。癌组织沿胆管壁广泛浸润肝内、外胆管管壁增厚、管腔狭窄，管周结缔组织明显炎症反应，难以确定癌原始发生的胆管部位。一般无法手术切除，预后差。

(二)病理组织学类型

肝外胆管癌组织学缺乏统一的分类，常用的是按癌细胞类型，分化程度和生长方式分为 6 型：①乳头状腺癌。②高分化腺癌。③低分化腺癌。④未分化癌。⑤印戒细胞癌。⑥鳞状细胞癌等。分型研究报告各家不尽一致，但最常见的组织学类型仍为乳头状腺癌、高分化腺癌，占90%以上，少数为低分化腺癌与黏液腺癌，也有罕见的胆总管平滑肌肉瘤的报告等。

（三）转移途径

由于胆管周围有血管、淋巴管网和神经丛包绕，胆管癌细胞可通过多通道沿胆管周围向肝内或肝外扩散、滞留、生长和繁殖。胆管癌的转移包括淋巴转移、浸润转移、血行转移、神经转移等，通过以上多种方式可转移至其他许多脏器。肝门部胆管癌细胞可经多通道沿胆管周围淋巴、血管和神经周围间隙，向肝内方向及十二指肠韧带内扩散和蔓延，但较少发生远处转移。

（1）淋巴转移。胆管在肝内与门静脉、肝动脉的分支包绕在 Glisson 鞘内，其中尚有丰富的神经纤维和淋巴。Glisson 外延至肝十二指肠韧带，其内存在更丰富的神经纤维、淋巴管、淋巴结及疏松结缔组织，而且胆管本身有丰富的黏膜下血管和淋巴管管网。近年来随着高位胆管癌切除术的发展，肝门的淋巴结引流得到重视。有人在 27 例肝门部淋巴结的解剖中，证明肝横沟后方门静脉之后存在淋巴结，粗大的引流淋巴管伴随着门静脉，且在胆囊淋巴结、胆总管淋巴结与肝动脉淋巴结之间有粗大的淋巴管相通。

淋巴转移为胆管癌最常见的转移途径，并且早期就可能发生。有报道仅病理检验限于黏膜内的早期胆管癌便发生了区域淋巴结转移。胆管癌的淋巴结分组有：①胆囊管淋巴结。②胆总管周围淋巴结。③小网膜孔淋巴结。④胰十二指肠前、后淋巴结。⑤胰十二指肠后上淋巴结。⑥门静脉后淋巴结。⑦腹腔动脉旁淋巴结。⑧肝固有动脉淋巴结。⑨肝总动脉旁前、后组淋巴结。⑩肠系膜上动脉旁淋巴结，又分为肠系膜上动脉、胰十二指肠下动脉和结肠中动脉根部及第一支空肠动脉根部 4 组淋巴结。总体看来，肝门部胆管癌淋巴结转移是沿肝动脉途径为主；中段胆管癌淋巴结转移广泛，除了侵犯胰后淋巴结外，还可累及肠系膜上动脉和主动脉旁淋巴结；远段胆管癌，转移的淋巴结多限于胰头周围。

（2）浸润转移。胆管癌细胞沿胆管壁向上下及周围直接浸润是胆管癌转移的主要特征之一。癌细胞多在胆管壁内弥漫性浸润性生长，且与胆管及周围结缔组织增生并存，使胆管癌浸润范围难以辨认，为手术中判断切除范围带来困难。此外，直接浸润的结果也导致胆管周围重要的毗邻结构如大血管、肝脏受侵，使手术切除范围受限而难以达到根治性切除，而癌组织残留是导致术后很快复发的主要原因之一。

（3）血行转移。病理学研究表明，胆管癌标本中及周围发现血管受侵者为 58.3% ~ 77.5%。说明侵犯血管是胆管癌细胞常见的生物学现象。胆管癌肿瘤血管密度与癌肿的转移发生率明显相关，且随着肿瘤血管密度的增加，转移发生率也升高，提示肿瘤血管生成在胆管癌浸润和转移中发挥重要的作用。临床观察到胆管癌常常发生淋巴系统转移，事实上肿瘤血管生成和血管侵犯与淋巴转移密切相关。因此，在胆管癌浸润和转移发生过程中，肿瘤血管生成和血管侵犯是基本的环节。

（4）沿神经蔓延。支配肝外胆管的迷走神经和交感神经在肝十二指肠韧带上组成肝前神经丛和肝后神经丛。包绕神经纤维有一外膜完整、连续的间隙，称为神经周围间隙（perineurol space）。以往多认为，神经周围间隙是淋巴系统的组成部分，但后来许多学者通过光镜和电镜观察证明，神经周围间隙是一个独立的系统，与淋巴系统无任何关系，肿瘤细胞通过神经周围间隙可向近端或远端方向转移。统计表明，神经周围间隙癌细胞浸润与肝及肝十二指肠韧带结缔组织转移明显相关，提示某些病例肝脏、肝十二指肠韧带及周围结缔组织的癌转移可能是通过神经周围间隙癌细胞扩散而实现的。因此，神经周围间隙浸润应当是判断胆管癌预后的重要因素。

四、临床分型和临床表现

(一)胆管癌分类

从胆管外科处理胆管癌的应用角度考虑，肝外胆管癌根据部位的不同又可分为高位胆管癌(又称肝门部胆管癌)、中段胆管癌和下段(低位)胆管癌三类。不同部位的胆管癌临床表现也不尽相同。肝门部胆管癌又称为 Klatskin 肿瘤，一般是指囊管开口水平以上至左、右肝管的肝外部分，包括肝总管、汇合部胆管、左、右肝管的一级分支及双侧尾叶肝管的开口的胆管癌。中段胆管癌是发生于胆总管十二指肠上段、十二指肠后段的肝外胆管癌。下段胆管癌是指发生于胆总管胰腺段、十二指肠壁内段的肝外胆管癌。其中肝门部胆管癌最常见，占胆管癌的 1/2~3/4，而且由于其解剖部位特殊及治疗困难，是胆管癌中讨论最多的话题。

Bismuth-Corlette 根据病变发生的部位，将肝门部胆管癌分为如下五型，现为国内外临床广泛使用：Ⅰ型，肿瘤位于肝总管，未侵犯汇合部；Ⅱ型，肿瘤位于左右肝管汇合部，未侵犯左、右肝管；Ⅲ型，肿瘤位于汇合部胆管并已侵犯右肝管(Ⅲa)或侵犯左肝管(Ⅲb)；Ⅳ型，肿瘤已侵犯左、右双侧肝管。在此基础上，国内学者又将Ⅳ型分为Ⅳa及Ⅳb型。

(二)症状和体征

早期可无明显表现，或仅有上腹部不适、疼痛、纳差等不典型症状，随着病变进展，可出现下列症状及体征。

(1)黄疸。90%以上的患者可出现，由于黄疸为梗阻性，大多数是无痛性渐进性黄疸，皮肤瘙痒，大便呈陶土色。

(2)腹痛。主要是右上腹或背部隐痛，规律性差，且症状难以控制。

(3)胆囊肿大。中、下段胆管癌患者有时可触及肿大的胆囊。

(4)肝大。各种部位的胆管癌都可能出现，如果胆管梗阻时间长，肝脏损害至肝功能失代偿期，可出现腹水等门静脉高压的表现。肝门部胆管癌如首发于一侧肝管，则可表现为患侧肝脏的缩小和健侧肝脏的增生肿大，即所谓"肝脏萎缩—肥大复合征"。

(5)胆管炎表现。合并胆管感染时出现右上腹疼痛、寒战、高热、黄疸。

(6)晚期表现。可有消瘦、贫血、腹水、大便隐血试验阳性等，甚至呈恶病质。有的患者可触及腹部包块。

五、诊断

胆管癌可结合临床表现、实验室及影像学检查做出初步诊断。术前确诊往往需行胆汁脱落细胞学检查，术中可做活检等。肝外胆管癌术前诊断目的包括：①明确病变性质。②明确病变的部位和范围。③确定肝内、外有无转移灶。④了解肝叶有无萎缩和肥大。⑤了解手术切除的难度。

（一）实验室检查

由于胆管梗阻，患者血中总胆红素（TBIL）、直接胆红素（DBIL）、碱性磷酸酶（ALP）均显著升高，而转氨酶 ALT 和 AST 一直出现轻度异常，借此可与肝细胞性黄疸鉴别。另外，维生素 K 吸收障碍致使肝脏合成凝血因子受阻，凝血酶原时间延长。

（二）影像学检查

1. 超声检查

B 超是首选的检查方法，具有无创、简便、价廉的优点，可初步判定：①肝内、外胆管是否扩张，胆管有无梗阻。②梗阻部位是否在胆管。③胆管梗阻病变的性质。彩色多普勒超声检查可以明确肿瘤与其邻近的门静脉和肝动脉的关系，利于术前判断胆管癌尤其是肝门部胆管癌患者根治切除的可能性。但常规超声检查易受肥胖、肠道气体和检查者经验的影响，有时对微小病变不能定性，而且对手术切除的可能性判断有较大局限性。近年发展的超声内镜检查法（EUS）通过内镜将超声探头直接送入胃十二指肠检查胆管，不受肥胖及胃肠道气体等因素干扰，超声探头频率高，成像更清晰，对病灶的观察更细微，能弥补常规超声的不足，但作为侵入性检查，难免有并发症发生。

2. 计算机断层扫描（CT）

CT 是诊断胆管癌最成熟最常用的影像学检查方法，能显示胆管梗阻的部位、梗阻近端胆管的扩张程度，显示胆管壁的形态、厚度，以及肿瘤的大小、形态、边界和外侵程度，可了解腹腔转移的情况。

（1）直接征象：受累部胆管管腔是偏心性还是管腔突然中断。①肿块型：局部可见软组织肿块，直径为 2~6 cm，边界不清，密度不均匀。②腔内型：胆管内可见结节状软组织影，凸向腔内大小为 0.5~1.5 cm，密度均匀并可见局限性管壁增厚。③厚壁型：表现为局限性管壁不匀性增厚，厚度为 0.3~2 cm，内缘凹凸不平，占据管壁周径 1/2 以上。增强扫描后病灶均匀或不均匀强化，肝门区胆管癌肿瘤低度强化，胆总管癌强化低于正常肝管强化程度，胆总管末端肿瘤强化低于胰头的强化程度。值得注意的是胆管癌在 CT 增强扫描中延迟强化的意义，在动态双期扫描中呈低密度者占大多数，但是经过 8~15 min 后扫描，肿瘤无低密度表现，大部分有明显强化。

（2）间接征象：①胆囊的改变。肝总管病如累及胆囊管或胆囊颈部，可使胆囊壁不规则增厚、胆囊轻度扩张；晚期累及胆囊体部表现为胆囊软组织肿块。胆总管以下的癌呈现明显的胆囊扩大，胆汁淤积。②胰腺的改变。胰段或 Vater 壶腹癌往往胰头体积增大、形态不规则，增强扫描受累部低度强化；常伴有胰管扩张。③十二指肠的改变。Vater 壶腹癌可见十二指肠壁破坏，并可见肿块突入十二指肠腔内。④肝脏的改变。肝门部胆管癌直接侵犯肝脏时表现为肿块与肝脏分界不清，受累的肝脏呈低密度；肝脏转移时表现为肝脏内多发小的类圆形低密度灶。

3.磁共振成像（MRI）

MRI 与 CT 成像原理不同，但图像相似，胆管癌可表现为腔内型、厚壁型、肿块型等。磁共振胰胆管成像（MRCP）是根据胆汁含有大量水分且有较长的 T_2 弛豫时间，利用 MR 的重 T_2 加权技术效果突出长 T_2 组织信号，使含有水分的胆管结构显影，产生水造影结果的方法。

（1）肝门部胆管癌表现：①肝内胆管扩张，形态为"软藤样"。②肝总管、左肝管或右肝管起始部狭窄、中断或腔内充盈缺损。③肝门部软组织肿块，向腔内或腔外生长，直径为 2~4 cm。T_1、T_2 均为等信号，增强后呈轻度或中等强化。④MRCP 表现肝内胆管树"软藤样"张及肝门部胆管狭窄、中断或充盈缺损。肝内多发转移可见低信号影，淋巴结转移和（或）血管受侵有相应的表现。

（2）中下段胆管癌表现：①肝内胆管"软藤样"扩张，呈中度到重度。②软组织肿块呈等信号，T_2 呈稍高信号，增强后呈轻度强化。③梗阻处胆总管狭窄、中断、截断和腔内充盈缺损等征象。④胆囊增大。MRCP 表现肝内胆管和梗阻部位以上胆总管扩张，中度到重度，梗阻段胆总管呈截断状、乳头状或鼠尾状等，胰头受侵时胰管扩张呈"双管征"。

4.经皮肝穿刺胆管造影（PTC）和内镜逆行胆胰管造影（ERCP）

经 B 超或 CT 检查显示肝内胆管扩张的患者，可行 PTC 检查，能显示肿瘤部位、病变上缘和侵犯肝管的范围及其与肝管汇合部的关系，诊断正确率为 90% 以上，是一种可靠实用的检查方法。但本法创伤大，且可能引起胆漏、胆管炎和胆管出血，甚至需要急症手术治疗，因此 PTC 检查要慎重。PTC 亦可与 ERCP 联用，完整地显示整个胆管树，有助于明确病变的部位、病灶的上、下界限及病变性质。单独应用 ERCP 可显示胆总管中、下段的情况，尤其适用于有胆管不全性梗阻伴有凝血机制障碍者。肝外胆管癌在 ERCP 上的表现为边缘不整的胆管狭窄、非游走性充盈缺损。胆管完全梗阻的患者单纯行 ERCP 检查并不能了解梗阻近侧的肿瘤情况，故同时进行 PTC 可加以弥补。

PTC 对肝外胆管癌引起的梗阻性黄疸具有很高的诊断价值，有助于术前确定肿瘤确切部位，初步评估能否手术及手术切除范围。虽然影像学诊断发展了许多新的方法，但不能完全替代 PTC。行 PTC 时如能从引流的胆汁中做离心细胞学检查找到癌细胞，即可确诊。还可以在 PTC 的基础上，对窦道进行扩张以便行经皮经肝胆管镜检查（PTCS），观察胆管黏膜情况，是否有隆起病变或黏膜破坏等。PTCS 如能成功到达肿瘤部位，则检查有很高价值，确诊率优于胆管造影，尤其是早期病变和多发病变的诊断。

5.选择性血管造影（SCAG）及经肝门静脉造影（PTP）

其可显示肝门部血管情况及其与肿瘤的关系。胆管部肿瘤多数血供较少，主要显示肝门处血管是否受侵犯。若肝动脉及门静脉主干受侵犯，表示肿瘤有胆管外浸润，根治性切除困难。

（三）定性诊断方法

术前行细胞学检查的途径有 PTCD、ERCP 收集胆汁、B 超引导下经皮肝胆管穿刺抽取胆汁或肿块穿刺抽吸组织细胞活检，还可行 PTCS 钳取组织活检。还有人用经十二指肠乳头胆管活检诊断肝外（下段）胆管癌，报告确诊率可达 80%。

胆汁脱落细胞检查、经胆管造影用的造影管和内镜刷洗物细胞学检查、胆汁的肿瘤相关抗原检查、DNA 流式细胞仪分析和 ras 基因检测等方法，可提高定性诊断率，但阳性率不高，故在临床工作中不要过分强调术前定性诊断，应及时手术治疗，术中活检达到定性诊断目的。

(四)肿瘤标志物检测

胆管癌特异性的肿瘤标志物迄今为止仍未发现，故肿瘤标志物检测只能作为诊断参考，要结合临床具体分析。

(1)癌胚抗原(CEA)。CEA 在胆管癌患者的血清、胆汁和胆管上皮均存在。检测血清 CEA 对诊断胆管癌无灵敏度和特异性，但胆管癌患者胆汁 CEA 明显高于胆管良性狭窄患者，测定胆汁 CEA 有助于胆管癌的早期诊断。

(2)CA19-9 和 CA50。血清 CA19-9>100 U/mL 时对胆管癌有一定诊断价值，肿瘤切除患者血清 CA19-9 浓度明显低于肿瘤未切除患者，因此 CA19-9 对诊断胆管癌和监测疗效有一定作用。CA50 诊断胆管癌的灵敏度为 94.5%，特异性只有 33.3%。有报道用人胆管癌细胞系 TK 进行体内和体外研究，发现组织培养的上清液和裸鼠荷胆管癌组织的细胞外液中，有高浓度的 CA50 和 CA19-9。

(3)IL-6。在正常情况下其血清值不能测出。研究发现 92.9%肝细胞癌、100%胆管癌、53.8%结直肠癌肝转移和 40%良性胆管疾病患者的血清可测出 IL-6，从平均值、阳性判断值、灵敏度和特异性等方面，胆管癌患者显著高于其他肿瘤患者。IL-6 可能是诊断胆管癌较理想的肿瘤标志物之一。

六、外科治疗

(一)肝门部胆管癌的外科治疗

1.术前准备

由于肝门部胆管癌切除手术范围广，很多情况下需同时施行肝叶切除术且患者往往有重度黄疸、营养不良、免疫功能低下，加上胆管癌患者一般年龄偏大，所以良好的术前准备是十分重要的。

(1)一般准备：系统的实验室和影像学检查，了解全身情况，补充生理需要的水分、电解质等，并在术前和术中使用抗菌药物。术前必须确认心肺功能是否能够耐受手术，轻度心肺功能不良术前应纠正，凝血功能障碍也应在术前尽量予以纠正。

(2)保肝治疗：对较长时间、严重黄疸的患者，尤其是可能采用大范围肝、胆、胰切除手术的患者，术前对肝功能的评估及保肝治疗十分重要。有些病变局部情况尚可切除的，因为肝脏储备状态不够而难以承受，丧失了手术机会。术前准备充分的患者，有的手术复杂、时间长、范围大，仍可以平稳度过围手术期。术前准备是保证手术安全实施和减少并发症、降低死亡率的前提。有下列情况时表明肝功能不良，不宜合并施行肝手术，尤其禁忌半肝以上的肝或胰切除手术：①血清总胆红素在 256 μmol/L 以上。②血清蛋白在

35 g/L 以下。③血酶原活动度低于 60%，时间延长大于 6 s，且注射维生素 K 一周后仍难以纠正。④靛青绿廓清试验(ICGR)异常。术前应用 CT 测出全肝体积、拟切除肝体积，计算出保留肝的体积，有助于拟行扩大的肝门胆管癌根治性切除的肝功能评估。另外，糖耐量试验、前蛋白(prealbumin)的测定等都有助于对患者肝功能的估计。

术前保肝治疗是必需的，但是如果胆管梗阻不能解除，仅依靠药物保肝治疗效果不佳。目前使用药物的目的是降低转氨酶、补充能量、增加营养。常用高渗葡萄糖、清蛋白、支链氨基酸、葡萄糖醛酸内酯、辅酶 Q、维生素 K、大剂量维生素 C 等。术前保肝治疗还要注意避免使用对肝脏有损害的药物。

(3)营养支持：术前给予合适的营养支持能改善患者的营养状况，使术后并发症减少。研究表明，肠外营养可使淋巴细胞总数增加，改善免疫机制，防御感染，促进伤口愈合。目前公认围手术期营养支持对降低并发症发生率和手术死亡率，促进患者康复有肯定的效果。对一般患者，可采用周围静脉输入营养；重症患者或预计手术较大者，可于手术前 5～7 d 留置深静脉输液管。对肝轻度损害的患者行营养支持时，热量供应 2000～2500 kcal/d，蛋白质 1～1.5 g/(kg·d)。糖占非蛋白质热量的 60%～70%，脂肪占 30%～40%。血糖高时，可给予外源性胰岛素。肝硬化患者热量供给为 1500～2000 kcal/d，无肝性脑病时，蛋白质用量为 1～1.5 g/(kg·d)；有肝性脑病时，则需限制蛋白质用量，根据病情限制在 30～40 g/d。可给予 37%～50% 的支链氨基酸，以提供能量，提高血液中支链氨基酸与芳香族氨基酸的比例，达到营养支持与治疗肝病的双重目的。支链氨基酸用量 1 g/(kg·d)，脂肪为 0.5～1 g/(kg·d)。此外，还必须供给足够的维生素和微量元素。对于梗阻性黄疸患者，热量供给应为 25～30 kcal/(kg·d)，糖量为 4～5 g/(kg·d)，蛋白质为 1.5～2 g/(kg·d)，脂肪限制在 0.5～1 g/(kg·d)。给予的脂肪制剂以中链脂肪和长链脂肪的混合物为宜。必须给予足够的维生素，特别是脂溶性维生素。如果血清胆红素>256 mol/L，可行胆汁引流以配合营养支持。

(4)减黄治疗：对术前减黄、引流仍然存在争论，不主张减黄的理由以下几点。①减黄术后病死率和并发症发生率并未降低。②术前经内镜鼻胆管引流(ENBD)难以成功。③术前经皮肝穿刺胆管外引流(PTCD)并发症尤其闭性胆管感染的威胁大。

主张减黄的理由为：①扩大根治性切除术需良好的术前准备，减黄很必要。②术前减压 3 周，比 1 周、2 周都好。③内皮系统功能和凝血功能有显著改善。④在细胞水平，如前列腺素类代谢都有利于缓解肝损害。⑤有利于大块肝切除的安全性。国内一般对血清总胆红素高于 256 μmol/L 的病例，在计划实施大的根治术或大块肝切除术前多采取减黄引流。普遍认为对于黄疸重、时间长(1 个月以上)、肝功能不良，而且需做大手术处理，先行减黄、引流术是有益和必要的。如果减黄、引流有效，但全身情况没有明显改善，肝功能恢复不理想，拟行大手术的抉择也应慎重。国外有人在减黄成功的同时，用病侧门静脉介入栓塞，促使病侧肝萎缩和健侧肝的增生，既利于手术，又利于减少术后肝代偿不良的并发症，可做借鉴。

(5)判断病变切除的可能性：是肝门部胆管癌术前准备中的重要环节，有利于制订可行的手术方案，减少盲目性。主要是根据影像学检查来判断，但是在术前要达到准确判断的目的非常困难，有时需要剖腹探查后才能肯定，所以应强调多种检查方式的互相补充。

如果影像学检查表明肿瘤累及 4 个或以上的肝段胆管，则切除的可能性为零；如果侵犯的胆管在 3 个肝段以下，约有 50% 可能切除；如仅累及 1 个肝段胆管，切除率可达 83%。如果发现肝动脉、肠系膜上动脉或门静脉被包裹时，切除率仍有 35%，但如血管完全闭塞，则切除率为零。有下列情况者应视为手术切除的禁忌证：①腹膜种植转移。②肝门部广泛淋巴结转移。③双侧肝内转移。④双侧二级以上肝管受侵犯。⑤肝固有动脉或左、右肝动脉同时受侵犯。⑥双侧门静脉干或门静脉主干为肿瘤直接侵犯包裹。

2. 手术方法

根据 Bismuth-Corlette 临床分型，对 I 型肿瘤可采取肿瘤及肝外胆管除（包括低位切断胆总管、切除胆囊、清除肝门部淋巴结）；II 型行肿瘤切除加尾叶切除，为了便于显露可切除肝方叶，其余范围同 I 型；IIIa 型应在上述基础上同时切除右半肝，IIIb 型同时切除左半肝；IV 型肿瘤侵犯范围广，切除难度大，可考虑全肝切除及肝移植术。尾状叶位于第一肝门后，其肝管短，距肝门胆管汇合部近，左、右二支尾状叶肝管分别汇入左右肝管或左肝管和左后肝管。肝门部胆管癌的远处转移发生较晚，但沿胆管及胆管周围组织浸润扩散十分常见。侵犯汇合部胆管以上的胆管癌均有可能侵犯尾叶肝管和肝组织，有一组报道占97%。因此，尾状叶切除应当是肝门区胆管癌根治性切除的主要内容。胆管癌细胞既可直接浸润，也可通过血管、淋巴管，或通过神经周围间隙转移至肝内外胆管及肝十二指肠韧带结缔组织内，因此，手术切除胆管癌时仔细解剖、切除肝门区神经纤维、神经丛，有时甚至包括右侧腹腔神经节，应当是胆管癌根治性切除的基本要求之一。同时，尽可能彻底地将肝十二指肠韧带内结缔组织连同脂肪淋巴组织一并清除，实现肝门区血管的"骨骼化"。

（1）切口：多采用右肋缘下斜切口或上腹部屋顶样切口，可获得较好的暴露。

（2）探查：切断肝圆韧带，系统探查腹腔，确定病变范围。如有腹膜种植转移或广泛转移，根治性手术已不可能，不应勉强。必要时对可疑病变活取组织冰冻病理切片检查。肝门部肿瘤的探查可向上拉开肝方叶，分开肝门板，进入肝门横沟并向两侧分离，一般可以发现在横沟深部的硬结，较固定，常向肝内方向延伸，此时应注意检查左、右肝管的受累情况。继而术者用左手示指或中指伸入小网膜孔，拇指在肝十二指肠韧带前，触摸肝外胆管的全程、肝动脉、门静脉主干，了解肿瘤侵犯血管的情况。可结合术中超声、术中造影等，并与术前影像学检查资料进行对比，进一步掌握肿瘤分型和分期。根据探查结果，调整或改变术前拟定的手术方式。

（3）I 型胆管癌的切除：决定行肿瘤切除后，首先解剖肝十二指肠韧带内组织。贴十二指肠上部剪开肝十二指肠韧带前面的腹膜，分离出位于右前方的肝外胆管，继而解剖分离肝固有动脉及其分支，再解剖分离位于后方的门静脉干。三种管道分离后均用细硅胶管牵开。然后解剖 Calot 三角，切断、结扎胆囊动脉，将胆囊从胆床上分离下来，胆囊管暂时可不予切断。

在十二指肠上缘或更低部位切断胆总管，远端结扎；以近端胆总管作为牵引，向上将胆总管及肝十二指肠韧带内的淋巴、脂肪、神经、纤维组织整块从门静脉和肝动脉上分离，直至肝门部肿瘤上方。此时肝十二指肠带内已达到"骨骼化"。有时需将左、右肝管的汇合部显露并与其后方的门静脉分叉部分开。然后在距肿瘤上缘约 1 cm 处切断近端胆管。去除标本，送病理检验。如胆管上端切缘有癌残留，应扩大切除范围。切缘无癌残留者，如果胆管吻合张力不大，可直接行胆管对端吻合；但是通常切断的胆总管很靠下方，直接吻合往往困难，因此以高位胆管和空肠 Roux-en-Y 吻合术为宜。

（4）Ⅱ型胆管癌的切除：判断肿瘤能够切除后，按Ⅰ型肝门部胆管癌的有关步骤进行，然后解剖分离肝门板，将胆囊和胆总管向下牵引，用 S 形拉钩拉开肝方叶下缘，切断肝左内、外叶间的肝组织桥，便可显露肝门横沟的上缘。如果胆管癌局限，不需行肝叶切除，则可在肝门的前缘切开肝包膜，沿包膜向下分离使肝实质与肝门板分开，使肝门板降低。此时左、右肝管汇合部及左、右肝管已经暴露。如汇合部胆管或左、右肝管显露不满意，可在切除胆管肿瘤之前先切除部分肝方叶。

尾状叶切除量的多少和切除部位视肿瘤的浸润范围而定，多数医者强调完整切除。常规于第一肝门和下腔静脉的肝上、下段预置阻断带，以防门静脉和腔静脉凶猛出血。尾叶切除有左、中、右三种途径，左侧（小网膜）径路是充分离断肝胃韧带，把肝脏向右翻转，显露下腔静脉左缘；右侧径路是充分游离右半肝，向左翻转，全程显露肝后下腔静脉；中央径路是经肝正中裂切开肝实质，直达肝门，然后结合左、右径路完整切除肝尾叶。应充分游离肝脏，把右半肝及尾叶向左翻起，在尾叶和下腔静脉之间分离疏松结缔组织，可见数目不定的肝短静脉，靠近下腔静脉端先予以钳夹或带线结扎，随后断离。少数患者的肝短静脉结扎也可从左侧径路施行。然后在第一肝门槛沟下缘切开肝被膜，暴露和分离通向尾叶的 Glisson 结构，近端结扎远端烧灼。经中央径路时，在肝短静脉离断之后即可开始将肝正中裂切开，从上而下直达第一肝门，清楚显露左、右肝蒂，此时即能逐一游离和结扎通向尾叶的 Glisson 系统结构。离断尾状叶与肝左、右叶的连接处，切除尾叶。

左、右肝管分离后，距肿瘤 1.0 cm 以上切断。完成肿瘤切除后，左、右肝管的断端成形，可将左侧和右侧相邻的肝胆管开口后壁分别缝合，使之成为较大的开口。左、右肝管分别与空肠行 Roux-en-Y 吻合术，必要时放置内支撑管引流。

（5）Ⅲ型胆管癌的切除：Ⅱ型胆管癌如果侵犯左、右肝管肝内部分的距离短，不需行半肝切除时，手术方式与Ⅱ型相似。但是大多数的Ⅲ型胆管癌侵犯左、右肝管的二级分支，或侵犯肝实质，需要做右半肝（Ⅲa 型）或左半肝（Ⅲb 型）切除，以保证根治的彻底性Ⅲa 型胆管癌的处理：①同上述Ⅰ、Ⅱ型的方法游离胆总管及肝门部胆管。②距肿瘤 1 cm 以上处切断左肝管。③保留肝动脉左支，在肝右动脉起始部切断、结扎。④分离肿瘤与门静脉前壁，在门静脉右干的起始处结扎、缝闭并切断，保留门静脉左支。⑤离断右侧肝周围韧带，充分游离右肝，分离肝右静脉，并在其根部结扎。⑥向内侧翻转右肝，显露尾状叶至腔静脉间的肝短静脉，并分别结扎、切断。⑦阻断第一肝门，行规则的右三叶切除术。

Ⅲb 型胆管癌的处理与Ⅲa 型相对应，保留肝动脉和门静脉的右支，在起始部结扎、切断肝左动脉和门静脉左干，在靠近肝左静脉和肝中静脉共干处结扎、切断，游离左半肝，尾叶切除由左侧径路，将肝脏向右侧翻转，结扎、切断肝短静脉各支。然后阻断第一肝门行左半肝切除术。

半肝切除后余下半肝可能尚存左或右肝管，可将其与空肠吻合。有时余下半肝之一级肝管也已切除，肝断面上可能有数个小胆管开口，可以成形后与空肠吻合。无法成形者，可在两个小胆管之间将肝实质刮除一部分，使两管口沟通成为一个凹槽，然后与空肠吻合；如果开口较多，难以沟通，而开口又较小，不能一一吻合时，则可在其四周刮去部分肝组织，成为一个含有多个肝管开口的凹陷区，周边与空肠行肝肠吻合。

（6）Ⅳ型胆管癌的姑息性切除：根据肿瘤切除时切缘有无癌细胞残留可将手术方式分为：R0 切除——切缘无癌细胞；R1 切除——切缘镜下可见癌细胞；R2 切除——切缘肉眼见有癌组织。对恶性肿瘤的手术切除应当追求 R0 切除，但是Ⅳ型肝门部胆管癌的广泛浸润使 R0 切除变得不现实，以往对此类患者常常只用引流手术。目前观点认为，即使不能达到根治性切除，姑息性切除的生存率仍然显著高于单纯引流手术。因此，只要有切除的可能，就应该争取姑息性切除肿瘤。如果连胆管引流都不能完成，则不应该再做切除手术。采取姑息性切除时，往往附加肝方叶切除或第Ⅴ肝段切除术，左、右肝断面上的胆管能与空肠吻合则行 Roux-en-Y 吻合。如不能吻合或仅为 R2 切除，应该在肝内胆管插管进行外引流，或将插管的另一端置入空肠而转为胆管空肠间"搭桥"式内引流，但要特别注意胆管逆行感染的防治问题。

（7）相邻血管受累的处理：肝门部胆管癌有时浸润生长至胆管外，可侵犯其后方的肝动脉和门静脉主干。若肿瘤很大、转移又广，应放弃切除手术；若是病变不属于特别晚期，仅是侵犯部分肝动脉或（和）门静脉，血管暴露又比较容易，可以行包括血管部分切除在内的肿瘤切除。

如胆管癌侵犯肝固有动脉，可以切除一段动脉，将肝总动脉、肝固有动脉充分游离，常能行断端吻合。如侵犯肝左动脉或肝右动脉，需行肝叶切除时自然要切除病变肝叶的供血动脉；不行肝叶切除时，一般说来，肝左动脉或肝右动脉切断，只要能保持门静脉通畅，不会引起肝的坏死，除非患者有重度黄疸、肝功能失代偿。

如胆管癌侵犯门静脉主干，范围较小时，可先将其无癌侵犯处充分游离，用无损伤血管鞘控制与癌肿粘连处的门静脉上、下端，将癌肿连同小部分门静脉壁切除，用 5-0 无损伤缝合线修补门静脉。如果门静脉受侵必须切除一段，应尽量采用对端吻合，成功率高；如切除门静脉长度超过 2 cm，应使用去掉静脉瓣的髂外静脉或 Gore Tex 人造血管搭桥吻合，这种方法因为吻合两侧门静脉的压力差较小，闭塞发生率较高，应尽量避免。

（8）肝门部胆管癌的肝移植：肝门部胆管癌的肝移植必须严格选择病例，因为肝移植后癌复发率相对较高，为 20%~80%。

影响肝移植后胆管癌复发的因素。①周围淋巴结转移状况：肝周围淋巴结有癌浸润的受体仅生存 7.25 个月，而无浸润者为 35 个月。②肿瘤分期：UICC 分期、Ⅴ期者移植后无 1 例生存达 3 年，而Ⅱ期患者移植后约半数人生存 5 年以上。③血管侵犯情况：有血管侵犯组和无血管侵犯组肝移植平均生存时间分别为 18 个月和 41 个月。

因此，只有在下列情况下胆管癌才考虑行肝移植治疗：①剖腹探查肯定是 UICC Ⅰ期。②术中由于肿瘤浸润，不能完成 R0 切除只能做 R1 或 R2 切除者。③肝内局灶性复发者。肝植术后，患者还必须采用放射治疗才能取得一定的疗效。

（9）肝门部胆管癌的内引流手术：对无法切除的胆管癌，内引流手术是首选的方案，可在一定时期内改善患者的全身情况，提高生活质量。适用于肝内胆管扩张明显、无急性感染，而且欲引流的肝叶有功能。根据分型不同手术方式也不同。

左侧肝内胆管空肠吻合术：适用于 Bismuth Ⅰ型和少数Ⅴ型病变。经典的手术是 Longmire 手术，但需要切除肝左外叶，手术创伤大而不适用于肝管分叉部的梗阻。目前常采用的方法是圆韧带径路第Ⅲ段肝管空肠吻合术。此段胆管位于圆韧带和镰状韧带左旁，在门静脉左支的前上方，在肝前缘、脏面切开肝包膜后逐渐分开肝组织应先遇到该段肝管，操作容易可沿胆管纵轴切开 0.5~1 cm，然后与空肠做 Roux-en-Y 吻合。此方法创伤小、简便、安全，当肝左叶有一定的代偿时引流效果较好，缺点是不能引流整个肝脏。为达到同时引流右肝叶的目的，可加 U 形管引流，通过汇合部狭窄段进入右开管梗阻近端，然后引入一根硅胶 U 形管，右肝管的胆汁通过 U 形管侧孔进入左肝管再经吻合口入肠道。

右侧肝内胆管空肠吻合术：右侧肝内胆管不像左侧的走向部位那样恒定，寻找相对困难，最常用的方法是经胆囊床的肝右前叶胆管下段支的切开，与胆囊-十二指肠吻合，或与空肠行 Roux-en-Y 吻合。根据肝门部的解剖，此段的胆管在胆囊床处只有 1~2 cm 的深度，肝内胆管扩张时。很容易在此外切开找到，并扩大切口以供吻合。手术时先游离胆囊，注意保存血供，随后胆囊也可作为一间置物，将胆囊与右肝内胆管吻合后，再与十二指肠吻合或与空肠行 Roux-en-Y 吻合，这样使操作变得更容易。

双侧胆管空肠吻合：对Ⅲa 或Ⅲb 型及Ⅳ型胆管癌，半肝引流是不充分的。理论上引流半肝可维持必要的肝功能，但是实际上半肝引流从缓解黄疸、改善营养和提高生活质量都是不够的。因此，除Ⅰ、Ⅱ型胆管癌外，其他类型的如果可能均应做双侧胆管空肠吻合术，暴露和吻合的方法同上述。

(二)中下段胆管癌的外科治疗

位于中段的胆管癌，如果肿瘤比较局限，可采取肿瘤所在的胆总管部分切除、肝十二指肠韧带淋巴结清扫和肝总管空肠 Roux-en-Y 吻合术；下段胆管癌一般需行胰头十二指肠切除术(Whipple 手术)。影响手术效果的关键是能否使肝十二指肠韧带内达到"骨骼化"清扫。然而，有些学者认为，中段和下段胆管癌的恶性程度较高，发展迅速，容易转移至胰腺后和腹腔动脉周围淋巴结，根治性切除应包括胆囊、胆总管、胰头部和十二指肠的广泛切除，加上肝十二指肠韧带内的彻底清扫。对此问题应该根据"个体化"的原则，针对不同的患者做出不同的处理，不能一概而论。手术前准备及切口、探查等与肝门部胆管癌相同。

1.中段胆管癌的切除

对于早期、局限和高分化的肿瘤，特别是向管腔内生长的乳头状腺癌，可以行胆总管切除加肝十二指肠韧带内淋巴、神经等软组织清扫，但上端胆管切除范围至肝总管即可，最好能距肿瘤上缘 2 cm 切除。胆管重建以肝总管空肠 Roux-en-Y 吻合好，也可采用肝总管—间置空肠—十二指肠吻合的方式，但后者较为烦琐，疗效也与前者类似，故一般不采用。

2.下段胆管癌的切除

(1)Whipple 手术及其改良术式：1935 年 Whipple 首先应用胰头十二指肠切除术治疗 Vater 壶腹周围肿瘤，取得了良好效果。对胆管癌患者，此手术要求一般情况好，年龄<70 岁，无腹腔内扩散转移或远处转移。标准的 Whipple 手术切除范围对治疗胆总管下段癌、壶腹周围癌是合适及有效的。

胰头十二指肠切除后消化道重建方法主要有：①Whipple 法。顺序为胆肠、胰肠、胃肠吻合，胰肠吻合方法可采取端侧方法，胰管与空肠黏膜吻合，但在胰管不扩张时，难度较大，并容易发生胰瘘。②Child 法。吻合排列顺序是胰肠、胆肠和胃肠吻合。Child 法胰瘘发生率明显低于 Whipple 法，该法一旦发生胰瘘，则仅有胰液流出，只要引流通畅，尚有愈合的机会。Whipple 与 Child 法均将胃肠吻合口放在胰肠、胆肠吻合口下方，胆汁与胰液经过胃肠吻合口，酸碱得以中和，有助于减少吻合口溃疡的发生。③Cattell 法。以胃肠、胰肠和胆肠吻合顺序。

（2）保留幽门的胰头十二指肠切除术（PPPD）：保留全胃、幽门及十二指肠球部，在幽门以远 2~4 cm 切断十二指肠，断端与空肠起始部吻合，其余范围同 Whipple 术。1978 年 Traverso 和 Longmire 首先倡用，20 世纪 80 年代以来由于对生存质量的重视，应用逐渐增多。该术式的优点：简化了手术操作，缩短了手术时间，保留了胃的消化贮存功能，可促进消化、预防倾倒综合征及有利于改善营养，避免了与胃大部分切除相关的并发症。施行此手术的前提是肿瘤的恶性程度不高，幽门上、下组淋巴结无转移。该手术方式治疗胆管下段癌一般不存在是否影响根治性的争论，但是要注意一些并发症的防治，主要是术后胃排空延缓。胃排空延迟是指术后 10 d 仍不能经口进流质饮食者，发生率为 27%~30%。其原因可能是切断了胃右动脉影响幽门与十二指肠的血供，迷走神经鸦爪的完整性破坏，切除了十二指肠蠕动起搏点，以及胃的运动起搏点受到抑制。胃排空延迟大多可经胃肠减压与营养代谢支持等非手术疗法获得治愈，但有时长期不愈需要做胃造瘘术。

（3）十二指肠乳头局部切除。①适应证：远端胆管癌局限于 Vater 壶腹部或十二指肠乳头；患者年龄较大或合并全身性疾病，不宜施行胰十二指肠切除术。手术前必须经影像学检查及十二指肠镜检查证明胆管肿瘤局限于末端。②手术方法：应进一步探查证明本术式的可行性，切开十二指肠外侧腹膜，充分游离十二指肠，用左手拇指和示指在肠壁外可触及乳头肿大。在乳头对侧（十二指肠前外侧壁）纵行切开十二指肠壁，可见突入肠腔、肿大的十二指肠乳头。纵行切开胆总管，并通过胆管切口插入胆管探子，尽量将胆管探子从乳头开口处引出，上、下结合探查，明确肿瘤的大小和活动度。确定行本手术后，在乳头上方胆管两侧缝 2 针牵引线，沿牵引线上方 0.5 cm 用高频电刀横行切开十二指肠后壁，直至切开扩张的胆管，可见有胆汁流出。轻轻向下牵引乳头，用可吸收线缝合拟留下的十二指肠后壁和远端胆总管；继续绕十二指肠乳头向左侧环行扩大切口，边切边缝合十二指肠与胆管，直至胰管开口处。看清腹管开口后，将其上壁与胆总管缝合成共同开口，前壁与十二指肠壁缝合。相同方法切开乳头下方和右侧的十二指肠后壁，边切边缝合，待肿瘤完整切除，整个十二指肠后内壁与远端胆总管和胰管的吻合也同时完成。用一直径与胰管相适应的硅胶管，插入胰管并缝合固定，硅胶管另一端置于肠腔内，长约 15 cm。胆总管内常规置 T 管引流。

（4）中、下段胆管癌胆汁内引流术：相对于肝门部胆管癌较为容易，一般选择梗阻部位以上的胆管与空肠做 Roux-en-Y 吻合。下段胆管梗阻时，行胆囊空肠吻合术更加简单，然而胆囊与肝管汇合部容易受胆管癌侵犯而堵塞。即使不堵塞，临床发现其引流效果也较差，故尽量避免使用。吻合的部位要尽可能选择肝总管高位，并切断胆管，远端结扎，近端与空肠吻合不宜选择胆管十二指肠吻合，因十二指肠上翻太多可增加吻合口的张力，加上胆管肿瘤的存在，可很快侵及吻合口。中下段胆管癌随着肿瘤的生长，可能造成十二指肠梗阻，根据情况可做胃空肠吻合以旷置有可能被肿瘤梗阻的十二指肠。

七、围手术期护理

胆管癌是一种常见的消化道恶性肿瘤疾病，在老年人群中的发生率较高，胆管癌往往对老年人的生活造成严重影响。围手术期护理能够满足患者的护理需求，为患者提供舒适的住院环境，对患者实施与其自身相适应的护理措施，可有效降低并发症的发生，使患者保持身心愉悦，促进患者更好、更快地恢复，有利于全面提高老年胆管癌患者的治愈率。

（一）术前护理

对于胆管癌患者来说，其不仅要承受疾病所带来的疼痛，同时也会担忧治疗费用问题，这就会加重患者的焦虑程度。为此，医护人员要为患者详细讲解其自身的病情及治疗进展，尽可能地消除患者的顾虑，改善其焦虑程度，从而减少负性情绪对治疗效果造成的不利影响。同时，医护人员要针对患者实际的心理状态恰当列举成功治愈的案例，以此提高患者的积极配合程度。术前护理人员在术前要对患者的生命体征进行全面的评估，并对黄疸程度较为严重的患者采取炉甘石洗剂擦拭来进行止痒，并要求患者在术前 12 h 禁食，4 h 禁饮，并进行皮肤消毒。

（二）术后护理

术后要对患者的生命体征进行 24 h 的全天监测，确保患者呼吸道顺畅，给予患者高流量吸氧 2~3 d。患者在术后恢复意识时要选择半卧位，并指导患者尽早进行床上活动，避免出现下肢深静脉血栓等相关并发症。另外，要加强导管护理，防止导管脱落、受压及扭曲影响到引流管的畅通、引流液倒流感染腹腔。要重点观测患者的肺功能恢复情况及黄疸消退情况，若患者术后出现胆漏、胆道出血及肺部感染等问题时要及时采取有效的预防及控制措施。

第九章

老年胆道系统良性疾病诊疗及围手术期护理

第一节 胆石症

胆石症包括发生在胆囊、肝内胆管和肝外胆管的结石，是常见病和多发病。

一、流行病学

胆囊结石是慢性胆囊炎最常见的危险因素，慢性结石性胆囊炎占所有慢性胆囊炎的90%~95%；慢性非结石性胆囊炎则不常见，占所有慢性胆囊炎的4.5%~13.0%。有文献报道我国慢性胆囊炎、胆囊结石患病率为16.09%，占所有良性胆囊疾病的74.68%。根据国外资料，在接受胆囊切除术的患者中，慢性胆囊炎占92.8%，女性多于男性（79.4% vs 20.6%），发病高峰在50岁左右，各年龄段所占比例为20~30岁占12.1%、30~40岁占18.0%、40~50岁占30.7%、50~60岁占20.4%、60~70岁占12.2%。随着生活水平的提高、饮食习惯的改变、卫生条件的改善，我国的胆石症已由以胆管的胆色素结石为主逐渐转变为以胆囊的胆固醇结石为主。

肝胆管结石病即原发性肝胆管结石特指始发于肝内胆管系统的结石，不包括胆囊内排降并上移至肝内胆管的结石，也不包括继发于损伤性胆管狭窄、胆管囊肿、胆管解剖变异等其他胆道疾病所致胆汁淤积和胆道炎症后形成的肝胆管结石。肝胆管结石病是我国的常见病，在华南、西南、长江流域及东南沿海等广大区域尤为多见。由于其病变复杂、复发率高且常引起严重的并发症，此病成为我国良性胆道疾病死亡的重要原因。

胆总管结石多位于胆总管的中、下段。随着结石增多、增大和胆总管扩张、结石堆积或上、下移动，常累及肝总管。胆总管结石的含义实际上应包括肝总管在内的整个肝外胆管结石，胆总管结石的来源分为原发性和继发性。原发性胆总管结石为原发性胆管结石的组成部分，它可在胆总管中形成或原发于肝内胆管的结石下降落入胆总管。继发性胆总管结石是指原发于胆囊内的结石通过胆囊管下降到胆总管。国内报道胆囊及胆总管同时存在结石者占胆石病例的5%~29%，平均18%。在1983—1985年全国胆石症患者调查研究中，胆囊及胆总管均有结石者占胆石症患者的 11%，占胆囊结石病例的 20.9%；而在 1992 年的调查中这两个数据分别为 9.2% 和 11.5%。在 1992 年的调查中，全国 4197 例肝内胆管结石病例同时存在肝外胆管结石者占 78.3%。国外报道胆囊结石患者的胆总管含石率为 10%~15%，并随胆囊结石病程延长，继发性胆总管结石相对增多。

我国胆石症的流行病学在近半个世纪发生了明显的变化。20 世纪 50 年代关于胆道外的相关疾病报道中，2398 例胆石病患者中，49.3% 为胆管结石。我国南方地区和农村的原发性胆管结石发病率要比西北地区和城市的发病率高。20 世纪 80 年代以后，胆结石逐渐成为胆石症中最常见的疾病，复杂难治的原发性肝胆管结石的比例逐渐下降，在 1992 年的一次全国性胆石症患者调查研究中，胆囊结石患者的比例已经接近 80%，而胆管结石的比例下降为 5% 左右。胆石症在我国 20 世纪 80 年代以后发病率和病死率已明显降低，这与生活水平提高、饮食结构改变和卫生条件改善密切相关。

二、解剖学

肝内胆管起自毛细胆管，汇集成小叶间胆管、肝段、肝叶胆管和肝内部分的左、右肝管。左、右肝管出肝后，在肝门部汇合形成肝总管。左肝管细长，为 2.5~4.0 cm，与肝总管之间形成约 90° 的夹角；右肝管短粗，长 1~3 cm。肝总管直径 0.4~0.6 cm。胆总管长 4~8 cm，直径 0.6~0.8 cm，由肝总管和胆囊管汇合而成。胆囊是部分腹膜间位脏器，毗邻肝门部各管道结构。胆总管在肝十二指肠韧带内下行于肝固有动脉的右侧、肝门静脉的前方，向下经十二指肠上部的后方，降至胰头后方，再转向十二指肠降部中份，在此处的十二指肠后内侧壁内与胰管汇合，形成一略膨大的共同管道，称为肝胰壶腹，开口于十二指肠大乳头。在肝胰壶腹周围有肝胰壶腹括约肌包绕。

三、病因与病理

(一)病因学

(1)胆囊结石。与多种因素有关，任何影响胆固醇与胆汁酸浓度比例和造成胆汁淤滞的因素都能导致结石形成。个别地区和种族的居民、女性激素、肥胖、妊娠、高脂肪饮食、长期肠外营养、糖尿病、高脂血症、胃切除或胃肠吻合手术后、回肠末段疾病和肠切除术后、肝硬化、溶血性贫血等因素都可引起胆囊结石。在我国西北地区的胆囊结石发病率相对较高，可能与饮食习惯有关。胆总管结石一般继发于胆囊结石和肝内胆管结石。

(2)肝胆管结石病。肝胆管结石病病因目前还不完全清楚。肝内结石的形成与胆道慢性炎症、细菌感染、胆道蛔虫、胆汁淤滞和营养不良等因素有关。胆管内慢性炎症是导致结石形成的重要因素，胆汁淤滞是结石形成的必要条件。胆汁滞缓并有胆道慢性炎症最易形成肝内胆管结石。肝的胆固醇合成上调、胆汁酸合成下调，可能是引起肝胆汁中胆固醇过饱和而导致高胆固醇结石形成的原因之一。oddi 括约肌异常在肝内胆管结石的成因中作用不大。

在肝胆管结石病的病变范围内肝组织发生萎缩，而正常肝组织增生肥大，形成肝萎缩—增生性改变即萎缩—增生复合征。这一病变特征对正确判断肝胆管结石的病变部位和选择合理治疗方法具有重要意义。

（3）原发性胆管结石。原发性胆管结石病因和形成机制尚未完全明了。目前研究认为这种结石的生成与胆道感染、胆汁淤滞、胆道寄生虫病有密切关系。结石外观多呈棕黑色、质软、易碎、形状各异、大小及数目不一。有的状如细沙或不成形的泥样，故有"泥沙样结石"之称。这种结石是以胆红素钙为主的色素性结石。经分析，其主要成分为胆红素、胆绿素和少量胆固醇及钙、钠、钾、磷和镁等矿物质和多种微量元素。在矿物质中以钙离子的含量高并易与胆红素结合成胆红素钙。此外尚有多种蛋白质及黏蛋白构成网状支架。有的在显微镜下可见寄生虫的壳皮、虫卵和细菌聚集等。

（二）病理学

（1）胆囊结石。胆内可见结石，可出现合并胆总管结石或合并胆囊壁内结石。结石部分为泥沙样、胆固醇结石、混合性结石和胆色素结石。胆囊壁出现程度不等的慢性胆囊炎症改变，胆囊黏膜上皮细胞可出现程度不等的变性、坏死、修复及增生改变。胆囊黏膜上皮可观察到单纯性增生、低级别和高级别上皮内瘤变等形态的过渡改变，甚至可能意外观察到胆囊癌。

（2）肝内胆管结石。肝内胆管的胆红素钙结石主要由胆红素、胆固醇、脂肪酸和钙组成，它常表现为胆管树的广泛扩张，主要是含结石的胆管和其周围分支，以及结石远端胆管的狭窄病损。结石所在的胆管组织病理学改变可分为慢性增生性胆管炎、化脓性胆管炎和慢性肉芽肿性胆管炎。受累的肝实质部分常显示萎缩性改变。当影响整个肝时，肝内胆管结石患者可进展为胆汁性肝硬化和门静脉高压。肝内胆固醇结石主要含有胆固醇，呈黄色，小且硬，泡沫细胞聚集和多形核巨细胞是肝内胆固醇结石的特征性表现。肝内胆管结石有时与胆管病相关，可能是胆汁淤滞的慢性刺激、寄生虫感染或结石的存在，导致上皮细胞的腺瘤样增生，随后发生胆管癌。但这种因果关系是推测性的。

（3）胆总管结石症。可能引起的病理变化基本上取决于两个因素。①梗阻是否完全：视结石的大小和部位而有不同，亦与胆总管括约肌的功能状态有关。②有无续发感染：常视结石的成因和性质而异，其炎症的范围和严重性亦有较大差别。

结石引起的胆总管阻塞通常是不完全或间歇性的，因为结石在胆道内可以移动或滑动。但有时也可造成完全性的急性梗阻。自胆囊进入胆总管的继发性结石虽然体积较小，但是所引起的梗阻常呈急性，特别是当结石嵌顿在壶腹部时，可能造成一时性的完全梗阻。相反，如为胆总管原发性结石，因为逐渐长大，胆总管随之代偿性扩张，所以虽然结石可以增长到较大的程度，但一般不引起完全梗阻。这与结石所处的部位有关，胆总管中段的结石一般仅有不完全梗阻，但嵌顿在壶腹部或阻塞在肝管内的结石有时可引起完全性梗阻。结石阻塞胆总管后，胆汁的排出将首先受到障碍，于是通过肝细胞泌入的胆红素将重新回入血液中，形成阻塞性黄疸。如阻塞属完全性或长期性，由于胆道内的压力增高，不仅胆总管有增厚、扩大，而且将进一步影响胆汁分泌，造成肝细胞损害。长时间的胆道阻塞也可以使肝内的毛细胆管发生扩张，肝细胞发生坏死，胆管周围有纤维组织增生，形成胆汁性肝硬化。此外，胆总管阻塞后由于胆汁滞留，在阻塞部位以上的胆总管内极易发生继发性感染。当然感染的来源不仅是胆汁，与结石的成分和性质亦有关。例如，继胆道寄生虫病而形成的结石多数含有细菌，它本身就有感染的因素。感染的范围和严重性亦有较大差别，它可以仅限于胆总管，形成一般的急性胆管炎；也可以上升累及肝内毛细胆管和肝组织，形成毛细胆管炎、肝炎甚至肝脓肿；或者如结石嵌顿在壶腹部者，由于共同通路的阻塞激发急性胰腺炎。感染的程度取决于病程的长短和胆道有无梗阻及其程度。

四、临床表现

(一)临床症状

1.胆囊结石

(1)腹痛：腹痛是最常见的症状，发生率为84%。腹痛的发生常与高脂、高蛋白饮食有关。患者常表现出发作性的胆绞痛，多位于右上腹，或者出现钝痛，可放射至背部，持续数小时后缓解。胆囊结石伴胆囊炎典型体征为 Murphy 征，即触摸右上腹时吸气暂停，胆管结石 Murphy 征常为阴性。

(2)消化不良：消化不良是常见表现，占56%，又称胆源性消化不良，表现为嗳气、饱胀、腹胀和恶心等消化不良症状。

(3)体格检查：体格检查可检出右上腹压痛。

(4)常见并发症：当出现胆囊炎急性发作、胆源性胰腺炎时，可观察到急性胆囊炎和急性胰腺炎相应的症状和体征，如黄疸、发热等；Mirizzi 综合征的表现与胆总管结石类似，无特异性。胆石性肠梗阻则以肠梗阻表现为主。

(5)无症状胆囊结石：随着超声技术的广泛应用，胆囊结石常可在常规健康体检中被偶然发现，患者既无明显症状又无阳性体征，但在将来可有部分患者出现症状。

2.肝胆管结石

肝胆管结石病的病程长而复杂，可出现多种严重并发症，故其临床表现是复杂多样的，其复杂程度主要取决于主要肝管和肝外胆管结石梗阻是否完全、合并胆道感染的严重程度、肝的病变范围、肝功能损害程度及并发症类型等。

肝胆管结石病的基本临床表现可分为 3 型。

(1)静止型：患者无明显症状或症状轻微，仅有上腹隐痛不适，常在体检时被发现。

(2)梗阻型：表现为间歇性黄疸、肝区和胸腹部持续性疼痛不适、消化功能减退等胆道梗阻症状。双侧肝胆管结石伴有肝胆管狭窄时可能是持续性黄疸。

(3)胆管炎型：表现为反复发作的急性化脓性胆管炎。急性发作时出现上腹部阵发性绞痛或持续性胀痛、畏寒、发热、黄疸；右上腹压痛、肝区叩击痛、肝大并有触痛等，严重者可伴脓毒症表现；外周血白细胞和中性粒细胞显著升高，血清氨基转移酶急剧升高，血清胆红素、碱性磷酸酶、γ-谷氨酰转肽酶升高。一侧肝管结石阻塞合并急性肝胆管炎时，可无黄疸或黄疸较轻，血清胆红素处于正常水平或轻度升高，发作间歇期无症状或是梗阻性表现。

当发生各种严重并发症时可出现肝脓肿、胆道出血、胆汁性肝硬化、门静脉高压症及肝胆管癌等相应临床表现。

3.胆总管结石

胆总管结石的临床表现取决于胆管的梗阻程度和有无感染，多数患者有过一次或多次急、慢性胆囊炎发作史或胆道蛔虫病史，在一次剧烈的胆绞痛后出现黄疸，表示结石进入胆总管或在胆总管内形成后发生嵌顿和阻塞。患者发作时多无腹肌强直，但上腹部或右上腹可有轻度触痛。肝大，质地坚实，稍有触痛，但一般胆囊多不可扪及。脾有时也可大，多数患者黄疸明显，病容憔悴，神情抑郁，时有消瘦现象。有并发症时则有相应的体征，如黄疸和休克等。

（二）临床分型

根据结石在肝内的分布、相应肝管和肝的病变程度及合并肝外胆管结石的情况分为2个主要类型和1个附加型。Ⅰ型：区域型，结石沿肝内胆管树局限性分布于一个或几个肝段内，常合并病变区段肝管的狭窄及受累肝段的萎缩。临床表现可为静止型、梗阻型或胆管炎型。Ⅱ型：弥漫型，结石遍布双侧肝叶胆管内，根据肝实质病变情况，又分为3种亚型。Ⅱa型：弥漫型不伴有明显的肝实质纤维化和萎缩。Ⅱb型：弥漫型伴有区域性肝实质纤维化和萎缩通常合并萎缩肝区段主肝管的狭窄。Ⅱc型：弥漫型伴有肝实质广泛性纤维化而形成继发性胆汁性肝硬化和门静脉高压，常伴有左、右肝管或汇合部以下胆管的严重狭窄。E型：附加型，指合并肝外胆管结石。根据oddi括约肌功能状态，又分为3个亚型。Ea：oddi括约肌正常。Eb：oddi括约肌松弛。Ec：oddi括约肌狭窄。

五、辅助检查

（一）生物化学检查

（1）肝功能检查。胆道梗阻时，肝功能检查提示胆红素、碱性磷酸酶和 γ-谷氨酰转肽酶升高。氨基转移酶可升高，伴有胆管炎时会显著升高。

（2）其他。合并急性感染时可出现以中性粒细胞升高为主的白细胞升高，提示细菌感染。长期胆道阻塞可以导致脂溶性维生素（A、D、E 和 K）减少，凝血酶原时间延长。

（二）影像学检查

（1）B超。B超一般作为首选检查。它能为临床诊断提供线索，但不能作为外科手术的全部依据。在决定行外科手术治疗前需要做其他影像学检查。在手术中做 B 超检查，对于明确结石部位、引导取石和判断有无结石残留具有重要价值。B 超在引导经皮肝穿刺胆管造影（PTC）方面也有重要作用。但 B 超不能提供胆管树的整体影像，且难以显示胆管狭窄部位和合并的肝外胆管下端结石。

（2）计算机断层扫描（CT）。CT 可全面显示肝内外胆管结石分布、胆管系统扩张和肝实质的病变，对肝胆管结石具有重要的诊断价值。系统地观察各层面 CT，可获取肝内胆管系统的立体构象及肝内结石的立体分布情况。CT 与 B 超联合应用，一般能为手术方案的制订提供可靠的依据。但 CT 一般难以直接显示胆道狭窄部位，也不能发现不伴有明显胆管扩张的细小结石及密度与肝实质相似的结石。

（3）磁共振成像（MRI）。磁共振成像结合 MRCP 可以多方面显示肝内胆管树，可准确判断肝内结石分布、胆管系统狭窄与扩张的部位和范围及肝实质病变。MRI 为无创性胆道影像诊断方法，并兼具 CT 及胆道成像的优点，对肝胆管结石的诊断价值优于 CT 和胆道直接造影方法。但 MRI 对结石图像显示不如 CT 和 B 超清晰，对狭细胆管的显示亦不如胆管直接造影清晰准确。

（4）内镜逆行胆总管胰腺造影术（ERCP）和经皮肝穿刺胆道造影（PTC）。ERCP、PTC、手术中或经手术后胆道引流管造影是诊断肝胆管结石的经典方法。它们能清晰显示结石在肝内、外胆管的分布、胆管狭窄和扩张及胆管的变异等。一个完整清晰的"胆管树"影像可作为制订外科手术方案的主要依据。对 CT 和 B 超易误诊的软组织密度结石、泥沙样结石及胆总管十二指肠段和胰腺段的结石，采用上述胆道直接显像方法可获准确诊断。但胆道直接显像仅能显示胆管内病变，不能直接显示胆管壁及肝实质病变，需结合 CT 或 B 超检查才能全面评估病变范围和性质。ERCP 能显示阻塞部位下游的胆管，而 PTC 能显示阻塞部位上游的胆管，需联合 ERCP 和 PTC 或做多点选择性 PTC 方可获得完整的胆管树图像。这些胆道直接造影方法均属侵入性诊断方法，有诱发急性胆管炎等并发症的可能性，因此，应安排在临近手术前或术中进行，而对于近期有胆管炎发作的病例，术前应避免做此类造影检查。在当前 B 超、CT 及 MRI 等非侵入性诊断技术日臻完善的条件下，肝胆管结石的术前诊断应以联合应用 B 超、CT 和（或）MRI 为主；ERCP 和（或）PTC 等侵入性直接胆道显像检查非必须。

六、诊断及鉴别诊断

（一）诊断

根据影像学，结合胆石症的症状和体征是诊断的重要依据。

（二）鉴别诊断

（1）急性或慢性胃炎。急性或慢性胃炎可以表现为由轻到重的各种不典型上腹部不适或疼痛的症状。很多胆囊结石引起的疼痛部位不在右上腹，而在上腹部正中部位，因此很容易被误诊为胃炎。

（2）消化性溃疡。如果有消化性溃疡的病史，上腹痛与饮食规律有关。胆囊结石及慢性胆囊炎疼痛多发生在餐后，尤其在油腻饮食后。

（3）胆道良恶性肿瘤。引起腹痛、黄疸、发热等情况时，需与胆道良恶性肿瘤相鉴别。主要依靠影像学、肿瘤标志物等。必要时应行腹腔探查明确诊断。

（4）传染性肝炎。传染性肝炎患者有传染源的接触史。在出现腹痛和黄疸以前常有明显的先驱症状，如全身乏力、食欲不振等。腹痛为肝区的钝痛，多不放射。黄疸出现迅速而消退比较缓慢，程度深浅不定，凡登白试验呈双相反应。本病患者起病初期有体温升高，但白细胞的增减不定，淋巴细胞常有增加。肝功能在病变初期有明显减退，颇为突出。

（5）胆道蛔虫病。胆道蛔虫病患者年龄一般较轻，多在 30 岁以下。发病突然，绞痛剧烈有阵发性加剧且有特殊钻顶感。发作时常伴有恶心、呕吐，常可吐出蛔虫。黄疸一般多不明显，除非至病程晚期，通常亦无寒战、发热、肌紧张等表现。

（6）胰头癌。胰头癌患者年龄一般较大，多在 50 岁以上。发病隐匿，往往先出现黄疸伴或不伴有腹痛（以往无相似的腹痛、黄疸史）。黄疸属进行性加重无波动表现。其粪便因缺乏胆汁呈灰白色陶土状；尿中尿胆素原也常为阴性。腹痛不常有，有腹痛者多为上腹部的持续性隐痛，向后背放射。通常无感染症状，体温和白细胞始终正常；病程晚期常有消瘦和恶病质表现。凡登白试验为直接强阳性反应，其他肝功能试验也符合阻塞性黄疸的肝功能损害现象。主要通过影像学发现胰头占位可以明确。

七、治疗

（一）胆囊结石

（1）无症状的胆囊结石。一般不需积极手术治疗，可观察和随诊，但下列情况应考虑行手术治疗。①结石直径>3 cm。②合并需要开腹的手术。③伴有胆囊息肉>1 cm。④胆囊壁增厚。⑤胆囊壁钙化或瓷性胆囊。⑥儿童胆结石。⑦合并糖尿病。⑧有心肺功能障碍。⑨边远或交通不发达地区、野外工作人员。⑩发现胆囊结石 10 年以上。

（2）腹腔镜胆囊切除治疗。首选腹腔镜胆囊切除治疗，比经典的开腹胆囊切除损伤小，疗效确切。行胆囊切除时，有下列情况应行胆总管探查术或行腹腔镜超声胆总管探查：①术前病史、临床表现或影像检查证实或高度怀疑胆总管有梗阻，包括有梗阻性黄疸、胆总管结石反复发作胆绞痛、胆管炎和胰腺炎。②术中证实胆总管有病变，如术中胆道造影证实或叩及胆总管内有结石、蛔虫、肿块，胆总管扩张直径超过 1 cm，胆管壁明显增厚，发现胰腺炎或胰头肿物。胆管穿刺抽出脓性、血性胆汁或泥沙样胆色素颗粒。③胆囊结石小，有可能通过胆囊管进入胆总管。为避免盲目的胆道探查和不必要的并发症，术中可行胆道造影或胆道镜检查。胆总管探查后一般需做 T 管引流，有一定的并发症。

（二）肝内胆管结石

有明显临床症状的肝胆管结石需要治疗。对于症状不明显的静止型肝内胆管结石是否需要治疗，目前的意见尚未统一。鉴于随病程演进和病变发展，多数病例将出现明显症状且有受累肝管恶变的可能，对于静止型肝内胆管结石也多主张积极手术治疗或经皮经肝胆道内镜取石治疗。肝内胆管结石的治疗主要靠外科手术，原则是去除病灶，取尽结石，矫正狭窄，通畅引流，防止复发。

针对肝内胆管结石病复杂的肝内外胆道及肝病变有多种手术和非手术治疗方法，应根据肝内胆管结石数量及分布范围、肝管狭窄的部位和程度、肝的病理改变、肝功能状态及患者的全身状况，制订针对具体病例的个体化治疗方案并选择合适的手术方法。

1.手术治疗

(1)胆管切开取石术：胆管切开取石是治疗肝内胆管结石系统手术中的基本手段。单纯胆道取石引流手术多用于急症和重症病例，旨在暂时通畅胆道、控制胆道感染、改善肝功能以挽救患者生命或为二期确定性手术做准备。只有对少数结石数量较少且受累的肝管及肝病变轻微、取尽结石后肝内外无残留病灶、胆管无狭窄的病例，单独肝胆管切开取石有可能作为确定性手术方式，但术后需要采取积极措施预防结石复发。

通过联合切开肝门部胆管和肝胆管及经肝实质切开肝内胆管，直视下探查结合术中胆道造影、术中 B 超和术中胆道镜检查可全面了解胆道结石的部位、数量、胆管狭窄梗阻及胆管下端的通畅情况。经肝外胆管途径盲目的器械取石是肝内胆管结石手术后高残留结石率的重要原因。充分切开肝门部胆管狭窄，必要时切开二级肝管可在直视下清除主要肝管的结石，结合胆道镜明视下取石，能有效清除肝管内结石，显著降低结石残留率。

(2)肝部分切除术：切除病变肝段以最大限度地清除含有结石、狭窄及扩张胆管的病灶是治疗肝内胆管结石的最有效手段。

手术适应证包括 I 型及 II b 型肝内胆管结石。对于区域型结石，切除含结石的肝段或肝叶；对于弥漫型结石，切除局限于肝段或肝叶的区域性毁损病灶。需切除的区域性毁损病变主要包括：肝叶或肝段萎缩、难以取净的多发性结石、难以纠治的肝管狭窄或囊性扩张、合并慢性肝脓肿和合并肝内胆管癌。

肝内胆管结石的肝切除范围主要取决于结石分布及毁损性病变范围。肝内胆管结石的病变范围是沿病变胆管树呈节段性分布的，因此，其肝叶切除要求以肝段、肝叶为单位作规则性切除，以完整切除病变胆管树及所引流的肝区域。这是取得优良疗效的基本条件和关键。无论是针对区域型肝内胆管结石时病变肝段或弥漫型肝内胆管结石时毁损性病灶，肝切除范围不够、遗留病变，常是术后并发症及症状复发的根源。对于左肝管系统的广泛结石，应选择规则性左半肝切除。

对于分布在双侧肝叶的区域性结石伴引流肝段萎缩的病例，在预留残肝功能体积足够的条件下，可同时做规则性双侧病变肝段切除。

(3)肝门部胆管狭窄修复重建术：处理肝门部胆管狭窄的手术方法主要有以下 3 类。由于肝门部胆管狭窄病变类型比较复杂，常需结合多种手术方法进行治疗。①胆管狭窄成形，空肠 Roux-en-Y 吻合术。适用于肝内病灶和上游肝管狭窄已解除的肝门部胆管狭窄病例。在充分切开肝门部狭窄胆管并进行原位整形的基础上，以 Roux-en-Y 空肠与胆管切口侧侧吻合修复胆管缺损。对有结石残留或复发可能的病例，可将空肠袢残端顺位埋置于皮下作为术后取石的通路。但胆肠吻合术废除了 oddi 括约肌对胆系的控制功能，在上游肝管狭窄未纠正和肝内结石未取净的情况下行不恰当的胆肠内引流可引发或加重胆道感染等严重并发症。②胆管狭窄成形、游离空肠段吻合术。适用于肝内病灶和上游肝管狭窄已解除，尚有结石残留或有结石复发可能而胆管下端通畅的病例。充分切开肝门部胆管狭窄并进行原位整形，截取长度适当的游离空肠段，用其输出端与胆管切口进行端侧吻合，修复胆管壁的缺损，将其输入端关闭并顺位埋置于皮下，作为日后用胆道镜清除残留或复发结石的通路。还可用胆囊代替空肠段来完成本手术。③胆管狭窄成形、组织补片修复术。适用于肝内病灶及上游肝管狭窄已解除，结石已取尽，且无复发可能，而只存在肝门部胆管轻度狭窄的病例。充分切开狭窄段及其两端的胆管,切除瘢痕化的胆管组织,缝合肝胆管瓣形成胆管的后壁,胆管前壁的缺损用带血供的肝圆韧带瓣、胆囊瓣、胃瓣、空肠瓣或其他自体组织补片修复。

(4)肝移植术:肝移植术适用于肝和胆管系统均已发生弥漫性不可逆损害和肝功能衰竭的Ⅱc型肝内胆管结石。

2. 合并肝外病变的处理

(1)肝外胆管结石:术中同时清除结石,应注意清除容易残留的胆管下端结石。经十二指肠镜oddi括约肌切开后取石只适用于单纯肝外胆管结石;对于肝胆管结石及狭窄,oddi括约肌切开后易发生反流性胆管炎,应视为禁忌。

(2)oddi括约肌松弛:合并肝外胆管结石和扩张者多伴有胆管下端oddi括约肌松弛。若oddi括约肌重度松弛、曾做oddi括约肌成形术或胆管十二指肠吻合术,造成反流性胆管炎,可考虑胆总管横断和胆管空肠吻合术,由此可减少经胆管下端途径的反流性胆管炎。

(3)oddi括约肌狭窄:此种情况少见,应采用胆道镜检查排除胆管下端结石梗阻。确认为胆管下端狭窄者可行胆管空肠Roux-en-Y吻合术。

3. 术中辅助措施的应用价值

术中B超、术中胆道造影、术中胆道镜和各种物理碎石术的应用,对提高肝胆管结石的手术效果有重要作用。

(1)术中B超:能清晰判断结石在肝内的分布,引导取石,明显降低残石率;同时还能显示出入肝的重要血管与病灶的关系,确定病灶范围,从而引导肝切除。

(2)术中胆道造影:对了解胆道系统有无变异、避免发生胆管损伤和防治胆管内结石残留有重要作用。

(3)术中胆道镜:术中胆道镜是当前治疗肝胆管结石的重要方法之一,能明视胆管内病理状况,辨别胆管结石、肿瘤和异物,观察胆管黏膜病变,对可疑病变可取活体组织或脱落细胞做病理检查。在镜下用取石网篮、碎石器械和气囊导管取石克服了常规器械取石的盲区,可提高取石效率,降低结石残留率。

(4)物理碎石术:对于难以直接取出的大结石或嵌顿结石,可采用激光等碎石术将其击碎后取出。

4. 术后残留病变处理及复发病变的防治

对于术中结石残留的病例,可在手术后经T管窦道或胆管空肠吻合的皮下埋置盲袢进入胆管清除肝胆管内残余结石。经T管造影显示有结石残留者,应留置T管6周以上,纤维窦道形成坚固后拔除T管,并通过纤维胆道镜经窦道取石。对于复发结石可通过皮下盲袢用胆道镜取石。经皮肝穿刺进行内镜取石也是治疗复发结石的有效方法。术后定期复查、服用利胆药物,早期发现和处理复发结石能明显改善远期疗效。

术后残留病变或复发病变包括肝管结石和主要肝管狭窄伴明显症状而用非手术方法难以奏效者,需要再次手术处理。胆道手术后再次手术往往牵涉许多复杂的问题,其技术难度、手术范围、手术后并发症发生率和患者的全身状况等,均属于复杂和高危的因素。因此,再次手术必须掌握好手术时机和适应证,手术方案应积极而稳妥。

(三)胆总管结石

1. 内镜治疗

内镜治疗是胆管结石的推荐疗法。

经内镜 oddi 括约肌切开术(endoscopic sphincterotomy, EST)或经内镜乳头切开术(endoscopic papillectomy, EPT)适用于数量较少和直径较小的胆总管下段结石。继发性结石多因结石小、数量少,容易嵌顿于胆总管下段、壶腹或乳头部。直径 1 cm 的结石可经 EST 取出。结合铁激光碎石,此法创伤小,见效快,更适用于年老、体弱或做过胆道手术的患者。

经纤维内镜用胆道子母镜取石,需先行 EST,然后放入子母镜,用取石网篮取石。若结石较大,应先行碎石才能取出。此法可以取出较高位的胆管结石,但操作比较复杂。

如果患者解剖结构发生改变(既往行胆肠 Roux-en-Y 吻合术或减肥手术),可考虑做经皮或内镜下(球囊内镜辅助)治疗胆管结石。胆囊切除或肝胆管结石术后发现胆管结石,推荐做内镜下括约肌切开取石。

对于同时患有胆囊结石和胆管结石的患者,应于 ERCP 后 72 h 内尽快行腹腔镜胆囊切除术。

2. 外科手术

(1)胆总管探查取石:目前胆总管探查取石是治疗胆总管结石的主要手段,可选择的治疗手段有胆道探查取石、经胆囊管取石或术中行 ERCP(三镜联合手术)。切开胆总管取出结石后,最好常规用纤维胆道镜放入肝内、外胆管检查和取石。直视下观察肝胆管系统有无遗留结石、狭窄等病变并尽可能取净结石。然后用 F10~12 号导尿管,若能顺利通过乳头进入十二指肠并从导尿管注入 10 mL 左右的生理盐水试验无误,表明乳头无明显狭窄。如果 F10 导尿管不能进入十二指肠,可用直径 2~3 mm 的 Bakes 胆道扩张器试探。正常 oddi 乳头可通过直径 3~4 mm 的扩张器,使用金属胆道扩张器应从直径 2~3 mm 的小号开始,能顺利通过后逐渐增大 1 号的扩张器。随胆总管的弯度轻柔缓慢放入,不可强行插入,以免穿破胆总管下端形成假道,发生严重后果。

(2)T 管引流:胆总管探查取石放置 T 管引流,是多年来传统的方法,可以有效防止胆汁外渗,避免术后胆汁性腹膜炎和局部淤胆感染,安全可靠,并可在术后通过 T 管了解和处理胆道残留结石等复杂问题。特别是我国原发性胆管结石发病率高,并存肝内胆管结石和肝内外胆管扩张狭窄等复杂病变者较多,很难保证胆总管探查术中能完善处理。因此大多数情况下仍应放置 T 管引流为妥。

目前认为不放置胆管引流仅适于单纯性胆总管内结石(主要是继发结石),胆管系统基本正常。确切证明无残留结石、无胆管狭窄(特别是无胆总管下段或乳头狭窄)、无明显胆管炎等少数情况,可以缩短住院时间,避免胆管引流的相关并发症。严格掌握适应证的情况下以一期缝合胆总管。在缝合技术上最好使用无创伤的带针细线,准确精细严密缝合胆总管切口,预防胆汁溢出。可放置肝下腹腔引流,以便了解和引出可能发生的胆汁溢出。

T 管材料应选择乳胶管,容易引起组织反应,一般在 2~3 周可因周围粘连形成窦道。T 管的粗细,应与胆总管内腔相适应。经修剪后放入胆总管的短臂直径不宜超过胆管内径,以免缝合胆管时有张力。张力过大、过紧，都有可能导致胆管壁血供不足或裂开、胆汁溢出和日后发生胆管狭窄。若有一定程度胆总管扩张者，最好选用 22~24F 的 T 管，以便术后用纤维胆道镜经窦道取石。缝合胆总管切口，以可吸收线为好。因为丝线等不吸收线的线结有可能进入胆总管内成为结石再发的核心。胆总管缝合完成后，可经 T 管长臂，轻轻缓慢注入适量生理盐水检查是否缝合严密，若有漏水应加针严密缝合，以免术后发生胆汁渗漏。关腹前将 T 管长臂和肝下腹腔引流管另戳孔引出体外，以免影响腹壁切口一期愈合。

（3）腹腔镜胆总管探查取石：腹腔镜胆总管探查取石主要适于单纯性胆总管结石，并经术前或术中胆道影像学证明确无胆管系统狭窄和肝内胆管多发结石者。继发性胆总管结石可合并行腹腔镜胆囊切除术 + 胆总管探查取石术。切开胆总管后多数需要经腹壁戳孔放入纤维胆道镜用取石网篮套取结石，难度较大，需要有熟练的腹腔镜手术基础。条件允许时可使用腹腔镜超声反复探查确定胆管有无残余结石。取出结石后可根据具体情况决定直接缝合胆总管切口或放置 T 管引流。

（4）胆总管下段狭窄、梗阻的处理：术中探查证实胆总管下段明显狭窄、梗阻者，应同时行胆肠内引流术，建立通畅的胆肠通道。胆总管十二指肠吻合术今已少用，因为这一术式虽然较简单、方便、易行，但是因不可避免地发生胆道反流或反流性胆管炎，反复炎症容易导致吻合口狭窄、复发结石，远期效果欠佳。特别是吻合口上端胆管存在狭窄或肝内胆管残留结石未取净者，往往反复发生严重胆管炎或胆源性肝脓肿。目前主要采用胆总管空肠 Roux-en-Y 吻合术。胆总管空肠吻合术利用空肠与胆总管吻合，容易实现 3~5 cm 以上的宽大吻合口，有利于防止吻合口狭窄。尤其并存肝总管、肝门以上肝胆管狭窄或肝内胆管结石者，可以连续切开狭窄的肝门及左、右肝管乃至Ⅲ级肝胆管，解除狭窄，取出肝内结石，建立宽畅的大口吻合。适应范围广、引流效果好。辅以各种形式的防反流措施，防止胆道反流和反流性胆管炎。

3. 其他

采用非手术措施，控制急性炎症期，待症状缓解后，择期手术为宜。应予强有力的抗炎、抗休克、静脉输液保持水、电解质和酸碱平衡、营养支持和对症治疗。经非手术保守治疗 12~24 h，不见好转或继续加重，如持续典型的 Charcot 三联征或出现休克、意识障碍等严重急性梗阻性化脓性重症胆管炎表现者，应及时行胆道探查减压。

如果以上取石失败，可进行体外冲击波碎石术、液电碎石术或激光碎石术治疗，虽然有一定的疗效，但是疗程长、不良反应较多，效果不确切。

八、预后

由于胆石症的病因至今未明确，除胆囊切除术可根治胆囊结石外，胆石症复发率较高。已诊断的病例多伴有广泛的肝内胆管结石和肝实质的不可逆改变，使术后的残留结石率、再次手术率、复发率均较高。当前影像诊断技术的提高有利于早期肝内胆管结石的发现与及时治疗。该类患者的肝内胆管结石多局限在 1~2 个肝段，若得不到早期及时的处理，仍可造成肝的广泛损害。因此，对肝胆管结石的临床病理学改变的认识，应从过去对晚期弥漫性肝损害转移到对早期局部阶段性改变的认识，使得单纯针对晚期结石的并发症而缓解症状的传统观念转变为"根治性"清除病灶以达到治愈目的的新观念。

第二节　胆道感染

一、流行病学

胆道感染是胆道系统急、慢性炎症的总称，包括急性胆囊炎、慢性胆囊炎、急性胆管炎和慢性胆管炎等，发病率一般占急腹症的第 2 位，但在国内沿海与南方的一些省份中已上升为第 1 位，成为外科的常见、多发、难治疾病。

过去 80% 的胆道感染由胆道结石引起(胆囊结石或胆道结石的患者，胆汁细菌阳性率分别为 15%~50% 和 70%~90%)，三级医疗中心收治的胆道感染主要为恶性肿瘤(恶性完全梗阻患者中，胆汁细菌的阳性率为 25%~40%)和先天性胆管疾病。根据国外文献报道，急性胆囊炎患者以中年以上女性，特别是身体肥胖且多次怀孕者为多。在性别上，男女之比为 1∶(3~4)。我国患者发病率低于国外，女性发病率也低于欧美国家，患者年龄多在 35~45 岁，男女之比为 1∶(1~2)。近年来，随着国人的饮食习惯的改变和高龄化，城市的胆囊结石发病率明显升高。与西方国家常见的胆囊结石伴胆囊炎不同，胆管炎常见于经济收入低的人群，而且男女发病相当。但是在中心城市，近年来胆管炎发病率有逐渐下降趋势。

另外，内镜和经皮胆道支架的广泛应用亦增加了胆道感染的概率。恶性梗阻患者、术前放置胆道支架者 65% 胆汁培养为阳性。另有研究表明阳性率与胆道减压方法有关：经皮肝穿刺胆管造影(PTC)为 65%，而内镜下逆行性胰胆管造影(ERCP)为 100%。同时，世界范围内超过 10 亿人感染蛔虫，胆道蛔虫在热带和亚热带国家引起的急性胆管炎的比例也逐渐增多。

二、解剖学

肝内胆管起自毛细胆管，汇集成小叶间胆管、肝段、肝叶胆管和肝内部分的左、右肝管。左、右肝管出肝后，在肝门部汇合形成肝总管。左肝管细长，与肝总管之间形成约 90° 的夹角；右肝管短粗，长 1~3 cm。肝总管直径 0.4~0.6 cm。胆总管长 4~8 cm，直径 0.6~0.8 cm，由肝总管和胆囊管汇合而成。胆囊是部分腹膜间位脏器。胆总管在肝十二指肠韧带内下行于肝固有动脉的右侧、肝门静脉的前方，向下经十二指肠上部的后方，降至胰头后方，在转向十二指肠降部中份，在此处的十二指肠后内侧壁内与胰管汇合，形成一略膨大的共同管道，称为肝胰壶腹，开口于十二指肠乳头。在肝胰壶腹周围有肝胰壶腹括约肌包绕。在胆总管与胰管的末段也均有少量平滑肌包绕，分别称为胆总管括约肌和胰管括约肌。

三、病因与病理

胆道中分离的最常见细菌为革兰氏阴性大肠埃希菌和肺炎克雷伯菌、革兰氏阳性肠球菌和革兰氏阴性厌氧菌如脆弱杆菌。

胆道细菌的来源仍不清楚。可能的原因包括十二指肠的上行感染(被认为是最可能的途径,尤其是当 oddi 括约肌被破坏后)、淋巴管途径、来源于门静脉或肝动脉的血管途径及胆囊的慢性感染。

(一)胆囊炎

最常见的致病因素是胆囊结石,约 95% 以上的患者有胆结石,称为结石性胆囊炎;病变开始时胆囊管梗阻,胆囊肿大,压力升高,黏膜充血水肿,渗出增加,称为急性单纯性胆囊炎。若此时梗阻未解除或炎症未控制,病变波及胆囊壁全层,出现囊壁增厚,血管扩张,甚至浆膜面也有纤维素和脓性渗出物,成为急性化脓性胆囊炎。如胆囊梗阻仍未解除,胆囊内压力继续升高,胆囊壁张力增高,血管受压导致血运障碍,引起胆囊缺血坏疽,则成为坏疽性胆囊炎。坏疽性胆囊炎常发生穿孔,穿孔多发生在胆囊底部及颈部。若病变过程中胆囊管梗阻解除,炎症可逐渐消退,大部分组织恢复原来结构。如反复发作,胆囊壁纤维组织增生、瘢痕化、胆囊黏膜消失,呈慢性胆囊炎改变,甚至萎缩。

急性胆囊炎时胆囊内脓液可进入胆管和胰管,引起胆管炎或胰腺炎。急性胆囊炎因胆石压迫和炎症浸润,也可穿破至十二指肠等周围器官形成胆囊胃肠道内瘘,而使急性炎症症状迅速消退。

另外 5% 的患者无胆囊结石,为非结石性胆囊炎,病因仍不清楚,通常在严重创伤、烧伤、腹部非胆道手术后和脓毒症等危重患者中发生,也有学者认为是长期肠外营养、艾滋病的并发症,也可由恶性肿瘤等非结石性因素压迫导致胆囊管梗阻。黏稠的胆汁和胆泥可刺激胆囊上皮分泌前列腺素和白介素等炎性介质,使胆囊产生炎症、静脉和淋巴回流受阻、缺血和坏死。手术、创伤、烧伤和严重感染时,患者可能发生不同程度和不同时间的低血压和组织低血流灌注,胆囊也可受到低血流灌注的损害,导致黏膜糜烂,胆盐浓度增高,胆囊壁受损。胆汁淤滞还有利于细菌繁殖和感染。急性非结石性胆囊炎与急性结石性胆囊炎相同。急性非结石性胆囊炎如未经及时治疗,病情发展迅速,且胆囊坏死和穿孔的发生率较高,可能与本病的固有特征或延误诊治有关。

(二)急性梗阻性化脓性胆管炎

急性梗阻性化脓性胆管炎(acute obstructive suppurative cholangitis,AOSC)是由于胆管梗阻和细菌感染,胆管内压升高,肝胆血屏障受损,大量细菌和毒素进入血循环,造成以肝胆系统病损为主,合并多器官损害的全身严重感染性疾病,是急性胆管炎的严重表现形式。急性梗阻性化脓性胆管炎的基本病理改变是胆管完全性梗阻和胆管内化脓性感染。梗阻部位可发生于肝外和(或)肝内胆管。正常情况下,由肠道经门静脉系统进入肝的少量细菌可被肝的单核吞噬细胞系统所吞噬。偶尔,由于正常的防御机制未能防止细菌进入胆汁或细菌由肠道逆流进入胆道，如胆道系统完整无损，胆汁流畅足以清除胆汁中的细菌。反之，当胆管梗阻时，胆汁中的细菌会繁殖导致胆管炎。胆道梗阻后，胆管内压升高，梗阻以上胆管扩张，胆管黏膜充血水肿，炎症细胞浸润，黏膜上皮糜烂脱落，形成溃疡。肝充血肿大。光镜下见肝细胞肿胀、变性，汇管区炎症细胞浸润，胆小管内胆汁淤积。病变晚期肝细胞发生大片坏死，胆小管可破裂形成胆小管门静脉瘘，可在肝内形成多发性脓肿及胆道出血。肝窦扩张内皮细胞肿胀，大量细菌和毒素可经肝静脉进入体循环引起全身性化脓性感染和多脏器功能损害。

(三)复发性化脓性胆管炎

复发性化脓性胆管炎(recurrent pyogeniccholangitis, RPC)指由胆道结石和狭窄而引起的反复胆管感染，尤其是肝内胆管，主要在亚洲人聚居的区域出现，近年来发病率逐渐下降。RPC 的病因仍不清楚，最初引起感染的可能原因与小胆管被肠道细菌感染有关。RPC 患者在肠道严重感染的打击下(亚洲人多见)，多种细菌可进入门静脉。低社会经济人群由于受营养不良、肝吸虫和蛔虫感染的影响，可能会使肝对肠道细菌的清除能力降低从而容易患病。在 RPC 的病程中，胆道结石和胆道狭窄哪一个先发生仍不清楚，往往是两者交错进行、反复出现。如上述，RPC 的基本病理改变为感染、胆管狭窄和结石的形成，以及由这些主要病变引起的其他病变。正如上述，反复胆道感染的结果为广泛的胆管上皮细胞和肝细胞的损害，包括胆管壁失去平衡性、过多分支形成、胆管中断和胆管狭窄。患者中，左肝管狭窄的程度和发生率(40%)比右肝管(20%)高，两者均狭窄的发生率为 40%。一个可能的原因为左肝管为水平走向，胆汁引流比右肝管差。约 10% 的患者无结石，胆管中充满胆汁沉渣，称为"胆泥"。这些沉渣由黏液、脓液、寄生虫、变质的胆汁产物、微小结石和上皮细胞等组成。手术中可以发现，患者的肝为"胆汁样"或充血，质软易出血。炎症静止期可发现肝表面与周围组织有粘连。胆汁性肝硬化和肝衰竭是可能的并发症，特别是病程长、程度严重、多次手术失败和胆肠吻合口狭窄的患者。

四、临床表现

(一)腹痛

多数急性胆囊炎患者表现为严重的持续性右上腹或上腹部疼痛，有时放射至肩胛下区。也可先有胆绞痛发作引起的间歇性、自限性腹痛。右上腹胆囊区域可有压痛，压痛程度个体有差异。典型体征为 Murphy 征，即按摸右上腹时吸气暂停。

(二)发热

患者常有轻度至中度发热，通常有畏寒无寒战。如出现寒战、高热，表明胆囊炎病变严重如胆囊坏疽、穿孔，或胆囊积脓，或为急性胆管炎。严重胆道化脓性炎症由胆道高压、内毒素血症、脓毒败血症所致，患者表现为持续弛张热型。

（三）恶心、呕吐

约 50% 以上患者有恶心，1/3 以上病例有呕吐。研究证明，单纯胆囊扩张并不引起呕吐，而胆总管扩张者常有呕吐；若症状加剧，应考虑胆囊管或胆总管结石存在的可能。

（四）黄疸

20%~25% 的胆囊炎患者出现黄疸，但多为轻度或隐性黄疸，即血清总胆红素在 34.0~85.5 μmol/L。黄疸系因伴胆总管结石和胆管炎、炎症、oddi 括约肌痉挛，所致肝细胞损害，但由于胆道梗阻部位有肝内与肝外之别，腹痛与黄疸的程度差别很大，而急性胆道感染的症状则为各类胆管炎共有。

（五）精神障碍和全身状况

胆道感染病情向严重阶段发展，微循环障碍，水、电解质及酸碱平衡失调，患者表现为感染性休克，血压下降，少尿，内环境稳态逐渐失去代偿，各主要脏器发生功能障碍。肝、肾、心、肺、胃肠及凝血等相继或交替出现功能受损，构成严重的组合。如果病情进一步发展，胆道梗阻与胆道高压不解除，则危及患者生命。

五、辅助检查

（一）实验室检查

1. 肝功能、血生化检查

约 40% 的患者血清氨基转移酶不正常，但多数在 400 U/L 以下，很少高达急性肝炎时所增高的水平。碱性磷酸酶常升高。约 1/2 的急性胆囊炎患者血清胆红素升高，1/3 的患者血清淀粉酶升高。单纯急性胆囊炎患者血清总胆红素一般不超过 34 μmol/L，若超过 85.5 μmol/L 时应考虑有胆总管结石并存；当合并有急性胰腺炎时，血、尿淀粉酶含量亦增高。

2. 血常规

85% 的急性胆囊炎患者常伴有白细胞增多，平均在 (10~15)×10⁹/L，无并发症的胆绞痛白细胞计数往往正常。AOSC 中多有血白细胞计数显著增多，常达 20×10⁹/L，其上升程度与感染严重程度成正比，分类见核左移。血小板计数减少和凝血酶原时间延长，提示有弥散性血管内凝血（disseminated intravascular coagulation, DIC）倾向。

3. 感染指标

胆道感染导致严重菌血症者可有血细菌培养阳性，在寒战、发热时采血作细菌培养，常呈阳性。细菌种类与胆汁中培养所得一致。门静脉和周围静脉血中内毒素浓度超过正常人数的 10 倍（正常值<50 pg/mL）。降钙素原（PCT）和 C 反应蛋白（C reactiveprotein, CRP）可以反映炎症反应的程度，检测治疗效果，观察病程进展。

(二)影像学检查

(1)B超。B超是急性胆囊炎快速简便的非创伤检查手段,主要声像图特征为:①胆囊的长径和宽径可正常或稍大,由于张力增高常呈椭圆形。②胆囊壁增厚,轮廓模糊;有时多数呈双环状,其厚度>4 mm,多数患者有胆囊周围积液。③胆囊内容物透声性降低,出现雾状散在的回声光点。④胆囊下缘的增强效应减弱或消失。B超可显示胆管扩大范围和程度以估计梗阻部位,可发现结石、蛔虫、>1 cm直径的肝脓肿及膈下脓肿等。其探查胆囊结石、胆总管结石及肝内胆管结石的诊断符合率分别为90%、70%～80%及80%～90%。RPC进展期可见门静脉周围出现等回声区,提示胆管周围炎和纤维增厚。

(2)计算机断层扫描(CT)。B超检查有时能替代CT,但有并发症而不能确诊的患者必须行CT检查。CT可显示增厚超过3 mm胆囊壁。若胆结石嵌顿于胆囊管导致胆囊显著增大,胆囊浆膜下层周围组织和脂肪因继发性水肿而呈低密度环。胆囊穿孔可见胆囊窝部呈液平脓肿,如胆囊壁或胆囊内气泡,提示"气肿性胆囊炎",这种患者胆囊往往已坏疽,增强扫描时,炎性胆囊壁密度明显增强。当高度怀疑肝内、外胆管梗阻而B超检查未能确立诊断时,可行CT或MRI检查。CT或MRI对于明确梗阻部位、引起梗阻的原因明显优于B超检查,其准确率为90%以上。AOSC或RPC的CT图像,不仅可以看到肝胆管扩张、结石、肿瘤、肝大及萎缩等征象,有时尚可发现肝脓肿。若怀疑胆源性急性重症胰腺炎,可做CT检查。

(3)磁共振成像(MRI)。做磁共振胰胆管成像(MRCP)可以详尽地显示肝内胆管树的全貌、阻塞部位和范围。图像不受梗阻部位的限制,是一种无创伤性的胆道显像技术,成为目前较理想的影像学检查手段。MRCP比PTC更清晰,它可通过三维胆道成像进行多方位不同角度扫描观察,弥补平面图上由于组织影像重叠造成的不足,对梗阻部位的确诊率达100%,对梗阻原因的确诊率达95.8%。

(4)放射性核素显像。静脉注射二甲基亚氨二醋酸(TC-HIDA)后进行肝及胆囊扫描,一般在注射后90 min内胆如无放射性,提示胆囊管不通,大都是急性胆囊炎所致。本法安全可靠,阳性率较高,故有报道mTC-HIDA闪烁可作为急性胆囊炎的首选检查法。

(5)静脉胆道造影。对难诊断的急性胆囊炎,血清胆红素如果在3 mg/dL(51 mol/L)以内肝功能无严重损害,可在入院后24 h内做静脉胆道造影。胆管显影而胆囊经过4 h后仍不显影,可诊断为急性胆囊炎。胆囊胆管均不显影者,其中大多是急性胆囊炎。目前由于超声显像已成为胆系疾病的首选检查方法,口服及静脉胆道造影已很少用。

六、诊断及鉴别诊断

(一)诊断

(1)胆囊炎。胆囊炎主要依靠临床表现和B超检查可确诊。对有右上腹突发性疼痛并向右肩背部放射,伴有发热、恶心、呕吐,体检右上腹压痛和肌紧张,Murphy征阳性,白细胞计数增高,B超示胆囊壁水肿,可确诊为本病。如以往有胆绞痛病史,则诊断更肯定。

（2）急性梗阻性化脓性胆管炎。依据典型的 Charcot 三联征及 Reynold 五联征，诊断并不困难。但应注意，即使不完全具备 Reynold 五联征，临床也不能完全除外本病的可能。

1983 年在重庆举行的肝胆管结石症专题讨论会上，我国学者制定了《重症急性胆管炎的诊断标准》。发病急骤，病情严重，多需进行紧急减压引流；梗阻可在肝外胆管、左或右肝管，出现休克，动脉收缩压<70 mmHg，或者有下列 2 项以上症状者可诊断：①精神症状。②脉搏超过 120 次/分。③白细胞计数超过 $20\times10/L$。④体温高于 39 ℃或低于 36 ℃。⑤胆汁为脓性，切开胆管时胆管内压力明显增高。⑥血细菌培养阳性。将这一诊断标准应用于临床能解决大多数患者的早期诊断，但对一些临床表现不典型者，当出现休克或血培养阳性结果时病情已极其严重，病死率大大增加。

（二）鉴别诊断

（1）十二指肠溃疡穿孔。多数患者有溃疡病史。其腹痛程度较剧烈，呈连续的刀割样痛，有时可致患者于休克状态。腹壁强直显著，常呈"板样"、压痛、反跳痛明显；肠鸣音消失；腹部 X 线检查可发现下有游离气体。少数病例无典型溃疡病史，穿孔较小或慢性穿孔者症状不典型，可造成诊断上的困难。

（2）急性胰腺炎。腹痛多位于上腹正中或偏左，体征不如急性胆囊炎明显，Murphy 征阴性；血清淀粉酶升高幅度显著；B 超显示胰腺肿大、边界不清等而无急性胆囊炎征象；CT 检查对诊断急性胰腺炎较 B 超更为可靠，因为 B 超常因腹部胀气导致胰腺显示不清。

（3）高位急性阑尾炎。高位急性阑尾炎转移性腹痛、腹壁压痛、腹肌强直均可局限于右上腹，易误诊为急性胆囊炎。但 B 超无急性胆囊炎征象及 Rovsing 征阳性（按左下腹可引起阑尾部位的疼痛）有助于鉴别。此外，胆囊炎的反复发作史、疼痛的特点，对鉴别诊断也有参考价值。

（4）急性肠梗阻。肠梗阻的绞痛多位于下腹部，常伴有肠鸣音亢进、"金属音"或气过水声、腹痛无放射性，腹肌亦不紧张。腹部 X 线检查可见腹部有液平面。

（5）右肾结石。发热少见，患者多伴有腰背痛，放射至会阴部，肾区有叩击痛。有肉眼血尿或显微镜下血尿。腹部 X 线片可显示阳性结石。B 超可见肾结石或伴肾盂扩张。

（6）右侧大叶性肺炎和胸膜炎。患者也可有右上腹痛、压痛和肌紧张。但该病早期多有高热、咳嗽、胸痛等症状，胸部检查肺呼吸音减低，可闻及啰音或胸膜摩擦音。胸部 X 线片有助于诊断。

（7）冠状动脉病变。心绞痛时疼痛常可涉及上腹正中或右上腹，若误诊为急性胆囊炎而行麻醉或手术，有时可立即导致患者死亡。因此，凡 50 岁以上患者有腹痛症状同时有心动过速、心律不齐或高血压者，必须做心电图检查，予以鉴别。

（8）急性病毒性肝炎。急性重症黄疸型肝炎可有类似右上腹痛和肌紧张、发热、白细胞计数增高及黄疸。但肝炎患者常有食欲不振、疲乏无力、低热等前驱症状，体检常可发现肝区普遍叩痛，白细胞一般不增加，肝功能明显异常，一般不难鉴别。

七、治疗

(一)急性胆囊炎

1. 病情评估

胆囊良性疾病的治疗方法、手术时机和手术方式受多种因素影响。

(1)有无症状：大多数胆囊良性疾病在其自然病程中并无恶变倾向，因此，是否出现影响日常工作、生活的临床症状是决定患者是否需要手术治疗的主要因素。对于无症状的胆囊结石或息肉等，不应不加选择地随意切除胆囊。对表现为非特异性消化道症状者，应仔细排除或明确有无伴随肝、胰、胃、肠等其他脏器疾病，然后再决定是否进行手术治疗。

(2)有无功能：胆囊具有储存、浓缩、排泌胆汁及调节胆道压力等生理功能，对食物的消化和吸收具有重要作用。胆囊黏膜尚可分泌黏液及 IgA 抗体，参与构建胆道的免疫防御系统。胆囊切除术后远期并发症多与患者丧失胆囊正常生理功能有关。在决定是否手术治疗、是否保留胆囊时，应将胆囊是否具有正常功能作为重要参考依据。

(3)有无炎症：有无炎症及炎症的严重程度是决定胆囊良性疾病转归和结局的重要因素。对于急性胆囊炎症继发胆囊坏疽、穿孔或预计保守治疗无效的患者，应选择急诊手术或经皮胆囊减压以避免更严重的并发症。

(4)有无并发症：胆良性疾病可继发胆总管结石、急性胆管炎、急性胰腺炎、Mirizzi 综合征、胆肠内瘘及结石性肠梗阻等并发症，对这些患者应依据并发症的类型和严重程度给予相应处理。

(5)有无恶变：部分胆囊良性疾病在其长期的病程中可继发胆囊癌。对于具有罹患胆囊癌高风险的患者，应采取积极的外科干预治疗。对于怀疑恶变的患者，应仔细鉴别诊断或限期手术切除病变的胆囊。

2. 内科治疗

患者一旦被诊断为急性胆囊炎，应该使用肠道细菌敏感的抗生素作为最初治疗。此外患者应禁食，开始静脉补液和准备手术。如果需要，可经胃肠外途径给予镇痛药物。

3. 手术治疗

(1)急性胆囊炎的确定治疗是胆囊切除术：目前胆切除术的标准途径常规在腹腔镜下进行。腹腔镜胆囊切除术(LC)的优点是缩短术后住院时间和减少镇痛药的使用。但手术时机的选择仍是讨论和研究的热点。多中心的前瞻性随机研究评估开腹胆囊切除术的手术时机，与延迟手术相比，早期手术(发病≤72 h)的患者围术期并发症和病死率没有增加，且住院时间较短。另外，Meta 分析发现 20% 以上的患者等待手术期间药物治疗失败，结果有 50% 的患者需要急诊手术。但急性胆囊炎 LC 对外科医师提出的挑战包括最具有风险的并发症为胆管损伤。

(2)胆囊引流术：胆囊引流术是针对危重急性胆囊炎患者的有效治疗手段，首选经皮肝胆囊穿刺置管引流(percutaneous transhepatic gallbladder drainage，PTGBD)。其具有方便、不需全身麻醉、可在床旁实施等诸多优点。临床研究结果显示，PTGBD 对急性胆囊炎的缓解率为 80%～90%，但随机对照试验研究结果并未能证实其比保守治疗更显著降低患者的病死率。

（3）其他：胆囊取石术的实用价值有待进一步研究，目前只适用于急症条件下的紧急处理，不作为择期手术的推荐术式。药物溶石治疗、排石治疗、体外震波碎石治疗的治愈率低且易导致严重并发症，目前不建议临床应用。

（二）慢性胆囊炎

对有症状的患者应选择择期胆囊切除术。对大多数病例（>90%）可以用腹腔镜完成胆囊切除。

（三）急性梗阻性化脓性胆管炎或复发性化脓性胆管炎急性期

1. 内科治疗

（1）抗生素治疗：所有怀疑急性胆管炎的患者应立即使用抗菌药物、进行胆汁培养和血培养。社区获得性与院内获得性急性胆管炎的致病菌不同。前者的致病菌多为肠道需氧菌如大肠埃希菌、克雷伯菌属、肠球菌。后者的致病菌则为各种耐药菌，如甲氧西林耐药的金黄色葡萄球菌、万古霉素耐药的肠球菌及铜绿假单胞菌。如果致病菌尚未确定，必须使用经验性的广谱的覆盖革兰氏阴性杆菌和肠球菌的抗生素。

中度、重度急性胆管炎常为多重耐药菌感染，首选含 β 内胺酶抑制药的复合制剂、第三代和第四代头孢菌素、单环类药物，应静脉用药。如果首选药物无效，可改用碳青霉烯类药物。中度、重度急性胆管炎抗菌治疗应至少持续 5～7 d，之后根据症状、体征及体温、白细胞、CRP、PCT 来确定停药时间。

（2）抗休克治疗：补充血容量和纠正脱水。应在动脉压、中心静脉压、尿量、血气和电解质、心肺功能等监测下补充血容量，纠正脱水。根据检查结果纠正电解质紊乱和代谢性酸中毒。黄疸患者血钾常低于正常人，有时很低，以一般方式难以纠正，应根据临床症状并参考所测得的数据，给予有计划的纠正。AOSC 时经常伴有代谢性酸中毒，常用 5% 碳酸氢钠溶液根据二氧化碳结合力测定值给予。若患者有心、肾功能不全应限制液体摄入，必要时采用替代治疗。

（3）营养和代谢支持：化脓性胆管炎患者处于全身高代谢状态，同时由于肝首先受累而易于发生代谢危机。因此，当循环稳定后应经胃肠外途径给予营养和代谢支持。根据肝功能状态和血生化状况调整胃肠外营养配方，保证能量供给。

（4）急性胆管炎应立即采取有效的全身治疗：禁食及胃肠减压；保持呼吸道通畅，给予吸氧；高热者采取物理降温；解痉止痛。胃肠减压可以减轻腹胀、减轻呕吐及对胆汁分泌的刺激。在诊断明确后可给予止痛解痉药，如肌内注射阿托品、654-2 或哌替啶。

2. 外科治疗

任何抗菌治疗都不能替代解除胆道梗阻的治疗措施。轻度急性胆管炎经保守治疗控制症状后，根据病因继续治疗。80%～85% 的急性胆管炎患者经补液、抗生素应用等治疗措施可治愈，20% 的急性胆管炎患者由于感染的持续、单纯支持治疗和抗菌治疗无效，需要立即行胆道引流。

首选内镜下的胆道引流术。内镜鼻胆管引流术（endoscopic naso biliary drainage，ENBD）的并发症发生率、病死率均低于开腹胆道引流术。内镜十二指肠乳头括约肌切开术（EST）治疗急性重症胆管炎受到质疑，因其短期获利不能抵消高并发症发生率，甚至可能导致患者因并发症死亡。经皮经肝胆道引流术（percutaneous transhepatic biliary drainage，PTBD）可作为次选治疗方式。但由肝门或肝门以上位置肿瘤、结石或狭窄引起胆道梗阻所致的急性胆管炎，首选 PTBD。

如果患者内镜下胆道引流和 PTBD 失败，或者存在禁忌证时，可考虑行开腹胆道引流术，先放置 T 管引流解除梗阻，待二期手术解决胆道梗阻病因。肝内胆管结石合并急性肝内胆管炎时，应及时解除胆道梗阻，通畅胆道引流。任何肝叶切除在急性胆道感染完全控制后方能实施。

八、预后

急性胆囊炎经内科治疗，80%～90%的患者可以消退治愈，10%～20%的患者因病情加剧行手术治疗。值得指出的是，所谓"痊愈"的患者以后有可能反复发作，或者发生胆石症或胆总管炎等并发症，而终需外科治疗。急性胆囊炎总病死率为 5%。手术治疗预后较佳，70%～80%的患者可获痊愈。其预后主要取决于患者的年龄、有无并发症、病期的早晚、术前准备充分与否，以及手术的方式。

影响 AOSC 和 RPC 的预后因素是多方面的，主要与病程的长短、年龄的大小、原有潜在的肝病变状况、休克的早晚和轻重，以及有无并发症如多器官功能障碍综合征（multiple orgar dysfunction syndrome，MODS）、MOF 或 DIC 等情况有密切关系。根据有关经验和临床观察，轻度胆管炎患者经积极合理治疗，其预后尚好，一般很少有死亡；重度病死率为25%～36%。

近几年来，由于生活水平提高，卫生条件改善，各种诊断和治疗技术的发展，严重胆道感染的病死率明显下降。国内最近报道总病死率为 12.3%～34.0%，其中 AOSC 合并中毒性休克者病死率为 22.4%～40.0%，合并胆原性肝脓肿者病死率为 40.0%～53.3%，出现多器官功能衰竭者预后极差，病死率为 60%～70%。急性化脓性胆管炎仍然是我国胆道外科最严重的疾病之一。为了提高治疗效果，进一步降低病死率，还需要认真研究疾病的病因和发病机制，改善饮食卫生习惯，加强自身保健意识，做到早期诊断和有效治疗，预防各种并发症和多脏器功能衰竭的发生，才能有效地降低疾病的病死率，提高治疗效果。

第三节　围手术期护理

现今，多数老年急性胆囊炎或胆管炎患者均是实行腹腔镜手术治疗。但是因为老年人的身体本就虚弱，多数老年人合并高血压、冠心病、糖尿病等慢性疾病，术后容易发生并发症，增加患者的生理痛苦，影响患者的手术治疗效果。因此在老年急性胆道疾病患者行腹腔镜手术前后接受专业的护理，能够有效预防并发症。

一、术前护理

术前健康教育，手术讲解，消除患者对手术的过分恐惧，提高患者对手术的认知。护理人员做好宣传手术的基本常识的工作，主动和患者进行交流，在交流中讲解胆囊和胆管疾病和治疗方法的安全性，使患者焦虑和恐惧等情绪减轻，拉近护患关系，使患者增强对治疗的依从性；指导患者如何采用正确的呼吸方式进而使呼吸道通畅，使用正确的咳嗽方式和下床活动方式，避免切口损伤加重，从而减少术后不适和并发症发生率；在手术前1 d，指导患者进食，主要以半流质食物和易消化食物为主，禁止食用豆制品等容易产生气体的食物，预防手术中因胃肠胀气影响手术的视野和手术后胃肠功能的恢复。

二、术后护理

手术结束后，注意每隔30 min 监测患者的各项生命体征，患者注意保持呼吸道畅通，必要时给予患者低流量吸氧，观察患者的呼吸频率和幅度及有无出现出血或胆漏等。在手术后6 h 鼓励患者下床活动，减少腹胀和呕吐等症状出现。患者在肠功能恢复后可以进食流质食物，严禁食用产气的食物；告知患者镇痛药物在使用完后，会出现轻微疼痛的原因和疼痛的部位，尽量通过转移患者的注意力来减轻疼痛；患者注意预防呼吸道感染引起的咳嗽，根据手术前护理人员教的正确的咳嗽方式和下床活动方式，从而减少身体因咳嗽引起阵痛；患者的皮下积气比较多，是由于手术中气腹的压力过大，致使二氧化碳气体残留在人体的疏松组织内，注意观察患者局部有无出现气肿现象，指导患者采取半卧位预防术后不适和并发症的发生。

第十章

老年肛肠疾病诊疗及围手术期护理

第一节 直肠肛管周围脓肿

直肠肛管周围脓肿指在肛门和直肠周围的软组织间隙中发生的化脓性感染，这些脓肿最终在肛门附近的体表形成肛管或直肠下段与会阴部皮肤相通的慢性感染性窦道。直肠肛管周围脓肿是肛肠疾病中的常见病，男性多于女性。

一、病因与发病机制

直肠肛管周围脓肿最主要的原因是肛隐窝腺体感染，肛隐窝腺体位于齿状线并开口于肛窦，腺管向外下方伸展于黏膜下层，有一部分腺管穿过内括约肌。因为肛隐窝开口向上，所以肛窦内容易积存肠道细菌，是造成感染的诱因。感染由肛腺管进入肛腺，并通过腺体的走行方向和穿行范围向周围扩散到肛管直肠周围间隙，形成各种不同部位的脓肿：肠道细菌通过肛腺引起括约肌间隙感染，感染灶沿下行的纵肌纤维引起低位括约肌间脓肿；沿上行的纵肌纤维引起高位括约肌间脓肿；向后可以穿过肛管后部薄弱的 Minor 三角形水平间形成肛门后部脓肿；并且可以在 Courtney 间隙形成深部脓肿，脓肿还可以向一侧或双侧直肠窝扩散而形成单侧或双侧坐骨直肠窝脓肿。导致肛周脓肿的细菌种类主要是链球菌及肠埃希菌、葡萄球菌、魏氏梭形芽孢杆菌和其他厌氧菌，多为混合感染。此外，肛管直肠外伤、克罗恩病、结核、肿瘤和肛周手术均可以导致直肠肛管周围脓肿。

二、临床表现及分类

直肠肛管周围脓肿的临床表现与脓肿位置有关，不同部位的肛门直肠周围脓肿临床表现也不一致。

(一)肛门周围脓肿

肛门周围脓肿最常见，初起表现为肛周局部红肿、硬结，逐渐发展疼痛加重，甚至有搏动性疼痛，触痛明显并有波动感。自溃或切开后形成低位肛瘘。全身症状轻微。

(二)坐骨直肠窝脓肿

坐骨直肠窝脓肿是肛提肌以下的脓肿，较常见。病灶多为肌间感染引发肛管后部的Courtney 间隙感染并向单侧或双侧坐骨直肠窝扩散形成脓肿，也可能是低位肌间脓肿沿联合纵肌纤维组织伸入外括约肌的纤维间隔蔓延而形成。初发时感肛门直肠疼痛坠胀，随着炎症发展，症状逐渐加重，肛周甚至臀部大片红肿，明显触痛，排便时疼痛剧烈，有时影响排尿。患者常同时伴有全身症状，如发热、乏力，甚至寒战。

(三)骨盆直肠间隙脓肿

脓肿位于肛提肌以上，顶部为盆腔腹膜，位置深，属高位肌间脓肿。全身感染症状明显，如发热、乏力、寒战等，直肠内有明显沉重坠胀感。排便排尿不畅。指诊可觉直肠内温度增高，直肠壁饱满隆起，有压痛和波动感。

(四)其他

直肠后脓肿、直肠黏膜下脓肿少见。由肛窦和肛腺感染引起，括约肌间脓肿、直肠损伤、直肠狭窄、直肠炎、骨和尾骨炎症也可引起。以全身症状为主，如畏寒、发热、乏力、食欲下降。直肠内常有重坠感，尾部有酸痛并放射至股部后方。指诊发现尾骨与肛门之间有深压痛，直肠后壁隆起并有波动感。直肠黏膜下脓肿位于直肠黏膜和肌层间结缔组织内，少见，脓肿一般较小，多位于直肠下部后方或侧方。肛门内有坠胀感，排便、行走时加重。指诊可触及直肠壁上卵圆形隆起，有触痛。破溃则形成内瘘。

三、辅助检查

多数直肠肛管周围脓肿依据上述症状和体征可获得诊断，部分深部脓肿诊断可能比较困难，必要时可以采用体表 B 超或经肛超声、CT，甚至 MRI 成像检查辅助诊断。

四、诊断及鉴别诊断

直肠肛管周围脓肿应注意需与以下疾病鉴别。

(一)泌尿生殖器官炎症

男性肛门前部脓肿向前扩展至尿道球部时常与尿道周围脓肿混淆。尿道炎、尿道狭窄和曾使用过尿道探子或膀胱镜检查等病史可帮助鉴别。破溃或切开引流的会阴肿胀漏出尿液时，尿道周围脓肿破向尿道的诊断可确立。女性的前庭大腺(又称巴氏腺)化脓感染常被误诊为肛门前部低位肌间脓肿，但前者位置特殊，且无肛门周围疼痛。

（二）肛周皮肤感染

肛门周围毛囊炎和疖肿等急性皮肤感染范围局限，顶端有脓栓，易识别，较大的皮下脓肿易与肛门直肠周围脓肿相混淆，皮下脓肿局部疼痛虽然明显，但是与肛门直肠无关，无直肠坠胀感，对排便影响不大。

（三）前庭囊肿和骶尾部囊性畸胎瘤感染

成年人前庭囊肿和骶尾部囊性畸胎瘤感染易误诊为肛门后部脓肿，仔细询问病史可有局部感觉和排便异常现象。肛门指诊可在直肠后壁触及包块或囊性肿块，挤压可从窦道口排出脓液、皮脂。骶骨侧位 X 线摄影可见骶前间隙显著增宽，有占位性肿物轮廓。

（四）肛门附近或臀部蜂窝织炎

少数臀部的蜂窝织炎接近肛门部位，与肛门周围脓肿表现相似，但不会累及直肠，应注意鉴别。

五、治疗

直肠肛管周围脓肿一旦形成、除部分自行破溃形成肛瘘外，大多需手术治疗特别强调早期切开引流，是控制感染和减少肛瘘形成的有效方法。直肠肛门周围间隙结构疏松，脓肿形成后易扩大并导致相应功能的损害。因此，肛周脓肿一旦确诊，应尽早切开引流，清创冲洗，这样可减轻感染造成的后果，并提高完全愈合的比例。切开引流需要注意以下几点。①定位要准确，切开前应做脓肿穿刺，证实后再手术引流。②不同的脓肿切口选择不同，浅部肿胀应做放射状切口，而深部脓肿应行与肛门相应的轮辐状切开，以免损伤肛门括约肌。③引流要充分，可用手指分开纤维隔膜。但对尚未彻底形成脓肿的硬结，不要求一次彻底清除。

切开后，浅部脓肿不用抗生素，对深部脓肿，高龄和高危患者，如伴发糖尿病、心瓣膜病、免疫缺陷状态的患者，建议使用广谱抗生素。对脓液进行细菌培养有助于抗生素的调整。另外，如果培养结果是非肠道菌，那么此后形成肛瘘的概率较小。

一部分患者在脓肿引流时可明确脓肿与肠壁相通的内口，可在切开脓肿引流的同时，一并切除或挂线，目的是使其一期愈合，缩短病程，减轻了患者的痛苦。方法如下。①脓肿一期切除术。在切开引流的同时处理内口，包括肛腺导管和感染的肛腺。主要适用于低位脓肿（皮下脓肿、肛门直肠后间隙脓肿、坐骨直肠间隙脓肿及直肠黏膜下脓肿）。②脓肿一期切开挂线术。对于肛管直肠环以上的高位骨盆直肠间隙脓肿或坐骨直肠间隙脓肿在切开引流的同时予以橡皮筋或粗丝线挂线法治疗。上述方法也有一定的并发症，如脓肿复发、肛瘘复发等，因此应该在手术不致影响肛门括约肌和肛门功能的情况下由经验丰富的医师施行。

六、护理措施

(一)非手术治疗护理/术前护理

(1)保持大便通畅。告知患者多饮水，多进食含膳食纤维丰富的蔬菜、水果和蜂蜜等，忌食辛辣刺激食物，避免饮酒。也可遵医嘱给予麻仁丸或液体石蜡口服。

(2)应用抗生素。根据医嘱全身应用抗生素，有条件时穿刺抽取脓液，并根据药敏试验结果合理选择抗生素，控制感染。

(3)热水坐浴。局部用 1:5000 高锰酸钾溶液 3000 mL 或痔疾洗液熏洗坐浴，温度控制在 43 ℃~46 ℃，每日 2 次，每次 20 min，可有效改善局部血液循环，减轻出血、疼痛症状。养成定时排便习惯，便后清洗或坐浴。

(4)急性炎症期应卧床休息，协助患者采取舒适体位，避免局部受压加重疼痛。

(5)高热患者给予物理降温或遵医嘱药物降温，嘱患者增加饮水。

(二)术后护理

(1)饮食护理。术后 6 h 进流质食物，术后第一日给半流质食物，以清淡易消化食物为主，保持排便通畅。

(2)脓肿切开引流术的护理。对脓肿切开引流者，应密切观察引流液的颜色、量、性状，并做好记录。定时冲洗脓腔，保持引流通畅。切开引流早期分泌物较多，应定时观察敷料有无渗出，一旦渗出应及时更换敷料，可每日更换 2 次，防止切口感染。

(3)脓肿切开挂线术的护理。①皮肤护理：保持肛门皮肤清洁，嘱患者局部皮肤瘙痒时不可搔抓，避免皮肤损伤感染。②挂线橡皮筋护理：嘱患者术后 7~15 日至门诊收紧橡皮筋，直到橡皮筋脱落。脱落后的局部创面可外敷中药生肌膏，以促进创面愈合。

(4)热水坐浴。便后局部创面用 1:5000 高锰酸钾溶液 3000 mL 或痔疾洗液熏洗坐浴，每日 2 次。既可缓解局部疼痛、清洁肛门周围皮肤，又有利于局部炎症的消散、吸收，促进创面愈合。

(5)后期创面表浅可定时坐浴使其自然愈合。排便后应先坐浴再换药。创面愈合应由内向外，避免皮肤假性愈合形成肛瘘。

(6)指导患者注意个人卫生，勤换，勤洗内裤。

七、护理评价

(1)患者肛周疼痛有无明显减轻或缓解，生命体征是否平稳。

(2)发热症状有无消退，体温是否维持在正常范围。

(3)患者有无发生切口感染、肛瘘、假性愈合等术后并发症，若发生，是否得到及时发现和处理。

(4)患者术后无并发症或并发症得到及时发现和处理，如切口感染等。

八、健康教育

(1)多饮水,多吃蔬菜、水果以及富含纤维素的食物,禁止饮酒及食辛辣等刺激性食物。

(2)嘱患者改变以往不良的饮食习惯,养成良好的饮食、排便及卫生习惯。教会患者坐浴的方法,并嘱其坚持坐浴。

(3)养成定时排便的习惯,避免排便时间延长,避免便秘和腹泻。适当活动,避免久坐、久卧。

(4)提肛运动。肛门括约肌松弛者,术后15日起可指导患者进行提肛运动,促进局部血液循环,加速愈合。软化瘢痕,预防肛门狭窄。

第二节　肛瘘

肛瘘(anal fistula)是一种常见的肛门直肠疾病,是指肛管或直肠因病理原因形成的与肛门周围皮肤相通的一种异常管道,多为肛周脓肿破溃或切开引流形成。其特征为瘘管内口多位于肛窦内,管道穿过肛门直肠周围组织,外口位于肛周皮肤。急性发作期可因外口已闭合引流不畅而致局部肿痛,继而在原外口处再次破溃溢脓或形成新的外口。如不及时治疗,病情将反复发作且会出现瘘管管道复杂化的可能。在我国其发病率占肛门直肠疾病的1.67%~3.6%,国外为8%~25%,男女老少均可发病。

一、病因与发病机制

大多数肛瘘由肛周脓肿发展而来,是炎症的慢性阶段,少数由特异性感染引起,如结核和克罗恩病。直肠肛管外伤、化脓性汗腺炎、皮脂腺囊肿的继发感染、直肠肛管恶性肿瘤破溃也可成瘘管,临床上较少见,并与化脓性感染所形成肛瘘有明显区别。肛瘘一般有内口、瘘管和外口,少数肛瘘没有外口。内口是感染源的入口,多在齿状线附近的肛窦内。瘘管有直有弯,少数有分支。外口即脓肿破溃处或切开引流部位,多位于肛周皮肤。

二、临床表现和诊断

(一)临床表现

临床表现一般为肛旁反复肿痛、反复流出少量脓血性、黏液性分泌物,可伴有肛门潮湿、瘙痒,有时形成湿疹;局部可有红、肿、热、痛等炎性表现,甚至可伴寒战、乏力等全身感染症状。患者症状反复发作,可形成多个外口、内口,经久不愈,多数肛瘘患者有肛周脓肿自行破溃或切开引流的病史,同时也要注意患者有无炎症性肠病、结核、糖尿病、血液病、骶前畸胎瘤、囊肿等病史。

(二)诊断

肛瘘的诊断通常基于病史和体格检查。肛瘘一般由内口、瘘管和外口三部分组成。内口是肛瘘的感染源，多位于齿线附近，通常为 1 个。瘘管包括主管和支管，在不同的解剖层次穿过肛门括约肌和盆底肌；外口是瘘管通向肛周皮肤的开口，位于肛门周围皮肤上，可为 1 个或多个。外口的形状、大小均不同，有的结缔组织增生形成突起的小丘，有的呈凹陷，有的刚好与皮肤平，大多数可挤压出脓血性分泌物。

大多数肛瘘通过传统的检查方法即可诊断，但对高位复杂性肛瘘应进行影像学检查，以明确主管、支管及原发灶的部位以及与邻近器官的关系。

(三)分类

1.根据组织学分类

肛瘘一般分为特异性肛瘘和非特异性肛瘘两类，前者指由克罗恩病，结核、淋巴肉芽肿等引起的肛瘘，后者一般指化脓性感染形成的肛瘘。

2.根据瘘管走形分类

根据内、外口位置和瘘管与括约肌的关系，肛瘘分为括约肌间、经括约肌、括约肌上和括约肌外肛瘘。

(1)括约肌间肛瘘：最常见，约占70%，瘘管走行在括约肌间隙，可上行到直肠壁形成高位瘘，也可扩散到盆腔达肛提肌以上；也可开口于直肠；也可下行至肛周区域，开口于肛门旁；也可在括约肌间隙内终止形成盲瘘。

(2)经括约肌肛瘘：此类肛瘘通常来源于坐骨直肠窝脓肿，约占所有肛瘘的23%。瘘管从内口通过内外括约肌到达坐骨直肠窝。如果瘘管向上的分支通过坐骨直肠窝的顶点或通过肛提肌到达盆腔可形成高位瘘。

(3)括约肌上瘘：此类肛瘘来源于肛提肌上脓肿，占肛瘘的5%。瘘管经过括约肌间到达耻骨直肠肌以上，在侧方弯曲向下到坐骨直肠窝，再到肛周皮肤。也可以形成盲道导致马蹄形肛瘘。

(4)括约肌外瘘：这种类型占肛瘘的2%，瘘管从肛提肌以上的直肠开始，穿过肛提肌经过坐骨直肠窝到达肛周皮肤。这种肛瘘可能是异物穿透直肠引起。克罗恩病、肿瘤或会阴的刺伤也可引起。

3.根据瘘管是否累及肛管直肠环分类

高位肛瘘：瘘管位于肛管直肠环以上，此类肛瘘治疗应注意保护肛管直肠环，以防损伤后引起肛门失禁；低位肛瘘：瘘管位于肛管直肠环以下。

4.根据瘘管的性状分类

直瘘即瘘管为直行的条索状，无弯曲；弯瘘：瘘管弯曲；马蹄形肛瘘：瘘管围绕肛管从后正中分别向左右前方伸展，形成马蹄状，在肛周两侧可有多个外口，内口常在后正中线附近。若仅向一侧伸展也称半马蹄瘘。

5. 根据内、外口的情况分类

单内口瘘即盲瘘，只有内口与瘘管相通，无外口；内外瘘：既有内口，又有外口，内口多在肛隐窝处，外口在肛周皮肤，瘘管与内外口相连。

6. 根据疾病的复杂程度分类

可分为简单性肛瘘包括括约肌间瘘、低位经括约肌肛瘘和穿过（>30%）外括约肌的经括约肌肛瘘；复杂性肛瘘包括伴或不伴有盲瘘的高位经括约肌肛瘘、括约肌上和括约肌外肛瘘、马蹄形肛瘘以及与炎性肠病、放射性肠炎、恶性肿瘤，先前存在失禁等相关的肛瘘及女性前侧肛瘘。

三、治疗

肛瘘不能自愈，手术是目前治疗肛瘘唯一有效的治疗方法。肛瘘手术成功的关键在于：准确找到内口，完全切开或彻底切除内口和瘘管，防止肛门括约肌过度损伤。目前尚没有一种手术方法可以治疗所有肛瘘。传统的术式包括瘘管切开、切除、挂线术。近几年来，肛瘘治疗提倡微创理念，新的手术方式不断被应用于临床，如经肛门括约肌间瘘管结扎术、直肠黏膜瓣推移术、生物材料填塞封堵术等。

（一）肛瘘挂线术

肛瘘挂线术用于治疗高位经括约肌肛瘘或括约肌上肛瘘是非常有效的方法，挂线可起到异物刺激、慢性切割、引流等作用，分引流挂线和切割挂线两种，又分别称浮线和紧线，能较好解决高位肛瘘完全切开所致失禁的问题，祖国医学应用药线，同时还有去腐生肌的作用。挂线法主要适用于瘘管在肛管直肠环上方或通过环上 2/3 的肛瘘，包括外括约肌深部与肛提肌间瘘或肛提肌以上的肛瘘手术。挂线时注意：①精准寻找及处理内口，挂线范围仅选择在瘘管经肛管直肠环范围的肌肉组织部分；对大束肌肉组织，可采用分组挂线术。②以防止肛门失禁为目的的切开挂线，术中应收紧；如存在难以处理的残腔，应选用引流挂线，适当时机时再决定是否需要收紧线进行切开。

（二）肛瘘切开术

肛瘘切开术是将瘘管全部切开，并将切口两侧边缘的瘢痕组织充分切除，使引流通畅，靠肉芽组织生长使伤口愈合，其总的治愈率为 92%~97%，适用于低位肛瘘。因切开后一般只损伤肛门外括约肌皮下部和浅部，一般不会出现肛门失禁。瘘管切开术也可以作为高位肛瘘瘘管位于肛管直肠环以下部分的辅助治疗方法。肛瘘切开术的优点是：①创面开放，引流通畅。②可经切开处底部清除瘘管内的肉芽和假性上皮。③手术切除组织少，不遗留较大的缺损创面。④切断的肛门括约肌两断端回缩不多，形成肛门失禁的机会较肛瘘切除者为少。创口愈合快。

(三)肛瘘切除术

肛瘘切除术适用于低位、非急性期、瘘管与周围组织关系清晰明确者，将瘘管壁全部切除直至健康组织，使创面呈内小外大，以利于引流。对内口明确、瘘道切除完整的直瘘可行一期切除缝合术。与肛瘘切开术对比，肛瘘切除术复发率与其相似，却存在创口大、愈合时间长的问题，增加了术后肛门失禁的风险。

(四)直肠黏膜瓣推移术

直肠黏膜瓣推移术是在切除了感染的肛腺，显露出健康组织后，利用基底部(头侧)游离的直肠黏膜瓣或黏膜肌瓣覆盖肛瘘的内口，以封闭瘘管的高压端，使肠腔内容物或细菌无法进入瘘管，则外侧瘘管逐渐萎缩直至闭合的一种手术。该手术的优点包括：最大限度地保存了解剖的完整性，保护了括约肌的功能，愈合时间短，术后疼痛轻，失败后不影响再次手术。作为一种治疗复杂性肛瘘的手段，具有肯定的疗效。手术治疗原则为：①术前精确定位肛瘘的解剖。②充分引流使瘘管简单化。③分层牢固缝闭内口，避免形成无效腔、张力及缺血。④对瘘管处理到位以防止脓肿的形成。

手术要点包括：①充分暴露术野。根据内口的位置灵活选择体位，内口在后侧用截石位，在前侧则选择俯卧位。应用拉钩充分暴露术野。②直肠黏膜瓣或黏膜肌瓣向近端游离至少 4 cm，使基底部(头侧)宽度是顶部(尾侧)的两倍，保证良好血供以及与周围组织的无张力缝合。③外口至外括约肌之间的瘘管可采取隧道式挖除，对穿过外括约肌的瘘管只进行搔刮。用 2-0 或 3-0 的可吸收缝线间断缝合缺损。从外口注入生理盐水验证缝合是否牢靠。术后应确保引流通畅，防止缝合处局部感染，造成手术失败。

(五)生物材料填塞封堵术

(1)纤维蛋白胶封堵术。在彻底清除内口和管壁坏死组织的前提下，应用生物蛋白胶彻底粘堵内口，封闭瘘管，以达到瘘管的闭合。该术式因其不损伤肛门括约肌，操作简单，可重复治疗，因而在国外应用较为广泛。国外报道其短期成功率为 70%~74%，失败后再次治疗的治愈率达 69%。

(2)脱细胞真皮基质填塞术。2006 年 Johnson 等首次用冻干猪肠黏膜下层做成一种生物栓置入瘘管治疗肛瘘，其治愈率达 87%(12/15)。我国学者王振军等用异体脱细胞真皮基质(ADM)填塞治疗肛瘘取得了满意效果。ADM 具有在感染性创面上快速血管化和诱导组织生成的作用，作为细胞支架，引导细胞沿其胶原框架有序生长，达到补充、修复乃至重建组织的目的。

(3)其他生物材料。近年来，西班牙学者 Damian 等将脂肪来源的干细胞作为填充物和纤维蛋白胶联合治疗复杂性肛瘘，治愈率约为 71%(17/24)。脂肪来源的干细胞具有促进新生血管形成、多向分化及免疫抗炎能力，初步研究认为这可能是其治疗肛瘘的机制。

(六)括约肌间瘘管结扎术(LIFT)

2007 年泰国的 Arun Rojanasakul 教授首先报道了经括约肌间瘘管结扎术，治愈率约为

94%（16/17）。LIFT 技术的核心是术前对瘘管走行及内口位置的准确判断，先沿括约肌间找到瘘管，然后缝扎瘘管闭合内口，切除括约肌间段的瘘管，最后用刮刀刮除剩余瘘管坏死组织。该术式的主要优点：处理了内口及感染的肛腺组织，未损伤括约肌，不影响肛门功能。

手术方法如下：

①确认内口，在瘘管上方的括约肌间沟做 1.5~2.0 cm 的弧形切口。②电刀分离括约肌间平面，注意靠近外括约肌以免损伤内括约肌和直肠黏膜。③分开内括约肌和外括约肌，切开括约肌间瘘管，用 3-0 的可吸收缝线结扎靠近内口的瘘管。④通过注射或探针探查至外口行瘘管切除，搔刮肉芽组织。⑤通过内括约肌间切口缝合外口，3-0 可吸收线缝合切口。

四、护理评估

（一）术前护理评估

（1）了解患者有无肛管直肠周围脓肿自行溃破或切开引流的病史。

（2）病情评估

①肛门皮肤有无红、肿。

②肛周外口有无反复流脓及造成皮肤瘙痒感。

③了解直肠指检，内镜及钡灌肠造影等检查结果。

（3）对肛瘘的认知程度及心理承受能力。

（4）自理能力。

（二）术后护理评估

（1）肛门皮肤有无红、肿、疼痛，肛周外口有无反复流脓及造成皮肤瘙痒感。

（2）了解辅助检查结果及手术方式。

（3）患者的饮食及排便情况。

（4）评估患者对术后饮食、活动、疾病预防的认知程度。

五、护理措施

（一）术前护理措施

（1）观察患者有无肛门周围皮肤红、肿、疼痛，流脓或排便困难。症状明显时，嘱其卧床休息，肛门局部给予热水坐浴，以减轻疼痛，利于大便的排出。

（2）鼓励患者进食高蛋白、高热量、高维生素、易消化的少渣食物，多食新鲜蔬菜，水果及脂肪类食物，保持大便通畅。

（3）急性炎症期，遵医嘱给予抗生素，每次排便后用清水冲洗干净，再用 1：5000 高锰酸钾溶液温水坐浴，每次 20 min，3 次／日。

（4）术前 1 日半流质饮食，术前晚进食流质，视所采取的麻醉方式决定术前是否禁食禁饮。术前晚按医嘱给予口服泻药，但应具体应用时视患者有无长期便秘史进行调整。若排便不充分时，可考虑配合灌肠法，洗至粪便清水样，肉眼无粪渣为止。

（5）准备手术区域皮肤，保持肛门皮肤清洁，修剪指甲。

（二）术后护理措施

（1）腰麻，硬膜外麻醉，术后需去枕平卧 6 h，避免脑脊液从蛛网膜下腔针眼处漏出，致脑脊液压力降低引起头痛。监测脉搏、呼吸、血压 6~8 h，至生命体征平稳。

（2）加强伤口换药，避免假性闭合。伤口距离肛门近，有肠黏液或粪便污染时，需拆除敷料，温水冲洗、1∶5000 的高锰酸钾溶液或中药熏洗坐浴，洗净沾在伤口上的粪渣和脓血水；伤口换药要彻底、敷料填塞要达深部，保证有效引流，避免无效腔。行挂线术的患者创面换药至挂线脱落后 1 周。

（3）做好排便管理。术前给予口服泻药或清洁灌肠，术后给予轻泻软便药乳果糖或麻仁丸及纤维增加剂，使粪便松软，易于排出。排便后及时坐浴和换药，以保持伤口和肛门周围皮肤清洁。

（4）肛门括约肌松弛者，术后 3 日可指导患者进行提肛运动。

六、护理评价

（1）能配合坐浴，换药，肛周皮肤清洁，术后伤口未发生二次感染。
（2）能适应术后的饮食、活动、及提肛训练。
（3）掌握复诊指征。

七、健康教育

（1）饮食指导。术后 1~2 日少渣半流质饮食，之后正常饮食，忌辛辣刺激性食物，如辣椒，烈性酒等，多食粗纤维富含营养的食物，如新鲜蔬菜，水果等，切忌因惧怕疼痛而少吃饭或不吃饭。鼓励患者多饮水，防止便秘。

（2）肛门伤口的清洁。每日排便后用 1∶5000 高锰酸钾溶液或痔疮洗液坐浴，坐浴时应将局部创面全部浸入药液中，药液温度适中。平时排便后，可用温水清洗肛门周围，由周边向中间洗净分泌物。

（3）术后活动指导。手术创面较大，而伤口尚未完全愈合期间，应尽量少走路，避免伤口边缘因用力摩擦而形成水肿，延长创面愈合时间。创面愈合后 3 个月左右不要长时间骑自行车，以防愈合的创面因摩擦过多而引起出血。

（4）如发现排便困难或大便失禁，应及时就诊。

第三节　肛裂

一、病因与病理

肛裂是位于肛管的疼痛性线形溃疡，自齿状线向下延伸至肛门缘，疼痛程度与病变大小不相符。本病无性别差异。好发于后肛门正中线；前壁的肛裂多见于女性，男性少见。肛裂的病因与下列因素有关。

（1）外伤。通常认为便秘或腹泻引起的肛管损伤是最重要的原因，大便干硬，排便时用力过猛，损伤肛管皮肤，反复损伤使裂伤深及皮肤全层，形成慢性感染性溃疡。

（2）解剖因素。肛尾韧带较坚硬，伸缩性差，且肛门后方承受压力大，故后正中易受损伤。

（3）感染。齿线附近的慢性炎症，如后正中的肛窦炎症，向下蔓延形成皮下脓肿，破溃形成慢性溃疡。

（4）其他的危险因素。如克罗恩病、肛管手术瘢痕和分娩创伤。结核、梅毒、HIV 和疱疹等感染原因少见。

肛裂分为急性和慢性。急性肛裂发病时间短，裂口新鲜整齐，色红底浅，无瘢痕形成，多可自行愈合；部分转为慢性，需要药物或手术干预。慢性肛裂发病时间长，反复发作，边缘纤维化和水肿，基底部可见内括约肌纤维。常形成肛裂三联征，即上端有肥大的肛乳头，下端有前哨痔，肛裂。对诊断有帮助。晚期可并发肛周脓肿及皮下肛瘘。急性肛裂经治疗后 6 周未愈即成为慢性肛裂。

二、临床表现及诊断

肛裂的典型临床表现为疼痛，便血和便秘。

1. 疼痛
周期性疼痛是肛裂的主要临床表现。排便时肛门灼痛，便后数分钟缓解，此期为疼痛间歇期。不久内括约肌痉挛，产生剧痛，常为便后严重的烧灼样或刀割样疼痛，持续数分钟或数小时；直至括约肌疲劳后，疼痛方缓解。再次排便时又产生疼痛，因此称为肛裂疼痛周期。

2. 便血
粪便表面或便纸上有少量鲜血或便后滴鲜血。大出血少见。

3. 便秘
因疼痛不愿排便，久之引起大便干结，便秘。便秘又使肛裂加重，形成恶性循环。

根据典型的排便时及便后疼痛的临床症状，诊断不困难。体检时，大多数肛裂可以通过向两侧拉开臀部诊断，有时皮垂可能是唯一标志。检查时发现肛裂三联征，则诊断明确。

如已确诊肛裂,一般不需做指检和内镜检查,以免引起剧痛。必要时可使用利多卡因凝胶和儿童乙状结肠镜,排除括约肌内脓肿或肿瘤等疾病,建议患者在麻醉下体检。

三、治疗

治疗原则是保持大便通畅,制止疼痛,中断恶性循环,促使创面愈合。超过 90% 的急性肛裂会自行愈合或经过简单处理后愈合。慢性肛裂经非手术治疗无效时考虑手术治疗。具体措施如下。

1. 软化大便,保持大便通畅

增加膳食纤维、水的摄入量,口服缓泻药或石蜡油,使大便松软润滑,防治大便干燥,纠正便秘的发生。阻断肛门痉挛性疼痛的反复刺激。

2. 止痛

排便前后用 1 : 5000 高锰酸钾温水坐浴,保持局部清洁。药物治疗包括以下几种。硝酸盐类:外源性一氧化氮(NO)如 GTN(三硝酸甘油)、单硝酸异山梨酯和二硝酸盐可以通过尿甘酸环化酶提高循环 GMP 的水平,引起平滑肌松弛。该途径降低肛管静息压,具有治愈慢性肛裂的作用,可以避免手术。钙离子通道阻滞药:钙通道阻滞药通过阻断钙离子通道,可以引起平滑肌松弛。舌下含服硝苯地平可以降低健康志愿者和括约肌高压患者的肛管静息压。慢性肛裂患者每日口服 2 次 20 mg 硝苯地平缓释片,8 周时的治愈率为 60%。硝苯地平凝胶局部治疗肛裂亦有较好的疗效。肉毒杆菌毒素(botulinum toxin, BT)是一种与胆碱能神经末梢多个蛋白结合的多肽,能够防止乙酰胆碱囊泡相互融合,从而阻滞乙酰胆碱的释放。BT 对乙酰胆碱的阻滞是不可逆的,但神经元并不退化,当 3 个月后新的神经末梢再生后,其功能可以恢复。BT 注射治疗通常在门诊实施,不需要镇静和麻醉,患者取左侧卧位,使用 25~27 号针头,靠近肛裂注射,或 3 点或 9 点位置注射入内括约肌或外括约肌。注射 BT 后可出现短暂肛门失禁、血肿、肛周血栓、感染和脓毒症。此外,还有引起严重心血管疾病的报道。由于括约肌注射的复杂性,疼痛且价格昂贵,BT 尚未广泛用于治疗慢性肛裂。

3. 肛管扩张

适用于无三联征的肛裂患者。其优点是操作简便,疗效迅速,不需要特殊器械。方法:在局麻下以两示指用力扩张肛管,以后逐渐伸入两中指,维持扩张 5 min。此法可去除肛管括约肌痉挛,术后能立即止痛。扩肛后肛裂创面扩大并开放,引流通畅,创面能很快愈合。术后需每日坐浴。

4. 手术疗法

对于非手术治疗无效,经久不愈的肛裂需手术治疗,方法如下。

(1)肛裂切除术:即在局麻或腰麻下梭形或扇形切除肛裂及周围的组织,切除前哨痔和肥大的肛乳头,必要时切断部分内括约肌,该方法的优点是切除全部病变,创面宽大,引流通畅,便于创面生长,但愈合较缓慢。

(2)内括约肌切开术:内括约肌痉挛是造成肛裂疼痛的主要原因,故可用内括约肌切开术治疗肛裂,还可以使肛管压力降低,使肛管黏膜血流增加,对慢性肛裂的治愈率较高,复发率仅为 1%~6%。内括约肌切开术操作简单可在门诊局麻下操作，但要注意术后并发症，如大便失禁、出血、脓肿形成和肛瘘。大便失禁的发生率约为 30%，但永久性失禁的发生率低于 1%。

有少数慢性肛裂患者，合并有感染，局部可形成肛缘脓肿，分泌物增多且为脓性，疼痛加重。应及时手术治疗，否则患者因害怕疼痛造成恐惧排便，加重便秘。

四、护理评估

(一)术前评估

1.健康史及相关因素

了解患者疼痛部位多与病灶位置及疾病性质有关。注意询问患者疼痛的部位，持续的时间、急缓、性质及病程长短，有无明确的原因或诱因；了解患者有无长期便秘史，便秘发生的时间、病程长短，有无便意感，起病原因或诱因；排便的次数和量；有无便血、肛门疼痛、腹痛、腹胀、嗳气、食欲减退、肛门坠胀、排便不尽、反复排便等伴随症状，甚至用手挖便的情况；有无用药史，效果如何。有无焦虑、烦躁、失眠、抑郁，乃至性格改变等精神症状。评估患者有无肛窦炎、直肠炎等诱发肛管溃疡的因素。

2.身体评估

(1)便秘的原因很多，有功能性便秘和器质性便秘两种，应加以区分。

(2)有无便后肛周出现烧灼样或刀割样剧烈疼痛，缓解后又再次出现剧痛，持续 30 min 至数小时不等。

(3)因惧怕肛周疼痛而不敢排便。便后滴新鲜血，或便中带新鲜血。

(4)肛裂便秘，多伴便后手纸染血、肛门剧痛，呈周期性。

(5)了解肛门局部检查结果，有无发现裂口、肛乳头肥大、前哨痔、肛窦炎、皮下瘘、肛门硬结。

3.心理-社会状况

评估患者及家属对肛裂相关知识的了解程度及心理承受能力，以及对治疗、护理等的配合程度。

(二)术后评估

1.手术情况

了解患者术中采取的麻醉方式，手术方式，手术过程是否顺利，术中有无出血及其量。

2.康复状况

观察患者生命体征是否平稳，手术切口愈合情况，有无发生出血、肛门狭窄、排便失禁等并发症。

3.心理-社会状况

评估患者有无焦虑，失眠，家庭支持系统等。了解患者及其家属对术后康复知识的掌握程度；是否担心并发症及预后等。

五、护理措施

(一)非手术治疗护理/术前护理

1.心理支持

向患者详细讲解有关肛裂知识,鼓励患者克服因害怕疼痛而不敢排便的情绪,配合治疗。

2.调理饮食

增加新鲜蔬菜,水果及粗纤维食物的摄入,少食或忌食辛辣和刺激性食物,多饮水,以促进胃肠蠕动,防止便秘。

3.热水坐浴

每次排便后应热水坐浴,清洁溃疡面或创面,减少污染,促进创面愈合,水温 43～46℃,每日 2～3 次,每次 20～30 min。

4.肠道准备

术前 3 日少渣饮食,术前 1 日流质饮食,术前日晚灌肠,尽量避免术后 3 日内排便,有利于切口愈合。

5.疼痛护理

遵医嘱适当应用止痛剂,如肌内注射吗啡、消炎栓塞肛等。

(二)术后护理

1.术后观察

有无渗血、出血、血肿,感染和尿潴留并发症发生,如有急事报告医师,并协助处理。

2.保持大便通畅

鼓励患者多饮水,多进食新鲜蔬菜、水果、粗纤维食物,指导患者养成每日定时排便的习惯,进行适当的户外锻炼,防止便秘。便秘者可服用缓泻剂或液体石蜡等,也可选用蜂蜜,番泻叶等泡茶饮用,以润滑、松软大便利于排便。

3.局部坐浴

术后每次排便或换药前均用 1：5000 高锰酸钾溶液或痔疾洗液熏洗坐浴,控制温度在43～46℃,每日 2 次,每次 20～30 min,坐浴后用凡士林油纱覆盖,再用纱垫盖好并固定。

4.术后常见并发症的预防和护理

(1)切口出血:多发生于术后 7～12 日,常见原因多为术后大便干结,用力排便,换药粗暴等导致创面裂开、出血。预防措施包括:保持大便通畅,防止便秘;避免腹内压增高的因素如剧烈咳嗽、用力排便等;切忌换药动作粗暴,应轻轻擦拭。密切观察创面的变化,一旦出现创面大量渗血,应紧急压迫止血,并报告医师处理。

(2)肛门狭窄:大便变细或肛门狭窄者,遵医嘱可于术后 10～15 日行扩肛治疗。

(3)排便失禁:多由术中不慎损伤肛门括约肌所致。询问患者排便前有无便意,每日的排便次数、量及性状。若为肛门括约肌松弛,可于术后 3 日开始指导患者进行提肛运动,每日 2 次，每次 30 min；若发现患者会阴部皮肤常有黏液和粪便，或无法控制排便时，立即报告医生，及时处理。

六、护理评价

(1) 患者术后焦虑情绪得到缓解，心态平和，积极配合治疗。

(2) 术后患者疼痛、便血得到缓解，自诉伤口疼痛可耐受，疼痛评分为 2~3 分。

(3) 未发生肛门狭窄、肛门失禁等并发症，或并发症得到及时发现和处理。

七、健康指导

(1) 指导患者养成定时排便的习惯，避免排便时间延长。保持排便通畅，鼓励患者有便意时，尽量排便，纠正便秘。

(2) 多饮水，多吃蔬菜，水果以及富含纤维素的食物，禁止饮酒及食辛辣等刺激性食物。

(3) 出现便秘时，应增加粗纤维食物，必要时口服适量蜂蜜或润肠通便药物。

(4) 出院时如创面尚未完全愈合者，便后温水坐浴，保持创面清洁，促进创面早期愈合。

(5) 大便变细或肛门狭窄者，遵医嘱可于术后 10~15 日行扩肛治疗。

(6) 肛门括约肌松弛者，手术 3 日后做提肛运动，大便失禁者需二次手术。

第四节　痔

肛垫是由肛管内壁黏膜、血管、纤维支持结构共同构成的一种正常解剖结构，对维持肛门自控功能有重要的作用。痔则是肛垫病理性肥大、移位及肛周皮下血流淤滞形成的局部团块。痔是最常见的肛门良性疾病，可发生于任何年龄。

一、病因与发病机制

痔的病因并不完全清楚，对痔的本质和发病机制一直存在争议。痔的传统概念主要源于静脉曲张学说，直肠静脉回流至门静脉，无静脉瓣，血液易淤积而使静脉扩张，便秘、妊娠、前列腺增生等因素可导致静脉回流受阻，致使直肠静脉扩张淤曲成痔。1975 年，Thompson 提出肛垫是由肛管内壁黏膜、血管、纤维支持结构共同构成的一种正常解剖结构，肛垫的病理性肥大即为痔或痔疮，即肛垫学说是形成痔疮的现代概念。我国制定的《痔诊治暂行标准》中定义"痔是肛垫病理性肥大，移位及肛周皮下血流淤滞形成的局部团块"。

二、痔的分类和内痔的分度

根据痔与齿状线的关系可分为 3 类。

(一)内痔

内痔位于齿状线上方,由痔内静脉形成,表面由黏膜覆盖。常见于左侧正中、右前及右后 3 处。内痔的症状主要为便血和脱垂。

(二)外痔

外痔位于齿状线下方,由痔外静脉形成,表面由皮肤覆盖。常见有血栓性外痔、结缔组织外痔(皮赘)、静脉曲张性外痔及炎性外痔。

(三)混合痔

在齿状线附近,为皮肤黏膜交界组织覆盖,由痔内静脉和痔外静脉之间彼此吻合相通的静脉形成,有内痔和外痔 2 种特性。内痔的分度如下:Ⅰ度,出血但不脱出,出血较多但无自觉症状。Ⅱ度,便血,可有可无排便时痔脱出,便后可自行还纳。Ⅲ度,排便时或腹压增高时脱出,不能自行还纳,需要手助还纳。Ⅳ度,脱垂痔长期在肛门外,不能还纳或还纳后又立即脱出。嵌顿内痔和涉及环周直肠黏膜脱垂的血栓嵌顿痔也属于Ⅳ度痔。痔发展到Ⅲ度、Ⅳ度,通常包括内痔和外痔成分,范围从皮赘一直到肛管内,即为混合痔。准确分度对于选择治疗方法和评价疗效具有重要的意义。

三、临床表现

(一)便血

便血是痔疮最常见的症状,症状主要源于内痔。由于肛垫内动静脉交通支的存在,典型表现为鲜红色出血,常滴入或喷入便盆中。无痛性间歇性便血是其特点。便后数日常可自行停止。这对诊断有重要意义。便秘、粪便干结、饮酒及食用刺激性食物等都是出血的诱因,若长期出血可导致贫血。

(二)痔脱垂

痔脱垂常为晚期症状,肛垫的非正常肿胀、悬挂支持肌肉的过度牵拉及黏膜下动静脉丛的扩张可导致晚期痔组织体积增大,排便时脱出肛门。轻者可自行还纳,重者需用手推回,更严重者长期在肛门外,不能还纳或还纳后又立即脱出。有少数患者述诉脱垂是首发症状。

（三）疼痛

单纯的内痔无疼痛，少数有坠胀感，当内痔或混合痔脱出嵌顿，出现水肿、感染、坏死时则有不同程度的疼痛。大多数的外痔没有疼痛症状，如发生血栓则表现为剧烈疼痛的肛周肿块。血栓溶解后形成的皮赘可导致肛门潮湿不洁及继发的刺激症状。

（四）瘙痒

晚期痔脱垂导致肛周皮肤黏膜下移，常有分泌物流出，由于分泌物刺激，造成肛门周围瘙痒和不适，甚至出现皮肤湿疹，极为痛苦。

四、诊断及鉴别诊断

（一）诊断

痔的诊断主要依靠仔细的肛门直肠检查。首先为肛门视诊，除Ⅰ度内痔外，其他内痔多可在肛门视诊下发现，视诊还很容易发现皮赘、血栓性外痔、混合痔和嵌顿痔。很多肛门直肠疾病有相似的肛门直肠症状，因此视诊有助于发现诸如肛周脓肿和肛瘘等疾病，肛裂的主要症状是便后疼痛，也常便血。牵拉肛周皮肤很容易看到肛裂。其次为直肠指诊，内痔无血栓形成或纤维化时不易触及，指诊的主要目的是了解直肠内有无其他病变，特别是除外直肠癌和息肉。最后行肛门镜检查，先观察直肠黏膜有无充血、水肿、溃疡及肿块等，排除直肠内其他病变，再观察齿状线上有无内痔，有内痔时应注意其大小、部位及数目等。

（二）鉴别诊断

痔的诊断一般不难，但需与下列疾病鉴别。

（1）Ⅰ度直肠黏膜脱垂。此类直肠脱垂与Ⅰ度内痔易混淆，Ⅰ度直肠黏膜脱垂脱出的直肠黏膜呈放射状有环状皱褶，色鲜红，质软，易还纳，无分界线，无痛，括约肌松弛，多见于儿童和老年人。痔不论单个或多个脱出时呈血管瘤状，是暗红色团块，无括约肌松弛。

（2）直肠息肉。低位带蒂的直肠息肉，脱出至肛门外有时被误诊为内痔。但直肠息肉常见于儿童，为圆形、实质性、有蒂、可移动。

（3）直肠炎。直肠炎亦可有便血症状，肛门镜检查可识别。直肠炎的直肠黏膜呈红色或紫红色，充血明显，可见散在的或弥漫的点状出血。

（4）直肠癌。直肠指诊可扪及凸凹不平的肿块，表面常有溃疡，肠腔可有不同程度的狭窄，指套上有暗红色陈旧的血迹。便血是痔疮和直肠癌共有的症状，对有便血症状的患者要提高警惕，特别是45岁以上或有家族史的患者，即使发现了痔疮，也不应满足于痔疮的诊断。如果不能用痔疮来解释便血或者肛门直肠检查没有发现出血源，或者患者有明确的结肠肿瘤高危因素时，则必须进行结肠镜或钡剂灌肠检查。

（5）门静脉高压引起肛管静脉曲张。门静脉高压引起肛管静脉曲张和痔是不同的，不是痔的病因。实际上，有门静脉高压及静脉曲张的患者痔发病率并不高。静脉曲张出血不同于痔出血，不能使用常规治疗痔疮的方法来治疗静脉曲张出血。如果需要局部治疗的话，应缝扎曲张静脉而不要切除它。

五、治疗

在痔的治疗上，一定要遵循以下原则：①如果没有出血、脱垂和疼痛等症状，则不能诊断为痔疮而进行治疗。②痔疮治疗的目的是消除或减轻其主要症状，不存在所谓的"根治"。在治疗时务必保护正常或病变不严重的肛垫。因此，对痔疮的治疗应依据痔疮的程度进行治疗。Ⅰ度内痔可以仅用药物治疗或非手术治疗。Ⅱ度内痔和相对较小的Ⅲ度内痔可以使用非手术治疗。外科手术治疗适用于Ⅲ度内痔或Ⅳ度内痔、混合痔、急性嵌顿痔、血栓性外痔及非手术治疗无效的患者。

（一）一般处理

一般处理是注意饮食，减少刺激性食物的摄入，增加膳食纤维，保持大便通畅，避免排便费力，保持会阴部清洁，预防症状出现。

（二）药物治疗

药物治疗是治疗痔的首选方法，是Ⅰ度、Ⅱ度内痔治疗的主要方法。①局部药物治疗：目前，临床上使用的具有收敛、减轻充血、出血、保护黏膜作用的各种栓剂，如复方角菜酸酯栓、马应龙痔疮栓等，可以达到消除或减轻症状的目的。②口服药物治疗：改善痔静脉血管张力的口服药物，是近年来治疗痔的一个热点。口服药物包括复方银杏叶萃取物胶囊、草木犀流浸液片、地奥司明等。目前认为以上药物均作用于痔血管，提高静脉张力、促进淋巴回流、稳定毛细血管使其通透性正常，而起到治疗作用。

（三）非手术治疗

这些技术的原理均是使齿状线水平以上的痔血管凝固、闭塞、退化或硬化，最终在治疗部位形成纤维粘连固定。

（1）胶圈套扎疗法。胶圈套扎疗法通过对痔进行紧密套扎，使痔缺血、坏死、脱落而治愈。该疗法适用于各期内痔及混合痔内痔部分，不能用于外痔的治疗，以Ⅰ度或Ⅱ度内痔最适合套扎部位在齿状线上方（不超过 2 cm），否则会引起剧烈的疼痛一次最多可套扎3 个内痔。常见的并发症是疼痛，通常较轻，可通过坐浴和止痛药缓解。其他并发症，如脓肿、尿潴留、胶圈滑动、邻近痔的嵌顿和血栓形成、溃疡的少量出血，发生率<5%。

（2）硬化治疗。①注射治疗。它是最早应用的非手术治疗方法之一。该方法适用于Ⅰ度、Ⅱ度及Ⅲ度内痔，对于Ⅰ度的出血症状效果显著，亦可预防和减轻Ⅱ度、Ⅲ度内痔的脱垂。具体方法为在痔黏膜下注射 5 mL 5%的苯酚油剂，5%奎宁和尿素，或者高渗氯化钠溶液，引起血管栓塞，结缔组织硬化和黏膜的缩小和固定。尽管硬化治疗是微创性的，也会引起并发症。不同文献报道，12%～70%的患者出现疼痛。阳痿、尿潴留和盆腔脓肿也有报道。30%的患者在治疗 4 年后复发。②枯痔钉疗法。其原理是将枯痔钉插入痔块中心引起异物刺激炎症反应，使痔组织液化坏死而纤维化。

（3）双极透热疗法和铜离子疗法。直流电治疗和红外线激光凝固法，通过照射产生黏膜下纤维化，鼓动肛垫，减轻脱垂，达到治愈目的。该疗法适用于Ⅰ度、Ⅱ度内痔。此方法操作简便，疗效快，无疼痛，可以多次治疗。但复发率较高。

（4）冷冻治疗应用液氮通过特制探头与痔接触，达到痔组织冻结坏死脱落的目的。该疗法适用于Ⅰ度、Ⅱ度内痔，如能正确掌握冷冻范围和深度，效果良好。但伤口愈合时间长，冷冻部位长时间的疼痛，异味，复发率高，目前已很少应用于痔的治疗。

（四）外科治疗

外科治疗指征为非手术治疗无效的Ⅱ度、Ⅲ度或Ⅳ度内痔患者，特别是以外痔为主的混合痔，以及伴随需要手术处理的其他疾病（如肛裂或肛瘘）。有 5%～10% 的患者，通常需要外科手术治疗。

痔切除术的手术方法、术式很多，临床上常用术式包括外剥内扎法和痔环行切除术：①外剥内扎法即外痔剥离内痔结扎，是目前最常使用的传统术式。②痔环行切除术适用于严重的环行痔并伴有直肠黏膜脱垂的患者。其缺点是创面较大，术后常导致肛门狭窄，并发症多，目前已不常采用，并逐渐被痔上黏膜环切钉合术（procedure or prolapsed hemorrhoid，PPH）代替。术后疼痛是痔切除术的主要缺点。通常需要麻醉止痛，多数患者术后 2～4 周不能恢复工作。痔切除术的并发症通常较轻但发生频率很高。这些并发症包括尿潴留（2%～36%）、出血（0.03%～6.00%）、肛门狭窄（0～6%）、感染（0.5%～5.5%）和失禁（2%～12%）。对于嵌顿、坏疽型痔的急诊痔切除术是安全的，其疗效与限期痔切除术相当。

1998 年 Longo 首次报道，PPH 切除痔上方多余的直肠黏膜及近端的部分痔组织，其目的是重新悬挂肛管内脱垂的痔组织，并中断贯穿切除部分的动脉血流。PPH 主要适用于严重的Ⅲ度、Ⅳ度内痔，以及混合痔患者。该技术与传统痔切除术同样安全，可减少手术时间、康复时间和术后肛门功能损伤的发生，但手术费用较高。痔上黏膜环切钉合术仍有一定的并发症，如术后疼痛和里急后重感，还有严重并发症的报道，包括直肠穿孔、腹膜后脓肿和盆腔脓肿等。

六、围手术期护理

（一）术前护理

重点是心理护理和肠道准备。患者因长期有"难言之隐"往往求治心切，但同时又恐惧手术，担心手术效果，心理负担较重，因此术前心理护理非常重要。我们通过与患者充分沟通，针对性地做好安抚和解释工作，观看手术动画视频，解除了患者的思想负担，使其能积极配合治疗。充分的肠道准备是手术成功的重要保障，如清洁灌肠不够彻底，肠道内残留的粪便不但妨碍手术操作，增加手术难度，而且术后过早地排便会引起伤口出血、感染，影响伤口愈合。

（二）术后护理

重点是并发症的护理。PPH 常见的并发症有疼痛、出血、尿潴留等。手术切口常位于痛觉敏感受体分布较少的齿状线以上黏膜，所以多数患者疼痛不明显，给予对症处理均可缓解。做好术前肠道准备，术后避免过早排便及大便秘结可减少出血的发生。术后应密切观察肛门局部及全身情况，少量出血一般无须特殊处理，一旦发现大量出血应立即报告医师及时处理。术前进行床上排尿训练并排空膀胱，术后及时督促患者排尿，改善环境是减少术后发生尿潴留的关键措施。

第五节 直肠脱垂

直肠脱垂指肛管、直肠，甚至乙状结肠下端向下移位，仅有黏膜脱出者为不完全脱垂；直肠全层脱出者为完全脱垂，如脱出部分在肛管直肠内称为内套叠。本病常见于儿童及老年女性。儿童的直肠脱垂是一种自限性疾病，常可在 5 岁前自愈，故以非手术治疗为主。成年人完全性直肠脱垂则需要手术治疗。

一、病因与发病机制

引起直肠脱垂的病因比较复杂，目前认为有以下因素。

（一）解剖因素

Douglas 窝过深、直肠乙状结肠过长、尾弯曲度过小、直肠与骨之间固定结构弱等解剖学因素可能是直肠脱垂的先天性易感因素。

（二）盆底和肛门节制功能缺陷

各种原因导致的盆底肌肉松弛，如老年、损伤性手术、肛门松弛等均可致肛提肌及盆底筋膜发育不全、萎缩，不能支持固定直肠于正常位置。

（三）长期腹内压力增加

长期腹内压力增加，如长期便秘、慢性腹泻、前列腺增生伴发的排尿困难、慢性支气管炎伴发的长期咳嗽等因素，均可致直肠脱垂。

一些神经性疾病，如脊髓损伤、马尾损伤、阴部神经损伤、结肠套叠等也与直肠脱垂相关。

（四）其他

目前对直肠脱垂发生的确切机制还不清楚，主要有两种学说。第一种学说称为滑动性疝学说，Alexis Moschowitz 在 1912 年提出直肠脱垂是直肠突出部通过盆底缺陷形成的滑动疝，在腹腔内脏器的压迫下，盆腔陷凹的腹膜皱襞逐渐下垂，将覆盖于腹膜部分之直肠前壁压于直肠壶腹内，最后经肛门脱出。第二种为肠套叠学说，Broden 和 Snellman 认为直肠脱垂起始于直肠上段和直肠与乙状结肠交界部的肠套叠，在慢性咳嗽、便秘等腹内压增加的持续作用下，套入直肠内的肠管逐渐增加，并因肠套叠及套叠复位的反复，致直肠侧韧带、肛提肌损伤，肠套叠逐渐加重，最后经肛门脱出。也有学者认为以上两种学说是一种疾病过程的不同阶段。另外，直肠脱垂可能同时伴有子宫下降、子宫脱垂及膀胱膨出，形成更加复杂的涉及多个学科的盆底异常。

二、分类

根据脱垂程度，分为部分性和完全性两种。

(一)部分脱垂(不完全脱垂)

脱出部分仅为直肠下端黏膜，故又称黏膜脱垂。脱出长度为 2~3 cm，一般不超过 7 cm，黏膜皱襞呈放射状，脱垂部为两层黏膜组成。脱垂的黏膜和肛门之间无沟状隙。

(二)完全脱垂

完全脱垂为直肠的全层脱出，严重者直肠、肛管均可翻出至肛门外。脱出长度常超过 10 cm，甚至 20 cm，呈宝塔形、黏膜皱襞呈环状排列，脱垂部分为两层折叠的肠壁组成，触之较厚，两层肠壁间有腹膜间隙。

三、临床表现

(一)直肠黏膜或直肠部分或全层脱出

直肠黏膜或直肠部分或全层脱出是直肠脱垂的主要症状，早期排便时直肠黏膜脱出，便后自行复位；随着病情的发展，直肠全层甚至部分乙状结肠脱出，甚至咳嗽、负重、行走、下蹲时也会脱出，而且不易复位，需要用手推回复位。

(二)出血

一般无出血症状、偶尔大便干燥时，擦伤黏膜有滴血，粪便带血或手纸擦拭时有血，但出血量较少。

(三)潮湿

由于直肠脱出没有及时复位，或者反复脱出导致的肛门括约肌松弛，黏液自肛内溢出导致肛周皮肤潮湿，并刺激肛周皮肤而引起瘙痒。

(四) 坠胀

由于黏膜下脱，引起直肠或结肠套叠，压迫肛门部，产生坠胀感，有的还可感觉股部和腰部酸胀。

(五) 嵌顿

直肠脱出未能及时复位，局部静脉回流受阻，肠黏膜和肠壁炎症肿胀可导致嵌顿。嵌顿后黏膜逐渐变成暗红色，甚至出现表浅黏膜糜烂、坏死，或者脱垂肠段因肛门括约肌收缩而绞窄坏死。患者疼痛、坠胀、出血等症状加剧，发生肠梗阻症状。

(六) 其他

部分患者合并有便秘的症状，长期脱垂可以伴发大便失禁。

四、诊断及鉴别诊断

直肠外脱垂诊断不难，患者蹲下或俯卧折刀位做模拟排便动作，即可出现脱垂。部分脱垂的特征是脱出物为圆形、红色、表面光滑的肿物，黏膜呈"放射状"皱襞、质软，排便后可自行缩回。完全脱垂，则脱出较长，脱出物呈"宝塔样"或球形，表面可见环状的肠黏膜皱襞。

直肠指诊括约肌松弛无力，部分脱垂患者仅触及两层折叠的黏膜，若为完全脱垂，因是两层肠壁折叠则感觉较厚。如脱垂内有小肠，有时可听到肠鸣音。如肛管没有脱垂，肛门和脱出肠管之间有环状深沟。应行结肠镜检查除外结肠疾病。排便造影也是有效的诊断手段，特别对直肠有阻塞及排便不全感的患者，可直观地观察到肠套叠、不典型的直肠黏膜内脱垂、直肠和骶骨间距增大，还可以除外是否伴有巨结肠、大便失禁、肛管直肠角异常、会阴下降和耻骨有肠肌收缩异常等。如有条件也可进行 MRI 动态盆底功能成像检查。

直肠黏膜脱垂需特别注意与环状内痔的鉴别。除病史不同外，环状内痔脱垂时，可见到充血肥大的痔块，呈梅花状，易出血，且在痔块之间出现凹陷的正常黏膜。直肠指诊括约肌收缩较正常，而直肠黏膜脱垂则松弛，这是一个重要的鉴别点。尽管不常见，直肠肿瘤也可以引起直肠套叠，且直肠癌和直肠脱垂均好发于老年人，因此在手术治疗前行肠镜或钡剂灌肠检查有助于鉴别诊断。

五、治疗

(一) 非手术治疗

儿童直肠脱垂大多为部分脱垂，随着小儿的生长发育，骨弯曲度的形成，在积极改善体质，治疗诱发因素如便秘后，直肠脱垂多可自愈。如脱出时间长，脱垂充血、水肿，应取俯卧位或侧卧位，立即手法复位，将脱垂的直肠推入肛门，复位后应做直肠指诊，将脱垂的直肠推到括约肌上方。手法复位后，用纱布顶在肛门部，再将两臀部用胶布固定，可防止因啼哭或因腹压增高而于短期内再发。若患病时间较长，上述方法不见效，可采用注射疗法。方法：将5%石炭酸植物油注射于直肠黏膜下或直肠周围一圈，分4~5处注射，每处注射2 mL，总量10 mL。可经肛门镜在直视下将药物注射到黏膜下层，使黏膜与肌层粘连；或者经肛周皮肤，在直肠指诊下做直肠周围注射，使直肠与周围粘连固定。在非手术治疗中，纠正便秘，养成规律性排便习惯和注意会阴部锻炼是必要的基础治疗。

(二)手术治疗

成年人的直肠脱垂多需手术治疗，文献报道的手术方式超过100种，但大多数目前已经不采用，目前常用的主要包括以下几种方法：缩窄肛门口，消除Douglas窝，修补盆底，切除脱出的肠管(经腹、经会阴均可)，固定或悬吊直肠，或者上述方法联合应用。

应特别注意针对患者的具体病情和检查缺陷制订手术方案，首先选择简单的方式。对成年人部分脱垂或轻度完全脱垂，若括约肌张力正常或稍弱，可行硬化剂注射治疗、胶圈套扎治疗、痔切除，促使黏膜和黏膜下组织粘连。若括约肌松弛，可考虑做肛门环缩小术或括约肌成形术。有时对同一患者需要联合采用几种手术治疗。目前临床常用的方法如下：

(1)脱垂肠管切除术。经会阴部手术：适用于老年不宜经手术者，脱垂时间长，不能复位或肠管发生坏死者。优点在于创伤小，易耐受、能同时消除宽大而深在的盆腔窝，并切除冗长的肠管、病死率低，但本法仍有一定的并发症，如吻合口瘘、盆腔脓肿等，复发率也较高。常用的有Delorme手术、Altemeer手术及其改良术式。直肠前切除术：采用经腹切除乙状结肠甚至部分直肠，然后再将直肠壁与骨或耻骨骨膜固定。手术中还可以采用消除Douglus窝、缝合紧缩肛提肌和修补松弛的盆底等方法。该方法特别适合于直肠脱垂合并便秘或者乙状结肠冗长的患者，该手术效果好，术后复发率低，是目前治疗直肠脱垂较为满意的手术方式。

(2)直肠悬吊及固定术。①Ripstein手术。该手术方式较简单，经腹切开直肠两侧腹膜将直肠后壁游离到尾骨尖，提高直肠。用宽5 cm矩形网片围绕上部直肠前方，并固定于骶骨隆凸下的骶前筋膜和骨膜，将悬带边缘缝于直肠前壁及其侧壁，不修补盆底。最后缝合直肠两侧腹膜切口及腹壁各层。术后的并发症包括大肠梗阻、骶前出血、狭窄、粘连性小肠梗阻感染和悬带滑脱等。该手术方式可以改善大便失禁的症状，但该手术最突出的并发症为新发的便秘(15%)或原有的便秘症状加重，故有学者建议术前伴发便秘的患者不适宜行Ripsteir手术，另外，采用可吸收的脱细胞生物补片可能有益于减少上述情况。②Ivalon海绵植入术。此术又称Well手术或直肠后方悬吊固定术，由于直肠前方不放置网片，术后肠梗阻和便秘的发生率低。方法：经腹游离直肠至肛门直肠环的后壁，用不吸收缝线将半圆形Ivalon海绵纱片缝合在骨凹内，将直肠向上拉，并放于Ivalon薄片前面，或者仅与游离的直肠缝合包绕不与骨缝合，避免出血。将Ivalon海绵与直肠侧壁缝合，直肠前壁保持开放2~3 cm宽间隙，避免肠腔狭窄。最后以盆腔腹膜覆盖海绵片和直肠，目的是使直肠与骨固定、防止肠套叠形成，病死率及复发率均较低。该手术最主要的并发症为术后盆腔脓肿。采用可吸收的脱细胞生物补片代替海绵，可加强上提效果，并减少盆腔脓肿。③将直肠悬吊在骶骨上。早期 Orr 用两条大腿阔筋膜(每条宽约 2 cm，长约 10 cm)将阔筋膜带的一端缝于抬高后的直肠前外侧壁，另一端缝合固定骶骨岬上，达到悬吊目的。近年来主张用尼龙线或丝绸带或由腹直肌前鞘取下两条筋膜代替阔筋膜。采用可吸收的脱细胞生物补片是更好的选择。④直肠前壁折叠术。经腹游离提高直肠，将乙状结肠下段向上提起，在直肠上端和乙状结肠下端前壁浆肌层做数层横行折叠缝合，每层用丝线间断缝合 5~6 针。每折叠一层可缩短直肠前壁 2~3 cm，每两层折叠相隔 2 cm，肠壁折叠长度一般为脱垂肠管的 2 倍，一般折叠以不超过 5 层为宜。由于折叠直肠前壁，使直肠缩短、变硬，并与骶部固定(有时将直肠侧壁缝合固定于骶前筋膜)，既解决了直肠本身病变，也加固了乙状结肠、直肠交界处的固定点，符合其肠套叠起源的观点。

(3)肛门圈缩小术又称 Thiersch 修复，将宽 15 cm 筋式尼龙网带或硅橡胶网带置于肛管周围，使肛门缩小制止直肠脱垂。仅适用于老年和身体衰弱者。术后易发生感染和粪便嵌塞，复发率较高。

值得特别指出的是：①因病例数有限，上述方法并无较好的循证医学支持，应在综合考虑病情、技术条件的情况下，谨慎选择手术方法。②既往采用的各类合成材料类补片，因可导致盆腔和直肠侵蚀、僵硬或变形，可能是症状加重的重要因素，应吸收新技术进步的成果，采用完全可吸收的脱细胞生物补片。③在具体选择术式时，应汲取经手术 TaTME 技术的进步经验，适当应用于本病。

六、围手术期护理

结直肠脱垂多见于老年人，多因年老体弱中气下陷升举无力，现代医学所说的肛周围组织对其固定作用减弱所致，所以护理中饮食上应以清淡、含维生素多的蔬菜水果为佳，保持大便通畅，保持心情舒畅，再辅以功能锻炼结合药物治疗。

第六节 肛门失禁

一、概述

肛门失禁(anal incontinence)是指对直肠内液态或固态的粪便以及气体失去蓄留和随意控制的功能。根据粪便污染内裤的情况可判断失禁的严重程度。轻度肛门失禁患者其内裤偶尔弄脏，有时丧失对排出气体和液性粪便的控制能力，常与直肠粪便嵌塞或手术损伤肛门内括约肌有关，多见于直肠敏感性低的老年人。重度失禁患者对成形粪便亦失去控制能力，粪便失禁次数不一，可为一周 1~2 次，或较频繁，每日数次。

二、病因

1.肌源性肛门失禁

肛门括约肌破坏或无力。

（1）肛门内、外括约肌损伤：成年女性产伤是主要原因，35%的初产妇阴道分娩后有括约肌损伤的证据。肛门直肠手术，包括痔、肛瘘、扩肛或括约肌侧切手术，超低位直肠癌保肛术；以及外伤、骨盆骨折等均可直接损伤肛门内括约肌，导致失禁。

（2）骨骼肌病变：如肌肉萎缩、妊娠、重症肌无力和其他肌病可影响肛门外括约肌和盆底功能。

（3）平滑肌功能障碍直肠顺应性降低：直肠顺应性降低或蓄便能力减低的因素可引起肛门失禁，如肛门内括约肌的肌肉变性、肌病；放射性直肠炎由于放射线导致直肠炎症和纤维化、溃疡性结肠炎或 Crohn 病、直肠缺血等。

2.神经源性肛门失禁

其主要由神经退行性变或损伤引起。

（1）中枢神经系统疾病：脑损伤、多发性硬化、痴呆、智力发育延缓、卒中、脊髓结核、脊髓损伤、应用镇静药。

（2）周围神经系统病变：马尾病变、会阴部神经损伤或变性，包括中毒性神经病（如酒精中毒）、糖尿病性神经病、会阴下降综合征等。

3.稀便失禁

一些患者肛门括约肌会阴部神经完好，但排便功能障碍，表现为对稀便失禁而成形便正常，这是因为排便功能不全，肛门直肠感觉障碍、直肠敏感性降低所致。常见于老年人和儿童，粪便在直肠内嵌塞，从而肛门内括约肌松弛时间延长，使液体粪便从嵌塞粪便周围流出、渗漏。

4.其他因素

肠道炎症疾病如克罗恩病、溃疡性结肠炎等，可以引起肛门括约肌的炎症和损伤，造成排便控制困难。

随着年龄增长，肛门括约肌的弹性和功能可能会下降，增加发生肛门失禁的风险。某些外科手术，如直肠手术、子宫切除术或膀胱手术等，在操作过程中可能会损伤到肛门括约肌，导致肛门失禁。

三、分类

1.被动性肛门失禁

无便意，无意识地排气、排便，无任何警觉，直肠失去反射功能，伴或不伴肛门括约肌功能障碍。

2.急迫性肛门失禁

有便意，尽管努力试图蓄留肠内容物，但仍不能控制，迫不及待地排气排便，为肛门括约肌功能或直肠蓄留粪便功能障碍。

3. 粪便渗漏

有时稀便从肛门流出，表现为稀便失禁，对成形粪便则无失禁，能正常排出成形便。大都由于排便功能不全或直肠感觉障碍或部分肛门括约肌损伤引起，神经功能大都完好。

四、诊断

（一）病史

询问患者肛门失禁的起病情况、诱因、病程、粪便质地、便急程度、每周需用几个卫生垫、有无并发症、有无尿失禁、有无创伤史、有无手术史、有无难产史、排便障碍史、肛裂史、用药史，以及有无神经系统疾病、肌病等。

（二）体格检查

（1）肛周检查。肛门皮肤反射，用棉签在肛管皮肤每一个象限检查，即出现肛门外括约肌轻微收缩。此反射减弱或消失表明感觉神经和皮肤间的联系通路，即由脊髓神经节段，传导的相应的神经及肛门外括约肌运动支出现损伤。

（2）直肠指诊检查。插入润滑的带指套的示指后，感知括约肌的静息张力以及在静息和随意收缩时肛管长度、耻骨直肠肌的完整性、肛门直肠角度等的变化。也可感知是否存在直肠前突、是否有粪嵌塞。

（3）会阴部检查。注意有无皮炎、瘢痕、皮肤擦伤、肛裂、肛瘘、痔、直肠脱垂等。排便期盆底下降超过 3 cm 便认为是会阴下降异常。

（三）辅助检查

（1）实验室检查。大便常规可检查感染、粪便量、渗透性、电解质；同时做生化检查、甲状腺功能检查、有关糖尿病和其他代谢病检查，做呼气试验、口服葡萄糖耐量试验和细菌培养。

（2）电子结肠镜检查可以帮助发现直肠、结肠黏膜病变和肿瘤。

（3）肛门直肠测压。可以客观评价内、外括约肌功能，临床上通过肛门直肠测压，可了解肛门直肠压力、直肠感觉、肛门直肠反射及肛门节制能力等。测压导管有小气囊导管、灌注式导管、固态测压导管、容积向量检测导管。目前已有环绕力测量通道的固态测压电极，检测时无须牵拉电极，操作简单，可生成高分辨率三维测压轮廓图，可较直观地判断括约肌形态及完整性。目前在肛门失禁方面的相关研究尚不多，仍有待进一步研究。

（4）肛门直肠感知功能及顺应性检查。用直肠气囊或水囊扩张方法，观察直肠在进行性充盈过程中的变化，评估直肠感知和直肠壁的顺应性。

（5）三维超声检查。其适于检查肛门内、外括约肌形态、厚度及结构的完整性，确定瘢痕组织、明确病变与括约肌的关系等，动态超声也能观察并评价括约肌功能。

（6）MRI 成像检查。其重要价值在于对肛门外括约肌萎缩及外括约肌修复程度的评估，较三维超声更有优势。

（7）气囊排出试验。有助于判断粪便渗漏和评估生物反馈治疗的疗效。

（8）盐水灌注试验。评估肛门失禁患者手术后或生物反馈治疗后临床改善情况的检查方法。

（9）肌电图。横纹肌的收缩伴随动作电位，动作电位可用细胞外电极记录，该方法用于测定肛门外括约肌和盆底肌的功能。

五、治疗

对大多数失禁患者来说，非手术治疗是有效且安全的方法。当非手术治疗无效或预计手术效果肯定，如产伤、外伤等引起括约肌缺损的病例才选择外科手术治疗。

（一）非手术治疗

（1）内科治疗。对于大多数患者，肠道调理可以作为第一步治疗方案，尤其是对于那些粪便嵌塞致充盈性失禁的患者，对于这类患者，应常规使用轻泻药使直肠空虚，以防粪便填塞的发生。粪便成形时，那些因腹泻而表现为失禁患者的症状都能得到改善，并使肠道运动重新协调。假如找不到腹泻的原因或治疗无效，应使用阿片类止泻药，盐酸洛哌丁胺胶囊是常用药，膨胀剂能帮助大便成形。

（2）灌肠法。教会患者在家中自行灌肠，可以用来治疗那些肛门失禁伴便秘和因神经病变引起的直肠无感知或括约肌功能几乎丧失及非手术治疗无效的患者。

（3）控便辅助物的应用。控便辅助物有尿布和随身粪便收集器等，主要适用于大便漏出较少的患者，这类辅助物对材料要求较高，必须具有柔软、透气、高吸水性等特性，否则患者行走时会有不适感，如能配合在灌肠后使用，则效果较佳。

（4）生物反馈治疗。生物反馈训练是一种有效的治疗肛门失禁的方法。训练内容包括：①感知直肠内充气小球的容量变化。②对感知到的直肠膨出做出快速而持久的收缩反应。括约肌收缩时不要用腹压。它需要一台同时具有肛管内和直肠内两个压力传感器并能将压力显示在显示器上的仪器，生物反馈治疗对多种病因引起的肛门失禁有效，如糖尿病、肛肠手术后的损伤，但有效的前提条件是患者需要有一定程度的直肠感觉功能和自主收缩功能，所以急迫性失禁患者的疗效优于被动失禁。据 Enck 等报道，生物反馈训练总的有效率约为 70%，且效果可维持多年。生物反馈治疗的优点是安全无痛苦，但需要医患双方面的耐心和恒心。

（5）电刺激疗法。通过埋植于体内的电极对传出神经进行短期的电刺激，对不适于行括约肌修补术的失禁患者有一定的效果但远期疗效不肯定。

（二）手术治疗

1. 肛门皮肤成形术

（1）手术指征：因手术、外伤所致肛门周围瘢痕组织形成，肠黏膜外翻或肛管皮肤缺损者可采用本术。

（2）手术步骤：

①沿肛门周径于皮肤与直肠黏膜交界处做圆形切口，将瘢痕及肠黏膜与其下方的外括约肌分离直达齿状线。于齿状线处离断肠黏膜，切除多余的黏膜及皮肤瘢痕组织。以肛门为中心再做 S 形切口，分别于肛门的右前方和左后方，做成两个厚薄均匀带少量脂肪的皮片"a"及"b"。

②将皮片"a"往左（患者的左侧）移向肛门前方。

③完成 S 形皮片缝合，不需要引流片。皮片"b"往右移向肛门后方。用细丝线先做皮下间断缝合，再与直肠黏膜边缘做全层间断缝合。

2. 肛门外括约肌修补术

（1）手术指征：外括约肌损伤不超过周径的 1/3，如因手术或外伤切断或撕裂所致的肛门失禁。

（2）手术步骤：

①术者先做肛门指诊，确定括约肌撕裂的部位。截石位或俯卧位在原瘢痕外侧做弧形切口，凹面向着肛门，切口离肛门稍远，以减少术后感染。

②弧形切开皮肤及皮下组织，将皮瓣向肛门翻转，分离皮下组织，寻找外括约肌的断端。

③适当切除括约肌断端间的瘢痕组织，但应保留少量瘢痕组织，以免缝合时撕裂括约肌纤维。将两断端拉拢，稍粗丝线做 2~3 个褥式缝合，另加数针间断缝合，打结时力量适宜，过紧或过密反造成肌坏死致手术失败。缝合皮下及皮肤切口，不置引流片。

3. 臀大肌修补肛提肌术

（1）手术指征：本术式适用肛提肌损伤或肛提肌发育不良者。

（2）手术步骤：

①俯卧位，做尾骨尖下凹面的弧形切口，切开皮肤和皮下组织，术者用左手示指置直肠内或置肛管直肠内作引导，分离并显露直肠后壁。向两侧方向分别游离暴露左右侧臀大肌的内侧部，每侧取血供良好，宽 5 cm、厚 2 cm 的臀大肌肌瓣。

②将切取好的左右两侧臀大肌肌瓣盖于直肠后方，拉拢并收紧两肌瓣。以直肠内手指感觉肌瓣向前推压直肠为适度，于直肠后方缝合两肌瓣。肌瓣的最下缘缝合固定于直肠周围的外括约肌及残存的肛提肌上。于肌瓣后放置橡皮片引流，缝合皮肤切口。

（3）术后处理：术后使患者取俯卧位，48 h 后拔除橡皮片引流。切口盖消毒敷料后周围密封，防止粪便污染手术切口。

4. 股薄肌移植外括约肌重建术

（1）手术指征：

①先天性直肠肛管畸形手术误伤肛门括约肌；肛门会阴部外伤破坏外括约肌所致的肛门失禁。

②先天性脊髓脊膜膨出所致肛门失禁。

③肛门失禁程度按肛门括约肌功能评分（6 分法）为 0~2 分者。

④患儿年龄在 5 岁以上者。

（2）手术步骤：

①取仰卧位，两下肢消毒，以消毒巾包扎使其呈外展体位。取发育良好一侧的股薄肌。

②于膝关节内侧上方相当于股薄肌下 1/3 处做一 3 cm 长纵性皮肤切口"a"，切开皮下分离股薄肌肌腱。沿肌走行方向向下于胫骨内侧踝处做皮肤切口"b"，显露股薄肌肌腱附着点，将其切断。分离切口"a"与"b"之间皮下间隙，将股薄肌下 1/3 段完全游离。于股薄肌上 1/4 处再做皮肤切口"c"，将"b"与"c"之间一段的股薄肌完全游离。将已游离好的下 3/4 长度的股薄肌肌条由切口"c"拉出。游离肌条时不可钳夹，切勿损伤近心段的闭孔神经和股深动脉分支，以保证肌条的血液供应。用温盐水纱布包裹肌条备用。缝合切口"a"及"b"。

③离肛门 1.5 cm 处的 6 点及 12 点分别做 2 cm 长的纵切口。于肛门前、后中缝深层围绕肛门做环形的皮下隧道。同时做肛门前至股部切口"c"之间的皮下隧道。

④用血管钳经肛门 6 点和 12 点的切口挑起门前后正中缝。并于 3 点、9 点处做同样小切口，分别于左右侧肛提肌中分出一条肌束，使股薄肌肌条能通过肛前后正中缝及肛提肌肌束深层而起固定作用。

⑤将股薄肌肌条通过肛门与大腿的皮下隧道拉至肛门 12 点处切口下空隙，按顺时针方向拉至左侧肛提肌肌束下，经肛门后 6 点切口正中缝下拉至右侧肛提肌肌束下方，环绕肛门一周。

⑥股薄肌肌条环绕时，术者应于肛门内置一手指，同时拉紧肌条使手指有紧缩感。然后将肌条第二次通过肛门前切口隧道，将肌条末端固定缝于对侧坐骨结节骨膜上。于肛门前后切口各置橡皮皮片引流，缝合所有皮肤切口。

（3）术后处理：

①术后给流质饮食，给肠道收敛剂，如复方樟脑 2~5 mL。每日 3 次减少排便。

②术后 48 h 拔除橡皮皮片引流。注意肛门创口清洁护理。至少卧床休息 1 周。

③2 周后开始训练收缩，培养定时排便习惯。并用手指扩肛 1~2 周，然后改用扩肛器扩肛。

5. 带蒂臀大肌移植外括约肌重建术

（1）手术指征：同股薄肌移植外括约肌重建术。

（2）手术步骤：

①从尾关节开始分别向左右侧坐骨结节方向各做一弧形切口。切开皮肤和皮下组织，显露臀大肌下缘。在臀大肌下缘游离一条宽 3 cm、厚 2 cm 的带蒂肌瓣。注意保护好肌瓣内侧近中线处的臀下动脉供养支和神经。预先计算好肌瓣所需长度，应使肌瓣能无张力地环绕直肠周径为限。在大转子附近切断肌瓣。

②直肠内置肛管，分别于 3 点、9 点处肛门外 1.5 cm 各做一皮肤横切口，紧靠直肠前后壁钝性分离直肠前后方组织，使其形成隧道，分离时勿损伤直肠前方的尿道及直肠壁。先将一侧肌瓣绕过直肠前壁分离好的隧道，根据直肠内手指的感觉收紧肌瓣，再将肌瓣断端缝合固定于对侧臀大肌起点处，使直肠充分后移成角。

③另一侧肌瓣则从直肠后壁隧道交叉拉至对侧，其断端缝合固定于对侧臀大肌肌瓣起点处或会阴浅横肌上，使直肠能向前成角。

④两肌瓣在直肠前后方环绕时，应注意在不同高度环绕，使直肠远端能形成绞锁式关闭，肛门旁切口置橡皮片引流，缝合所有皮肤切口。

（3）术后处理：同股薄肌移植外括约肌重建术。

6.人工肛门括约肌植入术

（1）人工肛门括约肌历史：最早的实验是在动物模型的大肠内装入可充气的人工肛门括约肌。当人工括约肌套囊的压力在 $50\sim70$ cmH$_2$O 时，大肠的承受情况很好，控便能力达到令人满意的程度。1978 年 Heiblum 等报道了一种放在结肠造口周围的皮下套囊，由患者通过手工控制该装置的膨胀程度。6 例使用这种装置的患者中 5 例效果良好，可以明显控制气体及固态粪便的排放，1 例患者出现了感染和腐蚀现象。1987 年 Christiansen 和 Lorentzen 报道了最初的临床试验，他们对 5 例经常性肛门失禁患者在肛门附近植入 AMS800 的尿道括约肌，发现这种方法对控制固态或半固态粪便效果很好，但对液态粪便的控制不尽如人意。

有报道 1992 年 Christiansan 等将尿道括约肌改良为人工肠肛门括约肌，改良后的装置包括个可扩充的袖套式装置，可称作肛管套囊（相当于括约肌），一般宽为 $2.0\sim2.5$ cm，周长为 $9\sim14$ cm，由硅橡胶管分别连接着贮液囊（透视下可显像）和控制泵（放在会阴或阴唇下），由控制泵对整个装置进行控制。如果液囊充满液体后，套囊可控制排便。患者操作控制泵，可让大便通过套囊。目前使用的人工肛门括约肌装置包括 Action M Neosphinter 以及 AMS800T（美国医学系统公司），ABS 等。

（2）人工肛门括约肌置入手术的适应证和禁忌证。

①适应证：人工肛门括约肌置入手术可用于肛门括约肌破裂和撕裂等各种情况引起的肛门失禁。研究的早期，手术适应证的选择非常严格。随着手术成功例数的增加，适用证也在扩大。如：分娩产伤、严重外伤、先天性肛门闭锁、脊柱裂伤，脊髓肿瘤，还有其他医源性损伤等。近年来，直肠癌患者实施人工肛门置入手术的病例在逐渐增多。

②如患者存在以下情况之一将不能留置人工肛门括约肌：严重心血管和呼吸疾病、年龄<16 岁或>75 岁、患者存在严重的感染、肠克罗恩病、进展期肿瘤、低分化和未分化癌、术后需放射治疗的患者、盆腔或直肠有放射治疗史、会阴部有瘢痕等。

（3）人工括约肌置入的手术方法：术前须行排粪造影、超声内镜检查、肛管测压、结肠长度评估、MRI 检查、心理测试及术前教育（患者需要充分知情，从生理和心理上接受该装置），手术需经伦理委员会同意，并签署知情同意书。并且须评估肛门失禁的程度以及生活质量。

手术在全身麻醉状态下进行，首先完成腹壁结肠造口术。在进行人工肛门括约肌置入手术前，常规采用结肠造口，排便转移有助于置入术的成功。先前已行直肠癌 Miles 手术的患者也可延期手术治疗。术中广泛的游离结肠脾曲有助于将结肠残端转移至会阴水平。肛门旁开一 3 cm 切口，高度达肛提肌水平。在直肠前后潜行分离出可容纳套囊的间隙，将套囊从切口放入直肠周围间隙。随后在下腹壁耻骨上做半月形横切口，将贮液囊置于耻骨后膀胱前间隙。控制泵置于男性阴囊或女性大阴唇内，从肛门会阴部放入硅胶管连接贮液囊和控制泵。当控制泵将贮液囊内液体注入肛管套囊，压力在 $60\sim90$ cmH$_2$O 时即可控制排便。术后无渣流质 24 h，静脉止痛 $24\sim48$ h，常规应用抗生素 7 天，6 周后即可启动括约肌装置，平均 19 周关闭腹壁造口。平均的手术时间是 68.1 min（38~105 min），术后的平均住院时间是 3~4 d。

（4）术后并发症：括约肌的替代方法主要分为动态股薄肌成形术和人工肠括约肌技术，后者操作简单，易于被患者接受。常见的术后并发症包括装置撤除、再次手术、术后感染、腐蚀，慢性疼痛、便秘、套囊滑动和机械故障等，并发症的发生率为 43%~100%。2011 年法国报道的 52 例患者，随访 14.6 个月时，26.9% 的患者需要确定性撤除手术。52 例者，平均随访 57 个月后，50% 需要再次手术。73% 的原因是套囊的微小穿孔。在一组包含 384 人的病例研究中，86.6% 的患者发生了与装置相关的并发症，其中约 35.9%（138 人）需要外科干预。感染也是留置人工肛门括约肌后主要的并发症，其发生与异物的置入有关。虽然应用了抗生素但手术部位仍有可能发生感染，其发生率可达 35.3%。装置启动后，感染会导致装置撤除。人工肛门括约肌留置后慢性疼痛的发生率为 4%~17%，多数在装置启动后。

人工肛门括约肌对治疗严重肛门失禁的患者效果是可以肯定的，但是术后较高的并发症限制其在临床的广泛应用。患者的选择是置入安全装置、保证治疗效果。长期随访结果显示，ABS 置入后随时间的推移症状可能会恶化，效果也可能低于患者的预期，所以必须让患者得到全面的信息，认识到治疗失败的可能性。

六、围手术期护理

（一）预防伤口感染

术前进行严格的肠道准备，术前 2 d 进食流质，灌肠或口服小剂量泻药，口服抗生素。因术后需卧床 7~10 d，所以患者须练习在床上排便排尿。术后 1~3 d 禁食，可少量饮水。控制术后排便，服用药物减少肠蠕动，控制粪便排出。术后 5 d 左右开始口服石蜡油，避免粪便形成硬块。术后 7 d 如仍未排便，可采用粗尿管进行直肠灌洗。7 d 后，每日少量灌肠，训练定时排便。由于术后长时间卧床、肛周伤口疼痛以及不习惯床上排便，粪便嵌顿时有发生，因此，术后 5 d 未排便可口服麻仁软胶囊或石蜡油，7 d 以上未排便者应作检查，如有硬粪块存在，给予灌肠治疗。术前皮肤准备，取材肢体刷洗，碘伏擦拭，包扎，清除肛门会阴部体毛。术后抬高取材肢体，搬动下肢要轻柔。检查取材肢体伤口弹力绷带包扎有无松动情况，检查肢体末端的温度及血运。按摩另一侧肢体，防止下肢深部静脉血栓发生。遵医嘱应用抗生素预防感染。定时检查肛周伤口，遇有渗液或粪便污染，应立即清除防止伤口感染致手术失败。随时观察伤口有无渗液、红肿、波动情况，及时清洗更换敷料，如感染生成脓肿应及时切开引流并应用抗生素。

（二）肛门功能练习

一般在术后 7~10 d，指导患者进行肛门功能练习，有排便感觉时，内收两侧大腿，手压腹下部，躯干弯向前方，增强排便反射，外展小腿，可使肛门紧缩，内收大腿和弯曲躯干可使肛门松弛。

第七节　肛管及肛周恶性肿瘤

肛管及肛周癌较结肠癌和直肠癌少见，占大肠癌的 1%~4%。肛管癌较肛周癌多见，它们的比例约为 7∶1。肛管癌多见于女性，肛周癌多见于男性，多发生在 60 岁以上的老年人，中青年少见肛管癌和肛周癌。病因不明，过去认为是由于肛瘘和癫痕组织恶变所致，近年研究发现，慢性炎性肠病发生癌肿的风险增加，也有同性恋者发生肛门部癌的报道。肛管及肛周常见的原发性恶性肿瘤包括肛管及肛周的鳞状细胞癌、肛管皮肤的基底细胞癌、恶性黑色素瘤、一穴肛原癌及肛周佩吉特病。其中以肛管及肛周的鳞状细胞癌最为多见，具有代表性，本节将重点介绍肛管及肛周的鳞状细胞癌，并简要介绍其他类型的肿瘤。

一、鳞状细胞癌

肛管及肛周的鳞状细胞癌最为多见，占肛管及肛周癌的 50%~75%。本病多来源于肛缘部的鳞状乳突状瘤，极少数来源于皮肤癌前病变，如鲍温病（Bowen 病）。预后与肿瘤大小及淋巴转移有关。肛管癌的转移方式主要为局部侵犯、淋巴转移及血运转移。肛管癌的淋巴引流与肿瘤位置有关，近端肛管癌的淋巴引流类似直肠癌，主要沿肠系膜下血管区域引流；近齿状线上缘的肿瘤淋巴引流方向主要是阴部内区淋巴结和髂内血管淋巴结；齿状线下缘和肛周的淋巴引流方向主要是腹股沟、髂外血管淋巴结。

（一）病因

肛管鳞状细胞癌的确切病因并不清楚，但与以下因素密切相关：人乳头状病毒（humanpapilloma virus，HPV）感染、同性恋、肛交、艾滋病、器官移植后长期服用免疫抑制药物、吸烟。在西方国家，HPV 感染被认为是第 1 位的病因，有 80%~85% 的患者 HPV 阳性，主要为 HPV-16 型和 HPV-18 型。HPV 感染可导致肛管上皮细胞病变，称为肛管上皮内瘤变（anorectal intraepithelial neoplasia，AIN）。AIN 是肛管癌的癌前病变。

（二）临床表现

（1）肛管癌。以持续性疼痛为主要临床症状，便后加重。排便习惯改变，次数增加，有排便不净的感觉。早期少有血便，随着病情发展，血便也增加。直肠指诊，肛管触及肿物，早期呈疣状，可活动，肿瘤坏死形成溃疡则有压痛，患者常因疼痛拒绝检查，有时需在麻醉下进行检查。

（2）肛周癌。以肛缘肿块为最先出现的临床症状，生长缓慢，常伴不适及瘙痒。当肿瘤侵犯肛管及括约肌则有疼痛。病程后期常形成溃疡并伴有疼痛及出血。查体时肛门周围有较硬的肿块并有溃疡常提示本病。晚期患者可触及腹股沟淋巴结肿大。

(三)辅助检查

肠镜检查可以了解肿瘤生长部位,并取活检明确病理诊断。CT 及 MRI 成像可以明确肿瘤浸润范围,有无淋巴结转移。

(四)诊断及鉴别诊断

1.肛管癌

因其疼痛、便血、排便习惯改变等临床症状与痔、肛瘘及肛裂等肛周良性病相似,临床上常将肛管癌误诊为上述良性疾病,凡怀疑本病者应行活检以明确诊断。还应与下列疾病加以鉴别。

(1)直肠癌:可侵犯齿状线及肛管,依靠病理检查确诊。

(2)恶性黑色素瘤:较少见,其外观似血栓性内痔,但为硬性结节。活检及病理检查可确诊。

(3)肛门窦道:感染性肛门窦道的临床症状类似肛管癌,但其发病位置多在前后正中,肛管黏膜正常。活检及病理检查可确诊。

2.肛周癌

凡肛周皮肤或瘢痕发硬伴有瘙痒、肛周肿块伴溃疡者均应考虑本病。确诊依靠活检及病理检查。应与下列疾病鉴别。

(1)肛门湿疣:表现为环绕肛门的许多肿块,大小不一,多个病变之间有正常组织分隔,无溃疡,无恶性浸润表现。

(2)肛门瘙痒症:肛周皮肤呈广泛性增厚,疑似癌变,但无深部浸润现象。

(3)肛裂:多位于后正中,常有前哨痔,以典型的疼痛为主要症状。

(4)肛周克罗恩病:为无痛性溃疡,周围有水肿,肠镜检查可见肠道内病变。

(5)非特异性溃疡:病因不清,溃疡面很大,但病变较浅,边缘稍高,基底部有清洁的肉芽组织,病理结果可确定。

(6)基底细胞癌:多位于肛门口处,不侵犯肛管,肿瘤局限,表浅,可以活动。病程长,病变小,生长缓慢,很少转移。

(7)癌肿并发肛瘘:多为黏液腺癌,肛瘘病史较长,肿瘤位于肛瘘处,可能源于肛腺。在肛周形成溃疡并向深部浸润。

(五)治疗

(1)局部切除。局部切除适合于肛缘肿瘤、肿瘤分化好的患者。切缘距肿瘤至少 1 cm。如果切缘不够,可以考虑扩大切除或同步放化疗。

(2)同步放化疗。同步放化疗为目前治疗管鳞状细胞癌的标准治疗方案,适用于没有远处转移的肛管鳞状细胞癌,80%~90% 的患者可以达到完全缓解,复发率约为 15%。其中的化疗药物为氟尿嘧啶或卡培他滨联合丝裂霉素,放疗剂量一般为 45~50 Gy,对于 T_3 及 T_3 以上或 N_+ 的患者,肿瘤或淋巴结区域常加量 9~14 Gy。

(3)腹会阴联合切除加永久性人工肛门。腹会阴联合切除加永久性人工肛门(Miles)手术为治疗肛管癌的经典术式，随着同步放化疗的广泛应用，手术作为主要方式的治疗模式被摒弃。手术的适应证为放化疗后肿瘤不能完全缓解，复发或进展，既往盆腔接受过放疗。

（4）化疗。Ⅳ期患者以化疗为主，具体方案取决于先前的治疗方案，并没有标准方案。目前常用的方案为顺铂联合氟尿嘧啶。

二、基底细胞癌

基底细胞癌又名基底细胞上皮癌或侵蚀性溃疡，由基底细胞恶性增殖所致，极少见。大部分肿瘤位于肛缘，少部分肿瘤延伸入到肛管内及齿状线上。

（一）临床表现及诊断

多数患者有肛门肿块及溃疡。肿块早期呈结节状，缓慢增大，中央常形成溃疡，溃疡周边围绕以珍珠样隆起的边缘，即侵蚀性溃疡。其他症状包括出血、疼痛、瘙痒及分泌物。本病早期诊断困难，临床常误诊为痔、肛裂及肛周湿疹等肛周良性疾病，确诊依靠病理检查。

（二）治疗

以广泛局部切除为主，术后配合放疗。文献报道 5 年生存率达 72.6%。

三、恶性黑色素瘤

恶性黑色素瘤好发于皮肤和眼，肛管为第 3 位，占原发性肛管肿瘤的 0.2%～1.2%。70%～90%的恶性黑色素瘤发生于齿状线肛管处，其余发生于肛周皮肤。男女发病率无差异，以老年人多见。恶性黑色素瘤预后差，90%以上患者 3 年内死亡。

（一）病理

目前多数学者认为肛管恶性黑色素瘤是原发的，但对于直肠恶性黑色素瘤是原发还是继发尚有分歧。有学者认为直肠恶性黑色素瘤是肛管部的黑素细胞恶变后向上扩展的结果，应视为转移。镜下特点：肿瘤细胞呈多角形或菱形，细胞核大、畸形，核仁明显，大多数胞质中可以发现多少不等的黑素颗粒，但有约 30%的患者癌细胞中没有黑素颗粒，S-100 及 HMB45 染色有助于诊断。血行转移是主要转移方式，50%以上患者确诊时已发生远处转移，主要转移至腹腔淋巴结、肝、脾及脑。

（二）临床表现及诊断

（1）肛门肿块脱垂。早期小可自行还纳，后期增大如核桃或鸡蛋大，常需用手托回。

（2）便血。便血多为鲜血，或者有黑色溢液，味恶臭。

（3）肛管直肠刺激症状。瘤体突入肠腔刺激直肠感受器产生肛管直肠刺激症状。若肿瘤侵犯肛管括约肌，则有剧痛。

（4）肿块。局部可见突起型肿块，一般为 3~6 cm，呈结节状，似菜花，有短而宽的蒂。大部分呈紫黑色或褐黑色。

本病初诊时确诊率低，临床易被忽视，常被误诊为脱垂性痔，血栓性外痔，息肉出血坏死及直肠癌。对有上述临床表现的可疑病例，都应行病理活检。因易造成医源性扩散，且活检确诊率低，所以病理检查时主张切除整个瘤体，不应行切取活检。

（三）治疗

本病以手术切除为主要治疗方法，放疗不敏感。手术方式主要有腹会阴联合切除和局部扩大切除术。早期无转移者，可行腹会阴联合根治术；如有转移，失去根治机会，可改经肛门行肿瘤的局部扩大切除术，术后辅以化疗及免疫治疗，可有一定疗效。本病预后极差，各种治疗效果都很不理想。影响预后主要因素是肿瘤侵犯深度及转移。若肿瘤侵犯深度超过 1.7 mm 以上，5 年生存率为 0.85%，85% 在 2 年内死亡。有远处转移者，即使转移灶被切除，平均生存期也仅 8 个月。早期诊断及以手术为主的综合治疗是改善生存率的主要措施。

四、一穴肛原癌

齿状线上方狭窄的环行区是胚胎一穴肛的残余，在此环形区有柱状上皮、鳞状上皮、移行上皮或三种混合上皮。由此区移行上皮发生的癌称为一穴肛原癌。现已确认本病是一种特殊起源的肿瘤，较少见，约占直肠肛管肿瘤的 1%。好发部位为齿状线及上下，女性发病率较男性高 2~3 倍，以 50~70 岁多见。病理分型为分化良好型、中度分化型及未分化型。

（一）临床表现

主要临床表现为便血、肛门坠胀及肛门肿块，与肛管直肠癌相似。直肠指诊多在齿状线处扪及不规则结节。确诊病理检查，需与鳞状上皮细胞癌、基底细胞癌及腺癌相鉴别。

（二）治疗

肿瘤较大，浸润较广泛者，应行腹会阴联合根治术，术后辅以放疗。肿瘤较小者，可行局部切除加放、化疗。预后与细胞分化程度及有无转移有关。分化好及分化中等者，5 年生存率可达 50%。未分化者生存不到 5 年，临床所见多属晚期，预后不良。

五、肛周佩吉特病

肛周佩吉特病是一种少见的上皮内腺癌，属于乳腺外佩吉特病。病变特征为边界清楚的湿疹样斑伴有顽固性瘙痒。组织学特征为表皮内有分散或成群的佩吉特细胞。

（一）病因及病理

组织学起源存有争议，目前有三种假说：其一，表皮佩吉特细胞，由深层癌转移而来；其二，佩吉特细胞发源于肛周表皮；其三，佩吉特细胞可能由一种未知的致癌因子作用于上皮、大汗腺或直肠肠腺而产生。

病理分三型：①发生于肛周部而不伴有较深的附件癌。②伴有大汗腺癌或小汗腺癌。③发生于肛周部伴有更深部位的直肠癌、尿道癌、宫颈癌或乳腺癌。

（二）临床表现及诊断

本病好发于老年人，平均年龄约 60 岁，性别无差异。起病慢，病史长，确诊时间平均约 4 年。肛周皮疹为最常见首发症状，病变肛周初为丘疹或鳞屑状红斑，逐步扩展为浸润斑，肛周潮红，后期形成溃疡，长期不愈，有灼痛感。若累及肛管黏膜、尿道及子宫颈，则伴发直肠癌、尿道癌及宫颈癌。

肛周顽固性癌痒伴湿疹，外用皮质类固醇药物不能缓解，排除其他疾病可能的患者，应高度怀疑本病。病理检查是确诊的唯一方法。

（三）治疗

手术切除为主要治疗方法。原则上若病变单纯累及肛周表皮，则将局部病变及其周围>1 cm 的正常皮肤切除；病变侵犯较深层的附件，切除应包括肿瘤基底的深筋膜和肿瘤周围>1 cm 的正常组织；病变累及直肠、尿道及子宫颈等，除应切除包括肿瘤基底的深筋膜和肿瘤周围>1 cm 的正常组织外，还需行直肠癌、尿道癌或宫颈癌等相应的根治术。近来研究认为，早期病变也应行广泛深层切除病灶，必要时植皮。因佩吉特细胞常沿毛囊进入皮下组织，单纯切除皮肤常无效。化疗不能消除病变，1%氟尿嘧啶化疗药膏局部涂抹可改善癌痒症状。放疗可延缓病变发展。

六、原发性肛周黏液腺癌

原发性肛周黏液腺癌是肛门癌中一种少见的类型。有特殊的临床表现、病理组织学特征和缓慢生长的生物学行为，1977 年 Philip 首次报道 2 例并命名。

（一）病因与病理

有关本病的病因及组织学起源尚有争论，由于多数病例以肛瘘为主要表现，因此，许多学者认为它起源于肛导管或肛腺，是小凹引流不畅导致慢性炎症刺激上皮细胞恶变的结果。

Jemmses 等报道 1 例肛周皮肤溃疡型黏液癌，在含有直肠、肛管和肛周皮肤的标本中，组织学观察到肛周肿瘤与肛导管鳞状和柱状上皮的移行关系，证实了本病起源于肛导管，至于肛瘘与癌的因果关系的认识，有学者认为本病有长期肛瘘史，因此瘘先于癌。亦有学者认为肿瘤在深部缓慢生长，瘘管继发于肿瘤。还有学者认为肛周大汗腺在炎症或其他刺激下发生黏液样化生，继而恶变为原发性肛周黏液腺癌。另有学者认为是先天发育的异常，可能是在泄殖腔下部末端重复的基础上癌变。

组织学可见大多数为分化良好的黏液腺癌，具有黏液分泌的腺管，可因黏液游离而有管腔不规则的扩张，有时产生大量的细胞外黏液，在间质中形成黏液游离而无明显的腺管形成。组织化学染色，细胞内外黏液均显示黏液卡红阳性，肿瘤细胞轻−中度异型性，根据黏液的多少，细胞可呈高柱状或立方状，瘘管开口处可见鳞状上皮、移行上皮和黏液柱状上皮的移行，皮肤鳞状上皮常见增生或假上皮瘤样增生。

(二)临床表现

本病特点为缓慢生长、病程迁延、肛瘘病史常在 10 年以上，甚至达数十年。呈管外型生长，浸润肛周纤维、脂肪组织及臀肌，一般不侵犯直肠和肛门，因此，患者大体无明显改变。肛门指诊或镜检阴性。肛瘘或溃疡的分泌物呈明胶样，肿块穿刺可见黏液样分泌物，肛瘘型肿块位于瘘管或瘘管附近，有时在肛管和肛隐窝处可见瘘管开口。生长方式以局部浸润为特点，切除不净可复发，很少转移或偶尔转移至腹股沟淋巴结。临床上可分为 3 型。

(1)隆起型。表现为肛周疼痛或无痛性肿块，位置较深、固定，境界不清。

(2)溃疡型。常在肛周肿块的基础上发生经久不愈的慢性溃疡，有时溃疡广泛累及臀部。

(3)肛瘘型。多表现为复杂性肛瘘，臀部瘘口呈多发性。

(三)诊断及鉴别诊断

症状和体征可提示本病，通过肛门指诊及直肠镜检可确定有无肛管和直肠肿瘤；通过对溃疡表面、窦道刮出物涂片或肿瘤穿刺细胞学检查可查到癌细胞；确诊需要病理诊断。由于肛瘘外口或溃疡边缘的皮肤组织常见慢性炎症，因此活检必须避开炎症带，自臀部肿块、溃疡或瘘管深部取材。如为多发性溃疡或肛瘘应多点取材，以防漏诊。诊断时应注意与浸润或转移的直肠、肛管腺癌鉴别。

(四)治疗

病变早期采用局部或经腹将直肠连同臀部肿块广泛切除，可获得满意效果。但因本病病程长，确定诊断时病灶多已十分广泛，造成手术困难，此时可采用中医中药姑息性治疗。由于本病局部窦道型溃疡较深，病理渗出黏液分泌较多，且有腥臭味，因此采用中医中药必须内外兼治。

七、围手术期护理

(一)术前护理

术前患者由于对疾病和手术不了解，常常会产生紧张、焦虑等不良的情绪反应，影响手术的效果。术前护理人员要根据患者的情况做好每位患者的心理疏导，了解患者的需求并尽量满足，耐心地向患者及其家属讲述疾病和手术的相关知识，减轻患者的焦虑和抑郁等心理压力。术前指导患者手术中需要配合和注意的事项，让患者有良好的心理准备，能积极地配合医师的治疗，减少手术并发症。

(二)术后护理

术后护理人员安全的将患者送回病房并告知患者手术很成功，安心养病。密切观察患者的病情变化，注意观察患者伤口有无疼痛、出血、水肿和敷料脱落等情况，并及时处理。为患者制订合理的饮食计划，进食流质或半流质膳食，主张清淡饮食，同时注意营养物质充足，忌烟酒、辛辣食物等刺激性因素。嘱患者伤口切勿沾水，不要剧烈运动，减少术后出血，促进伤口尽早愈合。

第八节　便秘的外科治疗

便秘不是一个病，而是多种疾病的一个综合征，表现为排出困难、排便不规则、次数少、便量少、粪便硬、局部不适或疼痛，或合并一些特殊症状，如长时间用力排便、直肠胀感、排便不尽感，甚至需用手法帮助排便。在不使用泻药的情况下，1周内自行排空粪便不超过2次或长期无便意。随着饮食结构的改变及精神心理和社会因素的影响，便秘的发病率显著上升，严重影响了患者的生活质量。

一、病因与发病机制

正常排便需要含有一定量膳食纤维的胃肠内容物以正常速度通过消化道各段，及时抵达直肠，并能刺激直肠肛管，诱发排便反射。排便时盆底肌群协调活动，完成排便。导致便秘的因素是多方面的，上述排便过程的任何一个环节障碍，均可引起便秘。

(一)一般病因

(1)不合理的饮食习惯，膳食纤维摄入不足是常见原因。

(2)不良排便习惯。

(3)长期抑制便意。

(4)不合理使用泻药。

(5)环境或排便体位改变

(6)妊娠。

(7)老年、营养障碍。

(二)结直肠和盆底器质性病变及功能性障碍

(1)结肠机械性梗阻。良、恶性肿瘤。

(2)直肠或肛管出口梗阻。肛裂、肛管或直肠狭窄、内括约肌失弛缓、直肠前突、直肠内脱垂、盆底痉挛综合征、耻骨直肠肌肥厚、盆底疝等。

（3）结直肠神经病变及肌肉异常。假性肠梗阻、先天性巨结肠、特发性巨结肠、巨直肠、（便秘型）肠易激综合征等。

（三）结直肠肠外神经异常

结直肠肠外神经异常病因如下：①中枢性，各种脑部疾病、肿物压迫、脊髓病变、多发性硬化等。②神经支配异常。

（四）精神或心理障碍

精神或心理障碍病因：精神疾病、抑郁症、神经性厌食。

（五）医源性病因

医源性病因如下。①药物：可待因、吗啡、抗抑郁药、抗胆碱制剂、铁剂、钙通道阻滞剂等。②制动。

（六）内分泌异常及代谢性疾病

常见的引起便秘的内分泌异常及代谢性疾病有甲状腺功能低下、甲状旁腺功能亢进、低血钾症、糖尿病、垂体功能低下、嗜铬细胞瘤和铅中毒等。

（七）结缔组织性疾病

引起便秘的常见结缔组织性疾病有硬皮病等。

二、便秘的检查方法及评估

针对有关便秘的特殊检查应在详细询问病史并进行各种常规检查如肛门直肠指诊、钡剂灌肠及结肠镜检查除外器质性病变后选用。

（一）重视询问病史

详细询问有关便秘的症状及病程、饮食习惯、胃肠道症状、伴随症状和疾病及用药情况；便秘症状特点（便次、便意、是否困难或不畅、便后有无便不尽、下坠感及粪便性状）；评估精神、心理状态；注意有无肿瘤预警症状，如便血、贫血、消瘦、发热、黑便和腹痛等。

（二）认真做好一般检查

肛门直肠指诊不仅能了解直肠内有无粪便滞留及性状，肛管、直肠狭窄和直肠占位等，还可了解肛管括约肌、耻骨直肠肌的功能状况及有无直肠前突、直肠内脱垂等；血常规、粪便常规、粪便隐血试验是排除结直肠、肛门器质性病变的重要又简易的检查；必要时进行有关生化、激素水平和代谢方面的检查；对可疑肛门、结直肠病变者，应行肛门镜、结肠镜检查或钡剂灌肠。

(三)便秘的特殊检查

对长期慢性便秘患者,可以酌情选择以下检查。

(1)胃肠传输试验。胃肠传输试验常用不透 X 线标志物。检查前 3 d 起禁服泻药及其他影响肠功能的药物。早餐时随试验餐吞服 20 个标志物,相隔一定时间后(服标志物后 6 h、24 h、48 h、72 h)拍摄腹部 X 线片 1 张,计算排出率。正常情况下服标志物 48~72 h 后,大部分标志物可排出。根据腹部 X 线片上标志物的分布,有助于评估便秘是结肠慢传输型便秘(slow transit constipation, STC)或出口梗阻型便秘(outlet obstructive constipation, OOC),此项检查简易,目前仍为常用的方法。目前,国内有报道采用口服小剂量钡剂法的胃肠传输试验,其优点是不仅可以判断是否有胃肠传输功能障碍,而且可以观察传输障碍的结肠形状、部位及范围。其不足是不能量化。对需外科手术治疗的患者,可采用不同的方法分别行胃肠传输试验,可对术前诊断有更可靠的依据。

(2)排粪造影。造影前应排空粪便。用稠钡剂加适量羧甲基纤维素钠(CMC)灌肠,以充盈至降结肠为准,并涂抹肛管标记肛门。骶直间距测量 2~4 骶尾关节、骶尾间及尾骨尖与直肠后端 5 个位置的距离,骶直间距应<10 mm 或<20 mm 且均匀。直肠前膨出为壶腹部远端呈囊袋状突向前方,深度应<5 mm。钡剂排出顺畅。排粪造影有助于诊断直肠、肛管解剖及功能障碍异常。必要时排粪造影可与盆底腹膜造影术同步进行,有助于盆底疝及直肠内套叠的诊断。

(3)肛管直肠测压。肛管直肠测压有液体、气体、感应计测压法,常用灌注或液体测压法测定指标包括直肠压力、肛管静息压和肛管收缩压及肛门直肠抑制反射,还可测定直肠感觉功能和直肠顺应性。肛管直肠测压有助于评估肛管括约肌、直肠有无动力和感觉功能障碍。

(四)盆底、盆腔肌电图检查

盆底、盆腔肌电图检查常用电极有同心针电极和肛塞电极。记录肛管肌电图的波幅和动作电位,可以判断有无肌源性病变;阴部神经潜伏期测定能显示阴部神经有无损伤。

(五)结肠压力监测

结肠压力监测将压力传感器放置到结肠内,在相对生理的情况下连续 24~48 h 监测结肠压力变化,从而确定有无结肠无力。对选择外科治疗、特别是节段性肠切除术治疗便秘有重要指导意义。

(六)肛门超声内镜检查

肛门超声内镜检查可了解肛门括约肌有无缺损或功能异常。

(七)盆底动态磁共振成像

盆底动态 MRI 成像可准确评价盆腔器官脱垂和盆底形态。动态 MRI 成像对出口梗阻型便秘,尤其是复合性盆底功能障碍引起的便秘有重要的诊断价值。盆底动态 MRI 成像通过观察盆底肌肉及邻近结构的形态变化,更完整、更充分地展示盆底解剖,可对肛管直肠和盆底疾病做出完整的系统的评价。动态 MRI 成像因其软组织分辨率高，比排粪造影更精确、更真实、更全面直观地了解并观察盆底功能性疾病形成原因及盆底解剖结构的细微变化。盆底动态 MRI 成像有利于发现盆底功能障碍及伴发的器官下垂，其敏感性和特异性都大大高于排粪造影检查。

三、临床表现

根据罗马Ⅲ诊断标准，可将便秘的临床表现归纳如下。①排便困难、费力。②排出粪便干燥。③便不尽感。④肛门直肠阻塞感。⑤手法辅助排便。⑥排便次数<3 次/周。⑦无便意。根据便秘临床表现的严重程度分为：轻度，症状较轻，不影响生活，经一般处理能好转，无须用药或少用药。重度，便秘症状持续，患者异常痛苦，严重影响生活，不能停药或治疗无效。中度，则介于两者之间。所谓的难治性便秘常是重度便秘，可见于出口梗阻型便秘、结肠无力及重度便秘型肠易激综合征等。

四、分类

根据临床症状及病因，便秘可分为 3 个基本类型：结肠慢传输型便秘、出口梗阻型便秘及混合型便秘。出口梗阻型便秘最为常见，许多主诉便秘的患者都有直肠排空异常，结肠慢传输型便秘和出口梗阻型便秘同时存在为混合型。

(一)结肠慢传输型便秘

排便次数减少，少便意，粪质坚硬，因而排便困难，肛直肠指诊时无粪便或触及坚硬粪便。而肛管外括约肌的缩肛和用力排便功能正常；全胃肠或结肠传输时间延长；缺乏出口梗阻型便秘的证据，如排粪造影和(或)肛门直肠测压正常。

(二)出口梗阻型便秘

粪便排出障碍，可表现为排便费力、不尽感或下坠感，排便量少，有便意或缺乏便意。肛门直肠指诊时直肠内存有粪便，用力排便时肛门外括约肌、耻骨直肠肌可能呈矛盾性收缩或阵挛性收缩；全胃肠或结肠传输时间正常，多数标志物可储留在直肠内；排粪造影可呈现异常；肛门直肠测压显示，用力排便时肛门外括约肌呈矛盾性收缩或直肠壁的感觉阈值异常等。出口梗阻型便秘依病因不同分为：①直肠内脱垂。②直肠前突。③盆底疝(会阴下降综合征)。④耻骨直肠肌综合征。

(三)混合型便秘

混合型便秘具备结肠慢传输型和出口梗阻型便秘的特点；分型依据的症状可全部或交替出现。

便秘型肠易激综合征是一类和腹痛或腹胀有关的便秘，同时，也可能有以上各类型的特点。

五、诊断

对便秘的诊断应包括：便秘病因和(或)诱因、程度及便秘类型。应了解导致便秘有关的累及范围，有无局部结构异常及与便秘的因果关系，对制订治疗方案和预测疗效至关重要。

六、治疗

治疗原则：根据便秘轻、中、重程度和病因及类型，采用个体化的综合治疗，恢复正常排便。

(一)非手术治疗

改善生活方式，加强排便生理教育，增加膳食纤维摄取，养成良好的排便习惯，增加运动调整心理状态，有助于建立正常排便反射。

尽可能避免药物因素，减少药物可能引起的便秘。治疗原发病和伴随病有利于治疗便秘。

对出口梗阻型便秘，应针对不同的类型具体制订治疗方案。对于以直肠内脱垂等为代表的松弛型便秘，提倡采用胸膝位提肛锻炼，必要时应用硬化剂注射。对于以耻骨直肠肌综合征为代表的痉挛型便秘，可首选生物反馈治疗，使排便时腹肌、盆底肌群活动协调运动，辅助以热水坐浴，扩肛治疗。

选用适当的通便药物，应选用不良反应及药物依赖产生少的药物为原则。常用的有：膳食纤维制剂，为治疗便秘的一线药物，尤其是不溶性膳食纤维制剂，如小麦纤维素可软化粪便、增加粪便容积、促进结肠蠕动、调节肠道微生态平衡，有效解除便秘各类症状。按分级治疗原则应在膳食纤维治疗无效时，再使用渗透性通便剂，如聚乙二醇4000、乳果糖。应避免长期应用或滥用刺激性泻药。多种中成药具有通便作用，应注意长期治疗可能带来的不良反应。对粪便塞的患者，清洁灌肠或联合短期刺激性泻药解除嵌塞后，再选用膳食纤维制剂或渗透性药物，保持排便通畅。开塞露和甘油栓有软化粪便和刺激排便的作用；复方角菜酸酯栓对治疗缓解便秘症状有效合理选用容积性泻药、润滑性泻药和刺激性泻药；应避免滥用泻药。

中、重度便秘患者常有焦虑甚至抑郁等，应给予心理治疗，使患者消除紧张情绪。

(二)外科治疗

经过一段时间严格的非手术治疗后效果不明显，经特殊检查显示有明确的解剖及功能异常，可考虑手术治疗。应慎重掌握手术适应证，针对病变选择相应的术式，有多种病变同时存在时应手术解决引起便秘的主要病变，但也同时解决次要的或继发的病变。术前需要进行预测疗效，应注意有无严重心理障碍，有无结肠以外的消化道异常。手术指征：①符合罗马诊断标准。②多次结肠传输试验明显延长(一般>72 h)。③系统非手术治疗无效，疗程在 3~5 年。④严重影响日常生活工作。无严重的精神障碍。

1. 结肠慢传输型便秘

经结肠传输试验证实结肠传输功能障碍者可考虑手术治疗。结肠传输功能障碍包括先天性巨结肠、成人巨结肠、继发性巨结肠、结肠冗长症、结肠无力等手术方式推荐采用次全结肠切除或全结肠切除术，对于能够精确判断结肠节段性传输功能障碍和结肠冗长症的患者，可慎重考虑选择部分结肠切除术。年老、体弱、全身状况差的患者，宜采用结肠旷置术或回肠造瘘术。

在我国，结肠慢传输型便秘多选用各类结肠次全切除术。如结肠直肠次全切除、升结肠（或盲肠乃至小肠）直肠吻合、次全结肠切除加逆蠕动盲肠直肠吻合术、金陵术等方式。结肠慢传输型便秘的手术并发症主要有：①粘连性肠梗阻发病率较高。预防措施为减少对手术区域的干扰，手术创面腹膜化、应用防粘连的药物与制剂，采用腹腔镜的手术方式等。②腹泻：多在 2 周至 3 个月逐渐缓解。腹泻严重的应用蒙脱石散、洛哌丁胺等药物治疗能减轻腹泻。③便秘复发：主要是由于手术切除结肠范围不够，混合型便秘未纠正出口处梗阻所致。术前对病情做出准确、全面的判断，根据病情选择恰当的手术方式是减少手术后便秘复发的关键。便秘手术后复发可先采用非手术治疗，必要时可再次手术治疗。④手术创面淋巴瘘：手术后创面的淋巴瘘关键是要保持通畅的引流，2~3 周都可自行闭合。手术创面的腹膜化是预防淋巴瘘发生的最佳手段。应用超声刀作肠管游离可减少淋巴瘘的发生。

2. 出口梗阻型便秘

（1）直肠内脱垂：对于直肠黏膜内脱垂，推荐首先采用经肛门手术，如吻合器痔上黏膜环切钉合术（PPH）、Delorme 手术等。对于直肠全层套叠，症状严重者，可考虑经腹手术，包括各种直肠悬吊固定手术，对女性患者建议同时行子宫前位固定、盆底抬高术，多数情况下需要切除部分冗长的乙状结肠。手术指征：①经非手术治疗无效，包括体位锻炼、粗纤维饮食、软化粪便、适当应用缓泻药无效。②排粪造影直肠内脱垂。③结肠传输试验、肌电图、肛管测压等检查，全面分析多种因素对排便的影响。

（2）直肠前突：建议行经阴道的直肠前突修补术，修复直肠阴道隔及松弛扩张的肛提肌脚；也可行经肛门的直肠前突修补术，修复直肠阴道隔及松弛扩张的肛提肌脚。手术指征：①前突深度应>3 cm。②直肠前突内有造影剂存留。③有明显症状。④需要用手辅助排便。

（3）盆底疝：往往同时伴随有直肠内脱垂，处理方法同直肠内脱垂全层套叠，但重点是盆底的抬高，修复盆底疝。

（4）耻骨直肠肌综合征：耻骨直肠肌综合征（puborectal muscle syndrome，PRS）也称为盆底痉挛综合征。PRS 是指排便时耻骨直肠肌异常或反常收缩或不能松弛的行为障碍，它易于诊断却难以治疗。对于这一类型的出口梗阻型便秘患者，建议以生物反馈结合扩肛治疗为主，也可采用肉毒毒素注射法，手术应十分慎重。可选择的手术方式有经肛门或经骶尾入路的耻骨直肠肌部分肌束切断术和闭孔内肌筋膜耻骨直肠肌融合术。手术指征：①排粪造影和肛肠肌电图诊断耻骨直肠肌痉挛。②排便困难症状严重。

3. 混合型便秘

在手术处理慢传输型便秘的同时，处理伴随的出口梗阻型便秘。但需要注意的是，如果伴随有痉挛型便秘，术前应进行生物反馈及扩肛治疗。

值得注意的是，便秘的治疗效果目前并不满意，临床医师应慎重选择治疗方式，综合采用各种治疗措施，注重患者伴发的心理异常的治疗。外科手术治疗后务必重视采取非手术治疗的措施，防止症状复发，以巩固治疗效果。

第九节　结肠、直肠和肛管损伤

一、结肠损伤

(一)流行病学

结肠损伤(colon injury)是较常见的腹内脏器损伤，平时占腹部外伤的 10%～20%，战时占 11%～38%，仅次于小肠损伤发生率。开放性损伤所致结肠损伤占结肠损伤的 90%，闭合性结肠损伤常由于遭受较大暴力，故常合并其他脏器损伤，单独损伤少见。

(二)病因与病理

结肠损伤的常见病因如下。①闭合性损伤：多为钝性暴力对腹部的猛烈打击、碾压所致。②开放性损伤：多为锐器所致。③医源性损伤：主要包括结肠镜检查及结肠息肉等切除所致，灌肠损伤、手术损伤和化学性损伤。④继发于血管损伤的结肠延迟性穿孔。

结肠损伤按病理类型如下。①结肠壁挫伤：多由闭合性损伤引起，肠壁局部肿胀、淤血，但肠壁完整。②系膜损伤血肿：常合并有系膜血管损伤，形成系膜血肿。③结肠壁不全破裂通常为浆膜层或浆肌层破裂，而黏膜及黏膜下层保持完整。④全层破裂：小的破裂可见黏膜外翻呈唇状，较大的破裂或完全断裂者，可因大量粪便进入腹腔而引起弥漫性腹膜炎。

(三)临床表现

穿透性结肠损伤主要表现为伤后腹痛，有腹膜炎表现或从伤口流出粪样肠内容物。非穿透性结肠损伤临床表现复杂，最常见症状为腹痛，但少数结肠损伤者可无腹痛症状，多见于左半结肠损伤(左半结肠内容物干涸，破裂后肠内容物不易进入腹腔，对腹膜刺激小)。合并其他脏器损伤者，早期即有休克表现。腹膜外结肠损伤早期，腹痛和腹膜炎症状均不明显。腹膜后间隙感染明显时，侧腹壁或后腰部有压痛，有时可触及皮下气肿。低位结肠损伤可有便血或果酱样便。腹膜炎晚期还可表现为体温升高。

(四)辅助检查

1.腹部 X 线片

部分患者可见腹腔游离气体,对诊断结肠损伤有帮助;对有异物存留的患者可帮助定位。

2.诊断性腹腔穿刺

如穿刺物为粪便样物质则为结肠损伤,阳性率一般在 90% 以上。根据穿刺物性质可判断是否有空腔脏器破裂,但对结肠损伤的诊断无特异性,且穿刺结果阴性时亦不可排除腹腔内脏器损伤。

3.诊断性腹腔灌洗

对于闭合性腹外伤有较高的诊断价值,诊断率高达 95%,但同样对判断结肠损伤无特异性。

(五)诊断及鉴别诊断

1.诊断

根据患者临床表现并结合外伤史,诊断多可确立。开放性损伤患者根据伤口的部位,弹道或刀刺伤的方向及腹膜炎表现可很快作出诊断。医源性结肠损伤诊断也较容易,在结肠镜检查过程中,患者出现腹痛及腹膜炎表现,可作出诊断。

2.鉴别诊断

(1)小肠损伤:肠液对腹膜刺激大,腹膜炎症状重且出现较早,但细菌含量相对较少,所造成的污染轻。CT 可见肠系膜脂肪异常影,肠系膜血肿等表现。

(2)直肠损伤:多有骨盆及会阴部外伤史,有血液自肛门排出,直肠指诊可见指套有新鲜血迹。

(六)治疗

由于结肠壁薄、血液供应差、含菌量大,一旦破裂所造成的腹腔污染严重,感染率高,因此,结肠破裂的治疗不同于小肠破裂。既往除少数裂口小、腹腔污染轻、全身情况良好的患者可考虑一期修补或一期切除吻合(限于右半结肠)外,大部分患者应先采用肠造口术或肠外置术处理,3~4 个月后患者情况好转后,再行关闭瘘口。近年来随着急救措施、感染控制等条件的进步,施行一期修补或切除吻合的病例日见增多。对较严重的损伤一期修复后,可加做近端结肠转流性造口,确保肠内容物不再进入远端。

一期修复手术的主要禁忌为:①腹腔严重污染。②全身严重多发伤或腹腔内其他脏器合并伤,须尽快结束手术。③有重要基础疾病,如肝硬化、糖尿病等。失血性休克(失血量>2000 mL)需大量输血者,高龄患者、高速火器伤、手术时间有延误者,虽非一期修复绝对禁忌证,但须格外慎重。

术中应彻底清除漏出的结肠内容物,并用大量盐水冲洗。盆腔及修补吻合口附近放置引流管。

二、直肠和肛管损伤

(一)流行病学

直肠肛管由于受骨盆保护,平时损伤较为少见,其发生率占腹部外伤的 0.5%~5.5%。但如延误诊治,可发生严重的感染并发症。直肠损伤的病死率为 0~10%,并发症发生率为 10%~45%。

(二)病因

直肠肛管损伤最常见的病因是火器伤,创口可在腹部,也可在臀部、会阴部,甚至大腿等处,且常伴小肠、结肠、膀胱等损伤。钝性伤少见,多由骨盆骨折严重移位刺破或撕裂肠壁引起。此外,高处坠落于直立物上,可引起插入性损伤。同性恋者经直肠性交或精神异常者自行插入异物,也可造成直肠或肛管破裂。

(三)病理

病理改变随损伤的程度、部位、范围及有无脏器合并伤而异。轻者只有黏膜撕裂和肌层裂开,重者可出现肌层全层破裂和广泛括约肌损伤,若伴有大血管和骶前静脉丛损伤,可引起大出血、休克,甚至死亡。Robertson 按解剖位置将直肠肛管损伤分为三类:①腹膜反折以上即腹腔内损伤(占 1/3)。②腹膜反折以下、肛提肌以上损伤。③肛提肌以下即肛管损伤。

(四)诊断及辅助检查

腹膜反折以上直肠损伤的病理生理变化和临床表现与结肠损伤基本相同,诊断不难。肛管损伤位置表浅,诊断更容易。腹膜反折以下直肠损伤,腹痛常不明显,又无腹膜炎表现,常易延误诊断。有下列情况之一者需考虑直肠肛管损伤:①有外伤史且有血液向肛门排出。②会阴部、骶尾部、臀部、大腿部及下腹部的开放性创口内有粪便溢出。③尿液中有粪便残渣。④尿液自肛门流出。⑤骨盆会阴部外伤史,出现腹膜刺激症状或腹腔穿刺抽出粪便样、浑浊或血性液体。

直肠指诊有重要的诊断价值,指套有新鲜血迹提示直肠损伤,有时可直接摸到低位的破裂口。怀疑直肠损伤而指诊阴性者,可行直肠镜检查。此外,直肠损伤时,禁忌钡剂灌肠检查,但可使用水溶性液体进行造影;一旦发现血尿,应进一步行尿道膀胱 X 线检查以排除尿路损伤。

(五)治疗

绝大多数直肠肛管损伤都应尽早手术,根据损伤部位的不同,选用不同的治疗方法。直肠肛管损伤的基本处理原则为早期彻底清创,修补直肠肛管损伤,行转流性结肠造瘘和直肠周围间隙彻底引流。

腹膜反折以上直肠损伤，破口修剪后予以缝补，若全身和局部情况良好，可不做近端造瘘。如为毁损性损伤，可切除后行端端吻合，此种情况与腹腔盆腔污染严重者，都应加做乙状结肠转流性造瘘，2~3个月后关闭造瘘口。

腹膜反折以下直肠损伤，应先行剖腹探查，探明伤情并行乙状结肠转流性造瘘术。损伤部位较高者，可打开腹膜反折显露、修补。若伴有膀胱、尿道或阴道损伤者，应同时予以修补。另经会阴部骶尾骨旁入路，打开直肠后间隙，显露、修补较低的损伤。难以显露的损伤，不强求直接修补。必须彻底清除溢出到直肠旁间隙的粪便，同时大量冲洗肠腔，彻底清除直肠内粪便，再冲洗盆腔和会阴部创口，确保腔隙中不遗漏污物，术后也无粪便从修补不完善或未修补处溢出。直肠后间隙应放置适当引流，术后保持引流通畅，加强抗感染治疗，如使用针对厌氧菌的药物甲硝唑等。只要转流完全、清创彻底、感染得到控制，未经修补的直肠损伤(除毁损伤外)一般都能自行愈合，且较少发生狭窄。

肛管损伤，浅小的外伤可单纯清创缝合。损伤大而深、累及括约肌和直肠者，应行乙状结肠转流性造瘘，仔细清创，注意保留未累及的括约肌，并修复已损伤的直肠和括约肌，以期保留肛管的功能。伤口愈合后，应定期扩张肛管和直肠，防止狭窄。若括约肌功能已经丧失且无法修复时，须考虑做结肠造瘘—永久性人工肛门。

带有乙状结肠造瘘的患者如恢复顺利，应适时关闭造瘘口。既往多在术后3个月行造瘘关闭手术。近年来观察发现，大多数病例可将造瘘还纳时间提前到1个月左右，因为损伤的直肠一般7~10 d可愈合。但早期还纳的先决条件是创口愈合、感染消除，因此，术前应对患者行直肠指诊及直肠造影(仅限腹膜外直肠损伤者)，确认创伤已愈合，且无感染灶存在。

(六) 并发症

直肠和肛管损伤常见的术后并发症有直肠膀胱(或尿道)瘘、直肠阴道瘘、直肠外瘘、直肠或肛门狭窄、肛门失禁等，大多需再次手术解决。

第十一章

老年腹部相关血管疾病诊疗及围手术期护理

老年腹部手术围手术期易发血栓，本章针对急性动脉及静脉血栓简单描述。

第一节　急性动脉血栓形成

急性动脉血栓形成大多在动脉壁原有的病变基础上发生，如动脉粥样硬化、糖尿病动脉炎和动脉瘤等病变引起动脉管腔狭窄，易遭受某些意外的影响；或动脉外伤、动脉缝合或移植、动脉造影术后、放射性元素等刺激，造成血液成分改变，血黏度增加，血流减慢，导致急性动脉血栓形成。

一、临床表现

(一)临床症状

在采集病史和询问临床症状时，要注意：①疼痛发生的时间、严重程度。②疼痛发生以前是否有过肢体的不适。③疼痛发生的部位，是否随病程发生变化。④疼痛有无伴有肢体的运动和感觉的异常症状。

(二)体格检查

除了了解发育、营养、体重、精神、血压和脉搏以外，要特别仔细地进行局部检查，应注意以下内容。

(1)皮肤色泽改变。皮肤色泽可反映肢体的血液循环状况，肢体血液循环障碍酿成色泽改变时，皮肤苍白或发绀。组织缺血后，皮肤乳头层下静脉丛的血液排空，皮肤呈蜡样的苍白。有时在苍白皮肤间呈现散在的青紫斑块，是因血管内血液排空不全，仍积聚少量的血液。肢体周径缩小，浅表静脉萎瘪，在皮下出现蓝色线条。皮肤厥冷，肢体远端尤甚，常伴有皮温降低，皮温可降低 3~4 ℃。若病变进一步发展，皮肤可出现大理石样改变，在苍白的皮肤上出现片状的发绀。如以手指压迫皮肤数秒后移开，正常者因受压时血液排入周围组织而呈苍白色，放开后 1~2 s 内皮肤色泽复原；动脉供血不足或静脉回流障碍时，复原时间延缓；在发绀区指压后不出现暂时性的苍白色，提示局部组织可能已发生不可逆的组织坏死。

（2）皮肤温度改变。肢体皮肤的温度取决于通过肢体的血液流量，动脉阻塞性病变时血流减少，肢体皮温降低；动脉闭塞的程度愈严重，距离闭塞平面越远，皮温越低。

（3）动脉搏动的减弱或消失。肢体近端的动脉搏动如股动脉的搏动和肢体远端的动脉搏动如足背动脉的搏动都应仔细检查，要注意比较双侧同部位的动脉搏动，在搏动较弱的情况下，要避免将检查者本身手指的动脉搏动误为患者的动脉搏动。如动脉闭塞没有完全阻塞管腔，有部分血流通过，或因肢体的侧支循环代偿较好时，在栓塞部位的远端可触到减弱了的动脉搏动。当动脉痉挛严重或形成继发性血栓时，栓塞近端的动脉搏动也可减弱。

（三）伴随情况

因为大多数患者有心血管系统的器质性疾病，急性动脉缺血将加重原来的心血管系统功能紊乱，当心脏不能耐受栓塞引起的血流动力学改变时，就会出现休克和左心功能衰竭。严重者可致血压下降、休克、严重心律失常而导致心搏骤停。肢体动脉栓塞后，受累肢体发生大面积坏死，造成代谢障碍，表现为氮质血症、高钾血症、肌蛋白尿和代谢性酸中毒，最终导致肾衰竭。

二、辅助检查

（一）血液化验检查

（1）血常规。急性动脉缺血发生后，白细胞计数通常升高。

（2）血生化。急性动脉缺血的患者可能发生肢体坏死，造成代谢障碍，出现氮质血症、高钾血症、肌蛋白尿和代谢性酸中毒等。

（3）凝血功能。了解患者的凝血功能，对于诊断和指导治疗过程都相当重要。D-二聚体通常是增高的。

（二）踝肱指数

踝肱指数（ABI），一般指的是踝部动脉和肱动脉处测量的收缩压比值，是检测下肢外周动脉是否有狭窄或闭塞的常用无创检测方法，检测结果的正常范围是 0.9~1.3。出现间歇性跛行的人群，通常需要进行踝肱指数的检查。在计算踝肱指数时，疑似下肢外周动脉病变时，应选择踝部动脉血压较高的一侧肢体，可以较大程度地减少假阳性结果。数值低于或高于正常值，可见于不同情况。

（三）影像学检查

（1）多普勒超声检查。通过超声回声反射原理和超声多普勒显像原理的应用，超声检查可测定血管、血流的图像。彩色超声仪能提供血管切面的形态图像，显示脉冲式和连续式频谱多普勒，还可测定流速和流量，可清楚显示血管病变。动脉阻塞时，受累动脉的搏动消失、腔内无血流信号。超声检查因无创、操作简便、费用低，可重复使用而受欢迎，但超声检查可受到肠腔气体等的影响，结果多依赖操作者的经验。

（2）CT 血管造影。CT 血管造影（CT angiography，CTA）是无创伤的血管检查技术，CTA通过重组 CT 的血管解剖影像获得二维或三维立体成像，冠状面和矢状面的图像可显示血管的全长。清晰地看到血管的狭窄或闭塞的部位、程度、长度；显示血管腔内的病变，如有无钙化斑或附壁血栓、有无合适的流出道以及直观显示病变血管与周围组织的解剖关系等。

（3）磁共振成像和磁共振血管造影。磁共振成像（MRI）的基本原理是置于强磁场中的受检物体与质子运动频率相同的射频脉冲激发质子磁矩，发生能级转换，释放能量并产生信号从而获得 MRI。MRI 能够与 B 超一样从多个平面成像，但避免 B 超对操作者技巧的依赖，提供清晰超过 CT 的软组织图像。但 MRI 的空间分辨率仍不高，仅对大血管显像较好，体内有磁性金属物时不能做 MRI 检查。磁共振血管造影（magnetic resonance angiography，MRA）由 MRI 基础上发展起来，利用时间飞跃效应（time of flight，TOF）和相位对比技术（phase contrast，PC），使血管的信号明显增强，近乎于动脉造影的影像效果。

（4）数字减影血管造影（digital subtraction angiography，DSA）。通常经皮穿刺股总动脉或肱动脉置管行动脉造影，对急性动脉缺血患者进行动脉造影，可筛选急性动脉血栓形成或栓塞。DSA 可显示动脉广泛、不规则、节段性的狭窄和闭塞，或伴有动脉壁的钙化，也可累及腘动脉甚至胫前动脉、胫后动脉的病变。血栓闭塞性脉管炎患者动脉造影显示中、小动脉节段性闭塞，周围可见树根状的侧支循环形成。进行 DSA 检查，不仅是诊断动脉闭塞，更重要的是发现流出道，能够为动脉旁路重建手术提供依据。近年来对急性动脉缺血的患者进行腔内介入治疗，是开放性外科手术进行血管重建外的另一个选择，此时 DSA 检查是必要的前提。

三、诊断

（一）病史

病史中有慢性缺血症状，如肢体麻木、发凉和间歇性跛行等，突然发生肢体剧痛者，可能是急性动脉血栓形成，因此，应详尽询问病史，确切了解发病全过程、治疗史、治疗结果及相关病史。

（二）临床表现

急性肢体动脉缺血时，发病急骤，并伴有心脏疾病，特别是心房纤颤、心律失常，具有典型的临床表现。通常将急性肢体动脉缺血的特征总结为所谓"5P"征，即疼痛（pain）、无脉（pulselessness）、苍白（pallor）、麻木（parasthesia）和运动障碍（paralysis）。需要注意的是，当患者突然发生肢体剧痛，苍白，肢体的动脉搏动减弱或消失时，已经基本上可以诊断急性动脉缺血，并不需要等待出现"5P"征的全部表现。

判断急性动脉缺血是否存在固然重要，明确动脉阻塞的部位也相当重要。Doppler 超声显像、磁共振血管造影（MRA）、数字减影动脉造影（DSA）和 CTA 等影像学检查有助于判断动脉阻塞的部位和范围，可以根据具体情况选择采用。

在没有条件进行影像学检查时，可通过病史和体检的特点进行综合考虑，大致确定阻塞的位置，如最初疼痛的位置、正常动脉搏动消失的位置、皮肤温度变化的平面等，肢体动脉阻塞的部位较皮肤温度降低的平面高，一般要高 6~8 cm，大约为一横掌。例如腹主动脉骑跨部血栓形成时，双下肢剧烈疼痛，位于脐部的腹主动脉远端搏动不能触到；若腹主动脉搏动良好，则双侧髂动脉闭塞的可能性大。表现为一侧下肢剧痛、肢端动脉搏动消失的患者，股动脉搏动不可触及时为同侧髂动脉闭塞，髂动脉搏动好时则可能为股动脉闭塞。

（三）临床分类

根据急性动脉缺血的严重程度，急性动脉缺血又可分为以下几类。

Ⅰ类：轻度缺血时表现为轻到中度的肢体静息痛，感觉障碍不明显，肢体能存活，没有立即坏死的风险。对轻度缺血的患者应立即开始肝素抗凝治疗，评价患者的心肺功能并进行必要的治疗和调整，观察动脉缺血肢体对肝素抗凝治疗的反应情况，决定是否需要进行延迟动脉血栓取除手术。

Ⅱ类：中度缺血的患者表现严重的肢体静息痛和感觉障碍，具有坏死的风险，但肢体没有发生不可逆的肌肉损伤，如果得到及时妥善的处理，例如血管重建，则可以避免截肢。Ⅱ类又可分为两个亚型，Ⅱa 型需要及时的治疗，而 Ⅱb 型需要紧急处理。此时，应立即开始肝素抗凝治疗和动脉血栓取除手术，以避免不可逆的损伤发生。

Ⅲ类：已发生肢体动脉严重缺血，缺血的肢体已发生永久性的神经和肌肉的深度损伤，此时不必考虑其他的治疗手段，截肢成为唯一的选择。不应该过分强调保留肢体而进行动脉血栓取除手术。因为在严重缺血的肢体重建血液循环后，将出现再灌注综合征，继而发生成人呼吸窘迫综合征（ARDS）、急性肾衰竭、严重心律失常等，死亡率为 50%~70%。

四、鉴别诊断

（一）急性动脉栓塞

急性动脉血栓形成的临床表现虽与动脉栓塞酷似，但急性动脉栓塞具有下列特点：①有长期的患肢慢性缺血、循环功能不全的症状和体征，如小腿或臀股部的麻木感、疼痛、发凉、间歇性跛行等症状，肢体皮肤干燥而过于光滑，汗毛减少，趾（指）甲增厚变形和肌肉萎缩，干性溃疡，静脉充盈时间延长等体征。②起病缓慢，通常有其他部位动脉硬化表现。③血栓形成的肢体皮肤苍白、寒冷，搏动消失等症状的分界平面模糊，血胆固醇往往升高。④X 线摄片可见动脉壁上有钙化斑和骨质疏松。⑤动脉造影见受累动脉管壁粗糙、不光整、扭曲、狭窄和节段性阻塞，周围侧支循环较多是扭曲，螺旋形。

急性动脉血栓形成与急性动脉栓塞的鉴别诊断有时相当困难，甚至动脉造影也不能区分，有时要在手术中才能作出正确的诊断。有学者提出，有无心房纤颤可能是区分急性动脉血栓形成与急性动脉栓塞的唯一可靠的临床征象。

急性动脉血栓形成后，动脉痉挛、动脉壁退行性变，有继发性的血栓形成。栓塞远段动脉内压力的锐降，造成血流缓慢、管腔萎瘪以及原发血栓收缩释放出促凝血物质，加速血液凝固。由于栓塞邻近组织缺血，前列腺素 E(PGE)生成减少，加速并增多血栓的繁衍。

(二)股青肿

急性下肢深静脉血栓形成合并动脉痉挛时可与动脉急性血栓形成相混淆。因为动脉血液滞缓，使患肢苍白或发紫、发凉、动脉搏动减弱，但急性下肢深静脉血栓形成的患肢静脉淤血、肢体高度肿胀，与动脉血栓形成迥然不同。

(三)主动脉夹层动脉瘤

主动脉夹层动脉瘤形成的内膜瓣片如堵塞一侧肢体动脉的开口时，可表现为肢体的急性缺血。但本病患者既往有高血压或 Marfan 综合征病史，首先表现为腹部或胸背部剧烈疼痛，但也有的患者仅表现为肢体缺血，容易误诊。彩色多普勒超声检查、CTA 和 MRA 可以观察到主动脉壁的分离，主动脉真腔与假腔形成。

五、治疗

(一)治疗原则

急性动脉缺血患者的病情大多较重，治疗应尽量简单，以有效地解除动脉阻塞，恢复患肢的血液供应为目的，并兼治原发性疾病。

(二)治疗方案

1. 非手术治疗

非手术治疗包括肢体局部处理和药物治疗。

(1)肢体局部处理：患肢一般可下垂 15°左右，低于心脏的平面，以利动脉血液流入肢体。室温保持在 27℃左右。患肢局部不可热敷，以免增加组织代谢，加重缺氧，甚至促使肢体发生坏死。

(2)抗凝治疗：抗凝剂可防止栓塞的远近端动脉内血栓的延伸、心房附壁血栓的再生或发展，以及深静脉继发性血栓形成。常用肝素和香豆素类衍生物等。在急性期，先静脉用肝素 3~5 d，如用肝素 2000~4000 U/d，加至 0.9%的氯化钠注射液 1000 mL 中持续滴注，滴注前先静脉注射 5000 U 作为初始剂量。肝素干扰血液凝固过程中的许多环节，阻止血小板凝集，妨碍凝血激活酶的形成；抑制凝血激活酶的形成，阻止凝血酶原变为凝血酶；抑制凝血酶，从而妨碍纤维蛋白原变成纤维蛋白。近年来较多使用低分子肝素，低分子肝素选择性抗凝血因子 Xa 活性，对其他凝血因子影响不大。抗血栓作用与出血作用分离，保持肝素抗血栓作用而降低出血危险。低分子肝素皮下注射每天 1~2 次即可，使用较方便。

（3）溶栓治疗：溶栓剂仅能溶解新鲜血栓，一般对发病 3 d 以内的血栓效果最好。给药途径，最好是直接穿刺或经导管注入，或持续灌注溶栓剂于栓塞近端的动脉腔内，或以多孔喷雾式导管向血栓内作持续滴注。也可经静脉滴注给药。所用药物有链激酶、尿激酶等，以尿激酶应用较多，较为安全。每日用尿激酶 50 万~100 万 U，需严密监测纤维蛋白原、纤维蛋白降解产物（FDP），注意皮肤、黏膜、泌尿道等部位的出血，但纤溶剂对纤维性栓子本身难以发挥作用。

（4）解除血管痉挛的治疗：产生动脉痉挛的原因是灵敏的神经末梢感受器受刺激的结果。栓子直接刺激管腔，反射性引起交感神经纤维兴奋，使动脉壁平滑肌强烈收缩。同时血栓内大量凝集的血小板激活，释放组胺与 5-羟色胺等物质，加重动脉的痉挛。持久的动脉痉挛造成肢体远段的缺血，远比血栓阻塞主干动脉血流更为严重。因此，可采用交感神经阻滞或血管扩张剂以消除痉挛。可用 0.1% 的普鲁卡因静脉滴注，罂粟碱或妥拉唑林直接注入栓塞的动脉腔内或静脉滴注；也可采用交感神经阻滞或硬脊膜外阻滞，以解除动脉的痉挛，促进侧支循环的建立。

2. 手术治疗

手术治疗是治疗急性动脉缺血的主要方式，在抗凝的同时用 Fogarty 球囊取栓导管取栓是急性动脉栓塞时首选的治疗措施，越早进行越好。

1）Fogarty 球囊取栓导管取栓术

（1）手术适应证：①趾或指动脉分支以上的动脉栓塞。②动脉栓塞后肢体未发生坏疽。③为降低坏疽肢体的截肢平面。

（2）手术禁忌证：①肢体肌肉已发生坏死。②患者处于濒死状态。

（3）麻醉：手术时的麻醉可采用硬脊膜外阻滞麻醉、全麻或局麻。上肢的动脉栓塞取肘部切口，下肢动脉栓塞常规取股部切口。

（4）Fogarty 球囊取栓导管取栓手术的实施：以经股动脉的下肢动脉取栓为例，取患侧腹股沟中点纵切口，避免损伤大隐静脉。在缝匠肌内侧显露股总动脉、股浅动脉和股深动脉，以橡皮条分别绕过动脉以控制血流，注意保护内侧的股静脉和外侧的股神经不受损伤。肝素化后，阻断上述 3 个动脉，在股总动脉前壁做纵切口约 1.5 cm 或横切口。横切口的优点是在手术完成后可直接缝合切口，而不必顾虑纵行切开及缝合后可能造成的动脉狭窄。放松股动脉近端橡皮条，向近侧插入 Fogarty 导管，使其前端进入腹主动脉下端，然后向导管注入肝素盐水 1~1.5 mL，充盈球囊，再缓慢持续用力向外拉出导管，轻柔地将血栓拖出股动脉切口，用血管镊取除血栓，重复此过程直至近端股动脉出现活跃搏动性喷血，再次阻断近端股动脉血流，然后取除远端动脉的继发性血栓，以 Fogarty 导管向远端动脉插入，依上法取除继发性血栓直至动脉回血良好。在病变范围较广时，常需多次重复，分次取除血栓，务必使导管到达踝部附近的动脉。向远侧动脉取栓，需插入其他分支时，常需再插入另一导管取栓，以获得较好的逆行回血。如膝下分支有阻塞，或 Fogarty 导管只能到达腘窝时，可在膝下内侧做纵向切口显露膝下动脉的分支，切开动脉取栓。当对远侧动脉是否通畅有疑问时，可行术中动脉造影，最后向远端动脉注入尿激酶，溶解远端小动脉分支内的残留血栓。放松股动脉近端的橡皮条，检查近端动脉的喷血情况，如动脉喷血良好即再次阻断，用 6-0 Prolene 线外翻缝合动脉壁切口。

（5）取栓术后处理

①全身处理：多数患者伴有器质性心脏病，有时甚至在心肌梗死时发病，因而患者的情况常需与有关科室协同处理。发病时间较长或较大动脉栓塞的病例在取栓成功，恢复循环后，大量的缺氧代谢产物回流，可导致重度酸中毒、高血钾、低血压、休克、肾衰竭、心律失常以致心搏骤停，因此术后监护十分重要，如监测心、肺、肾功能，密切观察动脉血气、电解质、肝肾功能和尿量等。

如果动脉栓塞发生于较粗的肢体主干动脉，受累组织相当广泛，而施行栓子摘除术的时间又较晚，当栓子摘除后，血液循环急骤恢复，大量坏死组织内的代谢产物迅速进入全身，可在短时间内出现明显的代谢紊乱。发生于栓塞后的这种病理生理变化，临床上称肌肾酸中毒综合征。预防代谢性肌肾酸中毒综合征需调节补液量，用碳酸氢钠、利尿剂、强心剂或抗心律失常药物。

②局部处理：远侧动脉搏动恢复为手术成功的指标。必要时以 Doppler 听诊器或 Doppler 仪监听动脉血流，测节段性动脉收缩压和做肢体血流图。但由于常伴动脉痉挛，可使血液循环恢复较慢。肢体静脉充盈、肢体变暖常较早，而动脉搏动有时需在术后数小时甚至 1~2 d 后才恢复。当并发患肢动脉硬化时，有时搏动不能恢复，而仅转为"暖足"。取栓术后观察患肢疼痛、麻木情况，功能障碍是否缓解；观察动脉供血和回流情况；观察患肢皮温、静脉充盈时间、毛细血管充盈情况和患肢周径，并观察患肢运动和感觉功能。术后患肢明显肿胀首先应想到缺血后再灌注损伤，此时可抬高患肢，一般一周左右可消退。

如果术后症状不缓解，体征不改善或症状缓解后又加剧等，都是取栓不成功或栓塞再发生，或再发血栓形成的表现，应该再次进行手术探查。再次手术时应争取明确失败的原因，以求再度手术成功。如再次术中发现患肢近侧动脉有喷射样血流时，常提示患肢远端小动脉病变未解除，可能需再切开远端动脉取栓。再次术后应以大量肝素盐水灌入远侧动脉，使微小血栓得以清除。必要时行术中动脉造影。

术后出现患肢明显肿胀时，应想到可能发生缺血后再灌注损伤，或是急性静脉血栓形成，或是发生间隙综合征。所谓缺血后再灌注损伤，是由于氧自由基释放等因素，毛细血管通透性增加而导致组织水肿，严重时甚至影响已经再通的组织供血。间隙综合征，尤其是胫前间隙综合征，表现为小腿前侧骤然疼痛、明显肿胀和触痛、皮肤呈紫红色，胫前神经麻痹时表现为足下垂、第一趾间感觉障碍。应立即作筋膜切开减压术。严重病例小腿诸间隙均被压迫，可切除腓骨中段 1/3，此法可同时使小腿诸间隙均获减压达到根治性筋膜减压的目的。

2）其他手术方式

对急性动脉血栓形成的病例单纯进行 Fogarty 球囊取栓导管取栓术治疗，常不能取得理想的治疗效果。应合并施行其他的手术方式，如取栓术加内膜切除术、血管旁路重建术等。

（1）取栓术加内膜切除术：在取栓术同时将增厚的动脉血栓内膜切除。动脉内膜切除术的临床应用早于动脉旁路转流术，该术式未曾得到广泛应用，因为早期开展此式时手术远期通畅率低。但因其能保存自体血管管腔，故随着手术技术的改进，合并施行自体静脉补片或 PTFE 补片的股深动脉成形术，内膜切除术又重新得到重视。此法适用于病变较局限时，尤其适用于股深动脉起始部的动脉粥样硬化性狭窄，可矫正动脉狭窄。行股深动脉开口处的内膜切除后，即使股浅动脉的狭窄或阻塞不能彻底解决，也能达到保留肢体的目的。因为即使是在动脉硬化较晚期的患者，股深动脉远侧常依然保持通畅。如股深动脉起始部内膜切除术后发现局部狭窄时，可用自体静脉或人工血管补片，此为股深动脉补片成形术。

(2)血管旁路重建术：经上述处理仍不能解决急性肢体远端的动脉缺血时，如果经动脉造影，发现动脉阻塞的远端有通畅动脉，即远端动脉流出道，可考虑行腹主动脉—股动脉、腋—股动脉、股—股动脉血管旁路术以解决股动脉阻塞，以髂—股动脉、股—股动脉、股—胫动脉甚至股—踝动脉的中管旁路以解决股动脉、腘动脉阻塞，重建血运。对于膝关节以上动脉的血运重建材料，可用人工血管，而膝关节以下的动脉则用自体静脉为佳。

动脉旁路重建手术成功的关键是找到理想的近端动脉流入道和通畅的远端动脉流出道。故应强调手术前的动脉造影检查。在重建手术中解剖暴露远端的动脉，找到动脉流出道后可向其远侧注入生理盐水，如生理盐水能十分流畅地向动脉流出道内注入，提示动脉流出道通畅，这对重建手术中检查远端动脉流出道通畅性很有帮助。

(3)静脉动脉化：在急性动脉血栓形成的病例合并广泛性动脉闭塞时，寻找可用来进行吻合的远端动脉流出道十分困难。因而可考虑施行股动—静脉转流术(静脉动脉化)手术。股动—静脉转流术的确切作用机制至今仍未能得到阐明，但大量临床经验已证明该手术方式确有一定的临床疗效，而且手术方式相对简单、易行，故在确信不能进行解剖性的动脉旁路重建手术时，可适当采用。

3)经导管溶栓治疗

溶栓治疗作为手术治疗的辅助治疗，其疗效不容置疑。急性肢体动脉缺血小于 14 d 时，经导管溶栓治疗是有效的。尿激酶、重组组织型纤溶酶原激活物是常用的溶栓药物。应用多侧孔的溶栓导管，可以增加溶栓药物进入长段血栓的效率，目前，针对急性动脉缺血的溶栓治疗主要是指经动脉腔内的导管注射溶栓药物。经静脉全身使用溶栓药物的效果不好，而且不良反应较多。大于 14 d 的急性肢体动脉缺血，也可以考虑经导管溶栓或取栓治疗。

关于溶栓药物的剂量和溶栓治疗的时间，至今没有统一标准。对于发生在 6~12 h 内的急性心肌梗死病例，国内采用尿激酶 150 万~200 万 U 在 30 min 内完成外周静脉注射已广为接受。但急性肢体动脉缺血与急性心肌梗死毕竟是不同的疾病，对后者的治疗更强调紧急、追求有效。一般认为，急性肢体动脉缺血的溶栓药物的剂量和溶栓治疗的时间，应该根据同时监测动脉复通和并发症的情形进行调整。溶栓治疗的主要并发症是纤溶过多而导致的出血。颅内出血的后果尤为严重，是死亡的主要原因。一般的出血不用处理，出血严重时应终止溶栓和抗凝治疗，必要时应进行输血。在溶栓和抗凝治疗过程中，注意临床观察和实验室监测，是提高治疗效率、减少并发症的重要措施。

4)截肢术或取栓术加截肢术

当患者就医时肢体已经坏疽，需预防感染的扩散和改善患肢血液循环。待坏疽与健康组织间的界限明确后行截肢或截趾术。如患者虽尚无坏疽平面形成，但肢体缺血已导致周身情况恶化而威胁生命时,也应立即截肢。有时患者做了较高位的截肢,但残端因缺血而不能愈合,这时可考虑合并进行动脉取栓术和截肢术。手术时先行动脉取栓术,使血流尽可能地恢复,紧接着行截肢术,其优点是:①常可有效地降低截肢平面;②增加肢体残端的血液供应,促进残端的愈合。

5)术后观察及处理

一般处理包括观察生命体征,如呼吸、血压、脉搏等,应每30 min观察一次直至平稳。对于并发症的观察及处理,包括:①观察下肢动脉血供,如足背动脉、胫后动脉搏动、皮色、皮温等。若出现明显的搏动减弱、消失,皮温厥冷、皮肤苍白,尤其是在术后逐渐出现的以上临床症状,应考虑血栓形成可能。②术后抗凝、抗血小板凝聚,并在术后使用抗生素1~2 d。③健康教育,例如教会患者在日常生活中不应压迫皮下隧道处的人工血管。

6)出院后随访

得到及时有效治疗的急性动脉缺血的疗效是肯定的,但由于发生急性动脉缺血患者的情况不同,例如动脉缺血的解剖状况,患者的全身情况不同,因此患者的治疗结局常相差甚远。血管重建术后,患者应长期使用抗血小板药物治疗,通常是阿司匹林75~325 mg/d或氯吡格雷75 mg/d,除非有禁忌证。另外,由于对动脉缺血的治疗大多不是根治性的,因而随访相当重要。随访的内容包括:缺血症状是否复发或加重、股动脉搏动情况、旁路血管近、远端和旁路血管搏动情况、多普勒超声检查旁路血管全程、静息和运动后的踝肱指数等。

第二节　急性深静脉血栓形成

深静脉血栓形成(deep venous thrombosis,DVT)主要指机体内凝血发生在错误的部位,也是血液异常地在深静脉内凝结,其发生率有增多趋势。肢体深静脉血栓形成多发生于下肢,大多始发于腓肠肌静脉丛或髂静脉至股静脉段。血栓形成后,除少数自行消融或局限于发生部位外,大部分扩展至整个肢体深静脉主干,若不能及时诊断和治疗,多演变为血栓形成后遗症。

一、临床表现

静脉内血栓形成引起的病理生理改变,主要是血栓堵塞静脉管腔以及血栓激发静脉壁及其周围组织炎症反应,导致血液回流障碍。因而酿成的临床表现,可以归纳为下列几个方面。

(一)疼痛

静脉血栓形成所引起的疼痛,主要是血栓激发静脉壁炎症反应和血栓远段静脉急剧扩展,刺激血管壁内末梢神经感受器的缘故。由于血栓形成的范围、炎症反应的轻重、对疼痛敏感的个体差异,疼痛程度亦有所不同。一般位于浅静脉的血栓性静脉炎,范围比较广泛，炎症性疼痛呈烧灼性、持续性、多较严重。不仅疼痛，而且沿整个受累浅静脉的行程也有压痛。位于深静脉者，疼痛可分为以下两种。

(1)发生于周围肌内小静脉丛者，范围小，激发严重反应程度轻，疼痛不明显。有的需要采取一些检查措施，如 Homans 征或 Neubof 征或血压表充气试验，才能激发疼痛，疼痛反应差的，甚至并不感到异常，直至血栓滋长繁衍，影响主干静脉，引起静脉血液回流障碍，肢体肿胀，进行检查时，才发现原发血栓行程位于小腿肌内小静脉丛。

(2)位于主干静脉的血栓行程，尤其是位于髂—股静脉者，范围一般较大，时间稍久，激发的炎症反应较为明显，更重要的是迅速引起远段肢体的血液回流障碍，除局部有疼痛、压痛外，尚有整个肢体重垂不适和胀痛。

静脉血栓形成时，无论哪种类型都会引起轻重不等的动脉痉挛，加重疼痛的程度。引起动脉痉挛的原因，并不完全明了。Laufman 认为是由于交感性放射；Anylan 和 Smith 认为是由于血栓中血小板崩解过程中释放 5-羟色胺所产生的局部作用；Wright 认为是静脉周围炎症影响邻近动脉的结果。动脉痉挛严重者，可形成股青肿。剧烈的动脉痉挛，可酿成远段肢体严重缺血，而剧烈的缺血性疼痛，是造成休克的一个因素。

(二)肢体肿胀

肢体肿胀是常见的表现。根据受累静脉的不同，肿胀的方式、程度和范围各异。如果受累的是浅或深部小静脉，不至于引起血液回流障碍。由炎症引起的肿胀，只局限于受累静脉附近，而且程度轻微。位于深部小静脉者，肿胀往往不易发现。如果位于肢体主干静脉，迅速引起静脉血液回流障碍，肢体明显肿胀。引起肢体肿胀的原因是，静脉血栓形成后，血栓远段静脉压力处于升高状态，甚至毛细血管明显充血，毛细血管的过滤因静脉压力改变而升高，加之血管内皮细胞因缺氧而渗透性增加，以致血管内液体成分向外渗出，移向组织间隙。引起肢体肿胀的另一重要因素是淋巴回流障碍。静脉淤滞和严重反应均可影响淋巴的回流。淋巴的流动在很大程度上要依靠动脉搏动，当静脉血栓形成时可以伴有一定程度的动脉痉挛。因此，在动脉搏动减弱的情况下，必然会引起淋巴的淤滞。有学者发现在组织间隙积聚的水肿液体中，含有大量蛋白质。因此，水肿存在的时间延长容易发生机化和结缔组织反应，促使在水肿区域的淋巴管发生阻塞，而淋巴管的阻塞将加重水肿的程度。

(三)浅静脉扩张或曲张

浅静脉扩张和曲张是血栓形成后，由于远段静脉回流障碍，机体发挥代偿功能而产生的临床表现。回流障碍的程度，将取决于受累静脉的大小、部位以及血栓形成的范围。如果血栓形成位于浅静脉，或者发生于肌内小静脉丛，只要血栓的滋长繁衍不足以累及主干静脉时就不会引起肢体远段静脉压力改变，也不至于酿成浅静脉曲张。

当肢体主干静脉发生血栓形成，如上肢的腋静脉—锁骨下静脉或者是下肢的髂静脉—股静脉，受累的范围较大，就会产生与上述完全不同的情况。

在血栓形成的急性期，血栓远段的高压静脉血使在正常情况下不起作用的侧支循环开放，以增加静脉回流。这种侧支循环不论在上肢和下肢，都是很丰富的。例如大腿上部和腹壁下部的浅静脉可借吻合支至对侧躯干，向上可通过腹壁至同侧奇静脉及胸廓内静脉。这些静脉的适应性扩展，就能在体表清晰地看到浅静脉处于扩张状态。侧支静脉的扩展有利于血栓远段静脉血的向心回流，因此即使是广泛性的静脉血栓形成，亦很少威胁肢体的生存。另一方面，即使在丰富的侧支循环发生作用时，亦不能产生完全的代偿作用。在血栓机化过程中产生的再管化，使静脉恢复一定程度的通畅性，但是由于静脉瓣、静脉管壁与血栓凝聚在一起，破坏了静脉血液回流过程中瓣膜所起的作用。血液的淤滞将增高血栓远段静脉压，相应地造成肢体所有静脉(包括浅静脉在内)处于明显的曲张状态。

(四)全身反应

除范围较小的肌内小静脉血栓形成外，浅部血栓性静脉炎和主干静脉血栓形成都会引起不同程度的全身反应，包括体温升高，一般情况下波动在 37.5～38.5℃，个别可高达40℃，脉率增快、白细胞计数增多。血栓性静脉炎，尤其是感染引起者能产生全身反应，是可以理解的。DVT 引起全身反应的原因，有人认为是由于早期的血栓分解产物进入血流的结果。也有人认为是由于水肿液中含有的蛋白质发生自体溶解和吸收，因而产生异体蛋白吸收样反应。

二、检查和诊断

血栓性浅静脉炎常常具有损伤和感染的病史以及鲜明的症状，诊断并不困难。但是DVT 有时比较难诊断。1991 年，Criado 综合文献报道指出，根据病史和体格检查，大约50% 的病例会作出错误诊断。并强调高危患者出现单侧下肢肿胀，小腿疼痛或触痛，足背路屈时小腿疼痛，或者腘窝或腹股沟扪及条索时，应考虑有 DVT 的可能。对临床可疑病例必须进一步采用一些特殊检查。目前可供选用的特殊方法有以下几种：

(一)阻抗血流图检查

它与静脉作用结果相对照，准确率最高可达 94%。原理是通过暂时阻断静脉血流后，监测由腓肠肌内所回流的血量来达到诊断目的。这种检查方法特别有助于排除血栓形成的患者。但有许多因素可能影响诊断的准确性，如由于血管收缩时腓肠肌静脉丛充盈不足，以及疼痛、受冷、低血压、充血性心力衰竭、慢性阻塞性肺部疾病和原来已存在的患肢静脉回流障碍性病变等。新型的血流图仪配备电脑，有望提高诊断的可靠性。

(二)超声检查

近年来各家对多普勒超声诊断准确性的看法差异颇大，但一致的观点是，由有经验者进行检查时，其可靠性和准确率都大为提高。

(1)频谱 Doppler。对有症状的主干静脉血栓敏感，而对无症状和腓肠肌静脉丛血栓的检出率低。

(2)实时 B 超。对近端 DVT 敏感性为 100%，特异性为 99%，而对腓肠肌血栓敏感性仅为 36%。腘静脉远端血栓小于 3 cm、血栓仅累及双腘静脉中的一支、静脉扭曲或解剖位置变异以及蜂窝组织炎等都可出现假阴性。有经验的检查者能利用 B 超鉴别新鲜或陈旧性血栓。

（3）彩色超声双功血管显像。将超声血管成像系统和 Doppler 的方向、频谱分析结合起来，可同时获得血管的解剖和生理信息。对深静脉主干和肌肉静脉丛血栓都具有高度的敏感性和特异性，但对无症状的 DVT 敏感性仅为 38%。

（三）容积描记法

容积描记法是通过记录下肢静脉血容量变化来监测静脉血栓形成，对诊断腘静脉及其近侧主干中的静脉血栓准确率较高，而对血栓部位的定位能力则较差，对腘静脉远侧静脉血栓的诊断率也较低。最常用的是阻抗容积描记（IPG）。这是一种功能性检测，对有症状的近端 DVT 诊断的敏感性为 96%，特异性为 83%。当血栓未干扰血流动力学状态时可出现假阴性。因此，不适用检测腓肠肌静脉丛和已形成侧支的陈旧性血栓。因其不能检出无症状血栓，故不适用于术后监测。任何影响静脉回流的因素都可能影响诊断的精确性。

（四）放射性核素检查

如 SI 纤维蛋白摄取试验，有报道其对远端静脉血栓和肺栓塞有很高的准确性和灵敏度。缺点是检查前必须先口服或静脉注射碘剂，以阻断甲状腺的摄碘功能，然后才能进行检查，更由于它不能和已经形成的血栓结合，因而限制它不能作为急症患者的诊断工具，只能作为筛选检查。

（五）磁共振静脉显像

DVT 磁共振静脉显像（magnetic resonance venography，MRV）表现为原静脉内流空效应消失，血流的高信号突然中断，而出现低信号影。据文献报道，磁共振对近端 DVT 的敏感性为 100%，特异性为 96%；对腓肠肌血栓敏感性为 87%，特异性为 97%。

（六）静脉造影

目前大多数学者公认，静脉造影检查的结果最可靠，准确率最高。然而，其缺点是一种有损伤性的检查方法，而且需要使用造影剂。约 10% 的患者因静脉穿刺失败、局部炎症、造影剂过敏或肾功能不全而无法应用此项检查。妊娠为相对禁忌证。应用时需注意适应证和并发症。

（七）实验室检查

在众多的血液指标中，抗凝血酶（AT）被认为具有较高的临床价值，血 AT 水平可反映血栓的易感性和对肝素治疗的敏感性。血 AT 水平低于 40% NHP（normal human plasma）时，肝素不能发挥作用，必须考虑选用其他抗凝治疗。

三、治疗

急性 DVT 治疗的原则：①减轻或消除症状和体征。②预防肺栓塞，降低死亡率。③预防静脉血栓复发。④防治血栓形成后综合征。

(一)非手术疗法

虽然早期静脉切开取栓或插管直接溶栓可有效减轻症状和体征，然而，现在普遍接受的急性 DVT 治疗是系统性抗凝和溶栓治疗，包括门诊使用低分子肝素或华法林长期抗凝治疗。大多数临床报道都提示保守治疗对于大多数急性 DVT 患者具有良好的疗效。

1. 抗凝疗法

抗凝疗法(肝素、低分子肝素或华法林)是治疗 DVT 的最主要手段。抗凝疗法并不能溶解已形成的血栓，但能通过延长凝血时间来预防血栓的滋长、繁衍和再发。

(1)抗凝疗法的适应证：①急性 DVT 早期治疗阶段、有利于控制病情进展，预防在其他部位再发血栓形成，即使病期迁延也适用。②溶栓和手术取栓后的辅助疗法，防止血栓再发。③为预防肺栓塞放置腔静脉滤器后的辅助疗法。④肌肉内小静脉丛血栓形成，范围小，不影响主干静脉血液回流，可用抗凝疗法促使病灶稳定和自体消融，预防繁衍和并发肺栓塞的可能。

(2)常用抗凝药物：急性 DVT 的预防治疗常用药物有肝素静脉输入、监测条件下的固定剂量皮下注射肝素、皮下注射低分子肝素、口服华法林。

(3)治疗方法：目前国际上推荐的标准治疗方法是静脉肝素和口服华法林联合使用，可以使首次静脉使用肝素的时间缩短至 5 d，可以缩短住院天数和节省治疗费用。对于病情稳定的 DVT 患者，初次治疗同时使用肝素和华法林已成为临床常用的给药方式，除了那些急需内科或外科干预的患者，比如溶栓或置入腔静脉滤器，或患者处于出血的高危状况。

肝素治疗的效果取决于治疗开始 24 h 肝素的治疗水平，即应提高 APTT 至正常的 2 倍。头 24 h 内每 6 h 测 APTT 一次，直到两次 APTT 已达治疗范围。之后每 24 h 监测 APTT 一次。静脉肝素治疗联合和序贯口服华法林至少 3~6 个月，一些病例的华法林治疗还可使用更长疗程，特别是有复发和高危因素的患者需要长期抗凝。

①如静脉输入肝素时，推荐首个负荷剂量为 5000 U 或 80 U/kg，然后序贯持续静脉输入［最初剂量为 18 U/(kg·h)或 1300 U/h］，然后根据 APTT 调整剂量，使 APTT 延长时间与血浆肝素水平保持一致，即通过酰胺分解检测法所测得的抗 Xa 活动度范围为 0.3~0.7 IU/mL。如选择皮下注射肝素治疗，推荐肝素初始剂量为 17500 U 或 250 U/kg，每天 2 次。注射 6 h 后监测 APTT 以调整肝素剂量。

②低分子肝素治疗：由于低分子肝素的生物利用度高、半衰期长、并发症少、可不在监护下安全使用等特点，临床上更推荐使用低分子肝素抗凝疗法。推荐低分子肝素皮下注射 0.4~0.6 mL，每天 2 次。合并严重肾衰竭的急性 DVT 患者应使用肝素而不是低分子肝素。

③华法林和肝素的治疗应重叠 3~5 d，直到 INR 在治疗范围(2.0~3.0)内。肝素需要与华法林重叠使用的原因是华法林的抗凝作用有赖于凝血酶原(凝血因子Ⅱ)的明显下降。

凝血酶原的半衰期为72 d，因此，口服华法林真正起作用至少需要3 d，此时体内原有的凝血因子Ⅱ水平才会明显下降。应用华法林初始阶段，蛋白C、蛋白S水平很快下降，华法林不能加快原已合成的凝血因子Ⅱ的清除，反而会因为蛋白C和蛋白S的合成减少和迅速清除而导致用药初始阶段的高凝状态，甚至出现血栓并发症。最新的临床研究推荐抗凝治疗的第1 d即可口服华法林联合肝素或低分子肝素，而不是延迟使用华法林。

（4）抗凝疗法的禁忌证。①脑科术后。②活动性溃疡病、高血压、脑出血。③出血性疾病或有出血倾向。④心、肝、肾功能不全。⑤活动性结核，尤其合并空洞者。

肝素诱发的血小板减少并不常见，但肝素诱发的血小板集聚可能引起的静脉或动脉血栓所致的发病率和死亡率却较高，而这些患者的血栓形成是不可预知的。

2. 溶栓疗法

溶栓疗法适用于病程<72 h的患者，但某些广泛的急性近端DVT患者（症状<14 d）也可用溶栓治疗，可迅速减轻症状，预防肺梗死，恢复正常静脉血流，保护静脉瓣膜功能，防治静脉血栓后综合征。溶栓治疗不能预防血栓继续发展，血栓再形成或继发血栓。此外，当血栓黏附或重构时，溶栓治疗是无效的。因此，溶栓治疗后必须持续抗凝治疗。

常用的溶栓治疗有尿激酶、链激酶、组织型纤溶酶原激活剂（t-PA）、纤维蛋白溶酶（如巴曲酶），根据不同的文献报道，这些溶栓剂的使用剂量相差较大。应根据患者具体情况，选择有效而安全的溶栓剂量。

一般常用的溶栓药物有：

（1）链激酶：从溶血性链球菌的培养液中提取。成人首次剂量为50万IU溶于5%葡萄糖溶液中，在30 min内静脉滴入，以后按10万IU/h的维持剂量，连续静脉滴注，直到临床症状消失，并再继续维持3~4 h，疗程一般为3~5 d。用药期间，应监测凝血酶时间和纤维蛋白原含量。

（2）尿激酶：从人尿中提取，不良反应小，优于链激酶，首次剂量为3000~4000 IU/kg，在10~30 min内静脉滴入，维持量为2500~4000 IU/（kg·h），疗程一般为12~72 h。以后根据监测纤维蛋白原及优球蛋白溶解时间，可延续应用7~10 d。

（3）纤维蛋白溶酶（如巴曲酶）：首次注射剂量为5万~15万IU，静脉滴注，以后每隔8~12 h注射5万IU，共使用7 d。

（4）组织型纤溶酶原激活剂（t-PA）：溶栓作用比尿激酶和链激酶强。治疗剂量为0.75 mg/kg，静脉滴注60 min，总量在100 mg左右。

溶栓过程中应根据血纤维蛋白原检测结果调整剂量。许多DVT患者对溶栓治疗是禁忌的，如：①近期有消化道出血。②急性高血压，血压>26.7/16 kPa。③有出血性脑卒中病史者。④严重肝肾功能不全。⑤妊娠。

由于溶栓治疗引起的出血性并发症是难以控制的，包括罕见但致命的颅内出血。因此，国际上一些血栓治疗指南并不常规推荐系统性溶栓治疗。然而，对于广泛的髂—股静脉血栓形成患者或年轻急性起病的患者还是应该考虑使用。

溶栓治疗还可通过介入途径置管进行溶栓，溶栓装置通过静脉放置于血栓远端，再注入溶栓剂，血栓溶解时可缓慢将导管推进。首选方法是在超声引导下行腘静脉穿刺，顺行插入一段长的灌注导管，可通过此途径联合使用辅助性机械取栓术。如腘静脉血栓形成，可在超声引导下经胫后静脉穿刺置入另一条导管，将导管定位于血栓内，持续灌注溶栓药物。尿激酶的灌注速度为 160000 IU/h，稀释于 80 mL 0.9% 氯化钠注射液中（2000 IU/mL）。

对于急性 DVT 患者，在成功进行经导管溶栓治疗后，建议用球囊血管成形术和支架来处理潜在的静脉损伤。在药物溶栓处理中也可联合机械溶栓，如碎栓或抽吸血栓，可缩短治疗时间。

3. 祛聚疗法

祛聚药物包括右旋糖酐、阿司匹林、双嘧达莫、丹参等。在处理静脉血栓形成中，常作为辅助疗法，而不作为单独疗法。例如低分子或中分子右旋糖酐都有扩容作用，因而既能补充血容量、稀释血液、降低黏稠度，又能防治血小板凝聚，故可协助其他疗法而取得成效。

抗血小板治疗是祛聚疗法的主要部分，阿司匹林、双嘧达莫、氯吡格雷、盐酸沙格雷酯（安步乐克）、盐酸替罗非班（欣维宁）和前列环素（德纳）等药物的联合使用可有助于预防和治疗 VTE。

4. 交感神经阻滞术

对静脉血栓形成合并动脉痉挛的患者，可以采用区域性交感神经阻滞术。其作用除能解除动脉痉挛外，还能协助侧支循环的建立，有利于缓解症状。应用普鲁卡因的交感神经阻滞术，应每天进行，直至急性期过去才停止。

5. 制动和缓解症状

静脉血栓形成后，一般都采用卧床休息，抬高患肢的处理方法。肢体的位置宜高于心脏平面 20~30 cm，膝关节安置于 5°~10° 稍屈曲位。完全卧床休息的时间不必过长，一般为 10 d。当全身症状和局部压痛消失后，即可开始进行轻度活动。长期卧床不仅不能预防肺栓塞的发生，减少慢性静脉功能不全的发病率，反而可减慢静脉的血流，有利于血栓在其他静脉内形成，并增加肢体残疾的程度。抬高肢体，有利于静脉血液回流，减轻水肿程度，必须严格执行。

开始起床活动时，应穿弹力袜或用弹力绷带，以适当地压迫浅静脉，并促使深静脉血液回流。弹力袜使用的时间，应依据血栓形成的部位和肿胀的程度而定：①对血栓性浅静脉炎或下肢肌内小静脉丛血栓形成，并不会影响静脉血液回流，可以不用；或者为了使小腿具有受约束和依赖感觉，可使用 1~2 周。②下肢主干静脉，特别是髂—股静脉血栓形成，将会严重影响静脉血液回流而产生不同程度的肿胀，至少应用 3 个月，最好能长期使用，以保护浅静脉和交通支的功能，推迟或预防皮肤营养性变化的发生。一般来说，在弹力绷带处理下，不仅患者可以活动，而且可以减轻静脉淤滞和水肿。

在 DVT 的急性期，往往需要使用镇静剂以缓解疼痛。镇静止痛剂可选择巴比妥酸盐类、水杨酸盐、可待因等药物，甚至吗啡等均可采用。为了缓解血管痉挛，协助肢体的血液循环可以辅用交感神经阻滞药物，如妥拉唑林（日服 3 次，每次 25 g 或肌内注射 50~70 mg）、双氢麦角胺（肌内注射 0.3 mg）等均可采用。此外，在整个病程演变中，如伴有明显的炎症，应使用抗生素。受累肢体如果在趾（指）间兼有真菌感染，必须积极处理，除了局部可用高锰酸钾浸浴外，还用咪康唑霜涂抹，每日 2 次，也可用灰黄霉素每日口服

4 次,每次 250 g,在短期内即可清除感染。

(二)手术疗法

当 DVT 抗凝治疗无效,安全性低或对抗凝治疗禁忌时(如围生期妇女,手术或创伤后的患者等),可考虑外科手术疗法。在 DVT 治疗早期去除血栓对两类髂-股静脉血栓形成患者有明显益处:①对于可自由活动,预期寿命长的患者,可以预防或减轻可能发生的血栓形成后综合征。②对有严重水肿或股青肿的患者可减轻或迅速缓解症状,预防静脉性坏疽的进展,挽救肢体。即使对于有严重并发症,无法活动,预期寿命不长的老年患者,以及远端静脉(小腿静脉丛)血栓形成的患者,也应积极手术取栓。

1. 血栓性浅静脉炎结扎和切除术

血栓性浅静脉炎在进行治疗和观察期间,如有发展趋向,可能侵袭深部主干静脉者,应及时施行手术,近端结扎(例如大隐静脉进入股静脉或小隐静脉进入腘静脉处),再将病变静脉切除。

2. 摘除术

施行血栓摘除术已有 30 余年历史,20 世纪 50 年代和 60 年代初,文献中发表了不少手术能够取得良好效果的报道。但是,自从 20 世纪 70 年代开始,因手术后再发生率高,常后遗下肢静脉功能不全等原因,已不再予以重视。

据文献报道,只要严格掌握适应证,病程不超过 2 d 的原发性髂—股静脉血栓形成,手术取栓仍然是简单、安全而有效的方法。血栓摘除术在 20 世纪 60 年代和 70 年代取得两项进展,分别是:①利用 Fongarty 球囊导管协助取栓。②1970 年 Vollmar,1971 年 Gruss,1976 年 Baumann 和 1980 年 Eklof 先后提出,在取栓术后作暂时性股动—静脉瘘,术后 6~8 周再予以关闭。施行动—静脉瘘的目的是使取栓段的静脉能借助动脉血的压力和快速灌注,加速静脉血液回流,预防血栓再发。术后仍应辅用抗凝疗法。这种手术在北欧得到推广,人为的造瘘并不会造成不良影响,却能收到预防血栓再发生的效果,值得采用。

手术方法包括以下几种:

(1)血栓形成始发于髂—股静脉:血栓形成始发于髂—股静脉而后延及其远侧者,可用 7~8F 的 Fogarty 导管经股总静脉向近心侧取尽血栓,然后用橡皮驱血带或手法按摩小腿腓肠肌等,自足部开始,向股总静脉的切开处,排尽远心端静脉主干中的新鲜血凝块,以恢复回流通畅并希望尽量少地损伤瓣膜功能。近心端静脉回血较好并不是成功取栓的标志,因为髂总静脉闭塞时,髂内静脉分支仍有较多回血,这可能是国内静脉取栓后血栓再形成居高不下的主要原因之一。因此,应强调取栓术后造影检查的重要性,假如髂总静脉回流仍有阻碍时,可行血管成形术,并根据具体情况考虑是否放置血管内支架或行大隐静脉交叉转流术(Palma-Dale 手术)。倘若髂内静脉有血栓,则插入一根球囊导管阻断髂总静脉,另一根负压吸引导管插入髂内外静脉分支平面,取尽髂内静脉的残余血栓。

(2)髂—股静脉血栓:若髂—股静脉血栓是由其远心端(多数为腓肠肌静脉丛血栓形成)蔓延而来,病期和症状期往往不一致。在施行髂—股静脉段取栓时,股浅静脉及其远心端静脉中的血栓过于陈旧,并与管壁紧密粘连,因此已无法避免其中的瓣膜损坏。股浅静脉血栓不能取尽时,应显露股深静脉,并以 3~5F 的 Fogarty 导管取栓。有些学者主张,在取尽髂—股静脉内血栓后，行股浅静脉近心侧结扎术，以免股—腘静脉再通后，因瓣膜损坏引起血液倒流性病变。有学者认为，在这种情况下，不必结扎股浅静脉，待其再通后，若有较重的血液倒流时，再行深静脉瓣膜重建术，如静脉外瓣膜修复成形术、瓣膜包裹或缩窄术、自体带瓣静脉段股浅静脉或腘静脉移植术或者行腘静脉外肌襻成形术。

（3）下腔静脉血栓：如果下腔静脉亦被累及，则需先检查肺部是否有栓塞病灶，然后扩大手术范围，直接解剖并控制下腔静脉，以取尽下腔—髂—股静脉中的血栓。手术时作气管插管正压麻醉，尽量防止细小血凝块进入肺内。对不能耐受较大手术时，应放置下腔静脉滤器，预防致命肺栓塞的发生。髂—股静脉取栓后，可另外加做暂时性动—静脉瘘，以提高术后远期通畅率。暂时性动—静脉瘘的手术操作简便，即取一段自体大隐静脉或其他静脉段，于股动静脉两端作端一侧吻合。术后短期可用肝素，并于术后口服肠溶阿司匹林，持续 3 个月，3~6 个月后将暂时性动—静脉瘘结扎，结扎前可通过动脉造影或双功彩超检查下腔—髂静脉通畅情况。

第三节　围手术期护理

一、术前护理

（1）饮食护理：由于即将进入手术状态，患者在术前几天的饮食应该规律，并以清淡饮食为主，避免过于油腻、具有刺激性的饮食，而且需要注意的是，在手术前 24 h 要控制饮食。

（2）健康教育：血栓闭塞性脉管炎的患者很多都有烟瘾，尼古丁对于血液流通具有负面作用，会促使血管收缩，这对于已经形成动脉血栓的患者来说更加危险，因此，医护人员有必要加强对患者的健康教育，坚决要求有烟瘾的患者戒烟，并确保病房内无人吸烟。

（3）心理护理：对于患者来说，要面临较大的手术，内心必然忐忑，医护人员需要随时观察患者的心理状态和情绪，适时对患者进行心理干预，着重向患者讲明手术的重要性，以及手术的成功率，提高患者对于手术治疗的信心。

（4）保暖护理：血栓闭塞性脉管炎患者的病肢较为脆弱敏感，如果受寒受凉的话病情容易加重，因此护理人员需要为病患做好保暖处理。

（5）止痛护理：病患如果病情较为严重的话，其病肢可能会有较强的痛感，一方面护理人员应尽量抬高病肢，避免触碰；另一方面，可以遵医嘱为患者提供止痛药。

二、术后护理

血管疾病的病患在接受手术之后，需要护士对其做好相应的术后护理，主要包括术后疼痛护理、感染护理、体位护理、心理护理、恢复护理。

（1）疼痛护理：术后患者麻醉药褪去后会面临巨大的痛感，护士可以根据患者的不同情况结合医师的医嘱来为患者提供不同剂量的止痛药。

（2）感染护理：术后患者身上有切口，护士应加强切口的观察护理，避免患者出现术后感染的情况，一旦出现红肿现象的话应及时处理。

（3）体位护理：术后患者的手术切口处还处在包扎状态，护士应确保患者以舒适的体位进行卧躺，避免压到伤口，同时避免手术肢体弯曲。一般来说，手术后2周时间中，动过手术的肢体都应该平放保持制动。在患者卧床期间，可以帮助患者进行足部运动，以及非手术部位的按摩，以促进局部的血液循环。

（4）心理护理：对于经历手术的患者，护士应采用积极的护理态度，多向患者展现阳光的一面，加强和患者之间的沟通，帮助患者解决关于手术和术后恢复方面的问题，提高患者术后恢复的信心。

（5）恢复护理：对于术后伤口逐渐好转的患者，护士应对患者进行术后恢复的护理，从简单的肢体运动到患者下床走动，都必须有护士的监督指导。

第十二章

老年腹膜后肿瘤及围手术期护理

第一节　腹膜后肿瘤概述

腹膜后肿瘤泛指原发于腹膜后脏器的肿瘤性病变。转移性癌和淋巴造血系统肿瘤通常不属于腹膜后肿瘤范畴，但可发生于腹膜后，并容易在临床上和病理上造成误诊。根据组织学类型，腹膜后肿瘤大致分为软组织肿瘤、副交感神经系统性肿瘤、神经外胚层肿瘤、性腺外生殖细胞瘤和淋巴造血系统肿瘤等。腹膜后间隙位于腹后壁前方，介于腹膜壁层与腹内筋膜之间，上到膈肌，下达骶骨岬及髂嵴，向下与盆腔腹膜外间隙相通。在此间隙内含有大量疏松结缔组织。并经腰肋三角与纵隔结缔组织相连，间隙内的感染可向上蔓延至纵隔。该间隙内有肾、肾上腺、胰腺、大部分十二指肠、输尿管、腹主动脉、下腔静脉、腹腔神经丛及交感神经干、淋巴等重要结构。

第二节　原发性腹膜后肿瘤病理学

腹膜后肿瘤是指原发于腹膜后间隙（包括骶前及盆底间隙）的肿瘤，按照生物学行为分为良性、恶性及交界性肿瘤，以恶性肿瘤多见，主要包括脂肪肉瘤、平滑肌肉瘤、恶性纤维组织细胞瘤、恶性外周神经鞘瘤、嗜铬细胞瘤/副神经节瘤、滑膜肉瘤、胃肠外间质瘤、横纹肌肉瘤、血管肉瘤、间皮瘤、神经母细胞瘤、原始神经外胚层肿瘤/尤文氏瘤、软骨肉瘤、骨肉瘤、精原细胞瘤、生殖细胞瘤、内胚窦瘤和淋巴瘤等；交界性肿瘤以局部复发风险为主，主要包括韧带样瘤/侵袭性纤维瘤/纤维瘤病、炎症性肌纤维母细胞瘤、孤立性纤维瘤/血管外皮瘤等；另外，还有一些良性肿瘤和肿瘤样病变，主要有脂肪瘤、血管平滑肌脂肪瘤、平滑肌瘤、蔓状淋巴管瘤、囊状淋巴管瘤、淋巴管肌瘤、血管淋巴管瘤、苗勒氏管囊肿、畸胎瘤、Castleman 病、肾上腺瘤、胰岛细胞瘤、单纯性囊肿、特发性腹膜后纤维化等。此外，腹膜后肿瘤也包括 肝、胆、胰、脾、肾、胃肠道、膀胱、子宫、卵巢等实质脏器原发肿瘤的腹膜后转移。

一、间叶组织起源的肿瘤

腹膜后间叶组织起源的肉瘤总的说来预后差,主要原因是肿瘤难以完全手术切除。

二、脂肪肉瘤

脂肪肉瘤是腹膜后软组织肉瘤中最多见的一种,尤其好发于肾脏周围区域。肿瘤生长缓慢,临床发现时肿瘤体积常常非常巨大。有些脂肪肉瘤表现为多个孤立结节。位于腹膜后的脂肪肉瘤预后较四肢发生的脂肪肉瘤预后差。统计的数字表明:四肢发生的脂肪肉瘤术后 10 年存活率为 71% 左右,而腹膜后脂肪肉瘤的存活率仅为 39%。腹膜后脂肪肉瘤绝大部分为高分化脂肪肉瘤(也有人称之为不典型脂肪瘤)或多型性脂肪肉瘤。黏液型脂肪肉瘤较少见。腹膜后脂肪肉瘤术后 85% 可能复发,复发的脂肪肉瘤可以发生去分化,如原来的高分化脂肪肉瘤复发后变为黏液型、多型性或圆形细胞型。

1.高分化脂肪肉瘤

包括脂肪瘤样型脂肪肉瘤和硬化型脂肪肉瘤。前者组织学形态类似脂肪瘤,但脂肪细胞大小不等,脂肪细胞之间可见脂肪母细胞。炎症常不明显。硬化型脂肪肉瘤由脂肪瘤样区域及硬化性间质区域构成。

2.黏液型脂肪肉瘤

肿瘤具有明显的黏液背景,富有薄壁的分支状(鸡爪样)小血管。脂肪母细胞多见,多为星形或短梭形。多核脂肪母细胞少见。瘤细胞核深染类似墨水点样,为黏液型脂肪肉瘤瘤细胞的典型特征。有时小血管明显扩张,密集排列,瘤细胞成分显著减少,容易与淋巴管瘤混淆。

3.多形性脂肪肉瘤

肿瘤细胞异型性明显。可见瘤巨细胞或多核瘤细胞,胞浆丰富,可见脂肪空泡。

4.圆形细胞型脂肪肉瘤

瘤细胞大多数为圆形,细胞核圆形或卵圆形,淡染,核仁不明显或可见小的核仁。肿瘤细胞胞浆少,细胞之间无细胞连接。

5.脂肪肉瘤的鉴别诊断

(1)脂肪瘤。腹膜后脂肪瘤远远少于脂肪肉瘤。和脂肪肉瘤一样,脂肪瘤临床发现时也常常体积巨大,有的也表现为多结节生长。腹膜后脂肪起源的肿瘤诊断时要非常慎重,任何程度的不典型区域的存在,都应诊断为高分化的脂肪肉瘤或不典型脂肪瘤。文献上诊断的脂肪瘤大部分实际为高分化脂肪肉瘤。不典型脂肪瘤和脂肪瘤均可伴有分化很好的平滑肌组织,如果为良性,则诊断为肌脂肪瘤。主要的鉴别诊断为血管肌脂肪瘤。腹膜后脂肪瘤的组织学特征与软组织脂肪瘤相同,由成熟的脂肪细胞构成。有时脂肪细胞间纤维或血管丰富,则可称为纤维脂肪瘤或血管脂肪瘤。

(2)腹膜后脂肪瘤。腹膜后高分化脂肪肉瘤主要与腹膜后脂肪瘤鉴别。腹膜后脂肪瘤很少见,细胞大小较一致,脂肪细胞之间间质很少或不见。除脂肪母细胞瘤外一般不见脂肪母细胞。诊断脂肪瘤必须慎重，以往诊断的脂肪瘤经随访证实大部分为脂肪肉瘤。黏液型脂肪肉瘤要与其他黏液型肿瘤或肿瘤黏液变性鉴别。如黏液型恶性纤维组织细胞瘤、伴黏液变性的神经源性肿瘤或肌源性肿瘤等。黏液型恶性纤维组织细胞瘤肿瘤细胞异型性明显，细胞核大而多型，染色质淡染或深染。而黏液型脂肪肉瘤的细胞核较小并且更加深染。而且恶性纤维组织细胞瘤无丰富的分支状小血管，免疫组化表达 CD68、α-AT 等。神经源性肿瘤细胞大而呈梭形，染色质淡染，无分支小血管，免疫组化表达 S-100、NF 等。肌源性肿瘤细胞呈梭形，体积较大并且细胞浆红染，核淡染，无分支小血管，免疫组化有肌源性分化，表达 muscle、actin 等。应该注意的是脂肪肉瘤经过多次复发后常常发生去分化，并且常常出现平滑肌或横纹肌分化，当肌源性分化明显时，容易误诊为肌源性肿瘤，但多取材总能找到典型的脂肪肉瘤区域。圆形细胞脂肪肉瘤主要与腹膜后淋巴瘤、神经母细胞瘤，尤文肉瘤、肾外肾母细胞瘤、横纹肌样瘤、神经内分泌肿瘤、促纤维增生性小圆细胞肿瘤等鉴别。

（3）恶性纤维组织细胞瘤。恶性纤维组织细胞瘤（简称恶纤组）是继脂肪肉瘤之后第二位最多见的肿瘤。恶纤组的各种亚型均可发生于腹膜后。无论其组织学形态如何，均不能将其视为良性，因为该类肿瘤很容易复发并且可以发生转移。国外资料表明：以往诊断的腹膜后黄色肉芽肿大部分实际上为恶纤组，只不过肿瘤富有泡沫样组织细胞而已。当然腹膜后也有真性的良性炎性病变，如郎格汉斯细胞肉芽肿病、软斑等。

①多型性恶性纤维组织细胞瘤。

由组织细胞及原始间叶细胞混合组成。肿瘤细胞异型性明显，呈束状或轮辐状排列。可见巨细胞、淋巴细胞、浆细胞。电镜下由纤维母细胞、肌纤维母细胞、组织细胞及原始间叶细胞混合组成。

②黏液型恶性纤维组织细胞瘤。

肿瘤细胞圆形、短梭形或星状，疏松分布于黏液基质中。间质中可见散在炎细胞浸润。有时肿瘤细胞稀少，黏液背景上炎细胞散在分布或聚集成堆，此时易误诊为炎性假瘤或其他良性病变。但多取材时常可找到细胞丰富区，而且细胞有异型性。

③炎症型恶性纤维组织细胞瘤。

此型最突出的特点是肿瘤细胞与大量的炎细胞，特别是中性白细胞混杂。有些瘤细胞含吞噬的中性白细胞。轮辐状结构，组织细胞及坏死也常见。该型恶纤组当细胞异型性较少时也容易误诊为良性病变如炎性假瘤、特发性腹膜后纤维化等。

④巨细胞型恶性纤维组织细胞瘤。

由纤维母细胞、组织细胞及破骨细胞型巨细胞组成。可有出血、坏死，也可见骨样组织及成熟骨组织。此型腹膜后很少见。

腹膜后恶性纤维组织瘤的鉴别诊断包括其他类型的肉瘤、肉瘤样肾癌，甚至良性纤维性病变等。恶性纤维组织细胞瘤本质上是一种纤维起源的肿瘤，无论背景为黏液性或炎症性，其肿瘤细胞具有纤维细胞或纤维母细胞的特征，即细胞主要呈梭形，当肿瘤分化较差时可以为多型性，细胞浆丰富但无平滑肌细胞那样红染。由于瘤细胞为纤维性，所以间质胶原相对丰富。再加上特征性轮辐状排列及炎症背景，诊断往往并不困难。恶性纤维组织细胞瘤的鉴别诊断中，恶性肿瘤主要包括平滑肌肉瘤、恶性神经鞘瘤和纤维肉瘤。平滑肌肉瘤很少有轮辐状排列,细胞浆嗜酸性较强,细胞核相对较长、较肥胖,多取材往往能找到典型的所谓"香肠"核。尽管平滑肌肉瘤也可有黏液变性及偶尔的炎细胞浸润,但远不如恶纤组多见和明显。当鉴别困难时,免疫组化有较大帮助,后者肌源性标记如 actin、desmin 有较强表达,而前者 CD68 及溶菌酶较强表达。恶性神经鞘瘤也以梭形细胞为主,而且黏液变性常见,但后者无轮辐状排列,细胞核相对细长和弯曲,而且炎症背景不明显。当鉴别诊断实在困难时,可做免疫组化,恶性神经鞘瘤 S-100 及 NF 阳性。当恶性纤维组织肿瘤细胞较少且异型性较小时,容易误诊为炎性假瘤或特发性腹膜后纤维化,但多取材时前者常常可发现异型性明显的区域。

三、平滑肌肉瘤

平滑肌肉瘤是腹膜后第三位最常见的肉瘤,并且常常发生囊性变。腹膜后平滑肌肿瘤核分裂象每高倍镜视野超过 5 个时,应诊断为平滑肌肉瘤。肿瘤细胞坏死及肿瘤大小超过 10 cm 时,尽管核分裂少见也提示肿瘤为恶性。腹膜后平滑肌肿瘤绝大部分为肉瘤。而且腹膜后平滑肌肉瘤预后很差,85% 的患者诊断后 2 年内死亡。有些平滑肌肉瘤细胞可以表现为透明或上皮样以及颗粒样,有些电镜下伴有神经分化的特征。大多数肿瘤细胞梭形,呈条索状排列。肿瘤细胞核长梭形,稍肥胖,两端钝圆,即所谓"香肠"核。有时细胞核呈圆形或卵圆形,细胞浆空亮,类似平滑肌母细胞,又称上皮样平滑肌肉瘤。有时肿瘤结节状排列较明显,有时则血管外皮细胞瘤样结构明显,黏液变性也可以见到。肿瘤细胞分裂象多少不一,但大部分肿瘤分裂象在每 10 个高倍视野 5 个以上。

鉴别诊断:腹膜后平滑肌肉瘤的主要鉴别诊断为恶纤组、恶性神经鞘瘤,纤维肉瘤。与恶纤组的鉴别点:肿瘤细胞为肌源性,胞浆红染较明显。细胞核细长且较肥胖,多取材有时可见"香肠"样细胞核。肿瘤无轮辐状排列,间质胶原成分及炎症细胞少见。免疫组化 Actin 及 Desmin 强表达。电镜下可见肌丝、密体或密斑。与恶性神经鞘瘤的鉴别在于:恶性神经鞘瘤细胞核多数纤细且弯曲,当有上皮样分化时细胞为多角形不规则,核膜较厚。

第三节 原发性腹膜后肿瘤的检查

一、腹膜后肿瘤的超声诊断

1.检查前准备

为避免肠道气体对超声的干扰,检查前患者应空腹 8~12 h,排空大便,必要时可清洁灌肠或饮水 500~1000 mL。怀疑盆腔腹膜后肿块者,应保持膀胱充盈。钡餐检查及静脉造影应安排在超声检查之后进行。

2.仪器条件

采用高分辨率实时超声成像仪,根据被检查者的体型、探头频率可为 2.5 MHz、

3.5 MHz 或 5.0 MHz。彩色多普勒血流成像用于显示腹膜后血管结构，帮助判定肿块与周围血管的毗邻关系及肿块自身的血供状态。

3. 检查体位

一般采用仰卧位，必要时可选用侧卧位、半坐位、俯卧位、胸膝卧位等体位。

4. 检查途径

检查时，应由上至下，由左至右以横断面、纵断面、冠状断面及斜断面的顺序进行扫查，重点观察肝第二肝门后方、胰、脾及双肾周围、脊柱和腹主动脉、下腔静脉及髂动静脉周围。对已触及的肿块，则重点观察其解剖毗邻关系。

二、腹膜后肿瘤的超声表现

与腹腔内的肿瘤相比，腹膜后肿瘤超声表现有以下共同特点：①肿瘤位置深在，肿块前缘与腹壁之间可见含气肠管蠕动；②肿瘤形状呈多形性，由于腹膜后间隙狭窄，限制肿瘤的球形生长，故腹膜后肿瘤形状不一，可为椭圆形、哑铃形等；③肿瘤活动度差，因肿瘤位于后腹壁与腹膜之间，位置较固定，一般不随呼吸运动和体位的变化而移动，用手或探头推动其位置无明显改变；④与周围脏器的关系，由于肿瘤的生长，往往对肝脏、胰腺、脾、肾脏及腹膜后大血管等脏器形成推挤、压迫及浸润破坏。

腹膜后原发性肿瘤的组织来源广泛，种类复杂，其声像图表现也多种多样。

1. 恶性淋巴瘤

肿块可孤立存在，呈圆形或椭圆形，也可相互融合，呈分叶状或花瓣样，边界清晰光滑，内为均匀的低回声，肿块后方回声增强。当出现小坏死灶时，可出现较粗大的回声。

上腹部正中断面。肿块形状不规则，包裹腹主动脉和下腔静脉，肿块内部为不均匀低回声，后方回声增强。

2. 脂肪肉瘤

肿块较大，圆形或不规则，边缘毛糙，无包膜，境界尚清。内部呈中等到强回声，分布不均匀，出血或囊性变时可见不规则的无回声区。

3. 神经纤维瘤

肿块呈类圆形，有明显的包膜回声，边缘欠规则，内部为弱至中等回声，分布不均，坏死囊性变时为不规则的囊实性肿块，有钙化时可见强回声伴有后方声影。

4. 平滑肌肉瘤

肿块呈分叶状或不规则的结节状，境界清楚，有稍强的包膜回声。内呈实性弱回声，不均匀，可见散在点状、团状强回声。出血、坏死、囊性变时可见不规则的无回声区。易向肝脏转移，肝内可见大小不等的无回声区，壁不规则，厚薄不均，其内可见点状强回声，亦可呈多房。

5. 脂肪瘤

肿块大呈类圆形，外形不规则，境界尚清楚，内部回声强，尚均匀，后方有声衰减。

6. 纤维肉瘤

肿块呈扁圆形，有假包膜回声，边缘不规则，境界清楚，内部回声弱且不均匀，亦可见不规则的强回声，坏死液化时可见液性暗区。

7. 神经鞘瘤

良性神经鞘瘤呈圆形或椭圆形，有包膜回声，边缘光整，境界清楚，内呈实性均匀回声，囊性变或出血时可见散在液性暗区。恶性神经鞘瘤呈椭圆形或不规则形，无包膜，轮廓不规则，内部回声不均匀，强弱不等，可见团状强回声，亦可见不规则的液性暗区。

8. 囊性畸胎瘤

肿块多呈椭圆形，壁薄光滑，边界清晰，肿块内可有分隔，为无回声或细密的点状回声，推动或挤压肿块，其内弱回声可有漂浮闪烁现象。

一般而言，腹膜后肿瘤的声像图表现缺乏特征性，加之目前超声检查方法的局限性，单纯依靠超声对各种腹膜后肿瘤进行鉴别尚有一定困难。临床上主要从肿瘤的存在部位、形状、内部回声特点，结合病史提出推断性诊断。

三、超声引导下腹膜后肿瘤活检

超声引导穿刺活检术对于鉴别肿块性质及明确组织来源具有决定性的作用，并使得在术前得以确诊。现已证明该方法安全有效，术后并发症极为罕见。

(一)适应证和禁忌证

超声引导活检适用于需明确性质及组织来源者的腹膜后肿块，以及需明确性质或针吸引流的腹膜后囊性肿块。

禁忌证包括有严重出血倾向者；穿刺路径无法避开大血管或胰腺者；伴有大量腹水或胃肠胀气者。若考虑为易引起种植转移的肿瘤，应慎用或禁忌穿刺活检。如平滑肌肉瘤等。

(二)术前准备

患者活检前查血常规，凝血酶原时间及活动度，禁食 8~12 h，禁水 4 h；排净大便，必要时清洁灌肠，精神紧张者可用镇静剂。

(三)操作方法

1. 术前超声复查

扫查肿块及其周围结构，确定穿刺部位，并根据肿块位置确定患者体位(仰卧位、俯卧位或侧卧位)，腹、腰下可加体位垫固定。

2. 穿刺前准备

穿刺区域皮肤常规消毒，铺无菌巾，换用无菌穿刺探头扫查，选定穿刺进针方向，测量腹壁厚度及皮肤与肿块取材区域的距离。穿刺点皮肤及腹壁局部麻醉。

3. 细胞学活检

一般选用 20G、21G 或 22G 细长针；组织学活检可选用 18~21G 组织活检针；穿刺引导针一般选用 17G 或 18G。

4.穿刺取材

穿刺取材分为细针组织活检和细针细胞学抽吸两种方法。

（1）细胞学活检：使荧光屏上显示穿刺引导线准确位于肿块活检区，将引导针沿穿刺引导槽刺入皮肤抵达腹膜，但不穿过腹膜。在肿块图像最清晰时，将穿刺活检针沿引导针刺入直抵肿块内，拔去针芯，接上注射器抽吸，同时小幅度上下提插3~4次，以便吸取更多细胞。抽吸完毕放负压后拔针。将针内抽吸物推置于玻片上涂片，并立即放入95%乙醇液中固定送镜检。

（2）组织学活检：超声实时监测下在肿块图像最清晰时，将活检细针经引导针刺入，直至肿块边缘停针；提拉针栓，然后再将活检针刺入肿块，深入2~3 cm，同时作90°左右旋转以助切割，稍停顿1~2 s，拔出活检针。缓慢放回针栓，用针芯将抽吸组织条推出，置于消毒滤纸片上。如采用枪式活检针，则应预先计算活检针的取材槽长度及取材槽前端距针尖的距离，将针刺入达预定区域后，击发扳机，迅速拔针。将组织标本放入10%福尔马林溶液中固定送检。针腔内残存组织碎块涂于玻片上做细胞涂片检查。

（四）术后注意事项

术后一般无须特殊处理，门诊患者可留观1~2 h，注意血压，脉搏和腹部一般情况。超声引导对腹膜后肿块行细针穿刺活检的并发症罕见，即使穿刺针通过胃肠道也很少发生出血、胃肠穿孔、窦道形成或腹膜炎等并发症。

四、腹膜后肿瘤的 CT 诊断

CT 检查不受体内肠道气体、骨骼和脂肪的影响。由于腹膜后间隙富含脂肪，更适合于 CT 检查，可清晰显示腹膜后的解剖。CT 也同样可以应用对比剂充填肠腔、尿道和血管。腹膜后肿瘤的形态、位置以及与邻近结构的关系均能为 CT 显示。应用静脉增强剂可评价肿瘤的血供。当腹膜后腔脂肪较少或肿瘤与相邻组织无分界且密度相近时，CT 诊断也存在一定困难。

原发性腹膜后肿瘤有很多种类型，多数来源于腹膜后的间叶组织，其他可源于神经外胚层和泌尿生殖残余组织。大多数腹膜后间叶组织肿瘤为恶性。由于有些组织类型相当少见，而且肿瘤没有特异的影像学表现，所以对腹膜后肿瘤的类型作出诊断有时很困难。

腹膜后肿瘤在发展早期很难引起症状，甚至有些良性肿瘤一生都不会被发现。恶性肿瘤在被发现以前也可长得很大。常见症状有腹部钝痛，饱胀感和体重下降。有时也可因肿块效应引起如压迫消化道，泌尿系，下腔静脉和脊神经症状等。偶尔可为患者或医生触诊的无症状性包块。

虽然理论上良性与恶性腹膜后肿瘤可以区别，但我们要认识到仅根据影像表现很少能鉴别是良性还是恶性，有些病例即使病理上也很难区分。

1.脂肪瘤(lipoma)

是发生在腹膜后最常见的良性肿瘤。但远不如脂肪肉瘤常见。脂肪瘤大部分为成熟的脂肪细胞，有包膜。CT 值与正常脂肪细胞一样，其内部结构一般较均匀，偶尔内部可见细的分隔或条状纤维组织,这可以帮助区分脂肪瘤和分化较好的脂肪肉瘤。CT上可显示其包膜从而确定病变的界限。

2. 神经源性肿瘤

包括神经鞘瘤和神经纤维瘤。除非合并神经纤维瘤病,良性神经源性肿瘤多为单发。虽然在组织学上容易区分神经鞘瘤和神经纤维瘤,但在影像学上它们有相同的特点,不易区分。良性神经源性肿瘤在CT上表现为圆形或卵圆形肿块,边界清,边缘光滑。由于其组织化学成分的原因,CT上表现为稍低密度肿块,低于肌肉密度。当CT密度近似囊性时,超声可帮助确定为实性肿块。当然其内部也可见囊性变。

3. 副神经节瘤

也叫肾上腺外嗜铬细胞瘤(extra-adrenal phexhromocytoma),可发生在很多部位,但最常见为腹膜后。起源于肾动脉到动脉分叉水平主动脉旁的副神经节。分有功能型和无功能型。CT表现为主动脉旁界限清楚的肿块,内部可坏死或钙化,为富血供肿瘤。平扫较难确定时,增强扫描可清晰显示病变。仅凭影像手段无法与腹膜后原发肿瘤区别。腹膜后的淋巴结转移有时也要与原发肿瘤鉴别,这种患者大多有原发病灶。

CT或超声引导经皮穿刺活检,对大多数腹膜后原发肿瘤都能作出组织学诊断。获得的信息可能会影响对肿瘤的处理。但即使术前没有病理诊断也要进行手术切除或探查。

腹膜后原发肿瘤有很多类型,多为恶性,通常为肉瘤,常见的有脂肪肉瘤、平滑肌肉瘤、纤维肉瘤、神经纤维肉瘤、血管外皮细胞肉瘤、恶性组织细胞瘤等。除少数肿瘤在CT上有特殊表现外,大多数肿瘤无特殊表现,CT较难判断组织类型。

4. 脂肪肉瘤

脂肪肉瘤是腹膜后最常见的恶性肿瘤。病理上可分为脂肪性、黏液性和多形性脂肪肉瘤。脂肪性脂肪肉瘤为含大量脂肪的恶性脂肪细胞组成;黏液性脂肪肉瘤含大量的结缔组织和黏液,脂肪较少;多形性脂肪肉瘤含较少的脂肪和黏液。多数腹膜后脂肪肉瘤为黏液和脂肪性的混合。CT可显示脂肪肉瘤的特征。脂肪性脂肪肉瘤的密度近于正常脂肪,黏液性脂肪肉瘤的密度在正常脂肪和肌肉之间;多形性脂肪肉瘤的密度则与肌肉相近,很难与其他软组织肿瘤区分。脂肪肉瘤多不均匀。有时CT不能显示与周围正常脂肪组织的界限。脂肪性脂肪肉瘤注射造影剂多不增强,而其他两种可有增强。偶尔可出现钙化。

5. 平滑肌肉瘤

通常表现为大的软组织肿块,常有坏死和囊变。实性平滑肌肉瘤为多血供肿瘤,增强扫描可有明显强化。但囊变和多血供并不是平滑肌肉瘤所特有。有作者研究提示平滑肌肉瘤钙化少见。

6. 恶性纤维组织细胞瘤

恶性纤维组织细胞瘤也是一种多血供肿瘤,但侵袭性和术后复发并不是本肿瘤的特点。偶尔可有钙化。

总而言之,除脂肪肉瘤外,很少有原发性腹膜后肿瘤能通过影像特点来区分其组织类型。病变的实性成分多与肌肉密度相近,当肿瘤被发现时多呈不均匀表现。由于多数腹膜后恶性肿瘤不能完全切除,且有较高手术治疗的反应和术后复发率,所以这些患者需要治疗后追随观察,CT是一种较好的可选择的影像方法。

7. 非肿瘤性肿块

除脓肿和血肿外，腹膜后原发病变很少见，一旦存在，CT就可发现并作出正确的诊断。

1）囊肿

良性腹膜后囊肿边缘光滑，薄壁，圆形或椭圆形。淋巴来源较多。因多无症状，偶尔被发现。CT扫描病变多呈水样密度，但也因其内化学成分不同可出现高密度，与实性肿瘤相混淆。

2）腹膜后纤维化

动脉瘤、炎症、肿瘤的刺激可形成腹膜后的纤维组织肿块。通常所说的是无腹膜后病变的腹膜后纤维化，病因不明，或与药物有关。多见于中年人或老人。病变通常发生在腹膜后的中央，呈斑块状，厚度从2 cm到5 cm，从肾血管水平到盆腔，包绕腹膜后血管和输尿管，可使管腔狭窄，但不侵入管腔。CT可显示病变的存在和范围，由于其密度与肌肉相近，易与周围脂肪区分。注射造影剂后病变可有明显增强，也可区分血管和输尿管与病变的关系。有时不易与腹膜后的淋巴结肿大鉴别，可采用CT引导穿刺活检予以鉴别。

8. 淋巴瘤

对淋巴瘤患者治疗的选择，要依靠对病变准确的定位。CT不仅可较容易地评价腹膜后的淋巴结，同时也可评价腹部器官和其他部位的淋巴结。所以CT检查在淋巴瘤的最初分期上起着很重要的作用。一般地说，正常淋巴结在CT上表现为3~10 mm软组织结节，周围有脂肪，腹部孤立的淋巴结大于20 mm肯定为异常，介于10~15 mm为可疑。多个淋巴结聚集，即使未超过正常范围大小，亦应怀疑为异常。正常大小的淋巴结亦不能排除病变，所以不能完全根据淋巴结的大小判断其是否正常。

恶性淋巴瘤分为霍奇金淋巴瘤和非霍奇金淋巴瘤。二者初次侵犯部位和扩散情况均有所不同。腹膜后多见非霍奇金淋巴瘤，不仅如此，弥漫性和结节性非霍奇金淋巴瘤之间也有差别。前者仅25%累及腹膜后主动脉旁淋巴结，后者达70%。霍奇金淋巴瘤早期侵犯腹膜后器官少于非霍奇金淋巴瘤。非霍奇金淋巴瘤患者若主动脉旁淋巴结未被侵及，则肝、脾、肠系膜淋巴结和骨髓受侵及的可能性低，若受侵及，则上述器官受累的可能性增高。

一般认为淋巴瘤累及腹膜后淋巴结时，淋巴结增大较明显且多有融合，也可有坏死，液化。CT不能揭示淋巴结的内在结构，有时很难与其他原因引起的淋巴结肿大区别，必要时可穿刺活检明确诊断。CT也可用于淋巴瘤放疗和化疗后的监测。

第四节　原发性腹膜后肿瘤诊断及鉴别诊断

原发性腹膜后肿瘤是指发生在腹膜后间隙的肿瘤，也可称之为腹膜后间隙肿瘤，不包括腹膜后正常器官如肾、肾上腺和胰腺等的肿瘤，也不包括由身体他处转移来的恶性肿瘤。

腹膜后间隙的范围是上界为横膈，下界为盆膈膜，前界为腹膜后侧、肝后面的裸部、十二指肠、升结肠、降结肠及直肠上部的后侧。后壁为腰大肌、腰方肌、腹横肌腱部等以及其上覆盖的筋膜，并向下延连于髂肌筋膜。两侧在髂嵴与第十二肋之间。腹膜后肿瘤可发生于腹膜后脂肪、蜂窝状结缔组织、筋膜、肌肉、淋巴管和淋巴结、血管组织、神经组织、胚胎残余特别是泌尿生殖残余。约80%的腹膜后肿瘤是恶性的。良性者可恶变。腹膜后良性瘤最常见的是纤维瘤、脂肪瘤、神经纤维瘤，来自泌尿生殖残余的囊肿、淋巴囊肿、皮样囊肿、囊性畸胎瘤等。恶性瘤以恶性淋巴瘤、纤维肉瘤、脂肪肉瘤及恶性神经鞘瘤为多见。有许多腹膜后肿瘤为混合型（例如纤维脂肪肉瘤），肿瘤的不同部分组织学检查所见亦常不同。除恶性淋巴瘤和成神经细胞瘤外，邻近器官被侵犯和转移，一般出现较晚。转移可发生于肺、肝、淋巴结、腹膜腔内、椎骨等处。

一、诊断依据

腹膜后肿瘤的诊断存在着一定困难，受其组织来源，生长速度及部位的影响，早期症状多不明显；当肿块发展较大时，欲确定为腹膜后肿瘤，有时还须进行一些特殊检查。

（一）临床表现

腹膜后肿瘤的临床表现主要有以下三点，即腹部肿块、腹胀及腹痛，邻近器官受侵害症状。

1.腹部肿块

腹膜后肿瘤除非早期患者无意中或医生查体时发现肿块外，一般都是肿瘤长至相当大时才被发现。肿瘤位置大多数在上腹部或上腹部一侧，开始就生长于下腹部者较少见。但往往肿瘤发展至占满腹膜后间隙而不易确定原发部位。取膝肘卧位，双手触诊，肿块不向前垂并腹前壁有叩响，可证明肿块位于腹膜后，但肿瘤大者腹前壁叩诊亦呈浊音。肿瘤如能推动，大多为良性，如固定不动，硬而边界不清，大多为恶性，但也不尽然，特别当肿瘤很大时。有的囊性瘤可坚硬，有的实体瘤可似囊性，如脂肪瘤，甚至可误诊为腹水。总之，单靠触诊，难以根据其大小，硬度而确定其良恶性。腹膜后肿瘤一般无触痛，少数有轻触痛。恶性瘤中心坏死，出血、继发感染或破裂时则触痛明显，且腹肌紧硬有反跳痛和发热。这些情况多见于肿瘤晚期。

腹膜后肿瘤推压和侵犯邻近器官所引起的症状，若为良性肿瘤，大都是机械性推挤移位或直接压迫，若为恶性肿瘤便可直接侵犯破坏邻近器官以及转移引起症状。邻近器官受累的病症有以下几种：

（1）胃肠道受累可食欲不振、恶心呕吐，腹泻或便秘、引起肠梗阻，破裂引起腹膜炎或与邻近胃肠道形成内瘘，肿瘤大出血时可出现内出血症状。

（2）门静脉主干或肝静脉受压阻塞，可引起门静脉高压，出现内痔和脐周静脉曲张，甚至食管和胃底静脉曲张，并可破裂呕血及便血。

（3）胆总管受压则出现阻塞性黄疸。

（4）肾受压可移位，输尿管及膀胱受压可出现尿潴留乃至肾盂积水；可发生尿频、尿急、排尿困难、血尿，尿闭乃至尿毒症。

（5）腹膜后大静脉如下腔静脉或髂静脉以及淋巴管受压，可发生下腔静脉或髂静脉血栓形成、下肢水肿、静脉曲张、静脉炎、腹壁静脉怒张，精索静脉曲张，甚至误诊为单纯精索静脉曲张施行手术。

（6）盆腔部腹膜后肿瘤可出现阴茎及阴囊水肿。

（7）腰骶神经受压可引起下肢后侧放射性痛。

（8）成神经细胞瘤可出现眼眶、颅骨、长骨和肝等转移。

（9）膈肌被推升高，胸膜刺激和胸膜渗液，肺转移等可引起呼吸困难。

此外，腹膜后肿块处叩诊常为正常肠曲的叩响。有的肿块隆突部位叩诊呈浊音或实音，而在其一侧叩诊呈鼓音，提示肠管被推向一侧。少数患者有腹水，但往往不易叩出。听诊肠鸣音正常或稍亢进。

2. 腹胀

主要原因是肿瘤增大，其程度大多与肿瘤增长相平行，故早期不感腹胀。患者虽感腹胀，但不像肠梗阻叩之呈弥漫性鼓音，也不像腹水可叩出移动性浊音。个别患者发生肠梗阻或腹水则例外，但腹部肿块的存在可供鉴别。由于胃肠被推移位，常在肿瘤的上方或一侧叩之呈鼓音，肠鸣音正常或稍亢进。

3. 腹痛

大多数患者腹部有坠胀感，沉重感或不适，可持续数年，特别是良性肿瘤。随病程发展出现腹痛，为隐痛或胀痛，少数患者疼痛剧烈难忍，常是恶性肿瘤侵蚀邻近器官或神经所致。肿瘤破裂、出血或引起肠梗阻可突发急性腹痛，出现腹膜刺激及休克等病症。腹痛的部位多提示为肿瘤所在部位。此外，如出现背痛，多为恶性肿瘤侵犯腹后壁所致。有的患者感觉一侧或两侧下肢痛或麻木，常是肿瘤侵犯腰骶神经所致。

（二）特殊检查

单靠上述临床表现常不能明确诊断腹膜后肿瘤的部位及性质，常须进行以下的特殊检查，有时需数种方法结合起来才能作出比较正确的诊断。

1. X线检查

1）腹部平片

大多数患者腹膜后肿瘤腹部正、侧位X线片检查可见腹内有软组织块致密影或脂肪瘤和脂肪肉瘤的透明影。有些皮样囊肿阴影密度不同。如发现有成熟的骨质，牙齿或钙化等影像，则为畸胎瘤的特征。但一般的钙化斑点可见于多种肿瘤如成神经细胞瘤、神经节瘤、混合瘤、神经鞘瘤、神经纤维瘤、脊索瘤、平滑肌瘤以及肠腔内物质，慢性炎症包括淋巴结钙化、陈旧性血肿钙化、胰腺病变钙化等等，对诊断无特殊意义，甚至有碍于了解肿瘤的性质。腹部平片可看出肾的轮廓位置，腰大肌阴影等有无异常；腰大肌阴影消失或不显并非特殊征象，除见于腹膜后肿瘤外，亦见于其他疾病以及有时无病变情形下。从腹部平片上可看出肿瘤邻近器官如肝、脾、胃肠移位或变形。透视下膈肌可被上推并活动度减低，或能看到胸腔积液或肺转移阴影。更应注意的是肿瘤邻近的骨质侵蚀、破坏或变形，这在脊索瘤、盆腔恶性畸胎瘤、脑脊髓膜瘤或神经原发性肿瘤可看到。

2）胃肠钡餐检查和钡灌肠检查

可看出胃肠被肿瘤推压移位，由此明确肿瘤的位置并和胃肠道肿瘤相鉴别。必须想到腹膜后器官如胰腺、肾的囊肿或大的肿瘤以及腹膜腔内肿瘤亦可使胃肠移位,应仔细鉴别。

3)人工气腹

有时为鉴别腹膜腔内或外的肿瘤,可用人工气腹并作 X 线摄片。

4)腹膜后充气造影

对诊断很有帮助,可以看出肿瘤的位置和范围。为避免注气时发生致命性气栓,保证患者安全,对于存在腹膜后炎症或手术引起腹膜后浸润粘连情况的患者,均不适宜应用此种检查方法。

5)腔静脉造影

从腹膜后右侧软组织或器官发生的肿瘤,可能侵及下腔静脉使之移位、变形、部分或完全阻塞,或血栓形成。腹膜后纤维化可使下腔静脉发生周围性的整齐或不整齐的狭窄甚至梗阻。腹膜后纤维化亦能使下腔静脉向前移位,但是移位很显著时应考虑是肿瘤所致。

6)逆行性主动脉造影

经股动脉插管或经腰穿刺主动脉造影可显示肿瘤的部位及其血管分布情况,从而推测其性质。但恶性肿瘤侵犯邻近器官,从血管分布来看很难分辨是原发还是继发。一般说来,在无血管分布的肿块周围,血管呈曲线状移位常是良性肿瘤,因为大多数良性肿瘤,囊肿和少数恶性肿瘤本身血管少或无血管。如果肿瘤区血管分布异常、不规则或血管粗细不匀,肿瘤区有造影剂斑块,动静脉互通以及造影剂从静脉回流很快等反常影像,表示为恶性肿瘤。

7)腹膜后淋巴管造影

对腹膜后恶性淋巴瘤和腹膜后淋巴结转移癌有重要诊断价值。造影法为皮下注射2.5%美蓝溶液 4~5 mL 于两足趾蹼间,每一趾蹼间 0.5 mL。经过数分钟,局部向心轻手法按摩并活动下肢各关节以使染色进入淋巴管。在腹股沟部真皮下血管神经束的浅侧,找到染有蓝色淋巴的淋巴管并将其游离出。将碘苯脂(该药黏稠度低)每侧 6~7 mL 用头皮针(25~27 号针头)注入淋巴管内,注速 0.2~9.0 mL/min 为宜。注完半量后盆腔部摄片,以检查淋巴管充盈情况,如有梗阻及侧支循环则停注,以免造影剂经淋巴管静脉交通支入静脉造成油栓。如高位主动脉旁淋巴结或胸导管显影应停注。注完后缝合皮肤并腹部摄片观察。24~48 h 后再摄盆腔及腹部 X 线片,检查淋巴结显影情况。

2.超声检查

声像图可测出肿瘤的范围、囊性或实质性。肿瘤若位置较深,良恶性不易鉴别。对腹膜后和腹膜腔内肿瘤的鉴别有时也很困难。一般说来,患者取肘膝卧位时腹膜腔内肿瘤向下垂,易被超声从腹前壁探到,并较平卧位时肿瘤更接近腹壁,而腹膜后肿瘤却无此现象。从背部探测,腹膜后肿瘤靠近背侧,而腹膜腔内肿瘤的位置距背侧较远,可供鉴别参考。声像图对腹膜后肿瘤的形态和定位有一定价值。

3.同位素扫描

对疑为肝、肾、胰腺等器官肿瘤且鉴别困难时可行之。如这些器官有肿瘤可见占位性病变。

4. 电子计算机 X 线体层摄影

对腹膜后肿瘤的诊断是最有效的方法，特别是在有大量脂肪组织时，远比超声检查准确。

5. 手术探查及活组织检查

尽可能术前用其他方法作出诊断。最后剖腹探查及病理检查，对诊断和治疗都属必要。

二、鉴别诊断

(一)肾肿瘤

肾肿瘤以恶性多见，良性者甚少且腹部多不能触及。成年人以肾癌多见，好发于 40 岁以上。肿块位于腰部，常有肉眼或镜下血尿。晚期患者常有发热、贫血及消瘦。肾胚胎瘤为小儿常见肿瘤，绝大多数发生于 2~4 岁。肿瘤位于一侧腰部多不超过腹部中线，亦常伴有发热。半数患儿有血压升高，晚期出现贫血及恶病质。尿路造影是诊断肾肿瘤的主要方法。肾脏同位素扫描亦可有助于诊断。

(二)胰腺囊肿

本病应与位于上腹部的腹膜后肿瘤鉴别，临床上以假性胰腺囊肿多见。本病病程较长，以往多有急性胰腺炎或腹部损伤史，肿块位于上腹部偏左，触诊可发现肿物为圆形或椭圆形，边界不清，有时呈囊性感，不活动。可伴有周围器官受压症状，如胃纳不佳及呕吐等。超声波检查显示液平，X 线检查可见胰腺区可能有钙化斑，钡餐检查对本病的诊断颇有帮助，可发现胃被压并向前推移，横结肠向上或向下移位。

(三)胰体尾部癌

本病的特点为腹痛，腹痛位于上腹部，并向腰背、前胸、肩及肋缘下放射，多为慢性持续性钝痛而不能缓解，仰卧时加重，夜间尤重，常迫使患者弯腰俯坐或屈髋弯腰侧卧。常伴有胃纳不佳及体重减轻。上腹及左上腹触及肿块多为晚期症状。逆行胆胰管造影术、胰腺扫描及电子计算机 X 线体层摄影均有助于本病的诊断。

(四)结肠癌

本病主要临床表现为大便性状及排便习惯改变，诊断不难。但少数患者就诊时主诉为腹部肿块，当升结肠或降结肠癌或肝曲及脾曲结肠癌侵及周围组织时，肿块较固定，如病史确无大便性状及排便习惯改变，此时应行钡灌肠检查或纤维结肠镜检查以直接观察，并可采取组织作病理检查。另外少数患者虽无便血病史，但大便隐血试验多次为阳性者亦应考虑是本病，应进行上述特殊检查，以免误诊。

(五)结核性腹膜炎

本病腹部有时可触到肿物，且有时与腹后壁肠管及肠系膜等粘连固定而易与腹膜后肿瘤相混淆。但本病多见于年轻女性，有慢性结核病的临床表现，可能找到身体其他部位有结核病灶；且本病的腹部肿块常有大小不等、形状不一的多发性特点，往往边界不清，有时伴有不同程度的肠梗阻。钡餐检查可了解有无肠结核存在，腹腔镜检查对诊断虽然有较大帮助，但如有肠管与腹壁粘连常不易成功。

（六）腹主动脉瘤

本病较少见。本病多为动脉粥样硬化或腹部损伤所致。肿块位于脊柱之前，有膨胀性搏动，可有触痛，肿块处有时可触到收缩期震颤及听到收缩期吹风样杂音。患者常有不同程度的跳痛。如侵及椎体可出现腰背部疼痛。X线平片（正侧位片）有时可发现瘤壁线状钙化影，对可疑病例可行腹主动脉造影以明确诊断。

（七）寒性脓肿

胸椎下段及腰椎结核所形成的寒性脓肿可形成腹膜后肿物，应与腹膜后肿瘤相鉴别。患者常有腰背痛史，脊椎可出现后突畸形，且寒性脓肿多位于腹部一侧，脊椎X线平片可发现原发结核病变。

（八）腹膜后纤维化

本病又称特发性腹膜后纤维增殖症，系病因不明的腹膜后纤维脂肪组织的非特异性非化脓性慢性炎症。本病临床较少见，因其于腹膜后形成扁且硬的肿块而致输尿管受压梗阻，故常伴有腰背及腹部钝痛，恶心、呕吐，食欲不振等症状，重者可出现尿毒症。少数患者以下腹部肿块为主诉而就诊。如压迫腹膜后淋巴管及静脉可发生下肢水肿或睾丸鞘膜积液。排泄性尿路造影对本病诊断有一定价值，可出现肾盂积水、输尿管近段扩张并向中线移位。受压处显示狭窄，晚期则双侧肾盂均不显影。

第五节　原发性腹膜后间叶组织来源的肿瘤

原发性腹膜后肿瘤中，间叶组织来源的肿瘤占一半以上，按其来源可分为脂肪组织来源、平滑肌来源、纤维组织来源、淋巴组织来源、血管组织来源等肿瘤。腹膜后脂肪源性肿瘤系指源于腹部及盆腔腹膜后间隙脂肪组织的肿瘤。这类肿瘤在原发性腹膜后肿瘤中最常见，多数为腹膜后脂肪肉瘤（retro peritoneal lipo sarcoma，RPLS），仅一小部分是良性脂肪瘤。

（一）腹膜后脂肪瘤

良性脂肪瘤分为：①皮肤或浅部脂肪瘤；②深部脂肪瘤。腹膜后脂肪瘤属深部脂肪瘤。1761年，Morgagni描述了1例60岁妇女腹膜后脂肪瘤，这是腹膜后脂肪瘤的第一例文献报道。良性腹膜后脂肪瘤与发生于四肢及躯干的脂肪瘤一样，发病率女性高于男性，约2:1，Adair及其同事报道73%脂肪瘤发生于女性。腹膜后脂肪瘤最常发生于肾周间隙，该部位为腹膜后脂肪最丰富的部位，Ockuly 等观察到约 35% 的腹膜后脂肪瘤发生于该部位。脂肪瘤亦可发生于肠系膜，但更罕见。脂肪瘤生长缓慢，发现时往往已较大。

Pack 及 Tabah 在其综述的 120 例腹膜后肿瘤中，包括 19 例脂肪肿瘤，其中 2 例脂肪瘤，Felix 的 14 例脂肪肿瘤中有 4 例脂肪瘤(29%)。腹膜后脂肪瘤边界清楚，包膜壁薄，瘤内少数情况下可见出血及坏死。镜下其脂肪细胞形态与周围组织无明显差异。Dennelly 在 95 例腹膜后肿瘤中观察到 2 例脂肪瘤，后来证实为脂肪肉瘤。1921 年 Von Wahldod 报道 14% 脂肪瘤发生肉瘤样变，1950 年 Farbmen 则发现 47% 脂肪瘤发生肉瘤样变，这些文献揭示腹膜后真性脂肪瘤极为罕见。腹膜后脂肪瘤在临床上难以与分化良好的脂肪肉瘤鉴别，早期文献中多数巨大腹膜后脂肪瘤实际上并非脂肪瘤，而是分化良好型脂肪肉瘤。解放军总医院 320 例腹膜后肿瘤中，只有 4 例脂肪瘤。在病理检查中，肉瘤样变成分容易被忽视，因而诊断良性腹膜后脂肪瘤时应反复核查。恶性脂肪肿瘤最初可被误诊为良性，但随着时间推移可出现复发、浸润或转移。

腹膜后脂肪瘤应广泛切除，手术切除不困难。

腹膜后脂肪瘤，虽属良性，但复发倾向高，并可能向恶性转化，故手术切除亦应尽量彻底，一般不主张简单包膜内剜出术，因其是复发转移的根源，组织学检查时应多点取材以尽早发现恶性变迹象。腹膜后脂肪瘤可发展为纤维细胞瘤或横纹肌肉瘤，这就提示手术时若发现在脂肪瘤的基底或附近有坚韧的组织，或与所包绕的脏器紧密粘连，难以分开时，应警惕恶性变的可能。

(二)腹膜后脂肪肉瘤

脂肪肉瘤约占机体软组织肿瘤的 15%。腹膜后是继肢体之后脂肪肉瘤的第二位好发部位，10%~20% 脂肪肉瘤发生于腹膜后，占原发性腹膜后肿瘤的 12%~43%，其发病率是良性腹膜后脂肪瘤的 5 倍。腹膜后脂肪肉瘤通常发生在 60 岁以后，由于其发现及处理较晚，其发病年龄平均比发生于肢体者高 5~10 岁。文献报道腹膜后脂肪肉瘤不同于脂肪瘤，男性略多于女性，其发病率无种族差异。

1. 病因病理

1)病因

有人认为，脂肪组织中胰岛素受体水平的改变，加上胰岛素生物活性的下降，可能在脂肪肿瘤的发生上起作用。有人报道系统性红斑狼疮患者应用类固醇激素 13 年后发生弥漫浸润性腹膜后黏液型脂肪肉瘤，认为该病与免疫抑制有关。有人报道两同胞先后患腹膜后脂肪肉瘤，其母系患恶性纤维组织细胞瘤的家族；还有报道 1 例腹膜后脂肪肉瘤迅速出现皮肤、肺、胰转移及全身症状者，有脂肪瘤发病家族史，这类肿瘤的发生与遗传是否有关尚待积累资料。

2)病理临床联系

原发性腹膜后脂肪肉瘤多发生于肾周围，脾、肾之间，也可起源于肾上腺、盆腔等部位。

原发性腹膜后脂肪肉瘤发生时多为恶性，仅极少数由脂肪瘤恶变而来。本病恶性程度较低，呈膨胀性生长，生长缓慢，有时保持"静止"状态数月、数年，然后突然长大。随着肿瘤的增大，可压迫推挤邻近器官，但一般并不浸润邻近器官。发生于肾区者，向前向内推挤肾脏，或使输尿管弯曲受压。发生于盆腔者，有时通过腹股沟管或闭孔延伸至阴囊或大腿，或沿直肠旁组织达肛周区。近年文献显示，原发性肾周脂肪肉瘤可直接侵犯肾实质，亦可能脱离瘤体转移至肾内。发生于骶前的腹膜后脂肪肉瘤，有通过第一骶间孔，沿第一骶神经根的硬脊膜向脊椎转移，表现为椎间盘突出的报道。

2.临床表现

腹膜后脂肪肉瘤症状出现较晚，在被发现前，肿瘤可长得很大。这类肿瘤临床特点主要为腹部肿块及其压迫症状，患者通常在腹部进行性肿大，扪到腹部肿块或出现邻近脏器压迫症状时就诊，初诊时腹块巨大而症状轻微是本病一个突出的临床特点。

原发性腹膜后脂肪肉瘤可导致腹部弥漫而缓慢增大、体重下降、腹痛。肿块大都较深而硬，可轻微移动，质较软或中等硬，甚至可触及分叶状。有的患者尚因贫血、持续发热而被发现，发热原因几乎由于泌尿系感染或肿瘤坏死所致。有人报道1例腹膜后脂肪肉瘤瘤内大出血，致急腹症而就诊者。若通过腹股沟管沿精索发展，临床上可表现为阴囊肿块。

压迫胃肠道者可出现进食饱胀感、厌食、恶心、呕吐、腹痛、腹胀、便秘、腹泻或排便疼痛。肾或输尿管移位及受压很常见，可引起肾积水、肾盂肾炎、尿毒症。压迫膀胱直肠可产生尿频、尿急和(或)便秘、排便疼痛症状。有时由于腹内压增高可出现腹股沟疝或股疝，或一侧或双侧下肢凹陷性水肿。下肢水肿亦可因腹膜后脂肪肉瘤压迫大血管所致。有人曾报道1例巨大腹膜后脂肪肉瘤导致双小腿淋巴水肿，切除肿瘤后水肿消退，淋巴造影显示双侧淋巴回流障碍。

原发性腹膜后脂肪肉瘤少数情况下可出现腹水。巨大的、进展期肿瘤可引起体重下降及厌食。

3.诊断

腹膜后脂肪肉瘤发现时往往已很大，腹膜后脂肪肉瘤术前诊断必须依靠病史、体检及检查结果综合分析。腹膜后脂肪肉瘤最有价值的检查是影像检查，尤其是CT检查，表现为球形透光肿块，周围有清晰的高密度组织边界。超声、CT、MRI成像、肾盂造影及消化道钡剂造影检查是腹膜后脂肪肉瘤常用的诊断手段，有人强调动脉造影在腹膜后巨大脂肪肉瘤的诊断价值。虽然使用上述各种方法，但术前仍难以确定原发性腹膜后脂肪肉瘤的病理类型。

B超检查可发现从腹膜后突入腹腔的实质性肿块及其大致范围和与邻近脏器的关系。但是，B超很少能正确诊断出脂肪肿瘤。腹膜后脂肪肿瘤腹部平片可观察到有透光度增加的肿块阴影。胃肠造影可观察到消化道外压的切迹或移位，提示消化道以外的肿块及其位置和范围，对区分肿瘤位于腹腔内或腹膜后有帮助。

CT被认为是腹膜后脂肪肉瘤最有效的诊断方法。肿瘤密度较低，有类似脂肪样组织密度(CT值通常在-110~-80 Hu)为其基本特征，但腹膜后脂肪肉瘤可表现为不同密度的肿块。一般情况下，CT能清楚地显示肿瘤部位、范围、边界，有些可见有液化、坏死、囊性变及钙化等改变，并能发现肿瘤与周围脏器的关系，显示肿瘤致周围脏器和大血管受压与移位情况。仔细分析CT特征，术前多数可做出定位诊断，还可帮助判断脂肪肉瘤的性质，对术前估计手术难度，制订手术方案具有重要意义。有人探讨CT特征与腹膜后脂肪肉瘤病理类型的关系，并观察到脂肪含量最高，瘤体最大者见于分化好的脂肪肉瘤，黏液样脂肪肉瘤边界最清晰，而圆形细胞型及多形性脂肪肉瘤主要表现为软组织衰减特征，无法进一步鉴别。腹膜后混合型脂肪肉瘤可能多含脂肪组织，故从 CT 中难以作出诊断。目前从 CT 尚不能确切地判断这类肿瘤的病理类型。

MRI 成像检查对腹膜后脂肪肉瘤侵犯下腔静脉或腹主动脉等结构时有重要的诊断意义。

静脉肾盂造影能清楚地显示双肾和输尿管的形态及其功能，提示肿块部位、范围，对术者在术中的判断和操作颇有价值。

近年来很少用具有侵袭性的腹膜后充气造影来鉴别腹膜后或腹腔内肿瘤。选择性腹腔动脉、腰动脉造影对肿瘤的定位及确定肿瘤浸润范围有帮助，但也具有侵袭性，只在个别病例中采用。

影像学检查尚可见腹膜后脂肪肉瘤内脂肪液面。如影像检查未能确诊，有人主张选择超声引导下经皮穿刺活检，可明确脂肪肉瘤诊断。但经皮穿刺活检可致腹膜后脂肪肉瘤种植转移，故多数人不赞成采用。

尽管每例患者都做了多项检查，术前诊断不确切者仍逾半数，术后切开标本，对肿瘤的肉眼组织学判断错误者仍屡见不鲜。

腹膜后脂肪肉瘤应与大网膜，肠系膜脂肪增生鉴别，后者表现为腹腔弥漫性脂肪影。该病还应与腹膜后畸胎瘤鉴别，后者表现为密度不均的囊性肿块，囊内物质密度较脂肪密度高。腹膜后脂肪肉瘤发生于盆部者，临床上可能误诊为卵巢肿瘤。盆腹膜外脂肪肉瘤累及腹股沟或会阴者，应与原发于睾丸旁或腹股沟区的脂肪肉瘤鉴别，因这些部位是分化良好的硬化性脂肪肉瘤的好发部位。

值得注意的是，有报道揭示原发于股部的脂肪肉瘤有 10% 在腹膜后形成继发瘤，约在股部肿瘤切除后 2 年或 2 年以上被发现，多数为黏液样脂肪肉瘤，多在出现腹膜后病灶后 1~2 年发生脏器转移。因此，诊断腹膜后脂肪肉瘤时应明确其为原发，还是继发于股部脂肪肉瘤，后者病程晚、预后差。

4. 治疗

腹膜后脂肪肉瘤主要治疗方法为手术彻底切除。腹膜后脂肪肉瘤切除率高，原发者为 96%，继发者为 100%；手术致残率(7.8%)及手术死亡率(3.1%)低，73%须同时切除其他脏器。切除率低主要是因为肿瘤累及并固定于重要脏器。由于这类肿瘤的快速切片组织学检查困难而不能满足诊断要求，切取活检仅能增加复发机会，故腹膜后脂肪肿瘤应积极完全切除。临床上外科切除常不彻底，尤其有卫星灶者或沿筋膜生长或浸润其他组织者，许多肿瘤看似包膜完整，但大体上无法确定准确边界，遗留卫星灶并不少见，术中多点取材冷冻切片有助于完全切除。简单腹膜后脂肪肉瘤的剜出术或剥出术，是复发甚至转移的根源，应避免采用。

为彻底切除肿瘤，应遵循下列原则：①肿瘤切除边界应远离肿瘤，可触及、可视的边界，不残留肿瘤包膜。肿瘤累及邻近脏器及血管者应设法整块切除，包括部分胃肠道、肾、肝、腹壁及下腔静脉均可切除。②不能完全切除者，力争部分切除或大部切除以减轻患者腹胀，减少对周围脏器的压迫，提高生存时间及生活质量。③腹膜后脂肪肉瘤及脂肪瘤复发者，多数仍可手术，甚至反复多次手术，力争手术切除，再切除不会增加手术死亡率，但可获长期缓解甚至治愈。切断肿瘤对根治无益，除非肿瘤累及大血管神经而技术上必须为之。联合切除邻近结构颇有必要，可增加切除彻底性。有人发现肾周脂肪肉瘤手术时，若保留肾脏，常迅速复发，故强调包括肾脏在内的整块切除是腹膜后肾周脂肪肉瘤最佳治疗方式。

手术并发症包括坐骨神经损伤等。

腹膜后脂肪肉瘤可进行放疗，尤其在黏液样型腹膜后脂肪肉瘤，但不能替代手术。术后放疗剂量一个 50 Gy 左右，放疗可改善生存质量，延长无瘤生存时间，延缓肿瘤生长，尚可降低腹膜后脂肪肉瘤局部复发率。腹膜后脂肪肉瘤部分切除者尤须放疗。脂肪肉瘤术后放疗总的有效率为 85%，但对改善患者生存期意义不大。部分病例尚可术前放疗，以缩小瘤体并使其易于切除。脂肪肉瘤的转移病灶对放疗尤为敏感，但晚期病例放疗只能起到姑息作用。生长慢、分化好的黏液性脂肪肉瘤对放疗相对敏感，而生长快、间变的高度恶性脂肪肉瘤耐受放疗。复发瘤不如原发瘤对放疗敏感。虽然普遍认为全身化疗无明确效果，但局部灌注治疗对腹膜后脂肪肉瘤颇有益。

5. 预后

有人报道腹膜后脂肪肉瘤 5 年生存率为 39%，亦有报道为 41%。发生于腹膜后的脂肪肉瘤预后较发生于肢体者差，系由于该部位病变隐匿，完全切除较困难之故。腹膜后脂肪肉瘤的预后与其组织学类型及邻近脏器受累情况密切相关，分化程度愈差，预后愈差，去分化病理类型并非预示预后差。最重要的预后影响因素是初次手术时尽可能的彻底切除，彻底切除者 5 年生存率可达 75%，而未彻底切除者仅有 34%。术后是否放疗或（和）化疗并不影响生存期。

腹膜后脂肪肉瘤易局部复发，复发通常在半年以内，故此类肿瘤术后的密切随访很重要，一般主张肿瘤切除术后应每半年复查一次 CT。外科切除常常不彻底或遗留肿瘤组织，尤其是有卫星灶或肿瘤沿筋膜生长或浸润其他组织者，是术后复发的关键因素。脂肪肉瘤的病理类型与其复发率关系不大，但多次复发常见于黏液样及分化良好型脂肪肉瘤。多数复发的腹膜后脂肪肉瘤与原发瘤组织学相同，少数不同或分化下降（去分化）。复发亦可于 5~10 年后出现，即使术后 5 年以上未见复发亦不能确保已治愈。巨大复发腹膜后脂肪肉瘤可因对肠道及泌尿系的压迫而出现并发症甚至危及生命。

脂肪肉瘤的转移与其组织学分化程度密切相关，分化愈差，细胞愈丰富，异型性愈明显者，愈易转移。其转移率与肿瘤位置、大小及治疗方式关系不大。腹膜后脂肪肉瘤可在腹膜后其他部位形成独立的病灶，有人称为多中心脂肪肉瘤。复发腹膜后脂肪肉瘤易累及肠袢，有人称之为腹腔内转移。有人报道腹膜后脂肪肉瘤同时伴下腔静脉瘤栓病例，表明瘤组织可进入静脉系统。腹膜后脂肪肉瘤瘤栓尚可通过静脉系统、体循环动脉系统，向远处转移，如肝、肺、骨骼、脊柱等部位。尚有腹膜后脂肪肉瘤转移至心脏的报道。大多数分化差的脂肪肉瘤向肺及其他内脏转移，黏液样脂肪肉瘤易转移至胸膜、心包及膈的浆膜面，其机制不明。原发性腹膜后脂肪肉瘤少见淋巴结转移，多发生在病程晚期。复发腹膜后脂肪肉瘤较原发者细胞更丰富，间变更明显，更易侵犯邻近器官组织，其侵袭性及恶性程度均比原发者高，远处转移常见于局部有复发的病例，但亦可发生于局部治疗后无复发的病例。

影响腹膜后脂肪肉瘤转移频率及部位的因素亦同样影响脂肪肉瘤从原发至转移的时间，如分化差的脂肪肉瘤数月可转移，而黏液样脂肪肉瘤可许多年后才转移。

第六节 神经组织来源的腹膜后肿瘤

神经源性肿瘤在原发性腹膜后肿瘤中占第二位，仅次于间叶组织来源肿瘤。临床常见的腹膜后神经源性肿瘤有神经纤维瘤、神经鞘瘤、神经纤维肉瘤、恶性神经鞘瘤、副神经节瘤、恶性副神经节瘤、嗜铬细胞瘤、神经节细胞瘤等。神经源性肿瘤多起源于脊柱两旁、盆腔骶前，发病隐蔽，早期出现不规则的疼痛症状，无特异性。

一、腹膜后神经纤维瘤

腹膜后神经纤维瘤与全身其他部位神经纤维瘤相似，多见于青年人，男女发生率相等。肿瘤包膜完整、界限清楚、质地坚韧、病理切片灰白色，镜下见纤维细胞，瘤细胞之间有胶原纤维，常见轴突在肿瘤内穿过。肿瘤早期临床上无疼痛不适症状，肿瘤体积增大到一定程度，可产生局部压迫症状。多数患者是在影像学查体时发现肿瘤（如 B 超或 CT 扫描），少数患者可自己无意中触及腹部肿块。神经纤维瘤在 B 超、CT、MRI 成像等影像学检查中无特异性征象，根据肿瘤所在好发部位，包膜完整，界限清楚，应考虑此病。确定诊断后应尽早手术，单纯手术切除肿瘤效果好。

二、腹膜后神经鞘瘤

腹膜后神经鞘瘤（retrope ctonealschwann Oma）是来源于腹膜后神经鞘膜的包裹性肿瘤，良性神经鞘瘤较恶性神经鞘瘤少见，良恶性比例约 1∶7，良性神经鞘瘤可发生于任何年龄，20~50 岁多见，男女发生率相等。良性神经鞘瘤体积一般不超过 5 cm，位于神经鞘内，外面围以神经外膜构成的包膜，肿瘤切面灰白带黄，可显编织状。若肿瘤巨大可见瘤内出血、囊变和钙化。显微镜下见瘤组织由两组不同组织结构即 antoni A 区和 antoni B 区组成，两种结构的组成比例变化不定。antoni A 区由较密集的梭形细胞组成，细胞界限不清，排列成栅栏状、丝状、螺旋状或束带状。核梭形，核膜薄，染色体细而疏松，核仁小。疏松网状区 antoni B 区细胞成分少，排列无序。细胞呈梭形、卵圆形。瘤细胞胞浆内或在瘤细胞之间常有水样液体，形成微小囊腔。免疫组化检查，S-100 是神经细胞的重要标志，其阳性率和反应强度与分化强度有关。

神经鞘瘤生长缓慢，早期肿瘤体积小时无任何症状，肿瘤体积达一定程度，可出现腰部、臀部或下肢放射痛。腹部可触及深在的肿块，手术切除效果好。应注意在保护好神经纤维的原则下完整切除肿瘤，若有残留，易复发。

三、腹膜后恶性神经鞘瘤

腹膜后恶性神经鞘瘤起源于 Schwann 细胞,故又称 Schwann 细胞瘤,此瘤多由神经鞘瘤或神经纤维瘤恶变而来,但神经鞘瘤恶变较少见,临床往往难以区分原发或恶变。肿瘤好发部位多见脊柱两侧、盆腔骶前等神经组织丰富部位。肿瘤大小根据发现早晚,直径 10~40 cm 不等,肿瘤是结节分叶状,切面灰白可有黏液胶冻样物质。肿瘤边界清,有假包膜,肿瘤可将神经干包绕其中。显微镜下肿瘤细胞以胖梭形为主,核扭曲呈波纹状,核仁少见。核分裂象常见。有学者根据组织学形态特点,将恶性神经鞘瘤分为五个组织学亚型:梭形细胞型、上皮样型、腺型、黑色素型、异质化生型。免疫组织化学检查,S-100 蛋白及神经元特异性烯醇化酶(NSE)呈阳性标记。

临床表现:好发年龄在 20~50 岁之间,以腹部包块、疼痛为主要症状,肿块生长到一定程度,出现腹痛、腰背痛及下肢放射痛。位于盆腔的肿瘤可同时压迫直肠和尿道,引起排便、排尿困难。

恶性神经鞘瘤手术切除的难度、在于肿瘤与神经干、神经根无明确界限,若要彻底切除肿瘤,多需同时切除部分神经干组织,但会影响到躯体功能,若要保留神经,则肿瘤多难切除彻底,临床上往往难以取舍。由于顾虑损伤神经而采取姑息手术是导致手术后肿瘤复发的主要因素。

配合放射治疗能降低肿瘤的局部复发。可采用术后放疗或术中放疗。恶性神经鞘瘤术后复发率为 20%~50% 不等,多次手术后可出现远处转移,预后不良。

第七节 腹膜后血肿

一、流行病学

外伤性腹膜后血肿是腹部损伤的常见并发症,多系高处坠落、挤压、车祸等引起的腹膜后脏器损伤、骨盆或下段脊柱骨折和腹膜后血管损伤所致。因合并严重复合伤、出血性休克,病死率为 35%~42%。随着工业迅速发展,交通、工伤等事故频发,其发病率也日益增多。

二、病因

腹膜后血肿最常见的原因是骨盆及脊柱骨折,占 50%~60%,严重骨盆骨折所致的血肿积血为 3000~4000 mL,可导致重度低血容量性休克,甚至死亡;其次是腹膜后器官(胰腺、十二指肠、膀胱、肾等)的外伤;其他原因包括腹膜后血管(腹主动脉、下腔静脉、门静脉和髂血管等)的损伤。

三、临床表现

腹膜后血肿因出血原因、程度与范围各异，临床表现亦不相同，且常因合并其他损伤而被掩盖症状。部分伤者除有腰肋部瘀斑（Grey-Turner 征）外，一般表现为内出血征象、腰背痛和肠麻痹。伴尿路损伤者常有血尿；血肿进入腹腔者可有里急后重感，并可借直肠指诊触及骶前区伴有波动感的隆起；如有后腹膜破裂，血流可流入腹腔，引起腹膜刺激征。腹膜后血管损伤最主要的临床表现是休克。

四、诊断

腹膜后血肿一般难以诊断，多为术中探查发现。这是因为腹膜后血肿无典型症状，Grey-Turner 征虽然有诊断意义，但是出现太晚，实际意义不大。腹部摸到包块或直肠指诊可以摸到盆腔触痛性包块的概率也很低。临床中应根据外伤史、致伤原因、损伤部位等作出初步判断。诊断性腹腔穿刺、超声和 CT 检查对腹膜后血肿的诊断有一定价值。剖腹探查时应注意后腹壁有无血肿，有无胆汁或胰液渗出，以及有无气体和捻发音存在，必要时切开后腹膜探查，以免漏诊。

五、治疗

治疗方面，除积极防治休克和感染外，多需行剖腹探查。手术探查如后腹膜未破损，可先估计血肿范围和大小，在全面探查腹腔内脏器并对其损伤作相应处理后，再对血肿的范围和大小进行一次评估。如血肿无扩展，可不予切开，因完整的后腹膜对血肿可起压迫作用，使出血得以自控，特别是盆腔内腹膜后血肿，出血多来自压力较低的盆腔静脉丛，出血自控的可能性较大；如血肿有所扩展，则应切开后腹膜，寻找破损血管，予以结扎或修补。如血肿位置主要在两侧腰大肌外缘、膈脚和骶胛之间，血肿可来自腹主动脉、腹腔动脉、下腔静脉、肝静脉及肝的裸区部分、胰腺或腹膜后十二指肠损伤，此范围内的腹膜后血肿，不论是否扩展，原则上均应切开后腹膜予以探查，对受损血管或脏器作必要的处理。对不断扩大且生命体征不稳定或后腹膜已有裂口持续出血者，则应切开探查止血，寻找破损血管，予以结扎或修补。探查时，应尽力寻找并控制出血点；无法控制时，可用纱条填塞，静脉出血常可因此停止。填塞的纱条应在术后 4~7 天逐渐取出，以免引起感染。

第八节　围手术期护理

一、术前护理

(一)心理护理

患者入院时肿瘤往往已经很大，腹部大多能摸到，患者心理负担重，对手术的顾虑多，术前应多与患者沟通，多了解患者的心理状态，给予其精神上的支持和鼓励。护理人员还应耐心细致地对患者进行健康指导和术前宣教，向患者解释手术是根治腹膜后肿瘤的最有效和唯一途径，也可以用手术成功的实例向患者说明手术的必要性和可行性，使患者具备良好的心理状态完成术前准备，同时还应告知患者术后的注意事项，使患者解除对手术的恐惧心理，增强战胜疾病的信心。

(二)术前评估

对于巨大腹膜后肿瘤患者，术前应充分评估肿瘤周围毗邻及外侵情况，疑有消化道受侵者行消化道钡餐或者内窥镜检查，疑有肾脏或者输尿管受累患者行肾盂静脉造影。通过B超、增强CT及MRI成像等影像学检查可显示肿瘤的部位、大小、形态和血供以及周围脏器受累情况，明确肿瘤与腹腔内主要血管如腹主动脉、下腔静脉、门静脉、肾脏血管及肠系膜血管等的关系，观察主要血管是否被推移、压迫或者包绕以及血管内瘤栓等情况。

(三)一般术前准备

注意患者个人卫生，戒烟、酒，练习胸式呼吸和咳嗽咳痰方法，训练床上大小便、翻身和四肢功能锻炼，并对伴发疾病如糖尿病、冠心病进行相应处理。结合查体和化验结果了解患者的营养状况，如补充不足，对营养不良者可行肠内或者肠外营养支持。巨大腹膜后肿瘤手术时切口可能会根据术中情况延长，术前备皮范围要适当扩大。胃肠道准备应彻底，考虑有腹腔脏器受侵犯时，应行清洁灌肠。

二、术后护理

(一)一般护理

观察患者意识和精神状态，给予心电监护，监测患者血压、心率、呼吸及血氧饱和度，详细记录24 h液体出入量。及时清除患者口腔分泌物，保持呼吸道通畅，持续低流量吸氧。术后去枕平卧6 h，如有呕吐，头偏向一侧以防呕吐物吸入气管导致窒息。患者完全清醒后鼓励其深呼吸及咳嗽、咳痰。术后6 h鼓励患者逐步取半卧位并指导其床上活动，术后 1 d 可下床活动,逐渐增加活动量。术后捆扎腹带,3~5 d 病情平稳后解除腹带。待胃肠功能恢复后拔除胃管,从低脂流质饮食逐渐过渡到正常饮食。

(二)胃管护理

留置胃管可预防胃扩张和减轻腹膜后刺激症状,如有胃肠道重建者可使吻合口处于低张力状态以利于愈合,减少吻合口漏的风险。胃管要妥善固定、防止脱落,保持胃管通畅,每隔 1~2 h 挤压胃管 1 次,防止堵塞。密切观察并记录胃管引出液的颜色、性质和量。如发现胃管内有大量鲜红色或者暗红色血性液体引出,要考虑胃肠道吻合口出血或者应激性溃疡出血的可能,应及时通知医生。若吻合口活动性出血需及时再次手术止血,若考虑应激性溃疡则静脉使用制酸剂同时将肾上腺素加入冰盐水中洗胃。

(三)腹腔引流管护理

巨大腹膜后肿瘤切除后手术创面大,腹腔内渗血可能较多,术后应保持引流管通畅,及时引出腹腔渗血、渗液,可促进创面粘连愈合,防止渗液积聚,减少腹腔脓肿的形成。腹腔引流管宜采用多孔乳胶管或者双套管,妥善固定腹腔引流管,防止引流管受压、打折和脱出,保持引流通畅,密切观察引流液的颜色、性状和引流量。腹腔出血是腹膜后肿瘤术后最常见的并发症,若不及时处理,可导致严重的后果甚至死亡。术后 24~48 h 内严密观察患者腹腔引流液的颜色、性质及量和患者血红蛋白量的变化。

(四)下肢深静脉血栓形成的预防

腹膜后肿瘤术后下肢深静脉血栓形成发生率较高,这与手术出血较多而术后长时间使用止血药物、肿瘤患者血液呈高凝状态以及创伤疼痛导致患者长时间卧床等有关。对此,术后指导患者床上活动四肢、翻身,病情允许的情况下尽早下床活动。若腹腔引流无明显血性液体时,尽早停用止血药物并适时应用改善微循环的药物如低分子右旋糖酐等,甚至是活血药物。如出现下肢肿胀疼痛,应做下肢血管多普勒超声以便尽早发现静脉血栓。若发生下肢静脉血栓应及早溶栓、抬高下肢,严禁按摩以防止栓子脱落导致肺栓塞。

(五)出院指导

出院时指导患者定期复诊,腹膜后肿瘤无论良恶均有较高的复发率,应定期复查 B 超或 CT,一般术后 1 年内每 3 个月复查 1 次,以后 6 个月至 1 年复查 1 次。腹膜后肿瘤切除术后一旦复发,2 次手术后再复发时间会缩短,肿瘤的恶性程度也会增加。对于复发病例,应相应缩短复查间隔时间。

第十三章

老年普腹外科手术患者围手术期慢性病护理

第一节　老年糖尿病的护理

糖尿病是常见病、多发病，目前在世界范围内，糖尿病患病率、发病率急剧上升，而在我国糖尿病患病率显著增加，60 岁以后糖尿病发病率仍有随年龄增加而增加的趋势，70 岁以后趋于平缓，但总患病率仍在增加。老年人群糖尿病患病率城市略高于农村、女性略高于男性。按我国老龄化发展趋势，在老龄人口增加的同时糖尿病患病率也增长，预示老年糖尿病患者数将大幅度增加，但目前血压和血糖的控制水平在老年人中仍不尽如人意，主要由于老年患者病情的复杂和异质性、治疗难度大及老年患者治疗和管理的水平参差不齐，其中重要的原因是管理理念的滞后。为此做好糖尿病三级预防，预防尚未发生糖尿病的高危个体或糖尿病前期患者发展为糖尿病，预防糖尿病并发症的发生和发展，减少糖尿病并发症的加重和降低致残率和死亡率，改善糖尿病患者的生活质量，是糖尿病防治工作重要任务。

一、概述

糖尿病（diabetes mellitus，DM）是一组由多病因引起以慢性高血糖为特征的代谢性疾病，是由于胰岛素分泌绝对缺乏和（或）相对不足以及靶组织细胞对胰岛素敏感性降低，而导致人体糖、脂肪、蛋白质等物质代谢紊乱的一种疾病。病情严重或应激时可发生急性代谢紊乱，如引起酮症酸中毒、高渗性昏迷。长期慢性高血糖可引起多器官损害，尤其是眼、肾、神经、心脏和血管。糖尿病的主要危害在于大血管并发症和微血管并发症，大血管并发症包括冠心病、脑卒中及外周血管病，是糖尿病患者死亡的主要原因，80%的糖尿病患者由于心血管并发症死亡。微血管并发症包括糖尿病肾脏病变、糖尿病视网膜病变、糖尿病神经病变，这些病变使患者生活质量明显下降。

按 WHO 糖尿病专家委员会提出的分型标准，糖尿病分为四型：①1 型糖尿病；②2 型糖尿病；③妊娠糖尿病；④其他特殊类型糖尿病。而老年糖尿病的主要类型是 2 型糖尿病。

老年糖尿病患者是指年龄>60岁的糖尿病患者，我国老年糖尿病患者群的主要临床特点如下：

①受医疗条件、经济条件、文化水平、接受健康信息能力等多方面因素影响，老年糖尿病患者存在患病率、血糖水平、病死率高和知晓率、诊断率、治疗率不高的现象。老年糖尿病以餐后血糖升高为多见，尤其是新诊断的患者，即使是联合空腹血糖和糖化血红蛋白（HbAlc）做筛查时，仍有1/3的餐后高血糖患者漏诊。

②老年人群往往患有不止一种慢性疾病，据统计，老年人群中40%~70%患有高血压病，30%~50%患有血脂紊乱，均高于糖尿病的患病率，腹型肥胖比单纯BMI增高在老年患者中更常见。同时合并糖代谢紊乱、高血压、向心性肥胖、甘油三酯血症（代谢综合征）的老年人多达40%，而无上述各项者不到10%。合并其他血管病变危险因素者90%以上，他们面临因心脑血管疾病导致死亡、致残的风险。

③在糖尿病患者人群中，老年患者占38%~50%；老年前患病和老年后新发者大约各占一半，两者在自身状况、糖尿病临床特点、罹患其他疾病和已存在的脏器功能损伤等方面均有所不同。在环境因素相似的情况下，患病越晚提示胰岛细胞代偿能力越好。与进入老年前已患病者比较，老年后患糖尿病者更多表现为明显胰岛素抵抗和胰岛素代偿性高分泌。长病程者更多合并糖尿病视网膜病变、糖尿病肾病。

二、病因

老年人糖尿病大多为2型糖尿病，仅有极少数属1型糖尿病。而2型糖尿病患者中年龄超过60岁的约占50%，其中近一半的患者未予以及时诊断。2型糖尿病的病因复杂，目前对其病因和发病机制仍认识不足。

1. 遗传因素与环境因素

2型糖尿病是由多基因遗传与环境因素共同作用所致。多基因遗传包括胰岛坏死基因（葡萄糖激酶基因、腺苷脱氨酶基因、葡萄糖转移因子-2基因）、胰岛素抵抗基因（胰岛素受体基因、胰岛素受体底物基因和磷脂酰肌醇3激酶基因）。环境因素包括老龄化、营养、中央性肥胖、缺乏锻炼、应激等。

2. 胰岛素抵抗

2型糖尿病发生胰岛素抵抗的原因有：①胰岛素基因突变，胰岛素分子结构异常，成为变异性胰岛素，虽可占据胰岛素受体，但其自身的生物活性极弱。或因胰岛素原不能完全转化为胰岛素，胰岛素外周作用降低，临床上伴有高胰岛素原血症。②胰岛靶细胞胰岛素受体缺陷。③血液中存在拮抗胰岛素生理作用的物质，如生长激素、儿茶酚胺、糖皮质激素、胰高血糖素、胰岛素抗体等。

老年人除上述原因以外，还由于：①老年人体力活动减少，肌肉摄取葡萄糖能力和对胰岛素的敏感性下降。②老年人膳食纤维摄入减少，相对高热量低消耗，易形成肥胖，特别是腹型肥胖，导致周围组织胰岛素受体减少或胰岛素受体与胰岛素的结合力下降。③老年人释放的胰岛素原比青年人多。其抑制肝糖分解作用仅为胰岛素的1/10。④老年人肌肉和内脏非脂肪成分相对减少，促使胰岛素抵抗，并引起代谢性高胰岛素血症，形成临床的胰岛素抵抗综合征,即 X 综合征(腹型肥胖、高甘油三酯血症、高低密度脂蛋白血症、高血压、冠心病、糖尿病、高尿酸血症),久之引起胰岛功能衰竭。

3.胰岛素分泌不足

老年人体力活动减少、饮食结构改变、肥胖、高脂血症及胰岛 B 细胞本身的老化、胰岛功能障碍、靶细胞膜上受体数目减少且结合力下降、血糖轻度增高。肥胖老年糖尿病患者,既有胰岛素抵抗又有胰岛素分泌不足。非肥胖者以胰岛素分泌不足为主,胰岛素抵抗不明显。长期、慢性持续高血糖的毒性作用,会进一步加重胰岛素抵抗及(或)胰岛 B 细胞功能下降,最终导致糖尿病。

三、病理生理

糖尿病时胰岛素分泌和(或)胰岛素作用缺陷致胰岛素绝对或相对不足,引起一系列的代谢紊乱。

(1)胰岛素中介的葡萄糖利用减少(高胰岛素血症和胰岛素抵抗)和葡萄糖诱导的胰岛素释放减少(胰岛素分泌减少)。胰岛素抵抗(insulin resistance)是指靶细胞对胰岛素的生物学反应低于正常的现象。葡萄糖抵抗(glucose resistance)是指肝组织抑制葡萄糖产生的能力降低,伴有或不伴有外周组织摄取葡萄糖的效应降低,发生机制是胰岛素信号转导系统的功能障碍。受体前障碍主要是血胰岛素抗体产生;受体障碍是指各种原因造成的受体数量下降,结构和功能破坏;受体后障碍最常见,包括信号传导系统中各信号分子的数量改变,结构和功能的破坏。

(2)胰岛素的代谢作用。正常情况下静脉持续稳定滴入葡萄糖后,血浆胰岛素浓度呈双相变化。在葡萄糖滴入体内的 $2\sim5$ min 后,血浆胰岛素浓度迅速升高,但持续时间很短,约 10 min,随后再次出现血浆胰岛素水平缓慢升高,再次升高的血浆胰岛素水平随着静脉内葡萄糖的持续滴入可以维持很长一段时间。血浆胰岛素水平前者迅速升高被称为胰岛素分泌第一时相,后者缓慢升高被称为胰岛素分泌第二时相。而 2 型糖尿病患者胰岛素分泌缺陷表现为:①对于静脉内滴入葡萄糖引起血糖浓度的快速变化反应减弱。②第一时相反应减弱或消失。它的减弱或消失造成餐后血糖峰值更高。③第二时相分泌延迟。第二时相胰岛素分泌相对不足是相对于当时较高的血糖而言,它不足以将血糖降至正常。到晚期胰岛 B 细胞功能衰竭出现胰岛素分泌的绝对不足,经历了由部分代偿到失代偿。

(3)胰岛素分泌或作用缺陷引起代谢紊乱

①糖代谢紊乱:发生高血糖的机制是葡萄糖利用减少及肝糖原输出增多。葡萄糖进入细胞,在细胞内磷酸化减少,糖酵解减弱,磷酸戊糖通路减弱,三羧酸循环减弱,能量供给明显减少,糖原合成减少、分解增多。葡萄糖在肝、肌肉和脂肪组织的利用减少,肝糖原输出增多,从而发生高血糖。

②脂肪代谢紊乱:由于胰岛素不足,脂肪组织摄取葡萄糖及从血浆移除甘油三酯减少,脂肪合成减少,脂蛋白脂酶活性降低,血游离脂肪酸和甘油三酯浓度升高。在胰岛素极度缺乏时,脂肪组织大量动员分解,肝细胞摄取脂肪酸后而产生大量酮体,若超过机体对酮体的利用能力时,大量酮体堆积形成酮症或发展为酮症酸中毒。

③蛋白质代谢紊乱：肝、肌肉等组织摄取氨基酸减少，蛋白质合成减少，分解代谢加速呈氮质负平衡，支链氨基酸水平增高，提示肌肉摄取氨基酸合成蛋白质能力下降，导致患者消瘦、乏力、抵抗力降低。

④电解质代谢、水代谢、酸碱平衡紊乱：常引起各主要脏器功能失常，尤其是在酮症酸中毒时更加严重。

四、护理

(一)饮食护理

饮食护理是所有糖尿病治疗的基础，是糖尿病自然病程中任何阶段预防和控制糖尿病手段中不可缺少的组成部分，不良的饮食习惯还可导致相关的心血管危险因素。饮食护理的目标和原则：控制体重在正常范围内，通过配合运动或药物治疗获得理想的代谢控制（血糖、血脂、血压），减少心血管疾病的危险因素。饮食护理应尽可能做到个体化。热量摄入：脂肪 25%~30%，饱和脂肪酸摄入量不超过总能量的 7%。单不饱和脂肪酸在总脂肪摄入中的供能比宜达到 10%。胆固醇摄入量<300 mg/d。碳水化合物为 50%~60%，每日定时进三餐，碳水化合物均匀分配。肾功能正常的糖尿病个体，推荐蛋白质的摄入量占供能比的 10%~15%。有显性蛋白尿的患者蛋白摄入量宜限制在 0.8 g/(kg·d)，膳食纤维每天摄入量为 14 g/kCal。一日至少三餐按 1/5、2/5、2/5 分配或 1/3、1/3、1/3 分配主食。

(二)运动护理

1. 运动目的

运动能改善 2 型糖尿病患者能量消耗与存储的失衡，与饮食治疗配合维持理想体重，提高代谢水平，改善胰岛素抵抗状态，全面纠正糖尿病的多种代谢异常，改善心肺功能，减少心血管危险因素，改善患者健康状况，从而提高生活质量。

2. 运动选择

糖尿病患者均应了解运动对血糖的影响，能主动参与运动，运动频率和时间为每周至少 150 min，如每周运动 5 d，则每天持续 30 min 中等强度（最大运动强度的 50%~70%，感到有点用力，心跳、呼吸加快但不急促）有氧运动，中等强度运动包括快走、打太极拳、骑车、打高尔夫球和园艺活动。

3. 运动的注意事项

(1)选择适合自己的运动；锻炼要有规律；强度由低开始；避免高强度运动。

(2)视网膜病变患者不举重、不潜水、头不低于腰；周围血管病变患者走路过程中应该有间断休息；周围神经病变患者避免过度伸展，不负重。注意足部护理。

(3)血糖>16.7 mmol/L，有明显的低血糖症或者血糖波动较大，有糖尿病急性代谢并发症以及各种心、肾等器官严重慢性并发症者暂不适宜运动。

(4)根据运动前后血糖的变化调整胰岛素剂量和在运动前和运动中增加碳水化合物的摄入量。

(5)使用胰岛素的患者运动应在餐后 1 h 开始。

(6)如果进行长时间激烈运动,应监测血糖并注意调整胰岛素和口服降糖药剂量;如运动前血糖低应加餐。进食后 1~3 h 进行运动,运动减体重应缓慢进行。

(三)用药护理

1.口服降血糖药注意事项

(1)考虑药物的安全性,应用磺脲类易发生低血糖反应,特别是格列本脲。

(2)非磺脲类胰岛素促泌剂作用短暂迅速,极少经肾排泄,适用于肾功能储备力下降的老年患者。

(3)双胍类对肥胖型糖尿病有效,但 80 岁以上老人使用易诱发乳酸性酸中毒。

(4)注意服用降糖药的时间。如一、二代磺脲类应在餐前 30 min 服用,三代每天定时服,二甲双胍、那格列奈为餐时服用。

(5)尽早联合用药控制血糖,如磺脲类+双胍类,磺脲类+糖酶抑制剂,或餐时血糖调节剂+双胍类可明显降低患者血糖。

(6)不宜长期服用一种降糖药,血糖正常后不能停药,防止血糖反弹。

(7)当口服降糖药不满意时,尽早使用胰岛素注射剂。

2.使用胰岛素注意事项

(1)胰岛素的注射途径有静滴和皮下注射两种。目前皮下注射有胰岛素专用注射器、胰岛素注射笔、胰岛素泵三种。

(2)胰岛素注射部位:腹部、大腿外侧、上臂外侧、臀部。注意部位的轮换,两次注射点之间的距离至少为 2.5 cm。腹部注射需避开脐周 5 cm 的范围内。

(3)胰岛素使用注意事项:①患病期间,不可以随意停用胰岛素,做好个体化血糖监测。②外出须带注射胰岛素的材料,便于进餐前注射。③注射时避开运动所涉及的部位。

(4)加强血糖监测:采用强化治疗方案后,可能出现空腹高血糖,其原因是夜间胰岛素作用不足,导致"黎明现象"或"Somogyi 效应"。"黎明现象"是指夜间血糖控制良好,仅黎明短时间内出现高血糖,可能由于清晨皮质醇、生长激素等胰岛素拮抗激素增多所致。"Somogyi 效应"是指夜间低血糖未发现,导致体内拮抗胰岛素的激素分泌增加,进而发生低血糖后反跳性高血糖。出现"Somogyi 效应"的患者应该减少睡前胰岛素的剂量或改变剂型,睡前适当加餐。夜间多次血糖测定有助于鉴别晨起高血糖的原因。除了常规的快速血糖监测,目前临床上还可运用动态血糖监测仪来监测血糖。24 h 连续测试,记录约几百个血糖数据,每 3~5 min 测试 1 次,并持续相当长的时间,可同电脑联机绘制血糖动态曲线图,提供患者血糖变化的直观信息。

(5)胰岛素的储存:未启封的胰岛素,2~8 ℃ 冷藏保存(不得冷冻),超过标签上有效期的胰岛素不可使用。启封的瓶装胰岛素笔芯(注射针头刺穿橡胶塞后),应放至冰箱保存。

(四)糖尿病并发症护理

1. 急性并发症(糖尿病酮症酸中毒、高血糖高渗透压综合征、乳酸酸中毒)的护理

做好预防护理,应定期监测血糖,应激状况时每天监测血糖。合理用药,不要随意减量或停用药物。

(1)严密观察病情,记录患者的生命体征、神志、24 h 出入量等。遵医嘱定时监测血糖、血钠和渗透压等变化。

(2)立即开放两条静脉通路,准确执行医嘱,确保液体和胰岛素的输入,输液是治疗 DKA 首要和关键的措施。只有在组织灌注得到改善后胰岛素降血糖的生物效应才能充分发挥。补液开始时通常使用 0.9%氯化钠溶液,第 1~2 h 内输入 1000~2000 mL;第 3~6 h 内输入 1000~2000 mL;第一天总量为 4000~5000 mL,严重时可输入 6000~8000 mL。当血糖低于 13.9 mmol/L 时遵医嘱改用 5%~10%的葡萄糖溶液。补液过程中要观察心率、血压、尿量及周围循环的情况;如治疗前已有低血压或休克,应先输入胶体溶液再进行抗休克处理。

(3)定期复查血糖血酮,遵医嘱小剂量使用胰岛素。开始以 0.1 U/(kg·h),如在第一个小时内血糖下降不明显,且脱水已基本纠正,胰岛素剂量可加倍。每 1~2 h 监测血糖,根据血糖下降情况调整胰岛素剂量,血糖下降速度以每小时 3.9~6.1 mmol/L 为宜。当血糖下降到 13.9 mmol/L 时胰岛素剂量减至 0.05~0.1 U/(kg·h)。

(4)纠正水电解质酸碱平衡紊乱,在开始胰岛素及补液治疗后如患者尿量正常,血钾低于 5.2 mmol/L,即可静脉补钾。

(5)高血糖高渗透压综合征的护理主要包括积极补液、纠正脱水,病情许可时配合管喂或口服温开水,每 2 h 一次,每次 200 mL;小剂量胰岛素静脉输注控制血糖;纠正水、电解质和酸碱失衡以及去除诱因和治疗并发症。患者病情稳定后根据患者的血糖及进食情况给予皮下注射胰岛素。

(6)糖尿病乳酸酸中毒的护理:遵医嘱补充 0.9%氯化钠溶液,血糖无明显升高者可补充葡萄糖液,并可补充新鲜血液,以改善循环。尽早大量补充碳酸氢钠,每 2 h 监测动脉血 pH,严密观察病情,防止出现碱中毒。监测血糖、血电解质、动脉血气分析、血乳酸浓度等,纠正电解质紊乱,疗效不明显者可遵医嘱行腹膜透析以清除乳酸。

(7)发生并发症时应绝对卧床休息,给予持续低流量吸氧,加强生活护理,注意保暖、皮肤及口腔护理。

2. 低血糖的护理

糖尿病患者血糖低于 3.9 mmol/L,可表现为交感神经兴奋(如心悸、焦虑、出汗、饥饿感等)和中枢神经症状(如神志改变、认知障碍、抽搐和昏迷)。但是老年患者发生低血糖时常可表现为行为异常或其他非典型症状。夜间低血糖常常难以被发现和及时处理。有些患者屡发低血糖后,可表现为无先兆症状的低血糖昏迷。发生低血糖常常是由于未按时进食,或进食过少、运动量增加、酒精摄入,尤其是空腹饮酒、使用药物治疗所致的不良反应等。因此要去除发生低血糖的诱因。当发生时需要补充葡萄糖或含糖食物。严重的低血糖需要根据患者的意识和血糖情况给予相应的治疗和监护。

3. 糖尿病足的护理

(1)足部观察与检查:自查足背、足底、脚趾、趾甲、趾尖、趾缝等部位,重点检查变形部位,查看皮肤是否干燥、皲裂;有无鸡眼和老茧、内生甲、嵌甲;有无各种损伤、擦伤、水泡、淤血、红肿、溃疡、感染等迹象。如果无法看清自己的足底,可以请他人帮助或利用一面镜子检查。如发现红肿、疼痛时,应尽早去医院检查,以免延误最佳治疗时期。

(2)保持足部清洁,避免感染:嘱患者勤换鞋袜,每天清洁足部。注意足部皮肤的保护,剪趾甲应在洗脚后,水平地剪趾甲。夏季不光脚走路,不光脚穿鞋,不穿露脚趾的鞋子。脚部不直接接触热源,如要取暖,可用电热毯、热水袋等。睡前取出热水袋,关闭电热毯。

(3)学会正确的洗脚方法:水温在38 ℃以下,浸泡双脚一般不超过15 min,用松软毛巾擦干,尤其是趾缝间的水分,并检查有无出血和渗液,并涂抹润肤乳液或营养霜,适当按摩足部。润肤乳液或营养霜不能涂抹在趾缝间或溃疡伤口上。

(4)选择合适的鞋袜:不穿过紧的袜子或鞋子,宜选择透气性好、鞋内较柔软、平整光滑的平跟厚底鞋,勤换洗,初穿新鞋20~30 min后应脱下检查双脚是否有压红的区域或摩擦的痕迹,从每天穿1~2 h开始,逐渐增加穿鞋时间,穿鞋前应检查鞋内是否有异物或异常。

(5)神经性足溃疡的护理:处理的关键是彻底清创、引流、保湿、减轻压力、促进肉芽生长、促进上皮生长和创面愈合。适当的治疗可以使90%的神经性溃疡愈合。对轻度缺血或没有手术指征者,可以采取内科保守治疗,静脉输入扩血管和改善血液循环的药物。如有严重的周围血管病变,应尽可能行血管重建手术,如血管置换术、血管成形术或血管旁路术、血管腔内介入治疗。只有当患者出现足部坏疽且在休息时有静息痛,或病变广泛不能通过手术改善,才考虑截肢。

(6)感染的治疗护理:有骨髓炎和深部脓肿者,必须早期切开,排脓减压,彻底引流,切除坏死组织、不良肉芽、死骨等,做好伤口护理。

(五)围手术期护理

1. 围手术期血糖管理原则

(1)糖化血红蛋白(HbA1c)可反映采血前3个月的平均血糖水平,可用于术前筛查糖尿病和评价血糖控制效果,对既往无糖尿病病史者,如果年龄≥45岁或体重指数(BMI)≥25 kg/m²,同时合并高血压、高血脂、心血管疾病、糖尿病家族史等高危因素者,推荐术前筛查HbA1c,HbA1c≥6.5%即可诊断为糖尿病;既往已有明确糖尿病病史的患者,HbA1c≤7%提示血糖控制满意,围术期风险较低;HbA1c≥8.5%者建议考虑推迟择期手术;单纯应激性高血糖者HbA1c正常;注意贫血、近期输血等因素可能干扰HbA1c测量的准确性。

(2)术前控制餐前血糖≤7.8 mmol/L,餐后血糖≤10.0 mmol/L;对于术前血糖长期显著增高者,可适当放宽术前血糖目标上限至空腹≤10.0 mmol/L,随机或餐后2 h≤12 mmol/L,注意围术期血糖不宜下降过快。

(3)入院前长期胰岛素治疗者,方案多为控制基础血糖的中长效胰岛素联合控制餐后血糖的短效胰岛素皮下注射。长时间大手术者,手术日换用短效胰岛素持续静脉泵注控制血糖;短时间小手术者,手术当日可保留中长效胰岛素,剂量不变或减少1/3~1/2,停用餐前短效胰岛素。

(4)避免术前不必要的长时间禁食,糖尿病患者择期手术应安排在当日第一台进行,禁食期间注意血糖监测,必要时输注含糖液体。

(5)对围术期正常饮食的患者应监测空腹血糖、三餐后血糖和睡前血糖,避免出现低血糖,如血糖≤3.9 mmol/L 时则每5~15 min 监测一次,直至低血糖得到纠正。

2.手术前护理

(1)术前控制血糖一定是重中之重,手术的风险越高,术前控制血糖达标的重要性越强。那么如何把血糖控制好,一方面是使用药物,另一方面就是合理饮食,合理饮食是关键,并且是需要长期坚持与注意的。

(2)糖尿病患者手术当日停用口服降糖药,以防止出现低血糖现象。

(3)避免术前不必要的长时间禁食,糖尿病患者择期手术应安排在当日的第一台进行。

3.手术后护理

(1)控制血糖,使其维持在相对正常的水平,在患者开始进食时,为患者制订个体化的饮食计划。

(2)严密观察,及时发现糖尿病的术后并发症等。

(3)给予有效、足量的抗生素,预防或治疗感染。

第二节 高脂血症的护理

随着人民生活方式的变化,人群平均的血清总胆固醇(TC)水平正逐步升高。近30年来,血脂异常的患病率明显增加。血脂异常作为脂质代谢障碍的表现,也属于代谢性疾病,但其对健康的损害则主要在心血管系统,导致冠心病及其他动脉粥样硬化性疾病。

一、概述

血浆中一种或几种脂质浓度,包括血浆 TC 及 TG 水平过高或血浆 HDL 水平过低,人体血浆中 TC、TG 和各种脂蛋白含量高于同龄正常值者均称高脂血症。血脂是指血浆或血清中所含的脂类,包括胆固醇(CH)、三酰甘油酯(TG)、磷脂(PL)和游离脂肪酸(FFA)等。胆固醇又分为胆固醇酯和游离胆固醇,两者相加为总胆固醇(TC)。血脂必须与特殊的蛋白质(载脂蛋白)结合形成脂蛋白才能被运送到组织进行代谢。与临床密切相关的血脂是 TC、TG、LDL-C 和 HDL-C,此四项指标是目前临床上推荐的基本检测项目。血脂异常通常指血浆中 TC 和 TG 升高。血脂异常分类为:①高胆固醇血症(仅 TC 增高)。②高甘油三酯血症(仅 TG 增高)。③混合型高脂血症(TC、TG 均增高)。④低高密度脂蛋白血症(HDL-C 降低)。

二、危险因素

（1）饮食因素：不健康的饮食习惯是导致高脂血症的常见原因。高胆固醇饮食可升高血浆胆固醇水平，这可能与肝脏胆固醇含量增加、受体合成减少有关。高饱和脂肪酸饮食使体内饱和脂肪酸增加，饱和脂肪酸可抑制 LDL 受体活性。高糖饮食引起血糖升高，刺激胰岛素分泌增加，出现高胰岛素血症，后者可促进肝脏合成甘油三酯和极低密度脂蛋白（VLDL）增加，引起高甘油三酯血症。

（2）吸烟和饮酒：吸烟可增加甘油三酯水平，烟中的有害物质会逐渐损伤血管的上皮细胞，使上皮细胞间的缝隙增大，血脂随血流通过上皮细胞的缝隙，在血管壁内沉积形成血栓。饮酒对血浆甘油三酯水平有明显影响，在敏感的个体，即使中等量饮酒亦可引起高甘油三酯血症，酒精可增加体内脂质的合成率，还可降低脂蛋白酯酶的活性，使甘油三酯分解代谢减慢。

（3）生活习惯：加强体力活动和体育锻炼的人比习惯于静坐的人血浆甘油三酯浓度低，无论是长期或短期体育锻炼均可增加热能的消耗，增强机体代谢，提高体内脂蛋白酶的活性，有利于甘油三酯的运输和分解，从而降低血浆甘油三酯的水平。

（4）年龄和性别：老年人 LDL 受体活性减退，其机制可能是随年龄增加胆汁酸合成减少使肝内胆固醇含量增加，进一步抵制 LDL 受体活性。在 45～50 岁前，女性的血清胆固醇含量低，绝经后 TC 水平较同年龄男性高。

（5）超重或肥胖：肥胖可升高血浆胆固醇水平，促进肝脏输出含载脂蛋白的脂蛋白，使 LDL 生成增加；肥胖使全身的胆固醇合成增加。

（6）遗传因素：与脂蛋白代谢相关酶或受体基因发生突变是引起 TC 显著升高的主要原因。

三、病理生理

血脂中与临床密切相关的主要是胆固醇和 TG，其他还有游离脂肪酸和磷脂等。在人体内胆固醇主要以游离胆固醇及胆固醇酯形式存在。TG 是甘油分子中的三个基被脂肪酸酯化而形成的。循环血液中的胆固醇和 TG 必须与特殊的蛋白质即载脂蛋白（apolipoprotein，Apo）结合形成脂蛋白，才能被运输至组织进行代谢。血浆脂蛋白分为乳糜微粒（chylomicron，CM）、极低密度脂蛋白（very low density lipoprotein，VLDL）、中间密度脂蛋白（inlermediate density lipoprotein，IDL）、低密度脂蛋白（low density lipoprotein，LDL）和高密度脂蛋白（high density lipoprotein，HDL）。

（一）血脂与脂蛋白

（1）乳糜微粒（CM）是血液中颗粒最大的脂蛋白，含甘油三酯（TG）近 90%，故其密度最低。CM 颗粒大小为 80～500nm，由小肠合成。正常人空腹 12 h 后采血时，血清中无 CM。餐后以及某些病理状态下血液中含有大量的 CM 时，因其颗粒大，能使光发生散射，故血液外观混浊。

(2)极低密度脂蛋白(VLDL)是由肝脏合成的,其 TG 含量约占 55%,VLDL 分子比 CM 小,密度较 CM 高,在没有 CM 存在的血清中,其 TG 的水平主要反映 VLDL 的多少。

(3)低密度脂蛋白(LDL)是 VLDL 降解的产物,LDL 颗粒中含胆固醇酯 40%,是血液中胆固醇含量最多的脂蛋白,故称为富含胆固醇的脂蛋白。单纯性高胆固醇血症时,血清胆固醇浓度的升高与血清 LDL-C 水平是平行关系。由于 LDL 颗粒小,即使 LDL-C 的浓度很高,血清也不会混浊。

(4)高密度脂蛋白(HDL)主要由肝脏和小肠合成。HDL 是颗粒最小的脂蛋白,其中脂质和蛋白质部分几乎各占一半。HDL 中的载脂蛋白以载脂蛋白 AI(Apolipoprotein AI, ApoAI)为主。HDL 是一类异质性的脂蛋白,由于 HDL 颗粒中所含的脂质、载脂蛋白、酶和脂质转运蛋白的量和质均不相同,可将 HDL 分为不同的亚组。HDL 将胆固醇从周围组织转运到肝脏进行再循环或以胆酸的形式排泄,此过程称为胆固醇逆转运。

(5)脂蛋白 a[Lp(a)]血清 Lp(a)浓度主要与遗传有关,基本不受性别、年龄、体重、适度体育锻炼和大多数降胆固醇药物的影响。正常人群中 Lp(a)水平呈明显偏态分布,80%的正常人在 200 mg/L 以下。通常以 300 mg/L 为重要分界,高于此水平者患冠心病的危险性明显增高。临床上用于检测 Lp(a)的方法尚未标准化。

上述 5 项血脂检测项目中,前 4 项即 TC、TG、HDL-C 和 LDL-C 是基本的临床实用检测项目。Lp(a)升高者发生冠心病危险性增加,提示 Lp(a)可能具有致动脉粥样硬化的作用,但尚缺乏临床研究的证据。有研究结果提示,TC/HDL-C 比值可能比单项血脂检测更具临床意义。

(二)分类

1.1976 年 WHO 建议将高脂血症分为六型

(1)Ⅰ型高脂蛋白血症:主要是血浆中乳糜微粒浓度增加所致。将血浆置于 4℃冰箱中过夜,见血浆外观顶层呈"奶油样",下层澄清。测定血脂主要为甘油三酯升高,胆固醇水平正常或轻度增加,此型在临床上较为罕见。

(2)Ⅱ型高脂蛋白血症,又分为Ⅱa 型和Ⅱb 型。

①Ⅱa 型高脂蛋白血症:血浆中 LDL 水平单纯性增加。血浆外观澄清或轻微混浊。测定血脂只有单纯性胆固醇水平升高,而甘油三酯水平则正常,此型临床常见。

②Ⅱb 型高脂蛋白血症:血浆中 VLDL 和 LDL 水平增加。血浆外观澄清或轻微混浊。测定血脂见胆固醇和甘油三酯均增加。此型临床相当常见。

(3)Ⅲ型高脂蛋白血症:又称为异常 β-脂蛋白血症,主要是血浆中乳糜微粒残粒和 VLDL 残粒水平增加,其血浆外观混浊,常可见一模糊的"奶油样"顶层。血浆中胆固醇和甘油三酯浓度均明显增加,且两者升高的程度(以 mg/dL 为单位)大致相当。此型在临床上很少见。

(4)Ⅳ型高脂蛋白血症:血浆 VLDL 增加,血浆外观可以澄清也可以混浊,主要视血浆甘油三酯升高的程度而定,一般无"奶油样"顶层,血浆甘油三酯明显升高,胆固醇水平可正常或偏高。

（5）Ⅴ型高脂蛋白血症：血浆中乳糜微粒和 VLDL 水平均升高，血浆外观有"奶油样"顶层，下层混浊，血浆甘油三酯和胆固醇均升高，以甘油三酯升高为主。

2. 根据病因，高脂血症的分类

（1）原发性高脂血症：包括家族性高甘油三酯血症，家族性Ⅲ型高脂蛋白血症，家族性高胆固醇血症，家族性脂蛋白酶缺乏症，多脂蛋白型高脂血症，原因未明的原发性高脂蛋白血症：多基因高胆固醇血症，散发性高甘油三酯血症，家族性高 α-脂蛋白血症。

（2）继发性高脂血症：包括糖尿病高脂血症，甲状腺功能减低，急、慢性肾功衰竭，肾病综合征，药物性高脂血症。

四、护理

（一）评估

了解患者血脂异常的发病原因，询问患者饮食习惯、嗜好及进食量。

（二）饮食护理

对高胆固醇血症患者进行膳食治疗的目标制订不仅是为了降低血清胆固醇，同时需要保证患者在其性别、年龄及劳动强度的具体情况下有一个营养平衡的健康饮食，还要有利于降低心血管病的其他危险因素，增加保护因素。膳食治疗主要内容是降低饱和脂肪酸和胆固醇的摄入量，以及控制总热量和增加体力活动来达到热量平衡，同时为防治高血压还应减少食盐摄入量。

（三）戒烟限酒

绝对戒烟。少量饮酒，每日饮酒量不超过 50 g。

（四）运动疗法

运动包括五个基本要素，即运动种类、运动强度、运动的持续时间以及运动实施的时间和实施频率。原则是必须体现个性化，提倡有氧运动如快步走、慢跑、做体操、打太极拳、骑自行车等，根据每个人的运动耐量，逐渐摸索合适的目标心率，每天运动，每次30 min，以减轻体重。

（五）用药护理

指导患者正确服用药物，并能观察和处理药物的不良反应。

（六）观察

观察有无心绞痛、心肌梗死、脑卒中和间歇性跛行等高血脂并发症。

(七)围手术期护理

1.手术前护理

(1)根据血脂谱异常的危险分层,确定个体化的治疗目标,一般危险性越大,调脂治疗的要求越严格。新近共识是将高危患者 LDL-C 目标值下调至小于 1.4 mmol/L(55 mg/dL)。

(2)饮食护理。控制膳食总能量,以降低肥胖或超重者的体重,使体重维持在一个较理想的水平,甘油三酯的水平,并随体重减轻而降低。给予清淡、高维生素、高纤维素类食物。食物应以谷类、豆类、蔬菜、水果为主。保证蛋白质的供给,给予瘦肉、多吃鱼类。控制饱和脂肪酸的摄入,适当增加不饱和脂肪酸的摄入;限制胆固醇的摄入,每日胆固醇的摄入量应低于 300 mg,忌食肥肉、动物脑髓、内脏、鱼子等。指导患者经常食用特殊气味的蔬菜(芹菜、洋葱、大蒜)、菌藻类(香菇、木耳、海带、紫菜)等具有降血脂作用的食物。控制食盐摄入量,每日低于 6 g。

(3)改善生活方式。戒烟限酒,禁用烈性酒。保持合理的膳食结构,蛋白质、脂肪、碳水化合物所占能量比例分别为 15%~20%、25%~30%、55%~65%较适宜,提倡泛食,不偏食、挑食,多吃粗粮、蔬菜、水果。晚餐不宜过饱、过晚。食物烹调过程中不宜加糖,以植物油为主,每日烹调用油总量不超过 25 g。加强体育锻炼,坚持体力劳动或运动。运动以慢跑、游泳为主要方式,每天坚持 40 min 的慢跑,可以消耗约 670 kJ 的热量。运动要持之以恒,根据个人情况循序渐进,最大运动量以生理耐受量为限,做到生活有规律。

(4)应用药物治疗的护理。目前高胆固醇血症为主者,首选他汀类;甘油三酯血症者,首选贝特类。有些患者由于担心药物不良反应而不敢用药,此时护理人员应予解释,告知患者他汀类药物的不良反应较轻且短暂,大多数人能耐受,只有不到 2% 的病例发生转氨酶升高,通常减少药量或停用,即可使升高的转氨酶回落,以此消除患者顾虑。

(5)病情监测。观察患者在服药期间有无肌痛、肌无力、乏力等症状,及时检测肝功能和血肌酸酶。如有异常汇报医生,遵医嘱调整药物剂量或停药。

2.手术后护理

(1)术后继续观察监测,继续饮食护理。

(2)健康教育及指导。因高脂血症临床症状不明显,常常被人们忽视,因此进行疾病知识宣教尤为重要。告知患者及家庭成员,高脂血症常由于饮食不当,不良的生活方式引起。控制血脂异常,以控制饮食为主,增加运动,药物治疗为辅。控制饮食和改善生活方式(戒烟、运动)必须长期坚持。遵医嘱服药,定期监测血脂,并检测肝、肾功能,同时患有心脑血管疾病、糖尿病、胆石症等患者要更加注意治疗和监测。

第三节　老年慢性阻塞性肺疾病的护理

慢性阻塞性肺疾病(chronic obstructive pulmonary diseases, COPD)简称慢阻肺,是以持续气流受限为特征的疾病,其气流受限多呈进行性发展,与气道和肺组织对香烟、烟雾等有害气体或有害颗粒的异常慢性炎症反应有关,主要包括慢性支气管炎和阻塞性肺气肿。

慢阻肺是老年人呼吸系统的常见病和多发病，患者常因急性呼吸衰竭而导致死亡，年龄越大，发病率越高。由于肺功能进行性减退，严重影响老年人的生活质量，同时也带来沉重的社会负担和经济负担。

一、病因

病因不明，可能是多种环境因素与机体自身因素长期相互作用的结果。老年人肾上腺皮质功能减退，细胞免疫功能下降，溶菌酶活性降低，容易发生呼吸道的反复感染，从而增加了 COPD 的发生率。

（1）吸烟：吸烟是 COPD 最重要的发病因素，吸烟者慢性支气管炎的患病率比不吸烟者高 2~8 倍，烟龄越长，吸烟量越大，COPD 患病率越高。

（2）环境因素：如烟雾、雾霾、过敏原、工业废气及室内外空气污染等，浓度过高或接触时间过长，均可能发生 COPD。

（3）感染：细菌、病毒等感染是 COPD 发生发展的重要因素之一。

（4）其他因素：年龄增大、免疫功能紊乱和气候环境因素等。

二、临床特点

COPD 的特征性病理生理变化是持续性气流受限导致肺通气功能障碍。起病缓慢，病程较长，主要表现为呼吸困难。慢性咳嗽通常为首发症状，咳痰多为白色黏液或浆液性泡沫样痰。早期体征可无异常，晚期可出现肺气肿体征，如桶状胸，双侧语颤减弱，肺部过清音，干湿啰音。

其具有以下临床特点：

（1）呼吸困难更突出。老年人随着气道阻力的增加，呼吸功能发展为失代偿时，轻度活动甚至静息时即有胸闷、气促。

（2）症状、体征不典型。老年患者通常没有明显的临床症状，如在炎症急性发作时体温不升、白细胞不高、咳嗽不重、气促不显著，可表现为厌食、胸闷、少尿等。体格检查可见精神萎靡、颜面发绀、呼吸音低或肺内啰音密集等。

（3）易反复感染，并发症多。老年人气道屏障功能和免疫功能减退，体质下降，故易反复感染，且肺源性心脏病、休克、电解质紊乱等并发症的发生率增高。

三、辅助检查

（1）肺功能检查是诊断 COPD 的金标准，是判断气流受限的主要客观指标，用于判断病情程度和预后情况。

（2）胸部 X 线检查。COPD 早期胸片可无变化，随后可出现肺纹理增粗、紊乱等非特异性改变及肺气肿改变。

（3）血气分析。主要用于晚期患者，对确定低氧血症、高碳酸血症、酸碱平衡失调以及评判呼吸衰竭的类型有重要价值。

四、护理

(一)戒烟

戒烟指导是早期干预的重要措施，能使大多数患者的症状减轻、延缓或阻止功能的进一步下降，是减慢肺功能损害最有效的措施。

(二)支气管舒张药

短期按需应用，可缓解症状；长期规则应用可预防和减轻症状，增加活动耐力。常用药物有：β-受体激动药(可引起心动过速、心律失常，长期使用可发生肌肉震颤)、抗胆碱能药(可出现口干、口苦反应)和茶碱类药(可引起胃肠道反应)。

(三)糖皮质激素

可减轻气道黏膜的炎症、水肿及分泌亢进，并可降低气道反应性，延缓并发症的发生。但易发生多种不良反应，应高度重视。

(四)祛痰药

老年人因咳嗽无力，常排痰困难，对痰不易咳出者，为保持其保持呼吸道通畅，可应用祛痰药。

(五)抗生素

对多基础疾病、长期卧床的老年患者要警惕用药导致的二重感染。

(六)氧疗护理

长期家庭氧疗可改善 COPD 伴慢性呼吸衰竭患者的生存率。氧流量 $1.0 \sim 2.0$ L/min，吸氧时间 >15 h/d。对Ⅲ级重度的 COPD 患者主张长期氧疗。具体指征是：①$PaO_2 <$ 55 mmHg 或 $SaO_2 < 88\%$，有或没有高碳酸血症。②$PaO_2 < 55 \sim 70$ mmHg，或 $SaO_2 < 88\%$，并有肺动脉高压、心力衰竭或红细胞增多症(血细胞比容>0.55)。

(七)病情观察

观察咳嗽、咳痰及呼吸困难的程度及特点，监测动脉血气分析和水、电解质平衡等情况。

(八)围手术期护理

1.手术前护理

除常规术前检查外，所有患者均进行肺功能测定、血气分析和胸部 X 线拍片检查。做好术前教育，对有条件的患者鼓励戒烟(术前2月)；预防及控制呼吸道感染，促进分泌物排泄，可嘱患者多饮水，使痰液稀释，容易咳出。对合并其他肺部疾病给予积极治疗。术前7~14 d采取以下措施：①雾化吸入治疗，协助扩张支气管、消炎和祛痰。②呼吸功能锻炼，包括深呼吸，胸、腹式呼吸以及用面罩连接250~300 mL的延长管作死腔通气。③指导患者学习有效咳嗽，具体方法是患者取坐位屈膝或站立位，鼻子用力吸一口气，吸气要够深，屏住数秒，然后张口、收缩腹肌、用力咳嗽，分泌物由小气道移至大气道或排出体外。反复数次，直至患者掌握。④适当的体能训练：可以让患者做症状自限的登楼运动，一般要求一次能登4级以上台阶。通过锻炼可以起到协调呼吸动作的作用，同时可以适当提高无氧阈值，从而相对增加心肺储备功能。⑤良好的营养支持：尤其对营养不良或合并低蛋白血症的患者应加强营养，增加蛋白质的摄入并保证患者能量供应。术前1~3 d应加强心理护理以缓解患者的紧张情绪，注意上腹部手术患者的胃肠道减压，对存在恶心、呕吐风险者，无法经口进食者及明显腹胀者应给予胃肠减压，对无明显适应证的患者不要进行胃肠减压。

2.术中护理

术中密切监测呼吸、心跳、血压、意识状态，给予持续低流量氧疗。麻醉诱导前桡动脉穿刺，随时采集动脉血样，导管保留至术后2~3 d。功能监护仪连续监测ECG、BP、CVP、SaO_2、$PaCO_2$和压力容量环等呼吸力学参数。

3.术后护理

(1)术后所有患者均继续监测循环和呼吸，保留硬膜外导管行硬膜外自控镇痛。

(2)持续吸氧：手术后患者因伤口疼痛，腹部肌肉和膈肌的活动大受限制，容易使呼吸表浅，造成肺泡不张，通气功能减弱，使血氧浓度明显下降。全麻患者术后往往出现血氧分压下降和组织缺氧，时间可持续24 h或更长。在这段时间内应注意保持持续吸氧。对部分患者术后当天即可开始间断经面罩NPPV进行辅助呼吸。

(3)保持呼吸道通畅，按时雾化吸入。麻醉清醒后，护士应每2~4 h协助患者咳痰一次，排痰中观察患者的心率、心律、呼吸状态和皮肤颜色，给予雾化吸入，2次/d。同时鼓励患者咳嗽，使阻塞在小支气管腔的痰及时排出。对于痰多黏稠不易咳出时，协助患者取舒适的坐位，四肢放松，双目平视，深呼吸数次，在吸气末咳嗽把痰液咳出。如果患者无力咳嗽时则可刺激气管诱发咳嗽。用食指或中指在吸气末稍用力自胸骨上缘外压向气管，滑动刺激气管，引发咳嗽反射，使咳嗽力度增加。

(4)根据患者情况尽早下床活动，预防肺部感染：如生命体征平稳，无出血情况，术后6 h可协助患者翻身，每2~3 h翻身一次。同时患者在床上可做屈臂、抬腿、握拳、屈足、翘指等动作，并可采取半卧位，不仅有利于膈肌下降，增加胸腔容积，促进肺的扩张，也可进行有效的呼吸。术后24 h可由护士协助患者先坐在床边，2~3 min后慢慢下床活动，或扶墙壁在室内活动慢走。开始每天宜下床活动1~2次，每次时间视患者可耐受程度而定。

(5)做好心理护理：患者因手术后切口疼痛，使之产生恐惧、悲观、失望心理，精神往往高度紧张，害怕活动或咳嗽时引起的切口疼痛。术后护士应当针对患者的生理心理特点耐心做好解释工作，还可根据患者个性、年龄给予心理辅导，使患者树立起足够的自信心，克服烦躁情绪，使其主动配合治疗，提高治疗的依从性。

（6）给予敏感的抗生素抗感染。

（7）做好口腔护理：口咽腔清洁护理可减少分泌物淤积和病原微生物繁殖，减少肺部并发症的发生。术后每 4 h 进行一次口腔护理，对留置胃管的患者每 2 h 洗胃管一次，以保持胃管通畅，减少反流和肺吸入的发生。

（8）营养支持：由于手术后禁食的原因使摄入的营养减少，应注意保持水电解质和酸碱平衡。准确记录 24 h 出入量，给予高热量、高蛋白质、高维生素营养支持。

第四节　老年感染性疾病的护理

感染（infection）性疾病，是指细菌、病毒、真菌、寄生虫等病原体侵入人体所引起的局部组织和全身性炎症反应。老年人生理性老化，同时常伴有基础疾病或恶性肿瘤，导致感染的危险性增加和抵御感染的能力下降，易并发各种类型的感染，尤其是细菌性感染最为常见。虽然感染性疾病是可以治愈的，但仍成为老年人的致死性病因和其他老年病的主要并发症之一。

一、病因

（1）老年人免疫功能下降，常有局部或全身的抗感染防御功能方面的缺陷，加上多种慢性病共存的影响，尤其是免疫性疾病，使老年人感染的危险性不断增加。

（2）由于疾病存在的缘故使得感染更易发生，如糖尿病高渗性内在环境有利于细菌繁殖；慢性白血病及多发性骨髓瘤常伴有免疫球蛋白缺陷；脑血管意外所致的意识障碍，易发生吸入性肺炎和压力性损伤。

（3）长期联合应用广谱抗生素，易导致二重感染；恶性肿瘤或某些疾病，经免疫抑制剂治疗后易发生感染。

二、临床特点

老年人发生感染后的临床特点如下：

（1）因机体反应差和病因常为机会病原体，感染性疾病的临床表现不典型。老年人神经反应迟钝，患病后常缺乏典型症状和特征。有时病情虽然严重，而症状和体征却轻微，甚或缺如。

（2）老年人感染性疾病发病较隐匿，待出现症状而就诊时，常已发病数日，故易延误诊断。与非感染性夹杂症同时存在，使感染的临床表现复杂化。确诊后因老年人机体代谢、再生修复能力低下，使疾病治愈较慢，恢复延缓。

（3）脏器生理功能老化，可能难以支持机体度过感染应激状态，易发生一个或数个脏器的功能衰竭。同时肝肾功能的衰退，药物的代谢和排泄受限，药物的不良反应发生率较高。

（4）随着年龄的增长，老年人组织器官衰老，功能明显降低，一旦患有感染性疾病，并发症发生率较年轻人明显增高，并发症的发生是病情严重的重要标志之一，也是老年感染性疾病死亡率高的重要原因之一。

三、辅助检查

（1）血常规检查。病毒感染者，血白细胞计数正常或偏低，淋巴细胞比例升高。细菌感染者，血白细胞计数和中性粒细胞可增多或不增多，重者可见核左移现象。注意血常规结果与病情的严重程度不一定相符。

（2）病原学检查。如血培养、痰培养等，细菌培养可判断细菌类型。进行药物敏感试验，对临床用药具有指导意义。

四、护理措施

（一）一般护理

有发热等全身感染症状时应卧床休息，疾病缓解后，在医生指导下，进行适当的运动，可增强抗感染能力。

（二）发热护理

宜采取头置冰袋、温水擦浴等物理降温的方法控制体温，在没有明确引起发热的原因之前，慎用退热药，以免掩盖症状，增加确诊难度。

（三）药物护理

绝大部分老年患者的感染，一旦发现应尽早治疗，尤其是肺炎、脑膜炎、毒血症等。对于严重感染的老年患者，应早期使用广谱抗生素，并首选静脉给药，明确病原体后，及时更换敏感抗菌药。

（四）病情观察

用药期间注意观察药物的疗效及不良反应，注意与同服药物之间的相互作用，避免拮抗。

（五）常见的感染性疾病的防控与护理

（1）肺炎：老年人医院获得性肺炎的发生率较高。以细菌感染为主，多重感染尤其常见，老年患者临床表现常不典型，一般症状如胸痛、高热、咳嗽等可不明显，但呼吸急促较常见，常伴发菌血症。

预防和控制措施：①合理使用抗菌药物，准确执行医嘱，并观察药物疗效，做好各种标本的留取工作。②严格执行消毒隔离制度。③严格执行无菌操作原则。④做好口腔护理。

⑤加强环境管理，减少交叉感染，缩短住院时间。

（2）泌尿系感染：发病与年龄成正比，无症状菌尿多，且病死率高。缺乏特异性症状，可有畏寒、发热、下腹不适等症状。留置导尿管是医院尿路感染的主要原因，此外，抗菌药物的应用、其他相关疾病（如糖尿病、恶性肿瘤、慢性肾病等）也会增加泌尿系感染的风险。因此，控制留置导尿的适应证及留置时间，加强护理巡视，严格执行无菌操作原则，减少抗菌药物的使用时间和种类，积极治疗相关疾病等均可降低泌尿系感染的概率。

（3）老年压力性损伤：老年人卧床率增加，长期卧床是压力性损伤发生的重要因素。预防措施为：①合理饮食。②切忌长久保持一个姿势。③勤翻身。④保持床单和皮肤清洁。

（六）围手术期护理

1. 手术前护理

（1）入院后护士要发挥与患者接触时间长的优势，详细了解病情，注意患者全身情况，遵医嘱协助患者做好各项检查，如发现有潜在感染因素，要报告医生及时处理。

（2）纠正患者营养状况，提高患者的耐受力，对有营养不良的慢性患者，术前要给予高热量、高蛋白饮食，必要时通过静脉补充液体和营养。

（3）卫生宣教。嘱患者戒烟，耐心向患者解释吸烟能刺激呼吸道，引起术后呼吸系统的合并症；教会患者做深呼吸及有效咳嗽。

（4）术后需卧床的患者，要训练床上使用大、小便器，以免因术后排尿困难须导尿而增加尿路感染的机会。

（5）患者进入手术室后，病房护士即整理病床，更换床单、被套、铺麻醉床，用1：200的84消毒液拖地，然后用紫外线灯照射消毒1 h。

2. 手术后护理

（1）做好各种引流管及切口敷料的护理，保持引流管道通畅，使切口内积血积液顺利流出，避免引流液逆流，若需抬高引流管，须先用止血钳夹闭引流管。若敷料有渗血渗液，应及时更换，做好大、小便护理，避免污染敷料及切口。若敷料被污染，则应及时更换。排尿困难时，尽量避免导尿，可用诱导、按摩及热敷等方法促使排尿。若必须导尿则要严格执行无菌操作，并尽量缩短留置时间。

（2）严格监测体温变化。术后每日测体温4次，若高于37.5℃，则每4 h测1次，体温持续升高在38.5℃以上或体温降至正常以后再升高者，要及时查看有无感染征兆。

（3）疼痛护理。术后疼痛会使患者活动减少，不敢咳嗽，容易引起合并症，也会影响睡眠，导致抵抗力下降，影响康复。所以要及时为患者解除疼痛，疼痛轻时，指导患者用放松、想象、转移注意力等方法缓解；疼痛重时则用止痛剂。术后2~3 d疼痛逐渐减轻。若3~4 d后患者感觉切口疼痛剧烈，要及时检查切口有无红肿等感染迹象。

（4）预防并发症。并发症可增加切口感染的机会，护理人员要帮助患者早期活动，鼓励患者咳嗽咳痰，预防褥疮、静脉炎及肺炎的发生。

（5）做好围手术期抗生素的应用。护理人员在执行医嘱的同时要了解各种抗生素的药理作用、不良反应，严格掌握配伍禁忌及药物时效，确保抗生素发挥最大效能。

第五节　老年营养不良的护理

与青年人相比，老年人身体功能逐渐出现不同程度的衰退，如消化能力的下降、味觉的改变、慢性疾病的增加等。老年人身体处于衰弱状态，营养供给与消耗失衡，合并多种慢性病。其中营养不良(malnutrition)在老年人群中普遍存在，发生率为40%～60%，是老年人常见的临床综合征之一。

一、概述

老年人营养不良是指能量、蛋白质和其他营养因素的缺乏和过剩导致老年人的机体功能造成不良影响，常常对机体功能乃至临床结局产生不良的影响。老年人因摄食与获取营养素受到多种因素的影响，营养不良或者营养不良风险发生率高。老年性营养不良主要有四大类型，分别为干瘦或单纯饥饿型营养不良、低蛋白质血症型、混合型营养不良、营养过剩型。

老年人营养不良与年龄、疾病状态和机体功能等相关，是躯体自然衰老、功能丧失、疾病影响、不良情绪和社会经济等因素共同作用下的结果。老年营养不良早期可出现疲倦、烦躁、体重减轻、伤口愈合延迟等，严重机体营养不良可导致免疫功能降低、组织器官萎缩、营养性水肿、肝功能不全、感染率增加及心情抑郁等。因此，应积极加强对老年人群，特别是高龄、农村和住院老年人的营养管理，防止营养不良的发生，提高老年人的生活质量。

二、危险因素

1. 生理学因素
随着年龄的增长，老年人会出现一些生理学上的改变，如牙齿松动、脱落或对假牙不适应，牙周炎，咀嚼功能差，嗅觉功能及视力的下降等。这些改变降低了老年人对选择和烹调食物的兴趣，使得老年人的营养素摄入减少。另外，老年人味蕾退化、消化液分泌减少、胃动力及排空速度减弱、肠蠕动减缓及活动能力普遍下降，从而使其对食物的消化和吸收能力下降。长期的摄入不足和消化吸收能力下降，都会影响机体整体的营养状况而造成营养不良。

2. 疾病因素
一些慢性消耗性疾病如恶性肿瘤、长期腹泻、消化不良等和一些胃肠道疾病如食管疾病、胃肠道手术、肠梗阻等进食减少或无法进食者，影响消化、吸收，不能满足机体能量的需求，从而导致营养不良。

3. 药物因素
不少老年人由于慢性疾病需要长期服用多种药物，而有些药物具有明显的抑制食欲或者影响营养素吸收的不良反应，甚至会引起药物性营养不良。

4. 精神因素

特别是住院或者独居的老人更容易产生一些不良的情绪状态，如焦虑、忧郁、恐惧、悲哀等。不良情绪可引起交感神经兴奋，抑制胃肠蠕动和消化液的分泌，进而引起食欲减退、恶心、呕吐、腹痛、胃肠道炎症、胆道疾病等，从而影响机体消化功能，导致心理性营养不良。

三、评估

营养评估是对患者营养状况的客观评判，在营养治疗中处于基础而重要的地位。只有先评估患者目前所处的营养情况，才能结合患者的代谢特点来决定其营养需求。

1. 病史

营养评估之前，首先应注意收集下列几项可能会影响其营养状态的病史：①饮食习惯，包括体重改变情况、日常饮食习惯、进食环境、是否有酗酒或多重用药史等。②有无和营养不良病因有关的疾病及服用药物情况，如有无抑郁、谵妄、吞咽困难、帕金森病、甲状腺功能亢进、糖尿病、高血压、慢性肝病，有无服用特殊药物等。③社会支持系统情况，如经济能力、文化习俗等。

2. 身体评估

人体测量指标包括身高、体重、体质指数、皮肤皱褶厚度等。要获得准确的数据，必须注意器材的精确度、测量时间、患者姿势及衣着等。

（1）理想体重（ideal body weight，IBW）百分率是反映患者实际体重偏离总体标准的程度。

（2）体质指数（body mass index，BMI）也称体重指数，是反映蛋白热量营养不良以及肥胖症的指标。

（3）上臂三头肌皮肤褶皱厚度（triceps skinlold thickness，TST）可直接反映皮下脂肪厚度，皮下脂肪含量约占全身脂肪含量的 50%，因此可以推算体脂储备，同时也能间接反映热能营养状况。

（4）上臂围（arm circumference，AC）和上臂肌围（arm muscle circumference，AMC），通过测量上臂中点处的周长来获取上臂围，并间接计算上臂肌围，可以反映肌肉组织的储存和消耗程度，是快速而简便的评价指标之一。

四、实验室检查

（1）人血白蛋白。白蛋白与创伤愈合、感染率、并发症等关系密切，常作为外科判定预后的一个指标。白蛋白半衰期为 2 d，主要代谢部位是肠道和血管内皮，正常值范围是 35~50 g/L。

（2）血常规及生化检查。包括血红素、血清胆固醇、钙、铁、锌等。

（3）免疫功能测定。通过外周血中总淋巴细胞计数（total lymphocyte count，TLC）、外血

T 细胞亚群、迟发型超敏皮肤试验等,可以判断细胞免疫功能。

(4)人体组成测定。总体脂肪、总体水和肌肉组织测定等。

五、护理

(一)去除诱因

综合分析老年人营养不良的诱发因素,并及时予以去除。如解决药物性营养不良的根本措施在于合理用药、安全用药,避免滥用。

(二)纠正不合理的饮食习惯

应该尽量保证各种营养素种类齐全、比例合理,多摄入含优质蛋白的食物;食物加工要将食物切碎煮烂,易于消化,便于咀嚼;同时,应帮助老年人纠正偏食、饮食单一、常吃隔夜菜等不良饮食习惯,提倡少量多餐,避免暴饮暴食。合理搭配营养和良好饮食习惯的形成是一项长期、持续的行为,需要反复、经常地进行健康教育和健康促进。

(三)个体化营养支持

对于存在营养不良的老年人,应根据患者的基础病情、营养评估结果,结合机体功能情况,及时制订个体化的营养支持方案,选择合适的营养支持途径,有步骤有计划地进行营养支持。

(四)积极治疗原发病

由于许多原发病可以引起营养不良,而营养不良又可加重原发病甚至引起并发症,因此应该及时治疗原发病,同时需要考虑营养与药物之间的相互作用,以便更好地纠正营养不良。

(五)围手术期护理

1. 手术前护理

(1)术前评估。在医院专业人员一般采用 NRS2002 营养风险筛查评分,作为患者可采用以下 4 个简易筛查指标,只要符合 4 项指标中的 1 项,则认为存在营养风险。①体重指数(BMI):为体重(kg)/身高^2(m^2),BMI 指标在 65 岁及以下人群 BMI<18.5 kg/m^2,65 岁以上人群 BMI<20.0 kg/m^2;②近期体重改变:近 6 个月内体重下降>10%;③近期饮食摄入:近 1 周进食量下降>50%;④术前血清白蛋白(ALB)水平:ALB<30 g/L。

(2)营养干预。关注术前营养状况,术前如果有营养风险,建议门诊就开始术前营养干预,时间一般为 7~10 d,严重营养不良患者可能需要更长时间的营养支持,以改善患者的营养状况,降低术后并发症的发生率。

营养干预的方式:术前存在营养风险患者,只要能经口进食、胃肠道结构及功能基本完整者,应给予口服营养补充(ONS)。口服营养补充是营养支持的重要措施之一,可以解决营养不良的问题，对于能够摄入一些普通食物但是摄入量不足以满足全部营养需求的患者而言，口服营养补充是一种有效的、无创的营养不良解决方案。当口服不能满足 60% 的能量需求时，可依次选管饲肠内营养、部分肠外联合肠内营养治疗及全肠外营养治疗。

2. 手术后护理

（1）术后营养支持。术后应尽早恢复经口进食是安全的，且对术后恢复至关重要。术后早期恢复经口进食不能满足机体营养需求的患者，推荐应用成品肠内营养制剂口服，以保证能量和蛋白质摄入。口服营养补充启动时机应根据个体的耐受性以及手术方式进行调整。有发热征象或吻合口瘘、肠梗阻及胃瘫风险患者不主张早期进食。如口服摄入无法达到目标营养量时，可依次考虑管饲肠内营养和肠外营养，不推荐术后早期应用肠外营养。

（2）出院后随访。重视出院后的随访和营养检测。建议出院后 7~10 d 应到营养门诊随诊，评估营养状况，及时调整营养治疗方案，尤其食欲差，体重减轻明显的营养不良患者，建议出院后可继续口服营养补充。一般而言，快速康复的临床随访至少应持续到术后30 d。

参考文献

[1] 黎介寿, 吴孟超, 黄志强. 普通外科手术学[M]. 2版. 北京：人民军医出版社, 2005.

[2] 陈孝平, 易继林. 普通外科疾病诊疗指南[M]. 3版. 北京：科学出版社, 2014.

[3] 阿赛古丽, 张纯. 检验医学与临床应用[M]. 兰州：兰州大学出版社, 2014.

[4] 白人驹, 张雪林. 医学影像诊断学[M]. 3版. 北京：人民卫生出版社, 2017.

[5] 曹巧华. 精编临床检验与诊断[M]. 西安：西安交通大学出版社, 2014.

[6] 陈垦, 杨建新. 临床医学概论：案例版[M]. 北京：科学出版社, 2011.

[7] 万学红, 卢雪峰. 诊断学[M]. 9版. 北京：人民卫生出版社, 2018.

[8] 蒋力生. 腹股沟疝手术并发症的防治[J]. 四川医学, 2000, 21(1)：7-8.

[9] 李基业, 黎沾良. 腹壁切口疝治疗进展[J]. 中国实用外科杂志, 2001, 21(2)：116-118.

[10] 裘法祖. 外科学[M]. 4版. 北京：人民卫生出版社, 1995.

[11] 吴阶平, 裘法祖. 黄家驷外科学[M]. 4版. 北京：人民卫生出版社, 1986.

[12] 钱礼. 腹部外科学[M]. 2版. 上海：上海科学技术出版社, 1984.

[13] 沈魁, 何三光. 实用普通外科手术学[M]. 沈阳：辽宁教育出版社, 1989.

[14] 黄志强, 黎鳌, 张肇样. 外科手术学[M]. 北京：人民卫生出版社, 1986.

[15] 徐恩多, 凌光烈, 廖璋恩. 腹股沟部的外科解剖[J]. 实用外科杂志, 1989, 9(3)：147-151.

[16] 舒强, 徐恩多. 腹横筋膜的解剖与疝修补术的意义[J]. 中国实用外科杂志, 1994, 12(3)：125-127, 128.

[17] 侯利民, 姜洪池. 腹股沟疝的治疗进展[J]. 中国实用外科杂志, 2001, 21(2)：113-115.

[18] 马颂章, 李燕青. 环充填式无张力疝修补术[J]. 临床外科杂志, 1998, 6(4)：234.

[19] 蒲庆华, 时德. 无张力疝修补的理论基础与发展现状[J]. 四川医学, 2000, 21(1)：44-46.

[20] 马颂章. 无张力疝修补手术的进展[J]. 中国实用外科杂志, 2000, 20(9)：564-565.

[21] 蒲庆华, 时德. 高分子材料疝修补的临床应用进展[J]. 中国普外基础与临床杂志, 2000, 7(1)：59-61.

[22] 皮执民, 郑泽霖. 十二指肠外科[M]. 北京：人民卫生出版社, 2004.

[23] 王竞武. 十二指肠外科[M]. 北京：人民卫生出版社, 1982.

[24] 刘栋才, 李永国, 李铁钢, 等. 外伤性十二指肠损伤的处理及预后因素分析[J]. 中国实用外科杂志, 2003, 23(7)：412-413.

[25] 刘栋才, 周建平, 袁联文, 等. 闭合性胰腺损伤的处理与预后因素分析[J]. 临床外科杂志, 2004, 12(8)：483-484.

[26] 陈如法, 刘强. 十二指肠损伤的外科处理原则[J]. 中国实用外科杂志, 1993, 13(3)：134-136.

[27] 皮执民,黄喻适,胡辅珍,等. 胃肠道带蒂浆肌层瓣膜转位术修补严重十二指肠缺损的初步报告 [J]. 湖南医科大学学报, 1991, 16(2):161-164.

[28] 甘建辉,皮执民. 浆肌层瓣膜在十二指肠损伤和消化道重建手术中的应用[J]. 中国现代医学杂志, 1997, 7(11):78-79.

[29] 华积德,王本茂,闻兆章. 十二指肠损伤的诊断和治疗[J]. 实用外科杂志, 1989, 9(8):413-415.

[30] 柯重伟,华积德,沈炎明. 钝性创伤性腹膜后大血肿的诊治[J]. 中华创伤杂志, 1994, 10(3):132-133.

[31] 华积德. 现代普通外科[M]. 北京:人民军医出版社, 1999.

[32] 王竞武. 十二指肠外科[M]. 北京:人民卫生出版社, 1982.

[33] 刘志民,冯延昌,杨维检,等. 十二指肠损伤手术方式的选择及结果评价:附 549 例临床分析 [J]. 中国实用外科杂志, 2000, 20(12):759-760.

[34] 曲新国,邹洪胜,于建伟,等. 十二指肠三、四段严重破裂手术方法探讨[J]. 中国实用外科杂志, 2000, 20(8):477.

[35] 皮执民,黄喻适,胡辅珍,等. 十二指肠损伤的外科处理[J]. 普外临床, 1992, 7(3):161-162, 186.

[36] 皮执民,甘建辉,李再东. 3846 例胃大部切除术后几种少见严重并发症的报道与分析[J]. 中国普通外科杂志, 1994, 3(3):129-132.

[37] 张一楚. 应激性溃疡[J]. 上海医学, 1999, 22(8):454-456.

[38] 华积德. 胃十二指肠溃疡穿孔外科治疗的术式选择[J]. 中国实用外杂志, 1998, 18(1):57-58.

[39] 黄浩夫. 腹部外科学[M]. 北京:人民卫生出版社, 2001.

[40] 陈维鹏,胡继康,韩乃刚. 现代肿瘤外科学[M]. 北京:中国科学技术出版社, 1994.

[41] 皮执民,甘建辉,黄喻适,等. 外伤性乙状结肠损伤[J]. 湖南医学, 1989, 6(6):345.

[42] 皮执民. 乙状结肠扭转:附 32 例报告[J]. 湖南医药杂志, 1984(2):12-14.

[43] 张一亥,秦志端. 手术中意外损伤的防治[M]. 西安:陕西科学技术出版社, 1992.

[44] 杨金镛,崔自介. 普通外科诊疗术后并发症及处理[M]. 北京:人民卫生出版社, 1998.

[45] 喻德洪. 现代肛肠外科学[M]. 北京:人民军医出版社, 1997.

[46] 蓝瑚,夏穗生. 手术失误及处理:外科[M]. 昆明:云南科学技术出版社, 1992.

[47] 张书信,张燕生. 肛肠外科并发症及其防治[M]. 北京:科学技术文献出版社, 1997.

[48] 郁宝铭,邵远,沈耀祥,等. 低位直肠癌局部切除术的合理选用[J]. 大肠肛门病外科杂志, 1997, 3(3):19-21, 22.

[49] 李中信,贾漪涛,李春仲. 直肠癌术后局部复发及诊治对策[J]. 国外医学肿瘤学分册, 2000, 27(2):121, 122.

[50] 周建平. 结直肠癌术后复发和转移的防治对策[J]. 大肠肛门病外科杂志, 2002, 8(1):5-6.

[51] 黄志强. 肝脏外科技术的发展[J]. 消化外科, 2001, 1(1):1-6.

[52] 刘允怡,迟天毅. 肝脏Ⅸ段[J]. 中华外科杂志, 2002, 40(5):342-343.

[53] 马曾辰,汤钊猷,余业勤,等. 唇形切肝法用于原发性肝癌外科治疗[J]. 中国普外基础与临床杂志, 2000, 7(1):33-36.

[54] 黄志强. 肝脏外科手术学[M]. 北京:人民军医出版社, 1996.

[55] 吴孟超. 肝脏外科学[M]. 上海:上海科学技术出版社, 1982.

[56] 姚希贤. 临床消化病学[M]. 天津:天津科学技术出版社, 1999.

[57]　黎介寿. 围手术期处理学[M]. 北京：人民军医出版社，1993.

[58]　吴孟超. 腹部外科学[M]. 上海：上海科学技术文献出版社，1992.

[59]　华积德. 现代普通外科学[M]. 北京：人民军医出版社，1999.

[60]　皮执民. 消化外科学[M]. 北京：人民卫生出版社，2002.

[61]　黎介寿，吴孟超，黄志强. 手术学全集：普通外科卷[M]. 北京：人民军医出版社，1996.

[62]　黄志强. 腹部外科手术学[M]. 长沙：湖南科学技术出版社，2001.

[63]　皮执民，李铁钢，周建平，等. 原发性肝癌自发性破裂的外科处理[J]. 湖南医学，1997，14(3)：138－139.

[64]　皮执民，甘建辉，胡辅珍，等. 少见的肝脏原发性恶性肿瘤：附20例分析[J]. 中华肿瘤杂志，1992，14(3)：210－212.

[65]　皮执民，李铁钢，周建平. 原发性肝癌手术适应证与禁忌证探讨[J]. 湖南医学，1997，14(4)：218－219.

[66]　皮执民，黄喻适，胡辅珍. 中晚期原发性肝脏恶性肿瘤166例临床分析[J]. 湖南医科大学学报，1990，15(2)：165－167.

[67]　皮执民，周建平，黄喻适，等. 中晚期原发性肝脏恶性肿瘤291例临床研究[J]. 中国实用外科杂志，1994，14(3)：149－151.

[68]　皮执民，李铁钢，周建平，等. 肝脏恶性肿瘤切除后肝内复发的综合处理[J]. 临床外科杂志，1998，6(4)：197－198.

[69]　皮执民，李铁钢，周建平，等. 498例肝切除体会[J]. 湖南医学，1999，16(5)：360－361.

[70]　皮执民，杨林. 肝脏·门静脉高压症手术学[M]. 北京：军事医学科学出版社，2004.

[71]　皮执民，李铁钢，齐海智，等. 原发性中晚期肝脏恶性肿瘤267例临床分析[J]. 普外临床，1994，9(5)：147－148.

[72]　皮执民，李铁钢，姚宏亮，等. 原发性肝癌的误诊[J]. 中国普通外科杂志，2000，9(1)：95－96.

[73]　江绍基. 临床肝胆系病学[M]. 上海：上海科学技术出版社，1992.

[74]　郑树. 中国癌症研究进展③[M]. 北京：军事医学科学出版社，1998.

[75]　皮执民，李铁钢，姚宏亮，等. 肝部分切除后并发症的防治[J]. 湖南医学，1997，14(6)：344－345.

[76]　皮执民. 中晚期原发性肝脏恶性肿瘤522人次综合治疗临床分析[J]. 现代肿瘤医学，1997，5(3)：137－139.

[77]　董明，佟玉兰，郭仁宣. 肝切除治疗细菌性肝脓肿33例报告[J]. 中国医科大学学报，1996，25(5)：534－535.

[78]　余业勤. 肝癌及其手术常见并发症[J]. 实用外科杂志，1986，6(3)：153－154.

[79]　刘栋才，李永国. 肝切除术治疗肝内胆管结石[J]. 湖南医学，2002，19(1)：10－11.

[80]　刘栋才，周建平，李铁钢，等. 严重肝损伤的外科处理[J]. 中国现代医学杂志，2003，13(20)：113－114.

[81]　陆靖盈，陈景繁. 老年胆道急症手术后并发症23例分析[J]. 中国实用外科杂志，1994(8)：473.

[82]　张怀平，孙海湘，宋继昌，等. 胆道手术后并发症的预防和处理[J]. 天津医药，1995，23(7)：423－424.

[83]　张树顺，吴新民. 医源性外胆管横断伤12例临床分析[J]. 中国实用外科杂志，2002，22(11)：698－699.

[84] 黄晓强，黄志强. 医源性胆管损伤的处理[J]. 中国实用外科杂志，2001，21（7）：413-414.

[85] 舒晔，周总光，杜景平，等. 腹腔镜胆囊切除术细小胆管损伤的诊断与处理（附13例报告）[J]. 中国实用外科杂志，2001，21（2）：98-99.

[86] 刘大平，李智华，周永碧，等. 拔T管致胆汁性腹膜炎5例原因分析及治疗体会[J]. 第三军医大学学报，1998，20（2）：107.

[87] 崔忠，张利辉，王振全，等，腹腔镜胆囊切除术致胆管损伤的诊治体会（附22例报告）[J]. 中国微创外科杂志，2003，3（1）：69-70.

[88] 何生，李茂德. 医源性胆管损伤的解剖和病理基础[J]. 中华肝胆外科杂志，2002，8（6）334-337.

[89] 柴新群，邓飞涛，王春友，等. 介入栓塞治疗胆道大出血[J]. 中华肝胆外科杂志，2001，7（4）：201.

[90] 施维锦. 胆道手术中大出血的原因及处理[J]. 中国实用外科杂志，1985，5（9）：450-451.

[91] 吴金术，周海兰. 高位胆管狭窄手术中可能发生的错误及并发症[J]. 中国实用外科杂志，1993，13（1）：13-15.

[92] 高寰，刘效恭，韩庆，等. 胆道手术并发门静脉损伤的原因及防治（附5例报告）[J]. 普外临床，1995，10（2）：126-128.

[93] 刘秉义，丁田贵. 十二指肠损伤的外科处理[J]. 腹部外科，2002，15（2）：84-85.

[94] 孙姜鹰，赵红卫，杨俊云，等. 十二指肠损伤48例[J]. 中国现代普通外科进展，2001（4）：255-256.

[95] 黎介寿. 展望肠外瘘的治疗[J]. 中国实用外科杂志，1999，19（4）：195.

[96] 姚昌宏，许宏瑜，张建新，等. 常规拔T管所致胆汁性腹膜炎26例分析[J]. 实用外科杂志，1992，12（8）：417-418.

[97] 蒋斌，季倍良. 防治T管拔除后胆汁漏的几点体会（附4例报告）[J]. 腹部外科，1993，6（3）：126-127.

[98] 潘承恩，刘青光，于良，等. 开腹胆囊切除术（附6631例报告）[J]. 中国实用外科杂志，1997，17（10）：596-598.

[99] 夏惠芳. 医源性胆道损伤预防和治疗[J]. 普外临床，1993，8（4）：201-202.

[100] 何友坤. 胆道手术医源性损伤及并发症22例报告[J]. 肝胆胰外科杂志，2001，13（4）：217，220.

[101] 黄志强. 黄志强胆道外科手术学[M]. 北京：人民军医出版社，1991.

[102] 吴纲，蔡端，张延龄. 医源性胆管狭窄的治疗[J]. 肝胆外科杂志，1999，7（2）：156-157.

[103] 崔宏，王福春，徐缓，等. 医源性胆道损伤的原因与诊治探讨（附76例报告）[J]. 中华肝胆外科杂志，1998（2）：79-81.

[104] 吴伯文，潘泽亚，吴孟超，等. 术中B型超声在肝胆手术中的应用[J]. 第二军医大学学报，2000，21（5）：438-440.

[105] 欧阳晓晖，杨成旺，孔广忠. 医源性胆道损伤的原因及预防[J]. 肝胆外科杂志，2000，8（2）：121-122.

[106] 陈汝福，王捷. 胆道手术后常见并发症的预防与治疗[J]. 肝胆外科杂志，2002，10（6）：417-418.

[107] 胡志前. 胆囊切除术后黄疸的预防和治疗[J]. 肝胆胰外科杂志，2001，13（1）：4-6.

[108] 林擎天. 胆囊切除术中胆管损伤的防治[J]. 肝胆胰外科杂志，2001，13（1）：1-2.

[109] 崔晓涛. 预防腹部切口裂开的措施[J]. 临床医学与实践杂志，2002，11（7）：550-551.

[110] 段珊，张成友. 腹部切口裂开41例诊治体会[J]. 海南医学，2002，13（1）：29-30.

[111] 田雨霖. 胰腺外科手术学[M]. 沈阳：沈阳出版社，1995.

[112] 安东均，杨东星，杨兴武. 胰腺创伤的分度与术式选择[J]. 中华外科杂志，1992，8(5)：290-291.

[113] 田雨霖. 胰腺癌的生物学特性与术式选择[J]. 中华肝胆外科杂志，1998，4(5)：273-275.

[114] 黄筵庭，邢黑儒. 关于急性坏死性胰腺炎手术指征和手术时机的探讨[J]. 中华外科杂志，1995，33(4)：201-203.

[115] 黄筵庭，杨尹默. 关于急性胰腺炎的一些问题[J]. 中华外科杂志，1999，37(3)：135.

[116] 郭克建，张德洲，田雨霖，等. 慢性胰腺炎术式选择及疗效评价[J]. 中华外科杂志，1995，33(4)：204-206.

[117] 林峰，谢文晋. 胰岛素瘤的手术治疗及远期疗效(附30例临床分析)[J]. 中华普通外科杂志，1997，12(4)：227-228.

[118] 陈尔东. 胃癌外科治疗与临床实践[M]. 南京：江苏科学技术出版社，2007.

[119] 周云仙. 溃疡性结肠炎和克罗恩病饮食管理[M]. 杭州：浙江大学出版社，2019.

[120] 肖书渊，姜支农，刘秀丽. 炎症性肠病病理鉴别诊断[M]. 杭州：浙江大学出版社，2018.

[121] 王华芬，吕敏芳，周云仙. 溃疡性结肠炎和克罗恩病照护指导[M]. 杭州：浙江大学出版社，2018.

[122] 张驰，魏茂华. 胃癌：难点与对策[M]. 沈阳：辽宁科学技术出版社，2022.

[123] 程向东，李德川，应杰儿. 消化道肿瘤临床诊治策略[M]. 杭州：浙江大学出版社，2019.

[124] 张运忠，崔克信，李海荣. 临床消化道肿瘤综合诊疗[M]. 北京：中国科学技术出版社，2007.

[125] 吴孟超. 肝脏外科学[M]. 2版. 上海：上海科学技术文献出版社，2000.

[126] 吴孟超. 肝脏外科学[M]. 上海：上海科学技术出版社，1982.

[127] 田雨霖. 胰腺外科手术学[M]. 沈阳：沈阳出版社，1995.

[128] 李兆申，许国铭. 胰腺疾病内镜诊断与治疗学[M]. 上海：第二军医大学出版社，2004.

[129] 张建良，曾庆东，傅勤烨. 实用胰腺肿瘤外科[M]. 济南：山东大学出版社，2004.

[130] 袁世珍. 胰腺癌[M]. 上海：上海科学技术出版社，2001.

[131] 谢昌营，肖慧荣，安明伟. 肛肠病诊疗学(上)[M]. 南昌：江西科学技术出版社，2021.

[132] 谢昌营，肖慧荣，安明伟. 肛肠病诊疗学(下)[M]. 南昌：江西科学技术出版社，2021.

[133] 伊亮，杨军年. 肛肠外科基础与临床[M]. 兰州：兰州大学出版社，2018.

[134] 肖振球，吴和木，田建利. 肛肠疾病的诊疗及微创技术[M]. 上海：第二军医大学出版社，2012.

[135] 喻德洪. 现代肛肠外科学[M]. 北京：人民军医出版社，1997.

[136] 徐忠法，左文述，刘奇. 现代肛肠肿瘤外科学[M]. 济南：山东科学技术出版社，1993.

[137] 李一兵，庄俊汉，李明，等. 肛肠外科诊疗常规[M]. 武汉：湖北科学技术出版社，2010.

[138] 杨文，刘志法，徐武夷. 心脑血管疾病的抗血栓治疗[M]. 北京：人民军医出版社，2006.

[139] 葛声. 糖尿病营养与膳食指导[M]. 长沙：湖南科学技术出版社，2020.

[140] 刘世晴，莫永珍. 糖尿病临床标准化护理[M]. 南京：东南大学出版社，2010.

[141] 任艳萍，喻志英. 老年护理[M]. 成都：西南交通大学出版社，2019.

[142] 杨丽，杨锟. 实用老年疾病诊治护理及对策[M]. 北京：中国纺织出版社，2021.

[143] 张芹，苑玉萍，何允兰，等. 老年疾病的防治与护理[M]. 北京：中国科学技术出版社，2007.

图书在版编目(CIP)数据

老年普腹外科常见疾病诊疗及围手术期护理／刘刚磊
等主编. —长沙：中南大学出版社，2023.12
ISBN 978-7-5487-5393-3

Ⅰ. ①老… Ⅱ. ①刘… Ⅲ. ①老年病－腹腔疾病－外
科学－诊疗②老年病－腹腔疾病－外科手术－围手术期－
处理 Ⅳ. ①R656②R473.6

中国国家版本馆 CIP 数据核字(2023)第 103892 号

老年普腹外科常见疾病诊疗及围手术期护理
LAONIAN PUFUWAIKE CHANGJIAN JIBING ZHENLIAO JI WEISHOUSHUQI HULI

刘刚磊　张丹　王倩蒨　李妮吉娜　主编

□**责任编辑**	李　娴	
□**责任印制**	李月腾	
□**出版发行**	中南大学出版社	
	社址：长沙市麓山南路	邮编：410083
	发行科电话：0731-88876770	传真：0731-88710482
□**印　装**	长沙创峰印务有限公司	

□**开　本**	787 mm×1092 mm 1/16	□**印张** 21	□**字数** 502 千字
□**版　次**	2023 年 12 月第 1 版	□**印次** 2023 年 12 月第 1 次印刷	
□**书　号**	ISBN 978-7-5487-5393-3		
□**定　价**	78.00 元		